THOMAS-MANN-STUDIEN

DREIUNDZWANZIGSTER BAND

THOMAS-MANN-STUDIEN

HERAUSGEGEBEN VOM THOMAS-MANN-ARCHIV
DER EIDGENÖSSISCHEN TECHNISCHEN HOCHSCHULE
IN ZÜRICH

DREIUNDZWANZIGSTER BAND

VITTORIO KLOSTERMANN · FRANKFURT AM MAIN

VOM „ZAUBERBERG“ ZUM „DOKTOR FAUSTUS“

DIE DAVOSER LITERATURTAGE 1998

HERAUSGEGEBEN VON THOMAS SPRECHER

VITTORIO KLOSTERMANN · FRANKFURT AM MAIN

Redaktion und Layout: Martina Peter

Die Deutsche Bibliothek – CIP-Einheitsaufnahme

Ein Titeldatensatz für diese Publikation ist bei
Der Deutschen Bibliothek erhältlich.

Gedruckt auf alterungsbeständigem Papier ∞ ISO 9706
Druck: Hubert & Co., Göttingen
Printed in Germany
ISBN 3-465-03070-2

INHALT

Vorbemerkung

Vom 3. bis 7. August 1998 fanden im Kongresszentrum Davos die 3. Davoser Literaturtage statt. Sie standen unter dem Titel *Vom „Zauberberg" zum „Doktor Faustus". Krankheit und Literatur. Vorträge und Seminare zum späten Werk Thomas Manns.* Über 200 Teilnehmer fühlten sich, wie Thomas Mann im Tagebuch vom 19. September 1919 für seine Person bekannte, in der Krankheitssphäre „rettungslos zu Hause". Neben den in diesem Band in unveränderter Reihenfolge wiedergegebenen zehn Vorträgen wurden im Sonderprogramm folgende vier Seminare angeboten:

– Die Motive des Alterns und der Krankheit im Spätwerk Thomas Manns (Prof. Dr. phil. Ruprecht Wimmer / Prof. Dr. phil. Hans Hartmann);

– Krankheit als Inspiration (Prof. Dr. phil. Helmut Koopmann / Prof. Dr. phil. Renate Böschenstein-Schäfer);

– *Die Betrogene* (Prof. Dr. phil. Stefan Bodo Würffel / PD Dr. phil. Yahya Elsaghe);

– Naturwissenschaftliches im Spätwerk Thomas Manns (Dr. phil. Thomas Sprecher / PD Dr. med. Thomas Rütten).

Am 2. August schon war die von Heinrich-und-Thomas-Mann-Zentrum Lübeck und dem Thomas-Mann-Archiv der ETH Zürich gestaltete Ausstellung „Und was werden die Deutschen sagen...??" von den Herren Landammann Erwin Roffler, Dr. Thomas Sprecher und Dr. Hans Wisskirchen eröffnet worden. Im Anschluss daran hielt Dr. Christian Schmid, Chefredaktor der Davoser Revue, einen Vortrag über die Geschichte von Davos.

Die Herren Pfarrer i.R. Volker Gürke (Freiburg i. Br.) und Dr. Christian Schmid boten wiederum an mehreren Tagen Ortsbesichtigungen an. Ein Open-air-Nachtessen im Kurpark rundete am 7. August die Tagung ab.

Dem Wissenschaftlichen Komitee, das diese Davoser Literaturtage leitete, gehörten wie bisher Prof. Dr. Dr. h.c. Helmut Koopmann, Dr. Thomas Sprecher, Prof. Dr. Christian Virchow und Prof. Dr. Ruprecht Wimmer an. Das Organisationskomitee bestand aus den Herren Dr. Erwin Bolliger, Bruno Gerber, Prof. Dr. Christian Virchow und Prof. Dr. Stefan Bodo Würffel. Das Tagungssekretariat leitete Frau Andrea Germann mit jener Souveränität, die auch die Moderation der Vorträge durch Dr. Erwin Bolliger, Rektor der SAMD, auszeichnete.

Der Kollegin und allen Kollegen sei gedankt für die Überlassung der Texte zum Druck und der ETH Zürich für dessen Ermöglichung.

Zürich, 20. August 1998 Thomas Sprecher

Christian Virchow

Zur Eröffnung

Vor vier Jahren haben wir mit einem rein auf den *Zauberberg* konzentriertem Symposium diese Veranstaltungsreihe begonnen; sie sollte in Anlehnung an den Nimbus des einst weltberühmten Kurortes unter der Devise „Krankheit und Literatur" stehen. Da Interdisziplinäres, Ausgleich und Verständigung zum oft beschworenen „Geist von Davos" gehören, haben wir die Nebenabsicht verfolgt, das Gespräch zwischen Philologen und Medizinern zu beleben. Die etwas verschämte Umbenennung in „Literaturtage" (es gibt so viel namhaftere) diente dem Zweck, wandlungsfähig zu sein. Nun stehen die dritten Davoser Literaturtage unter dem Motto „Vom *Zauberberg* zum *Doktor Faustus*" und sind dem Titel gemäß in einem gewissen Umfang wiederum ein *Zauberberg*-Symposium. Aus dem Wandel ist nicht viel geworden. Auch sind wir bei Thomas Mann verblieben und haben uns nicht entschliessen können, uns teilweise oder gänzlich anderen Autoren zuzuwenden. Die Referentinnen und Referenten sind (mit Ausnahmen) gebeten, in der Behandlung ihres Themas das Spätwerk Thomas Manns auch im Lichte des *Zauberberg*-Romans, den der Dichter selbst als Mittel- und Wendepunkt seines Schaffens bezeichnet hat, zu beleuchten und den Einflüssen und Anregungen nachzugehen, die dieses zentrale Werk ausgeübt hat.

Ich hoffe, es erweist sich für uns alle als vorteilhaft, dass es gelungen ist, als Ergänzung des Programms die Ausstellung „... und was werden die Deutschen sagen??" nach Davos zu holen, die zum 50jährigen Erscheinen von Thomas Manns *Doktor Faustus* konzipiert wurde. In erfreulicher Gründlichkeit erlaubt die Sonderausstellung Einblick in die Arbeitsweise des Dichters. Erstmals gewährt das Zürcher Archiv einen tiefen Einblick in seine literarischen Schatzkammern. In dieser Breite wurden Originalmanuskripte, Arbeitsnotizen, Tagebücher, zahlreiche Briefe und Quellenmaterialien Thomas Manns meines Wissens noch nie präsentiert.

Warum sind wir bei Thomas Mann verblieben? Hat sich der von ihm beschworene *genius loci* als zwingend erwiesen? Wenn dem so war, so kam manches hinzu: in erster Linie die ungebrochene Aktualität des Dichters und die sich offensichtlich zu seinen Gunsten verbessernde Rezeption. An Angriffen gegen sein Werk und seine Person war wahrlich kein Mangel.

Jeder Leser ist daran gewöhnt, auch wenn er nur an die Ablehnung und Verdammung des Dichters während des „1000jährigen" Reiches zurückdenkt. Vielen dürfte die heftige Medienkampagne gegen den Emigranten in der Nachkriegszeit, als er unter dem Einfluß zeitgenössischer Literaten und der „inneren Emigration" als überholt und erledigt betrachtet wurde, als man „Abschied von Thomas Mann" nahm, in Erinnerung geblieben sein. Gleiches gilt für die Schmähungen, als er bei seiner ersten Europa-Reise nach dem Krieg Deutschland umging, und für die schrillen Belehrungen, die er erhielt, als er 1949 zu den Goethe-Gedenkfeiern die damals bestehenden „beiden" Deutschland besuchte.

Nicht vergessen sind die Auswirkungen, die die Veröffentlichung der Tagebücher mit sich brachte – die Missbilligung seiner Montagetechnik und das Erschrecken über deren Umfang; die posthume Einsicht in seine Hypochondrie, seine Hypersensitivität, die homoerotische Komponente seiner Sexualität und die vielen darauf beruhenden abwertenden und abschätzigen Kommentare. Obgleich er nach dem Krieg mit allem, was er geschrieben hatte und schrieb, in Deutschland wieder seinen wachsenden Leserkreis gefunden hatte, war gerade dort eine hyperkritische Bereitschaft verblieben, sich an ihm zu reiben und den Mut an ihm zu kühlen. Wie schrieb kürzlich Günter Grass:

> An ihm wetzen schmal ausgestattete Talente gern ihren Stichel. Kleingeister tun sich gross beim Abrechnen. Spiesser von akademischen Rang bekritteln sein Familienleben. Und Fliegenbeinzähler klopfen sein Werk nach homoerotischen Nahtstellen ab.

Wie oft wurde sein „Unpolitisch-Sein" aufgewärmt und abwertend interpretiert? Eine ganze dickleibige Biographie gründet sich darauf. Die Abschwünge der Rezeption, die seinem Werk und ihm zuteil wurden, der Widerspruch, den er zu erregen verstand, der Anstoss, den andere Autoren und manche Philologen an ihm nahmen – bestenfalls entwickelte sich eine Haßliebe –, das Umstrittensein – er hat die vermeintlichen Verluste seines Ranges unbeschadet überstanden und bleibt im Gespräch. Der Blickwinkel scheint sich verändert zu haben; manche Kritik ist geradezu unverständlich geworden. Die Beurteilung, die er erfährt, gewinnt einen ruhigeren, sachlicheren Ton. Im Nachhinein macht er meist bessere Figur als seine Tadler. In der historischen Aufarbeitung des oft unumgänglichen Appeasements während der Kriegsjahre gewinnt der „Unpolitische" in seiner frühen und entschiedenen Verurteilung des deutschen Unrecht-Regimes ganz andere Geltung. Die Beurteilung seines politischen Verhaltens gerät fast ins Positive.

Auch das literarische Interesse scheint ungebrochen. Wir hören von der Grossen Kommentierten Frankfurter Ausgabe der Werke, Briefe und Tagebücher Thomas Manns, die der S. Fischer Verlag vorbereitet. Ein bekannter Dokumentarfilmer will „die märchenhafte Familiengeschichte der Manns" mit Hilfe von Zeitzeugen und alten Bilddokumenten erfassen und teilweise nachstellen. Der Schauplatz Davos wurde bereits erkundet. Unangefochten steht Thomas Mann im Mittelpunkt dieses Projekts, denn – so heisst es – „das Publikum habe sich weltweit für Thomas Mann entschieden". Wir warten mit dem üblichen Bangen, was daraus wird. Betrachtet man sein Leben aus zunehmender Distanz, so war diesem Genie „produktionsethischer Bravheit", diesem Autor, der es vom Volontär einer Feuerversicherungsbank zum Nobelpreisträger brachte, bald darauf in seinem Heimatland verfemt war und wenige Jahre danach zum obersten Repräsentanten der Emigration aufstieg und Tischgast Roosevelts, des mächtigsten Gegenspielers Hitlers, wurde, wahrlich eine märchenhafte Existenz beschieden. Das Jahrhundert, in dem er wirkte, geht dem Ende zu. Wir sind gespannt, wie es mit der Rezeptionsgeschichte Thomas Manns weitergeht. Lassen Sie uns gemeinsam sein literarisches Schicksal verfolgen – hier und heute, bei den Referaten und Seminaren dieser Tage und – wenn Sie wollen – bei künftigen Literatursymposien. Ich bin nicht ohne Zuversicht. Offenbar muss man umstritten sein, um in Erinnerung zu bleiben.

Adolf Muschg

„Talentlos vor dem Schicksal"

Zur Polemik Walter Muschgs gegen Thomas Mann

1929: ein noch junger Gelehrter hat auf der Höhe von 1'500 Metern (Davos käme etwa hin) ein paar Tage Bergfrische genossen. Nun erleichtert er sich die Rückkehr an seinen Zürcher Schreibtisch, indem er seine Bücher „einmal auch von der andern Seite her" anschaut: „man kann Bücher auch ausräumen". Es gefällt ihm, mit denen, die ihm bisher nötig waren und es vielleicht nicht mehr sind, „erst ein wenig Katz und Maus zu spielen". „Was treibt sich denn da noch obdachlos herum? Der Zauberberg. Der Zauberberg? Der Zauberberg. Roman. Erster Band. In getreuer Freundschaft Dein Peter." Gewidmete Exemplare legen, wenn sie beim Antiquar landen, eine verräterische Spur. Hier droht ein Beziehungsdelikt. Zugleich macht die dreifache Nennung des Titels stutzig: ein Gedächtnis täuscht Schwerhörigkeit vor. Da der Bericht mit der Bemerkung „Thomas Mann wurde kürzlich mit dem Nobelpreis gekrönt" eingeleitet wird, ist die Täuschung durchsichtig genug.

Im Fall des *Zauberberg* soll der letzte Blick auch so gut wie der erste sein, denn

> gelesen habe ich den eigentlich nicht. [...] Schon wenige Wochen, nachdem er heraus war, wußte ich [...] so gut wie jedermann, was darin stand. Später, beim gelegentlichen Hineinsehen, kam er mir vor, als sei er nicht so gut, wie er hätte sein können.

Fürs erste macht er seine Differenz an kleinen Kunstfehlern fest:

> Ich ärgerte mich über allerlei Unkenntnis des Lokalen, die doch bei so ausgesprochener Ausnützung des Milieus nicht hätte unterlaufen dürfen. Da figurierte die Alpenerle als Nadelholzbaum, das Sertigtal hieß Sergital, das harmlose Tinzenhorn und der Piz Michel trugen ewigen Schnee. Wenn da im kleinen nicht lebensgetreuer verfahren wurde, wie konnte es im großen stimmen?

Der 31jährige Verfasser dieses Feuilletons heißt Walter Muschg, und seinen Habitus Ende der Zwanziger Jahre habe ich mit „junger Gelehrter" nur unzureichend umschrieben. Zwar bereitet er in Zürich eine Universitätslaufbahn vor und glaubt sich von seinem Lehrer Emil Ermatinger als Nachfolger vorgemerkt, aber das kann noch seine zehn Jahre dauern. Schon jetzt verbirgt der frisch Habilitierte kaum noch, wie weit er sich vom geisteswissenschaftlichen Selbstverständnis des Lehrers, von akademischem Brauchtum überhaupt entfernt hat. Freuds Psychoanalyse hat seine Welt verändert; er ist einer der Ersten, die damals noch anrüchige Lehre für sein Fach zu entdecken.

Aber was ist sein Fach? Er ist, vor dem eigenen Ehrgeiz und Gewissen, ein Dichter; ein Drama *Babylon* verrät Nähe zum Expressionismus, bezeugt die Vision des Untergangs, die ihm im Taumel des Berliner Nachkriegs aufgegangen ist. Eine Gotthelf-Monographie, an der er arbeitet, soll das biedermeierliche Bild des Dichters zerschmettern und ein Maß dafür aufrichten, wie man über Dichtung im Bann ihres mythischen Ursprungs zu reden hat. Seit Jahren droht ihm sein fromm-kleinbürgerlichen Elternhaus für vermeintliche Hybris die Strafe gerechten Scheiterns an. So bleibt sein Lebens- und Darstellungsstil schwankend. Bald spielt er den Sorglosen, bald wirbt er als stolzer Bettler um die Stelle, die ihm, wie er fühlt, zusteht. Aber kann er sie ohne Selbstverleugnung annehmen? Er hat zwei Jahre lang die Annalen herausgegeben, eine schweizerische Monatsschrift entschieden antiprovinzieller Tendenz, in der er seine Landsleute mit dem Avanciertesten bekannt macht, was die Zeit zu bieten hat, vom Bauhaus bis zum *Ulysses*. Als neuer Christophorus will er nur der stärksten geistigen Herrschaft dienen; die aber gibt ihm Züge einer Großen Mutter zu erkennen – und ein Grauen zu fühlen, gegen das man sich damals in feierlichen Männerbünden zusammenschloß.

Der Ehebund mit einer höheren Sankt Galler Tochter macht aus der unsicheren Größe am Ende doch einen Professor, allerdings im weltoffenen Basel, da er sich seine Zürcher Aussichten durch einen Giftpfeil gegen das Amt des Feldpredigers („die vollkommene Prostitution des Geistlichen“) verscherzt hat. So hat ihn der junge Max Frisch noch als Privatdozenten erlebt:

> Er sagt nicht: Jean Paul war ein Sprühgeist. Sondern er sprüht. Er sagt nicht: Kleist war zerrissen. Sondern er ist zerrissen und mitgerissen und reißt mit. Er springt aus sich heraus, über den Unterrichtsangestellten hinaus, wagt sich bis zum Menschen, der sich seines Herzens nicht schämt und sich darstellt in seiner Ergriffenheit, in seiner Verzücktheit, und dessen Rede ein Kampf ist, ein augenblicklich in Worte gegossenes Erleben, ein Bekennen. Oh, wären es doch alle, welche diesen Titel tragen: Professoren, das heißt: Bekenner! Er ist es! Wir haben ihn gern. Wir hangen an seinen Vorträgen.

Nach dem Krieg wird Walter Muschg die Dramen dieses Max Frisch herausgeben; in seiner Sammlung Klosterberg wird man auch zum ersten Mal den Geniestreich des jungen Dichters lesen, den er wie ein Stück von ihm erlebt, Friedrich Dürrenmatts *Es steht geschrieben.*

Aber all dies lag 1929 noch in weitem Feld. Damals genügte einzig Franz Kafka den Ansprüchen des jungen Kunstrichters. Drei Jahre später wird er auf die ihn zeitlebens entwaffnende Größe Hans Henny Jahnns stoßen, dessen Disqualifikation als „entartete Kunst" ihn mehr als alles andere vor der Versuchung bewahrt, der „Zerstörung der deutschen Literatur" durch die Nationalsozialisten mehr als Verachtung abzugewinnen. Unter diesem Titel wird er später, 1956, mit manchen Göttern seiner Jugend abrechnen, vor allem mit Gottfried Benn, und dafür andere wie Döblin oder Barlach vor dem Verschwinden im neuen Biedermeier der Adenauer-Jahre zu bewahren suchen.

Da aber hatte er bereits seinen – je nach Perspektive – polemischen Meister- oder Schurkenstreich gegen einen andern Autor geliefert: Thomas Mann; eine schneidend knappe Exekution in der *Tragischen Literaturgeschichte* von 1948; eine zwar im Ton, nicht aber in der Sache gedämpfte Version 1954, als er das Manifest zu seinem *Opus magnum* erweiterte. Den Zusammenstoß der ungleichen Größen hat Thomas Sprecher in seiner Monographie *Thomas Mann in Zürich* (S. 256–261) vorzüglich zusammengefaßt und kommentiert – natürlich aus der Sicht des Thomas-Mann-Forschers. Einem Träger des andern Namens sei hier erlaubt, seine Kundschaft aus dem Gegenlager nachzutragen – und einige Vermutungen über Hintergründe und Zusammenhang herzustellen.

Fast 20 Jahre vor dem Erscheinen der *Tragischen Literaturgeschichte* gab es also schon eine Absetzbewegung zu registrieren. Ein junger Bücherfreund und hellwacher Zeitgenosse richtet, noch spielerisch, seinen literarischen Kanon auf. *Buddenbrooks* gehören dazu, die will er auf dem Bücherbrett stehen lassen. Den *Zauberberg* aber verwirft er nicht nur, er exorziert ihn geradezu, im Schutz der Fiktion, er lese ihn zum ersten Mal. Das Schlußkapitel *finis operis* ist es, das er peinlich verhört, Satz für Satz. Da stoßen ihm Wendungen auf wie „das junge Blut", oder „das Zink ruft dringend". „Das Zink?" schnaubt er, „Trompete? Im Weltkrieg?" Sachfehler wachsen sich in seinen Augen jetzt zu Stilfehlern aus – zu Defiziten menschlichen Taktes und zivilisierten Geschmacks. „Er ist es trotzdem", identifiziert Thomas Mann das in der Masse uniformierter Todeskandidaten fast unkenntlich gewordene „Sorgenkind des Lebens", seinen Hans Castorp. Und Muschg bricht aus:

Gewiß, Sie sind es trotzdem, Thomas Mann! Trotz dieser originellen und ironisch pointierten Schlußepisode sind Sie trotzdem der geistvolle Plauderer, den alle lieben! [...] Sie können nichts dafür, daß eine solche dichterische 'Verwertung' des namenlosen Grauens uns heute schon lediglich Brechmittel ist – dafür können bloß jene andern etwas, die wirklich dabei gewesen sind und deshalb weniger geistvoll darüber geschwiegen und geschrieben haben, als Sie [...]. Selbst Ihre Metaphern, Ihre Adjektive erster Güte erscheinen uns nur fad und unerlaubt, aber der Unterton der Ironie ist weder erhaben noch beschämend, sondern unsäglich talentlos vor dem Schicksal.

Nicht daß der Scharfrichter dieses Talent etwa der damals boomenden Kriegsliteratur der Renn, Barbusse oder Remarque zugebilligt hätte; hier fällt die Abrechnung noch kategorischer aus.

Ich glaube nicht an den kriegsfeindlichen Charakter dieses Erfolgs. Er scheint mir weit eher der gefährlich verkappte Sadismus einer nichts weniger als pazifistisch gestimmten Generation.

Auch Gundolfs Goethe- und Bertrams Nietzsche-Buch dienen dem zornigen Leser als fatale Zeugnisse des nahen Ungeistes. Im letzten Abschnitt des *Stillebens mit Büchern* aber fällt der Hammer noch massiver auf die unhaltbar harmlose Gegenwelt der neuesten Schweizer Literatur, an der Walter Muschg nur die blankste Talentlosigkeit vor dem Schicksal finden kann. Hier jedoch schlägt er sich auch auf den eigenen Zeigefinger – mit aller Macht der Redlichkeit:

Natürlich rede ich da von den andern, nicht von mir. Oder doch von mir? Im Grund redet jeder immer nur von sich. Und wer ehrlich ist, von dem, was er noch vollbringen möchte. Auch jetzt werfe ich mich selber stückweise in den Korb, und stückweise lasse ich mich da oben stehen, mit allem Vorbehalt für spätere Revision.

In einem bestimmten Fall hat es diese Revision nicht gegeben – im Gegenteil. Die Thomas-Mann-Passagen der *Tragischen Literaturgeschichte* sind die unwiderruflichste Form der Absage; die Herausgeberin der Tagebücher zählt sie „in der Tat wohl zum Unqualifiziertesten und Niederträchtigsten [...], das je über TM geschrieben wurde".

Es war in den Fünfzigerjahren – man denke etwa an Karl-Heinz Deschners Pamphlet *Kitsch, Kunst, Konvention* – nicht ganz unmodisch, Thomas Manns Anspruch als Schlüsselfigur, und damit auch als Abschlußberechtigten einer ganzen Tradition, abzulehnen: ihn damit aber auch als ernst zu nehmenden Autor der Gegenwart abzuschreiben. Walter Muschg aber verkündete wider Thomas Mann keine Stunde Null. Er bezichtigt ihn der Veruntreuung der Geschichte, noch mehr: der Mitschuld an ihrem fatalen Verlauf, und zugleich der Flucht vor der Verantwortung in die Ironie, den literarischen Opportunismus und den moralischen Ausverkauf. Ausgerechnet der Autor, der sich seit dem Ersten Weltkrieg – nach eigenem Verständnis – Schritt für Schritt von der Sympathie mit dem deutschen Abgrund wegbewegt, der sich den Abstand von jedem Zauberberg zur weltbürgerlichen Pflicht gemacht hatte, erschien in der *Tragischen Literaturgeschichte* als Zuhälter des Dritten Reiches: „Künftige Leser werden an ihm vor allem verstehen lernen, warum das Deutschland, das er repräsentiert, vom Teufel geholt wurde." „Niederträchtiger", in der Tat, kann man Thomas Manns Lebensleistung nicht zusammenfassen, und anfangs durfte er selbst den Ausfall auch platterdings für „unqualifiziert" halten. Als er ihm von Hesse 1948 nach Pacific Palisades gemeldet wurde, schrieb er zurück: „So bedrückend die Wahrnehmung für mich ist, mir so giftige Feinde erweckt zu haben, – ich sehe die Unvermeidlichkeit ein." Muschgs Namen habe er noch nie gehört. „Werde ihn auch rasch wieder vergessen haben."

An dem war es aber nicht – von Monika Mann erfuhr ich lange nach dem Tod beider Kontrahenten, mein Name sei einer gewesen, dessen im Haus ihres Vaters nicht gedacht werden durfte. Als junger Germanistik-Student hätte ich ganz gut in den peinlichen Fall kommen können, dieses Tabu auf die Probe zu stellen. Ich verehrte Thomas Mann nicht nur, ich hatte bei ersten Schreibversuchen auch schon die prekärste Form der Verehrung kennengelernt, die Abhängigkeit von seinem Stil. Bis zur ödipalen Verstrickung gedieh sie nicht: diese war schon eher dem Verhältnis zu dem in jeder äußeren Hinsicht entfernten Halbbruder Walter Muschg vorbehalten. Seine *Tragische Literaturgeschichte* hatte ich verschlungen, einschließlich der „Stelle" über Thomas Mann, in der ich aber schon damals eine Art von Indiskretion witterte. Hier wurde zu viel gesagt – und nicht alles.

An dieser Stelle sind Personalien unvermeidlich. Walter Muschg ist der älteste Sohn des fromm-reformierten Schulmeisters, dessen jüngster Sohn ich bin. Die zweite Ehe des 61jährigen hatte die Familie auseinandergerissen; dazu kam der Abstand von mehr als nur einer Generation. 1948, nach Vaters Tod, konnte nicht ausbleiben, daß der Mann, der mein Vater hätte sein können, in meiner Phantasie – und auch bei der Wahl meiner Lektüren – seine Stelle vertrat.

Vor Beginn meines Studiums – Germanistik, was sonst? – schrieb ich nach Basel einen Brief, in dem ich dem Halbbruder eine Art Lebensbeichte ablegte und mich gewissermaßen zur Adoption anbot. Sie wurde mir unter dem Titel eines „Neffen" gewährt und sah einige wenige Jahre wie ein Glück für uns beide aus. Zur Katastrophe mußte es sich wenden, als ich mich für meine Dissertation ausgerechnet an Ernst Barlach vergriff. Denn dieser war sein Autor, und jetzt entführte ich den expressionistischen Hausgott auch noch ins Lager der Zürcher Stilkritik. Daß ich ihn dort eher im Sinn der *Tragischen Literaturgeschichte* behandelte, machte den Frevel natürlich nicht besser; es erkältete nur den akademischen Vater, ohne den brüderlichen Vater zu versöhnen. Damit wurde meine Exkommunikation definitiv und lebensgültig.

Buchenswert mag diese gleich mehrfach verräterische Geschichte nur darum sein, weil sie mich auch in der Konstellation Thomas Mann/Walter Muschg etwas Familiäres wittern läßt. Auch ich habe die Sprengkraft abgewehrter Verwandtschaft zu spüren bekommen – oder die Reflexe bedrohter Identität. Daß diejenige des jungen Gelehrten Walter Muschg 1929 die sicherste nicht war, bezeugt er selbst, wenn er – damals noch stolz auf seine Selbsteinsicht – seine Bücher als Fragmente oder Spiegel der eigenen Person feiert oder verschwört; stehenläßt wie die *Buddenbrooks* oder austreibt wie den *Zauberberg*. Den zunftgerecht verallgemeinerten Kommentar dazu liefert er in seiner Habilitationsschrift 1929, betitelt *Der dichterische Charakter*:

> Es fehlt nicht an Beispielen dafür, daß echt geborene Gestalter sich mit zunehmenden Jahren der nur intellektuell bestimmten Schriftstellerei zuwenden, die sie, um so verhängnisvoller, in den Formen der hohen Kunst darbieten, indem sie deren Bastardisierung als interessante Weiterentwicklung ausgeben.

Das ist, in genauem Sinn, eine Spiegelfechterei. Denn vor diesem anonymisierten Thomas-Mann-Bild probiert sich der Verfasser selbst passende Rollen an, mit deren Hilfe er seinen schwierigen Lebensakt zu beherrschen hofft: wenn schon kein Dichter zu werden, es doch umso entschiedener mit der wahren Dichtung zu halten. Und das mußte heißen: sich vorgeblich unwahre vom Leibe zu halten. Oder, um es beim rechten Namen zu nennen: sie zu opfern. Zum echten Opfer kann aber nur werden, woran man sich innerlich beteiligt weiß.

1929 konnte der Name Thomas Manns noch für den Zweifel Muschgs an sich selbst stehen. Nach dem Zweiten Weltkrieg verfällt er um so entschiedener dem Exzorzismus. Literarisch-persönlich betrachtet, hat Muschg in Hans Henny Jahnn den unumstößlichen Zeugen für das literarische Wagnis der Epoche gefunden. Dieses Zeugnis setzt er ein als Talisman und Amulett gegen Kunst wie die Thomas Manns. Sie soll entzaubert werden als Scheingefecht, als eine trickreich kalkulierte, bei der

Zweideutigkeit rückversicherte, also schäbige und *dürftige* Selbstpreisgabe; um auch dies zu sagen: als Feigheit vor der Homosexualität. Ihre Domestikation hat Walter Muschg zu seiner eigenen Lebensleistung gemacht: umso kategorischer verlangt er nun von der Dichtung, die er dabei opfern mußte, Unzweideutigkeit, den Einsatz des Ganzen. Also all das, was Thomas Mann kunstreich vermeidet, und dies – was er ihm noch weniger verzeiht – mit literarischem Erfolg. Den hat er ausgerechnet bei den Gesättigten, die von seinen Prämissen nichts ahnen und sich nicht genieren, ihn für ihresgleichen zu halten, seine Bürgerlichkeit als schmerzlose Huldigung an ihre wohlversicherte Existenz zu feiern.

Als Thomas Mann so frei wurde, das Attentat in der *Tragischen Literaturgeschichte* aus einigem Abstand zu betrachten, konnten ihm diese Zusammenhänge nicht ganz entgehen. „Es scheint mir da eine nicht ganz gesunde Fixierung des Mannes auf meine Existenz vorzuliegen." Wie wahr – nur will sich die Zuschreibung „nicht ganz gesund" in diesem Mund etwas sonderbar ausnehmen. Weit unter Thomas Manns Niveau der Selbsteinsicht ist denn auch die Begründung, warum er die Muschgsche Karikatur nicht verdiene – Thomas Mann beantwortet sie mit einer eigenen, einem schöngefärbten Selbstbild.

Der wirkliche T.M., wie er außerhalb der tragischen Literaturgeschichte wandelt, hat nie im Leben einen Finger gerührt, um Erfolge auf sich herabzuziehen. In irgend einem metaphysischen Sinn mag er schuldig sein an dem, was er ist und wie er ist – an seinen Erfolgen ist er vollkommen unschuldig, nur daß er eben seine Bücher schrieb. Er schrieb sie mit Mühe und Sorge, in völliger Einsamkeit und Rücksichtslosigkeit, gab noch jedes mit Zögern dahin, ohne den geringsten Glauben an seine Erfolgesmöglichkeit, und wenn der Erfolg dann kam, fiel er aus den Wolken.

An dieser Selbststilisierung mag in tieferem Sinn viel Wahres sein – insofern Erfolg das Mittel nicht ist, Einsamkeit aufzuheben; daß er sie hier gegen den Angreifer geltend macht, ist immerhin eine Art Kompetenzbescheinigung. Thomas Mann war dem Wehsal-Typus des anhänglichen Unfreien, der nur auf seine Stunde des Verrats und der Verleumdung wartet, zu oft begegnet, um ihn zuerst nicht auch in diesem Basler Professor zu vermuten. Wäre ihm *Das Stilleben mit Büchern* vor die Augen gekommen, hätte er in der „Fixierung auf meine Existenz" freilich nicht nur das „Ungesunde" vermutet, sondern auch eine bestürzende Klarsicht wahrnehmen können. Da prüfte einer die literarischen Formen seiner Zeit auf ihre Tragfähigkeit für die größte Prüfung der Zivilisation. Daß sie nicht bestanden, daß sie zum Zusammenbruch führen würde, hatte dieser

Zürcher Privatdozent klarer vorausgesehen als der nobilitierte Großschriftsteller – und hatte sogar damals schon dessen Mitverantwortung dafür festgestellt. Die Gründe dafür mochten persönlich oder privat genug sein – zwei Jahrzehnte später waren sie es nicht mehr. Ihre Versäumnisse gerade an Thomas Mann festzumachen, mußte seinen Verehrern infam scheinen, und ihm selbst ungeheuerlich – und trotzdem, oder eben darum, war es nicht grundlos. Thomas Mann, wenn einer, wußte, wovon dieser Muschg sprach, auch wenn er eine andere Seite der Wahrheit unterschlug. Für den Verfasser der *Tragischen Literaturgeschichte* stand Thomas Mann 1948 nun erst recht da, wo er ihn 1929 situiert hatte, als er schrieb: „Der Zauberberg lesbar sowohl für Monarchisten wie für Republikaner?“ *Finis operis* – sollte dies das letzte Wort der Literatur über sich selbst sein? In seinem Ingrimm dekretierte Muschg, daß Thomas Mann auch als Emigrant die politische Ambivalenz, die ethische, die moralische Opportunität zu seinem fortgesetzten – jetzt mit Weltruhm fortgesetzten – Erfolgsrezept gemacht habe. Auch der *Doktor Faustus*, von Thomas Mann als Summe seines Werks und als Ende der Kunst deklariert, für alte Nazis ebenso lesbar wie für Emigranten – innere wie äußere?

Zieht man das Denunziatorische der Interpretation ab, so sagt man damit nur die Wahrheit; eine Wahrheit, die Thomas Mann selbst, und auch selbstkritisch, gegen dogmatischen Unverstand geltend zu machen nicht müde wurde. Das Kunstwerk *spielt* nicht nur mit Ambivalenz, es besteht aus ihr. Adrian Leverkühns Größe ist ohne ihre Fatalität nicht zu haben. Auch das Leiden an beidem hat seine lieb-lose, ja gerade für das Geliebte – heiße es Schwerdtfeger oder Echo – mörderische Seite. Der stille Wahnsinn Leverkühns, dessen Nietzsche-Name zugleich eine Devise der italienischen Faschisten war, korrespondiert mit dem lärmenden Wahnsinn der Nazis, vor dem es ihn ebenso bewahrte, wie er ihn – in wahrlich nicht nur respektabler Sphäre – symbolisiert. Der humanistische Schutz, den der Erzähler Zeitblom (der typische innere Emigrant) gegen die Herstellung solcher Zusammenhänge zu bieten hat, dient nur dazu, sie zu bekräftigen und zur Crux der Zivilisation zu erheben. Dieser Erzähler bleibt verzweifelt unzuständig – und unzuständig verzweifelt – vor dem, was er zu erzählen hat: dem Verhängnis eines Volkes und seiner Kultur. Mit beidem hatte sich auch Thomas Mann dermaßen identifiziert, daß er den Abfall in die Barbarei geradezu als narzißtische Kränkung unerlaubten Grades empfand – und mit seinerseits barbarischen Vernichtungswünschen gegen sein Volk beantwortete –, während er fortfuhr, diesen Abfall mit der höchsten theologischen und ästhetischen Beweiskraft zu legitimieren. Über die Anmaßung dieser zweischneidigen Repräsentation sind in der Emigration noch andere Leute erschrocken als ein Zürcher Privatdozent: Bertolt Brecht, zum Beispiel. Für ihn war es nichts als eitel – im doppelten Wortsinn –, daß einer dem deutschen Volk die blutige Haut über die Ohren zog und sie als sein Kunstwerk zu Markte trug.

Thomas Mann hätte dies alles nicht gewußt? Keiner hat über die Verfänglichkeit seiner höheren und profanen Existenz abgründiger Bescheid gewußt als er. Keiner vertrug aber auch weniger, daß Unbefugte sie ihm unter die Nase rieben. Unbefugt war, wer nicht bereit war, ihm seine Problematik zugute zu halten – oder sie unter seinem, Thomas Manns, Niveau ausdrückte. Wer also wäre *nicht* unbefugt gewesen?

Mit dieser Leistung schwer vereinbar, in ergreifendem Sinn eitel, war freilich die Hoffnung, er würde für sie nicht nur respektiert, hoch geehrt, wohl gedeutet, sondern geliebt. Seine Form verriet sie nicht mehr, die Unsicherheit, vor der er sich in sie gerettet hatte. So aber ging ihm auch eine Gnade verloren; jene, die andere Augen ihm hätten zusetzen müssen, weil sie im Offengebliebenen ihresgleichen erkannten. Wer sich keine Blöße geben kann, wird nicht geliebt. Eine changierende Oberfläche signalisiert, mit dem Schein von Koketterie, immer noch den Schein von Herrschaft.

Der 1929 noch junge Gelehrte Walter Muschg aber gelangte zu seinem Schein von Oberherrlichkeit nur, indem er die Dichtung davon freisprach. Sie durfte nichts anderes mehr sein als der radikalste mögliche Ausdruck einer gewagten Existenz. Das war die Art des jungen Gelehrten, seinem eigenen Dichtertum abzusagen, ohne auf den Anspruch der Dichter zu verzichten. Er redete als ihresgleichen und las an ihren Werken ab, ob sie Dichters Schuld gegenüber Leben und Tod in voller Währung bezahlt hatten. Als Protagonisten der Menschenart verkörperten sie deren Zwiespalt und ersparten sich keinen ihrer Widersprüche. Die größten zerbrachen daran, und ihr Scheitern war es, das die Würde der Schöpfung wahrte, und das unerschrockene Stück-Werk allein rettete auch ihre Verheißung. „Nur um der Hoffnungslosen willen ist uns die Hoffnung gegeben" – diese Benjaminsche Maxime spricht den Kern der *Tragischen Literaturgeschichte* aus. Sie ist, in der Tat, nicht das Werk eines Professors, sondern eines „Bekenners", der für seinen eigenen Widerspruch eine Sprache finden muß: den Widerspruch, daß er eine im Grund religiöse Botschaft ohne Gott verkündet, und daß er eine existentielle Wahrheit nicht anders als ästhetisch beglaubigen kann.

Wie läßt sich auf eine solche Sprache eine öffentliche Reputation, gar eine hochschulfähige Position gründen? Schon in ihren Grundriß versucht die *Tragische Literaturgeschichte* das Unmögliche: mit der Zweideutigkeit der

Dichter – und der eigenen – typologisch, klassifizierend aufzuräumen. Sie möchte die „Weihe" von der „Entweihung" trennen, den „Magier" vom „Gaukler", den „Seher" vom „Priester", den „Sänger" vom „Poeten"; kurzum: die Dichtung von ihrem Verrat, der Literatur. Wer dem Einrichter dieses dantesken Gebäudes nicht wohlwollte oder seine Hierarchie absurd fand, betrachtete sie einfach als ein Konstrukt grober Willkür – und den Baumeister als einen furchtbaren Oberlehrer, dessen Rotstift nicht einmal vor Selbstmord-Zensuren zurückschreckte.

Zur Entlastung von diesem Willkürverdacht ausgerechnet Thomas Mann als Zeugen aufzubieten, der vom Zensor am gründlichsten verworfen wurde, hat seine ganz eigene Pointe. Anfangs sprach er ja selbst von der *Tragischen Literaturgeschichte* „des" Muschg so, wie man justizüblich von einem zweitklassigen Ganoven spricht, nur daß er leider in diesem Fall ein ordentlicher Professor war. So muß von der „Höhle des Löwen" die Rede sein, wenn der getreue Schweizer Botengänger und Schildknappe Otto Basler den Meister zu bewegen sucht, das verhaßte Basler Pflaster zum Besuch einer Ausstellung zu seinen Ehren trotz allem zu betreten. Er drückt es biblischer aus: der Herr möge Sodom nicht zerstören, so lange zehn Gerechte darin wohnen – es würden, beschwichtigt er, ihrer „aber viel mehr" sein. Bald darauf hat er eine neue Schandtat zu melden: Muschg hatte gegen die überaus populären Hörspielbearbeitungen, die ein Berner Lehrer namens Balzli an Gotthelfs Romanen vorgenommen hatte, flammenden Protest eingelegt. Worauf Thomas Mann erwiderte:

> Man müßte ja gegen den ganzen modernen Popularisierungs- und Bildungs-Apparat anrennen, wenn man dem B. wehren wollte. Das sind nun einmal die technischen Wunder der Neuzeit. Wer wollte es mit dem Fortschritt verderben? Dazu muß man ein solcher Drachentöter und Weltenrichter sein, wie Muschg.

Daß Muschg ein Narr sei, etwa in der Art des „Propheten" Ludwig Derleth oder Daniel zur Höhe, wäre vielleicht eine versöhnliche Lesart gewesen, wenn ihre Konsequenzen Thomas Mann nicht selbst in närrische Situationen verwickelt hätte. So mußte er den Redakteur des Journal de Genève, der ihm zu Hilfe geeilt war, darüber belehren, daß dem von Muschg verwendeten Wort „Literat" auf deutsch ein Geruch der Geringschätzigung anhafte, der im *Homme de lettres* nicht inbegriffen sei. Späte Rache für die *Betrachtungen eines Unpolitischen*! Jetzt also war Thomas Mann der „Zivilisationsliterat" – nur daß ihm der Verleumder den Sinneswandel seither gleich doppelt entwertet hatte: indem er ihn im Grundsätzlichen nicht feststellen konnte, und im Peripheren als schieres Marketing betrachtete. Das war, in der Tat „unqualifiziert", denn es verzichtete auf

Qualifikation – und gab eben so Nähe zu erkennen; eine die eigene Leistung des Polemikers verbitternde Nähe; daher die Not der Abgrenzung. Sie leistete dem Angegriffenen den merkwürdigen Dienst, seinen Erfolg fragloser darzustellen, als er für Thomas Mann selber gewesen war. Dazu hätte er auch „zu viel Ehre" sagen können, wenn der böse Feind nicht am Schwarzen, in das er zu treffen wußte, nur Finsternis gefunden hätte: sonst wäre er mit diesem Feind leichter einig geworden als mit jenen treuherzigen Freunden, die seine Tragik mit dem Ruhm für abgegolten hielten.

Ja, sie hätten fast mit vertauschten Stimmen reden können: der Basler Mythologe von *Leiden und Größe der Meister*, und der große Schriftsteller von einer *Tragischen Literaturgeschichte* – wäre nicht gerade er dazu ausersehen worden, ihre prekäre Theodizee durch sein abschreckendes Beispiel zu retten. Eine unverschämte Rolle, aber, Gott weiß, eine intime, um nicht zu sagen: indiskrete – das Wort im ursprünglichen Sinn verstanden, der „Verzicht auf Wahrnehmung" bedeutet. Thomas Mann war gewissermaßen der blinde Fleck im Auge der *Tragischen Literaturgeschichte*. Die Wendung ins Humane, Versöhnliche, den Sinn, den er sowohl seinem Pessimismus wie seiner Empfindlichkeit geben wollte, für *aufgesetzt* zu halten, war eine grausame, aber keine ganz deplazierte Sicht der Dinge. Die Negation der Zweideutigkeit hielt nicht eben dicht gegen das schlimme Geheimnis, das sie dem Wissenden ja gar nicht verbergen wollte – sofern er damit sympathisierte. Muschg hatte zwar recht, aber er war, mit Lichtenberg zu reden, nicht der Mensch, recht zu haben. Denn er liebte Thomas Mann nicht.

Es hatte nicht viel gefehlt – und eben darum fehlte alles dazu. Muschg drang Thomas Mann eine Erkenntnis auf, die etwas wie Geistesverwandtschaft voraussetzt, und er blieb ihm dafür jede sichtbare Spur jenes brüderlichen Erbarmens schuldig, die zum Rang solcher Erkenntnis gehört hätte. Ein Brudermord also, und zugleich ein *acte gratuit*. Denn Muschg gab sich ja doch zu erkennen dabei, er riskierte eine Blöße, er machte sein Hauptwerk an dieser Stelle überaus verletzlich. Eine Herausforderung, die der Herausgeforderte weder annehmen noch ablehnen konnte, ohne sich seinerseits bloßzustellen. Eine solche Provokation auf Gegenseitigkeit entspricht affektiv hoch besetzten Verhältnissen. Daß sie mit dem Wort *Liebe* zu treuherzig besetzt wären, darüber benötigten die beiden Kontrahenten keiner Belehrung. Wer über Kleists *Penthesilea* dissertiert hatte wie Muschg, benötigte keine Erleuchtung durch den *Doktor Faustus*, daß Liebe tötet, daß das Gleichgewicht ihrer Kräfte ein Glücksfall ist, der starker Selbsttäuschung bedarf. Es hatten sich die Rechten getroffen – und sie erkannten einander daran, daß der Andere für den Einen nicht der Rechte sein durfte – um buchstäblich keinen Preis. „Du sollst nicht gerecht gegen ihn sein“, lautet ein Rilke teures Wort Jens Peter Jacobsens, „denn wohin kämen die Besten von uns mit der Gerechtigkeit; aber denke an ihn, wie er in der Stunde war, da du ihn am tiefsten liebtest“. Der Exorzismus des jungen Walter Muschg, das private *Autodafé* beweist, daß es diese Stunde für ihn gegeben haben muß. Wie käme er sonst zur inständigen Behauptung, ein Buch nicht gelesen zu haben, um es dann einem peinlichen Verhör zu unterziehen und zu leicht zu finden – *um* es zu leicht zu finden.

Übrigens hatte der Gelehrte als junger Dichter gerade selbst ein – bis heute unveröffentlichtes – Prosastück über das Grauen des Ersten Weltkriegs verfaßt, das einen Überlebenden, den Wiener Nachtwächter Pospisil, niemals entläßt. Er ist verstummt, und außer seinem Hund Wenzel, der ihn zum Dienst in den leeren Justizpalast begleitet, kennt ihn niemand mehr. Ein Arbeiteraufstand zerrt ihn noch einmal unter die Lebenden, bevor er sich endgültig mit den früher Gefallenen vereint. Sein geisterhaftes Leben bleibt durchsichtig auf den Krieg – und der vergangene ist auch schon der kommende.

Die ganze Ebene bis hinüber zum Bergzug im Westen war Grab bei Grab, Leiche neben Leiche. Pospisil wickelte die Letzten in die wollenen Decken aus dem Lazarett, schob sie ins flache Loch hinein und scharrte die Erde, die noch da war, über ihnen zusammen. Wie viele weiße Totenmäler, Hügel und Steppen voll. Wer hat ihnen denn die spitzen Kreuze gestiftet? Es sind keine Kreuze, es sind nur die Gewehre. In den Boden gerammt, jedem Toten das seine über dem Loch im Kot. Schräg in der Luft die Kolben, und immer die Helme daran. Es sind auch keine Gräber, man weiß nicht, wo jeder liegt, man hat sie nur da hineingetan, wie es eben ging, es gibt ja auch keine Erde mehr, nur noch die Haufen von Leichen, die man ein wenig verzettelt hat, damit sie besser verwesen.

Auf einmal begriff ich den Grimm, mit dem der 30jährige Verfasser so geläufige Sätze gelesen hatte wie diesen:

Da ist unser Bekannter, da ist Hans Castorp! Schon ganz von weitem haben wir ihn erkannt an seinem Bärtchen – seht, er tritt einem ausgefallenen Kameraden auf die Hand, – tritt diese Hand mit seinem Nagelstiefel tief in den schlammigen, mit Splitterzweigen bedeckten Grund hinein. Er ist es trotzdem.

„Gewiß, sie sind es trotzdem, Thomas Mann!“ Das ist ein Fluch – ein ohnmächtiger Fluch über denjenigen, der damit Erfolg hatte, daß er solche Sätze am Ende des *Doktor Faustus* gerührt – und ungerührt – variierte, als wäre dazwischen nichts gewesen.

Das Dritte Reich und der Zweite Weltkrieg hatte sie beide politisiert, den Kaufmannssohn aus Lübeck wie den Lehrersohn vom Zürichsee. Beide hatten sich als unpolitisch verstanden, unter verschiedenen Voraussetzungen, aber aus vergleichbaren Gründen. Denn was hatte neben den anthropologischen, bei Mann: den nationalen Konstanten die Illusion von Fortschritt zu besagen! Naiv oder verächtlich erschien beiden vollends das politische Kalkül: Parteien gehörten für sie in die Niederungen der Wichtigmacherei und des Vereinswesens. Wo die ernsthafte Welt begann, hörte für beide die politische auf. Thomas Mann hatte im Weltkrieg die Kühnheit – und Selbstüberwindung – aufgebracht, diese Kultur mit dem Deutschsein zu identifizieren. Für Walter Muschg war sie gebunden an Mythen des Ursprungs, die durch die große Dichtung sprachen. Beide mußten erleben, wie schutzlos dieser vermeintlich zeitlose Fundus dem abscheulichsten Mißbrauch ausgeliefert war. Und beide reagierten, zögernd genug, mit politischen Stellungnahmen darauf.

Den Weg Thomas Manns brauche ich hier nicht lange auszuführen. Derjenige Walter Muschgs führte in den Nationalrat, das schweizerische Parlament, wo er der Fraktion der „Unabhängigen“ angehörte: der Bewegung eines eigenwilligen, kulturell aufgeschlossenen Wirtschaftsführers und Volkstribuns, die unter der Devise des „sozialen Kapitals“ viele intellektuelle Einzelgänger anzog. Als solcher agierte Muschg auch in den Jahren des Belagerungszustands. Die „geistige Landesverteidigung“, wie er sie verstand, war von helvetischer Selbstgratulation so weit wie möglich entfernt. Sie trieb ihn zu kritischen Vorstößen gegen das Vollmachtenregime, namentlich in Sachen Flüchtlingspolitik und wirtschaftlicher Kooperation mit den Achsenmächten. Er wandte sich auch gegen eine der Schweiz unwürdige, weil totalitäre Praxis der Ausbürgerung.

Im Licht dessen, was wir heute über die Position der Schweiz in jenen Jahren wissen müssen, erscheint die seine als fast reiner Lichtblick. Auch als Germanist gehört er zu den wenigen, die sich tätig um die literarische Emigration kümmerten: er engagierte sich für Alfred Döblin ebenso wie für Hans Henny Jahnn. Auch literaturpolitisch war damit eine Gegenposition zu Thomas Mann bezeichnet. Dennoch glichen sich beide darin, daß sie zur politischen Aktivität alles andere als erwählt waren. Es war ihre Verantwortung, die sie dazu berief, und sie vermochte den Pessimismus beider hinsichtlich der Zukunft der Zivilisation nicht zu entkräften.

Auch hier also gab es objektive Nähe zu verleugnen. In brudermörderischer Form trug der nun nicht mehr junge Gelehrte dem erfolgreichen Schriftsteller die sauer und bitter gewordene Verwandtschaft nach. Es stimmt zum Format Thomas Manns, daß er sie als solche erkennen mußte

– oder wiedererkennen. Denn tat der leidige Basler ihm denn etwas anderes, als er seinem Bruder Heinrich, wider besseres Wissen, aber immer aus tieferem Mitwissen, drei Jahrzehnte zuvor getan hatte?

Es ist – um es mit einem Titel Thomas Manns zu sagen – eine Geschichte der „vertauschten Köpfe", die auf beiden Seiten ein Monstrum hervorgebracht hatte. Die verzerrte Karikatur eines möglichen, aber verratenen Ideals läßt sich zugleich als Schatten lesen, den der jeweils Abbildende auf den Abgebildeten wirft. Denn jeder mußte erst ein Doppelspiel mit sich selbst treiben, um dem Andern Verrat zur Last legen zu können. Dieses Spiel ging aufs Ganze beim Andern, weil es zur Widerlegung der eigenen Halbheit, zur Überwindung der eigenen Zweideutigkeit bestimmt war. Es wollte gegen den Andern gespielt werden wie gegen sich selbst; aber sein heimlicher Sinn bestand darin, daß es nicht gelingen durfte.

Thomas Mann brauchte seine Zeit – und dabei immer weniger den Rat Unzuständiger, – um zu begreifen, worum es dabei ging: um die größte mögliche Kränkung, in der sich ein verkehrter Affekt verbarg. Den Umfang der Attacke registrierte Thomas Mann von Anfang an, wenn er, auch im Tagebuch, von der „Verhunzung" oder „Schimpfierung meines Lebens" sprach. Dieser starke Zusatz „meines Lebens" fehlt nie, denn es war, in diesem Fall, auf etwas noch Umfassenderes abgesehen als auf seine Arbeit, in der er so viel preisgegeben, aber noch viel mehr verborgen hatte. Diese Zweideutigkeit, diese *Kunst* sollte also in diesem Fall nicht gelten. Wahrlich eine paradoxe Liebeserklärung des Anderen, der ihm gewissermaßen den Leib entwendet hatte, um ihm einen verächtlichen Kopf aufzusetzen und ihn damit zu „schimpfieren" – ein Wort aus dem Sprachgebrauch der christlichen Passion. Es hätte noch gefehlt, daß Thomas Mann Gegenrecht gehalten, in den Leib dieses Feindes geschlüpft wäre und ihn mit seinem eigenen skrupulösen und gedankenvollen Kopf gekrönt hätte.

Ja, das hätte noch gefehlt – und, in Maßen, tat er eben dies, als er seinerseits die Zweideutigkeit des Feindes aufdeckte. Denn: War dieser Mann, der ihn zum Literaten erniedrigte, ein Gelehrter? Ein ernstzunehmender Wissenschafter? Ein *Dichter* war er – ein unzureichender, versteht sich; aber denn doch nicht jener Abschaum, jener nur noch demütigende Spiegel, den „Bruder Hitler" dem Künstler vorgehalten hatte. „Der" Muschg war ein Bösewicht, dessen kränkendster Satz – derjenige, der ihm „keine Spur einer rettenden Wahrheit" gönnte – immerhin zitierfähig war, nämlich im Tschechow-Essay, also die feierlichste Gegenbeschwörung verdiente.

Wie ironisch immer das Wort „Dichter" hier gebraucht sein mag: als unqualifiziertes Schimpfwort taugt es nicht.

Immer deutlicher sehe ich, daß es sich dabei um eine nicht gewöhnliche Darbietung handelt, um eine Art von Dichtung, in der mir nun einmal die Rolle eines Bösewichts und Schädlings zugefallen ist. Bei der Ausmalung dieser abscheulichen Figur scheint der Dichter sich gegenüber der 'wissenschaftlichen' Wirklichkeit wenig verantwortlich gefühlt zu haben, aber mit Geist, Phantasie und schöner Wut ist sie offenbar hingestellt, und längst sehe ich ein, daß es mich nicht erbosen sollte, meine Existenz auch einmal in dieser schwarzen Stilisierung dargestellt zu bekommen, – besonders darum nicht, weil ich ja selbst im Zweifel an mir ziemlich stark bin und das berühmte 'thou com'st in such a questionable shape' mir in der Anwendung auf mich selbst keineswegs fremd ist. Das könnte ja, wenn man will, zu meinen Gunsten sprechen, aber wenn man *nicht* will und mir recht – mehr als recht gibt in jeder Sorge um mich – darfs ich's übelnehmen? [...] Wie es sonst um mich stehen möge – das mit der geschickten Erfolgsorganisation ist ein so untreffender Zug, wie eine talentvolle Karikatur ihn nicht aufweisen sollte. Bei einem nochmaligen Neudruck seines Romans sollte der Meister ihn tilgen.

Das ist der Ritterschlag – freilich nicht mit ganz flacher Klinge – des Schriftstellers, mit dem er den Dichter gewissermaßen von den Anführungszeichen der Ironie befreit. Das *Quid pro Quo* ist perfekt, es entbehrt nicht einmal der fälligen Gegenbeschämung. Zugleich aber läßt es die Täuschung hinter sich, daß der andere immer nur frech und herausfordernd vor ihm gestanden habe. Herausfordernd ja, aber eben darum nicht nur frech. Thomas Mann hat das Doppelspiel auch auf der andern Seite durchschaut und – in gebotenen Grenzen – honoriert. Und siehe da: jetzt liest Thomas Mann den Beinahe-Dichter genau so rechtend und richtend, wie der junge Gelehrte einmal ihn gelesen hat. Und weist ihm einen Kunstfehler nach, von dem er am besten weiß, daß es keiner ist: eitel, erfolgsbesessen, ruhmsüchtig, nein, das will er niemals gewesen sein.

Sie werden mir nachsehen, wenn ich von dieser Konstellation etwas hermache und ihren – Humor feststelle, auch wenn dergleichen wahrlich von keinem der beiden beabsichtigt war. Die erzwungene Familiarität, die ich hier am Werk sehe, hat sich gewissermaßen fortgepflanzt zu einem Stück meiner eigenen Familiengeschichte. Und wenn ich ihre Schärfen und Spitzen auch keineswegs zudecken will, so bin ich auf ihre Versöhnlichkeit – ihre Wendung ins Heitere – angewiesen. Es macht einen ganz eigenen schicksalspsychologischen Spaß, dem literarischen Großvater Thomas Mann, der etwa den Jahrgang meines biologischen Vaters hatte, den Prozeß meines Bruders, der mein Vater hätte sein können, aber lieber mein „Onkel" gewesen ist, neu zu machen – auf Gegenseitigkeit diesmal und mit anderer Kostenverteilung.

Als Entlastungszeugen in diesem Totengericht rufe ich zum Schluß einen Dritten auf, dessen Äquidistanz zu beiden Prozeßgegnern unverfänglicher sein dürfte als meine eigene – Alfred Andersch. Seinen Essay über Thomas Mann hat dieser mit einem wahren Stoßseufzer quittiert:

Ihre Analyse meines für so viele Leute enigmatischen und erbittert widerspruchsvollen politischen Verhaltens ist von einer Klugheit und Feinheit, einer zugleich erheiternden und schmerzlichen Wahrheit und Einsicht, wie ich sie in meinem Leben noch nicht erfahren habe und nicht mehr zu erfahren hoffte. Es lohnt, alt zu werden, um solche Lösungen und Klärungen noch zu erleben.

Weiter ist keine Briefquittung von der üblichen diplomatischen, heimlich gequälten Schmeichelei entfernt, mit denen Thomas Mann seinen Ruhmrednern oft genug zu begegnen pflegte im Sinn von: besser als nichts, oder: mein Gott, auch noch gut gemeint!

Von demselben Alfred Andersch gibt es aber auch eine Würdigung Walter Muschgs, auf welche dieser nicht mehr antworten konnte, denn sie ist ein Nachruf. Aber auch er hat mit dem in diesem Genre allgemein üblichen Euphemismus nichts zu tun. Er beginnt: „18 Tage vor Weihnachten hat uns ein gewaltiger Mann verlassen“, und endet so:

Im Namen der Moderne hat Muschg sich dagegen gewandt, daß man sie mit der Mode identifiziere [...] nein, Muschg war nicht von gestern. Vielleicht ist er kein Mann von heute. Aber ich bin mir fast sicher, daß sein Werk ein Werk von morgen sein wird.

Dieses Morgen – expressionistisch gesagt: diese Dämmerung – ist nicht, oder noch nicht angebrochen. „Mich dunket sie hân bêde reht“ – das kann man für einen bequemen Satz halten.

Ich bin, in dem uns hier beschäftigenden Fall, ein Zeuge für seine Unbequemlichkeit. Gesprochen wurde dieses Wort über zwei intim verfeindete Figuren des *Parzivâl* von seinem mittelalterlichen Verfasser Wolfram von Eschenbach. In seiner schwarz und weiß, weil christlich verfaßten Welt hätte ihn dieser Satz, außerhalb des Kunstzusammenhangs, in Schwierigkeiten bringen können, vielleicht gar vor eine Heilige Inquisition. Was nicht hindert, was erst möglich macht, daß das Kunstwerk von solchen Sätzen und von der unausgesprochenen Überzeugung dahinter, also: vom Verzicht auf Eindeutigkeit, *lebt.*

Ich mußte einmal meine eigene Geschichte aus solchem Stoff neu zu verfassen suchen. Der *Rote Ritter*, meine „Nachschrift“ des *Parzivâl* lebt, jedenfalls für mich, von der Gewißheit, daß man zwar nicht recht bekommt, wenn man es beiden Seiten recht machen will; daß man ihnen aber nicht gerecht werden kann, wenn man sich aufs Rechtbehalten beschränkt.

Nach diesem Muster sind die Figuren Thomas Manns und Walter Muschgs verstrickt: zwei Schlangen, die sich beide um den Stab des Æskulap winden müssen, um ihn heilkräftig zu machen. Eine *doppelte* Spirale ist es ja auch, auf welcher der genetische Code chiffriert sein muß – ein einziger Strang würde kein Leben zeugen. Nur als redlich Geteilte können wir erfahren, daß wir nicht eins sind und es nicht sein müssen. Und daß wir am meisten dann, wenn wir das Gegenteil behaupten, uneins bleiben mit uns selbst.

In dem Stück, das Sie gehört haben, überführen zwei Figuren einander des Doppelsinns. Davon ist, meine ich, keine geringer geworden. Und wenn das Ganze am Ende nur eine Figur *meiner* Rede gewesen sein sollte: anders ist kein Freispruch für neue Bindungen zu haben. „Mich dunket, sie hân bêde reht", heißt es bei Wolfram, und die Fortsetzung lautet – gottergeben und gottvertraulich – :

der beidiu crump unde sleht
geschuof, künne er scheiden,
sô wende er daz an beiden.

Ruprecht Wimmer

And my ending is despair

Thomas Manns Krankheit des Alterns

1. Die vorletzte Krankheit

Es war ein Lungen- oder Bronchienkarzinom. Thomas Mann stand damals im 71. Lebensjahr und war „seit mehr als einem Vierteljahrhundert"[1, 2] nicht mehr ernsthaft krank gewesen, jetzt aber unterbrachen Krankheit und Operation gnadenlos die Arbeit am „opus magnum" des *Doktor Faustus*. Bis heute scheint es ein Wunder, daß der Autor diese Krise in überraschend kurzer Zeit, ja, daß er sie überhaupt meisterte. Am 1. April 1946 bricht das Tagebuch ab, am 27. Mai kehrt er von Chicago, wo der Eingriff stattgefunden hatte, nach Pacific Palisades zurück und nimmt es am nächsten Morgen wieder auf: „Glänzender, völlig störungsfreier Verlauf des chirurgischen Aktes und uneventful recovery", heißt es im ersten, rückblickenden Eintrag.[3]

Thomas Manns Neigung, tiefere Gründe für lebensgliedernde Ereignisse aufzuspüren, zeigt sich auch hier. Weithin bekannt ist die makaber-heitere Episode, die er im ersten Kapitel der *Entstehung des Doktor Faustus* erzählt. Der Korrespondent des Time Magazine hatte ihm Ende 1945 vorgehalten, er selbst hätte doch vorhergesagt, daß er im Alter von 70 Jahren, wie seine Mutter, sterben werde, und jetzt habe es den Anschein, als sei er nicht gesonnen, „Wort zu halten". Der so Bedrängte wies darauf hin, daß seine Ahnung sich „nicht wortwörtlich, sondern auf eine andeu-

1 Zitiert wird nach:
- Thomas Mann: Gesammelte Werke in dreizehn Bänden, 2. Aufl., Frankfurt/Main: S. Fischer 1974. [Band, Seite]
- Thomas Mann: Tagebücher 1944–1.4.1946, 28.5.1946–31.12.1948, 1949–1950, 1951–1952, 1953–1955, hrsg. von Inge Jens, Frankfurt/Main: S. Fischer 1986–1995. [Tb, Datum]

2 Vgl. Inge Jens im Vorwort zu den Tagebüchern 1944–1946, S. XIV.

3 Tb, 28.5.1946. Zu dieser „vorletzten Krankheit" Thomas Manns vgl. Christian Virchow sen./Andreas P. Naef/Hans-Erhart Schaefer/Johann Christian Virchow jr.: Thomas Mann (1875–1955) und die Pneumologie. Zur Indikation des thoraxchirurgischen Eingriffs im April 1946, in: Deutsche Medizinische Wochenschrift 122, Stuttgart/Leipzig: Thieme 1997, S. 1432–1437 und den Aufsatz von Christian Virchow in diesem Band, Thomas Mann und „the most elegant operation", S. 47–62.

tende Weise“ zu bewahrheiten scheine, sein Leben sei, „– biologisch genommen – auf einen Tiefpunkt gekommen, wie es ihn noch nicht gekannt habe“ (XI, 146). Der Autor fährt, jetzt an den Leser gewendet, fort: Dieser Zustand sei bereits ein Vorbote der Krankheit gewesen, und das Lebenstief insgesamt erkläre sich nicht nur durch eine gewisse Zahlensymmetrie, sondern vor allem vom gerade entstehenden Werk her: „Wohlwollende Beobachter meines Lebens haben [...] bei meinem bedenklichen Anblick nicht mit der Erklärung gezögert: ‘Es ist das Buch.’ Und gab ich ihnen nicht recht?“ (XI, 147) Die Krankheit erscheint als Tribut, ja als dargebrachtes Opfer – und die rasche Genesung dann wieder als eine Art Gnade.

Es ist ein großes Wort, daß, wer sein Leben hingibt, es gewinnen wird, – ein Wort, das in der Sphäre der Kunst und Dichtung nicht weniger Heimatrecht besitzt als in der religiösen. Nie ist das Opfer des Lebens aus mangelnder Lebenskraft gebracht worden, und nicht eben auf solchen Mangel deutet es, wenn einer – seltsamer Fall – mit siebzig Jahren sein ‘wildestes’ Buch schreibt. Es deutete darauf auch nicht die Behendigkeit, mit der ich [...] zur Erheiterung der Ärzte von der Operation erstand, um *dies* fertigzumachen... (XI, 147 f.)

So ist die Endphase der *Faustus*-Niederschrift folgerichtig bestimmt vom Willen, mit der erlangten Gnade gut zu wirtschaften, fertig zu werden mit dem Endwerk, mit der Gestaltung der eigenen Lebenssumme. „Vollendung des Romans Hauptziel“ meldet das Journal am ersten Arbeitstag nach der Krankheit (Tb, 28.5.1946), am 7.10.1946 heißt es trotzig: „Auch ungeschlafen werde ich arbeiten“, am 23.11.: „Der Vergleich mit ‘Parsifal’ und dessen Verhältnis mit allem Vorhergehenden drängt sich mir immer wieder auf. Nie hat mich, dabei bleibt es, eine Arbeit so erregt und bewegt“, am 12.12., sechs Wochen vor dem Abschluß: „Früh erwacht, erregt von dem Stande des Buches, der beabsichtigten Mitteilung des Letztgeschriebenen, dem noch zu Tuenden.“ Auch wenn sich ganz am Ende wieder Mißtrauen in die eigene Leistung meldet,[4] es war schließlich getan.

Die lebensbedrohende Krankheit, die triumphale Wiederherstellung – das hängt nach Thomas Mann aufs engste zusammen mit den lastenden Ansprüchen des zu vollendenden Werkes, und andererseits mit dessen vereinnahmenden Anreizen: das Buch ist die Krankheit, und das Buch ist die Genesung. Die wechselseitige Abhängigkeit von Lebensbefindlichkeit und entstehendem Werk hatte im *Doktor Faustus* immer wieder künstleri-

4 Tb, 29.1.1947, und öfter.

sche Gestalt angenommen, ja der ganze Roman erzählt die Geschichte eines Künstlers, der sein Leben einsetzt und hingibt um des zu schaffenden Werkes und um einer möglichen Erlösung willen.

2. Prospero

Ein knappes Jahrzehnt hatte Thomas Mann nach der vorletzten Krankheit noch zu leben, und die letzte hatte nichts mehr mit einem Werk und seinen Anforderungen zu tun, sie war die „Krankheit zum Tode“. Die Jahre dazwischen werden zwar begleitet von mancherlei Plagen: die Nase, der Hals, der Kiefer, die Bronchien (und einiges andere) spielten nicht mehr so recht mit und bedurften ständiger ärztlicher Aufmerksamkeit, es gab auch schwerere virale Infekte – doch lebensbedrohlich krank wurde Thomas Mann nicht mehr. Es wäre nun übertrieben, wollte man den vom Autor behaupteten Zusammenhang von Befinden und Werk absolut setzen und aus den medizinischen Befunden folgern, daß eben keine Werke mehr geschaffen wurden, die ihrem Schöpfer zuzusetzen vermocht hätten. Andererseits zweifelte Thomas Mann selbst, ob nach dem Endwerk des *Faustus* ein Weiterschreiben überhaupt möglich sei, und diese Zweifel begleiteten die Entstehung des *Erwählten*, der *Betrogenen*, des zweiten *Krull* und der späten Essays, darunter des Tschechow- und des Schiller-Versuchs. Der Autor litt nicht nur an ihnen, er litt auch unabhängig von ihnen; es war jetzt ein diffiziles, vielschichtiges Leiden, ein Kranksein, für das Medizin und Psychologie in unklarer Abgrenzung der Kompetenzen zuständig sein dürften. Thomas Mann selbst fand eine Art mythischer Formel für sein eigenes Leid und Leiden; den Epilog des Prospero aus Shakespeares *Tempest*, woraus er eine Zeile im letzten Lebensjahrzehnt immer wider zitiert: „And my ending is despair.“

„Verzweiflung ist mein Lebensend.“[5] Der eine Vers steht als Verweis auf den gesamten Epilog, ja auf das ganze Stück, die mitzudenken sind, wenn wir das Zitat lesen. Man hat den *Sturm*, der im Traditionszusammenhang frühneuzeitlicher Zauberkomödien zu sehen ist, immer wieder als Shakespeares künstlerischen Abgesang betrachtet, als seinen Abschied von der Kunst. Prospero, der Herzog von Mailand, der sich mehr den Büchern als den Regierungsgeschäften widmete und die Sorge um das

5 Hier und später zitiert nach der deutschen Übersetzung von August Wilhelm Schlegel. Der Sturm, in: Shakespeare's dramatische Werke, Bd. 5, 2. Aufl., nach der Übersetzung von August Wilhelm Schlegel und Ludwig Tieck sorgfältig revidiert und teilweise neu bearb., Berlin: Reimer 1897. (Signatur TMA: Thomas Mann 597)

Herzogtum seinem Bruder Antonio anvertraut hatte, war durch Verrat entmachtet und zusammen mit seiner dreijährigen Tochter Miranda auf einem morschen Boot mitten im Meer ausgesetzt worden. Ein Mitleidiger hatte ihm etwas Vorrat samt einiger seiner Bücher mitgegeben. Er rettet sich auf eine Insel und wird dort durch seine Wissenschaft zum großen Magier. Nach 15 Jahren bringt er den verräterischen Antonio und dessen damaligen Verbündeten Alonso, den König von Neapel, in seine Gewalt. Die beiden waren mit viel Gefolge und einer großen Flotte auf dem Rückweg von Tunis, wo Alonso seine Tochter verheiratet hatte. Prospero täuscht mit Hilfe des Luftgeistes Ariel einen Seesturm vor, zerstreut die Flotte und läßt das Flaggschiff mit dem König, mit dessen Sohn Ferdinand und mit dem falschen Herzog Antonio imaginär stranden. Er erreicht durch zauberische Mittel und Geisterhilfe, daß sich der Prinz Ferdinand und seine Miranda in Liebe finden, daß Alonso ihm sein Herzogtum beschämt und erleichtert zurückgibt, während Antonio, in Stillschweigen versinkend, seiner Schande überlassen bleibt. Prospero aber entsagt nach vollbrachter Tat seiner Magie, entläßt Ariel in die Freiheit und schickt sich an, mit den anderen nach Neapel zurückzukehren:

[...] und am Morgen früh
Führ' ich euch hin zum Schiff und so nach Napel.
Dort hab' ich Hoffnung, die Vermählungsfeier
Von diesen Herzgeliebten anzusehn.
Dann zieh' ich in mein Mailand, wo mein dritter
Gedanke soll das Grab sein.[6]

Im besagten Epilog wendet er sich dann, gewissermaßen vor den fallenden Vorhang tretend, an die Zuschauer. Er verliert damit teilweise seinen Status als Bühnenfigur und rückt näher an den Autor heran:

Hin sind meine Zauberei'n
Was von Kraft mir bleibt, ist mein,
Und das ist wenig: nun ist's wahr,
Ich muß hier bleiben immerdar,
Wenn ihr mich nicht nach Napel schickt.
Da ich mein Herzogthum entrückt
Aus des Betrügers Hand, dem ich
Verziehen, so verdammet mich
Nicht durch einen harten Spruch
Zu dieses öden Eilands Fluch.

[6] Der Sturm, S. 361.

Macht mich aus des Bannes Schooß
Durch eure will'gen Hände los.

Füllt milder Hauch aus euerm Mund
Meine Segel nicht, so geht zu Grund
Mein Plan; er ging auf eure Gunst.
Zum Zaubern fehlt mir jetzt die Kunst;
Kein Geist, der mein Gebot erkennt;
Verzweiflung ist mein Lebensend',
Wenn nicht Gebet mir Hülfe bringt,
Welches so zum Himmel dringt,
Daß es Gewalt der Gnade thut,
Und macht jedweden Fehltritt gut.

Wo *ihr* begnadigt wünscht zu sein,
Laßt eure Nachsicht mich befrein.[7]

„Viel im Tempest" verzeichnet am 1. Dezember 1946 das Tagebuch, wenige Wochen vor Vollendung des *Faustus*. Mag die Stelle noch hauptsächlich darauf zielen, daß Thomas Mann sich bei der Shakespeareschen Elfenhandlung Anstöße für die Formung der Echo-Figur holte (vgl. XI, 291), sie markiert den Beginn einer ständigen Rückkehr zu Prospero und seinem Epilog. Thomas Mann kannte den *Sturm* seit langem. 1936 hatte er in einem Artikel zu Bruno Walters 60. Geburtstag den Wunsch ausgesprochen:

Führen Sie noch lange Ihren Zauberstab, und wenn Sie ihn einmal weglegen, wie Prospero, so werden Sie immer noch taugen, uns herzenskluge Bücher zu schreiben [...]. (X, 483)

Jetzt aber werden ihm die eigenen Bücher, diejenigen, die noch geschrieben werden sollen, zum Magierhandwerk, zum Zauberstab, den er, nach dem letzten großen Werk, nur mehr zögernd in den Händen hält und doch nicht weglegen will. Im Rückblick auf *Meine Zeit* von 1950, im *Versuch über Tschechow* (1954), im Tagebucheintrag zum vorletzten Geburtstag, dem 6. Juni 1954, stehen Prospero und sein Epilog für das Problem des alternden Künstlers allgemein, im besonderen aber für den Abschied vom Schaffen. Es soll um keinen Preis zu diesem Abschied kommen; im besagten Tagebucheintrag heißt es:

Melancholie, Bangigkeit, Sorge um die Endzeit meines Lebens herrschen fort. Wie werde ich das anbrechende Jahr einigermaßen produktiv verbringen? Wie raffe ich

7 Ebd., S. 362.

mich noch einmal zu künstlerischem Unternehmen auf? Es droht das 'And my ending is despair.'

Doch darf aus dem Ende des *Tempest*, und vor allem aus dessen Epilog, mehr herausgelesen werden, was Thomas Mann einschlägig angemutet haben dürfte und für die Leiden seiner letzten Lebensjahre bestimmend war. Es sind, ohne daß man detaillierte Analogien konstruieren sollte, einmal das Moment der schwierigen Heimkehr, des Zurückgehens dorthin, von wo man ausgegangen war und wo man Unrecht erfahren hatte, dann – in einiger Nähe zur oben charakterisierten Angst vor der künstlerischen Unfruchtbarkeit – das Hoffen auf Gnade um des Werkes willen, und schließlich die Gedanken an Grab und Ende: „where every third thought shall be my grave".

3. Die schwierige Heimkehr

1933 emigriert, war Thomas Mann in den Jahren des Schweizer und des amerikanischen Exils zu einem internationalen Repräsentanten des anderen, des besseren Deutschland geworden; er hatte nicht, wie viele Emigranten, das Problem, in Übersee Fuß zu fassen. Mit der Kapitulation Nazideutschlands im Mai 1945 begann jedoch für ihn eine Zeit des Zwiespalts und der Angst vor den weiteren politischen Entwicklungen. Der *Faustus* hatte durch die Ereignisse seinen Schluß vorgegeben bekommen; das Buch setzte in der eingangs beschriebenen Weise dem Autor aufs empfindlichste zu und wurde trotzdem konsequent vorangetrieben. Noch vor dem „unconditional surrender" aber war Präsident Roosevelt gestorben und sein Stellvertreter Truman zum Nachfolger ernannt worden. Militärisch änderte sich nichts, doch standen für die Zeit nach Hitler deutliche Umorientierungen in der Innen- und Außenpolitik bevor. „Es wird nicht mehr das Amerika sein, in das wir kamen. Die offizielle Freundwilligkeit wird fehlen" heißt es am 16.4.1945 im Tagebuch. Doch auch von Deutschland schien nichts zu hoffen. „Übrigens aber wird dies oder das *mit* Deutschland, aber nichts in Deutschland geschehen, und bis jetzt fehlt es an jeder Verleugnung des Nazitums".[8]

8 Tb, 7.5.1945. Freilich stellte sich für Thomas Mann sofort nach der Kapitulation die Frage eines Deutschlandbesuchs, doch nahm er von der flüchtigen Vorstellung, er müsse die alte Heimat, wenn überhaupt, dann möglichst bald wiedersehen, recht rasch Abschied. Seine Position formuliert er dann im offenen Brief an Walter von Molo im September 1945: *Warum ich nicht nach Deutschland zurückgehe*, XII, 953–962.

Und über die „vorletzte Krankheit" und die Vollendung des *Faustus* hinaus, die McCarthy-Zeit, die Phase des beginnenden kalten Krieges hindurch, quält ihn der Blick auf die alte und die neue Heimat gleichermaßen. Das frühe Nachkriegsdeutschland ist ihm „klärlich unzugänglich" (Tb, 2.8.1946), unbelehrbar in seinem hergebrachten Antisemitismus, in den USA läßt ihn der Wahlsieg der Republikaner im November 1946 schwarz sehen.

Bald aber beginnt doch eine zögernde Wiederannäherung an den alten Kontinent. Von April bis September 1947 dauert die erste Europareise, berührt werden Großbritannien, die Schweiz, kurz Italien und Holland; deutschen Boden betritt Thomas Mann (noch) nicht. Die Korrekturen des *Faustus* werden gelesen; die Idee des *Erwählten* setzt sich fest, es kommt zu ersten Vorarbeiten. Die Rückkehr nach Amerika erfolgt wie selbstverständlich, obgleich dort die gleiche Atmosphäre herrscht wie vor der Abreise: rigider, für Thomas Mann völlig deplazierter Antikommunismus und Mißtrauen gegenüber den europäischen Emigranten. Zwei Jahre darauf – wir schreiben 1949, das zweihundertste Geburtsjahr Goethes – geht es wieder nach Europa, und diesmal gilt die Reise, trotz Stationen in England, Schweden, Dänemark und Holland, ausdrücklich den beiden Deutschland: Thomas Mann spricht – in betonter Unparteilichkeit – in den Goethestädten Weimar und Frankfurt. Das Haus in Pacific Palisades wird nach der Rückfahrt immer noch als Heimat empfunden: „Glück des Zuhause, des Gerettet- und vor der Welt Geborgenseins, die draußen schreien mag." (Tb, 19.8.1949) Das Mißtrauen gegenüber Deutschland bleibt unverändert; die Gründung der Bundesrepublik, des „Adenauerstaates" wird bissig kommentiert: „Kann gut werden" steht unter dem 8. September 1949. Ende des Jahres taucht dann der Gedanke einer „Rücksiedelung in die Schweiz" auf, in jenes Land also, das zum Teil deutschsprachig, aber nicht deutsch ist (Tb, 21.12.1949), die Aversion gegen die Staaten wächst: „angewidert von dem Treiben in diesem Gangsterland", heißt es am 6. April 1950. Die dritte Reise nach drüben (von April bis August 1950) setzt schon andere Akzente; bereits der vorausschauende Blick gilt der Schweiz und der möglichen „Geburtstagsfeier dort" (Tb, 24.2.1950) – und die Rückkehr wird (auch nach der plötzlichen Verliebtheit in den jungen Franz Westermeier) zum Problem. In merkwürdiger, von Thomas Mann lebhaft empfundener Symmetrie zur stufenweisen Emigration des Jahres 1933 erreicht ihn im August 1950 die Warnung der Tochter Medi, nicht in die USA zurückzufahren; schon vorher aber hatte er selbst daran gedacht, hatte die Einbehaltung der Pässe im Falle der Wiedereinreise befürchtet. Trotzdem: die Rückkehr wird riskiert und bringt keine Probleme mit sich. Nun gilt es, den liegengelassenen *Erwählten* um jeden Preis zu beenden (Tb, 1.10.1950). Allerdings scheinen die Weichen gestellt: der Gregorius wird im Oktober 1950 fertig, die Weiterführung des *Krull* geplant und begonnen, und die vierte Europareise – wieder hauptsächlich in die Schweiz aber auch nach Österreich – hat nichts Aufregendes mehr; nach der (nunmehr letzten) Rückkehr in die USA wird die Übersiedelung – diskret natürlich – betrieben. Überraschend, und doch nicht so überraschend, bricht es unvermittelt aus Thomas Mann heraus: „Bei den Deutschen, so hämisch sie oft sind, doch schließlich einzig Verständnis. Hier fremd und unerkannt." (Tb, 26.11.1951) Er bekennt offen und wiederholt seine Sehnsucht, in der Schweiz begraben zu sein, seinen „irrationale[n] Wunsch nach der alten Erde" (Tb, 6.6.1952). Dann schließlich die fünfte Reise und mit ihr der Wechsel. Das Problem „wie wegkommen?" wird durch den gleitenden Austausch der Wohnorte gelöst. Während der *Krull* wieder liegenbleibt und die *Betrogene* Gestalt annimmt, werden die Schweiz, Deutschland und Österreich bereist, werden „Schweizer Objekte" besichtigt, wird – im Dezember 1952 – das in Erlenbach gemietete Haus bezogen. Einen guten Monat zuvor hatte der Wahlsieg Eisenhowers den schrittweisen Heimatwechsel zusätzlich ratifiziert. Doch war die Heimkehr nicht zu Ende; das neue Haus mißfiel, Pacific Palisades blieb – obwohl schon lange zum Kauf stehend – unvergessen. Im August 1953 schließlich werden mit dem Verkauf des amerikanischen Hauses die Brücken endgültig abgebrochen; nach flüchtigen Umzugsplänen in Richtung Tessin, Genfer See und gar nach Florenz kam das Kilchberger Haus in den Blick – Anfang 1954, kurz nach dem vorläufig-endgültigen Abschluß des *Felix Krull.* Im Februar 1954 wurde es gekauft, im April bezogen. Thomas Mann war wieder einmal, das letzte Mal, zu Hause – nicht in seinem „Mailand", aber doch in einer Art „Napel".

4. Der sinkende Zauberstab

So ist es, wenn man sich überlebt. Wagner schrieb mit annähernd 70 sein Schlußwerk, den Parsifal, und starb nicht lange danach. Ich habe ungefähr im selben Alter mein Werk letzter Konsequenz, den Faustus, Endwerk in jedem Sinn, geschrieben, lebte aber weiter. Der Erwählte, noch reizvoll, und Die Betrogene sind bereits überhängende Nachträge, schon unnotwendig. Was ich jetzt führe, ist ein Nachleben, das vergebens nach produktiver Stütze ringt. Den Krull als einen Faust aufzufassen, den es zu beenden gilt, ist schwer möglich.

So das Tagebuch am 6. Juli 1953. Thomas Mann arbeitet am *Krull*, dem nun unwiderruflich letzten Romanwerk, und hält trübe Rückschau. Man hat seit dem Erscheinen der letzten Tagebuchbände immer wieder das auch im Produktiven Glücklose der letzten Jahre betont, und der eben zitierte Eintrag spricht für diese Sichtweise. Trotzdem: Das Altersleiden Thomas Manns ist nicht angemessen charakterisiert, wenn man es als allmähliches Versinken in Depression und künstlerische Impotenz beschreibt. Vor allem ist zu bedenken, daß vieles, was zur Stützung der These von der konsequenten Deszendenz beizutragen scheint, in ähnlicher, wenn auch milderer Form das Schaffen der früheren Jahre bestimmte: die Qual der ersten Zeilen eines Buches, das langsame Fußfassen während der ersten Wochen der Niederschrift, die mentalen Abstürze während der Entstehung, das Angewiesensein auf Leseabende und auf das Lob von Familie und Freunden, die korrigierenden, zweifelnden Reprisen nach dem ersten Abschluß, der retrospektive Zweifel am Sinn und an der Qualität des Geleisteten, die extreme Verwundbarkeit durch Kritik. Die Zeit nach dem *Faustus* bringt freilich nicht nur die Verschärfung dieser Krisensymptome, sie hat auch ihr Besonderes. Sie ist für diesen Prospero nicht die Zeit nach dem freiwilligen Zerbrechen des Zauberstabes, die Zeit des Hoffens auf Nachsicht und Gnade um des Geschaffenen willen – sie ist eine Phase der nie endenden Angst, den Zauberstab sinken lassen zu müssen, ohne genug geleistet zu haben, und deshalb Nachsicht und Gnade zu verwirken. „Nachsicht" und „Gnade": Wir haben hier das Recht, die Begriffe in doppelter Bedeutung zu verstehen, als ein Nachruhm stiftendes Placet des Publikums und als Erlösung mit metaphysischer Komponente. Im Aufsatz *Meine Zeit* von 1950 betont Thomas Mann diesen zweiten Aspekt:

Vermutlich erachtet die Theologie die künstlerische Bemühung gar nicht als ein Rechtfertigungs- oder Erlösungsmittel, und vermutlich hat sie sogar recht damit. Man würde sonst wohl mit mehr Genugtuung, mehr Beruhigung und Wohlgefallen auf das getane Werk zurückblicken. In Wirklichkeit aber setzt der Prozeß der Schuldbegleichung, der – wie mir scheinen will, religiöse – Drang nach Gutmachung des Lebens durch das Werk sich im Werke selbst fort, denn es gibt da kein Rasten und kein Genüge, sondern jedes neue Unternehmen ist der Versuch, für das vorige und alle vorigen aufzukommen, sie herauszuhauen und ihre Unzulänglichkeit gutzumachen. Und so wird es gehen bis zuletzt, wo es mit Prospero's Worten heißen wird: 'And my ending is despair', 'Verzweiflung ist mein Lebensend'. Da wird, wie für Shakespeare's Magier, nur ein Trostgedanke bleiben: der an die Gnade, diese souveränste Macht [...] (XI, 302 f.).

Der Autor unterschlägt hier – mit Blick auf sich selbst – die freiwillige Abdankung Prosperos und macht andererseits deutlich, worum es ihm in den Werken nach dem *Faustus* weiterhin gehen mußte: eben dieses übermächtige Endwerk nicht Endwerk bleiben zu lassen, sondern, wenn schon nicht Besseres, so doch wenigstens Neues, noch nicht Gesagtes zu sagen. Der Drang zur verstohlenen, nur halbeingestandenen Überbietung bestimmt seine letzten Jahre und macht – im Zusammenwirken mit dem schwindenden Selbstvertrauen – einen Großteil seines Leidens aus.

„Und so wird es gehen bis zuletzt." Man kann beim Studium der Tagebücher feststellen, daß ausnahmslos sogleich nach der Vollendung eines Werkes Pläne für ein neues reifen und rasch in Vorarbeiten übergehen, ja daß sich Vollendung und Planung gelegentlich überschneiden. Immer gelten die Kriterien des Neuen, des auch im eigenen Œuvre Noch-nicht-Dagewesenen, des „Merkwürdigen", des vorläufig oder überhaupt Letzten; Abstürze und Zweifel werden damit begründet, daß Pläne sich künstlerisch nicht konkretisieren, daß Geschriebenes als unerheblich, als „unneu"[9] empfunden wird, und es kommt immer noch zu einem verstohlenen „In-Spuren-gehen", oder zur Klage, daß sich's in den erträumten Spuren eben nicht gehen läßt.

Einige Konkreta mögen dies alles belegen. Der Plan des *Erwählten* wurzelt bereits im *Doktor Faustus*, und die Idee wird mit auf die erste Europareise genommen. Thomas Mann nimmt seinem Adrian Leverkühn ein Werk weg, worin dieser die Vereinigung des „Avancierten" mit dem „Volkstümlichen" versucht hatte (VI, 427). Schon darin kommt ein geheimer Ehrgeiz zum Vorschein, das „Romänchen" will die „Komödie" nach der *Faustus*-Tragödie sein und in seiner europäischen Stilisierung eine neue Mondänität, einen neuen völkerverbindenden Humanismus verkünden.[10] Über allen Sprachen steht die Sprache, über allen Zeiten die Überzeitlichkeit; und die Zentralformel des Thomas-Mannschen Alters, das „Es-Anlegen" auf Gnade, erscheint gegenüber dem *Faustus* in einer „happy ending"-Variante. Die Hemmschwelle des Beginns ist groß, der eigentliche Anfang schwierig und mehrstufig. Der Einstieg ist geschafft, als Freund Neumann nach einer ersten Lesung, „die *neue* Melodie, das sprachlich Schwebende, die *neue* Eroberung bewundert".[11] Wenig später notiert Thomas Mann: „Bin recht glücklich, daß der leidende Zustand

9 Vgl. dazu unten, S. 46, d.h. den Tagebucheintrag vom 11.1.1955.

10 Hier beziehe ich mich auf meinen Aufsatz: Die altdeutschen Quellen im Spätwerk Thomas Manns, in: Thomas Mann und seine Quellen. Festschrift für Hans Wysling, hrsg. von Eckhard Heftrich und Helmut Koopmann, Frankfurt/Main: Vittorio Klostermann 1991, S. 272–299, 281 ff.

11 Tb, 9.4.1948, Hervorhebungen von mir.

zwischen den Werken überwunden ist und ich Lust an etwas *Neuem*, wieder *Neuem* und Neugier Erweckendem gefunden habe."[12] Natürlich wird dieser Elan nicht ohne Unterbrechung bleiben: „[D]ie Sache hat ja wenig Bedeutung" (Tb, 6.12.1948), „wahrscheinlich albern" (Tb, 18.9.1949), „der Gregorius [...] ein vielleicht nichtiges Experiment" (Tb, 22.11.1949) lauten die entsprechenden Tagebucheinträge. Dann aber wieder die Selbstgewißheit: „Zufriedenheit, das Ding der Zeit und Arbeit wert gemacht zu haben, – eine fromme Groteske und die letzte Form, die das vielversuchte Gedicht annimmt in der Fülle der Zeit." (Tb, 20.12.1949) Zu einer Rezension in der Neuen Zürcher Zeitung heißt es beifällig: „Richtig die Charakterisierung als Spätwerk, Summe, etwas Letztes, Äußerstes, nach dem nichts mehr kommt. Habe nichts dagegen, ein Spätester und Letzter, ein Erfüller zu sein. Damit repräsentiert man das Abendland." (Tb, 3.4.1951)

Der *Felix Krull* war seit Jahrzehnten liegengeblieben. Der leidenschaftliche Vollender Thomas Mann war sich dessen stets schmerzlich bewußt – und es gibt kaum einen Neuanfang, der nicht von der Überlegung begleitet ist, den *Krull* wieder aufzunehmen. Nach dem *Erwählten* ist es endlich so weit; schon während der Niederschrift des mittelalterlichen Romans faßt der Autor den konkreten Plan, und wieder ist der Aspekt des Neuen virulent: „Wenn ich lebe und bei Kräften bleibe", heißt es unter dem 6.11.1948, „wenn Ruhe, Frieden und Heiterkeit mir vergönnt ist, will ich mit der Fortführung des 'Felix Krull' noch eine Erfolgschance schaffen und die Vorstellung der amerikanischen Kritik von meinem prätentiös lastenden Denkertum korrigieren." Nach der Beendigung des Gregorius erfolgt die Wiederaufnahme prompt, freilich kommentiert in einer vielsagenden Mischung von Depression und Arbeitswille:

> Der Augenblick wäre wieder gekommen, wo ich, wie schon Mai 43 die Felix Krull-Papiere wieder hervorzog, nur um mich, nach flüchtiger Berührung damit, dann doch dem 'Faustus' zuzuwenden. Der Versuch der Wiederanknüpfung muß, rein um Beschäftigung, eine vorhaltende Aufgabe zu gewinnen, gemacht werden. Ich habe sonst nichts; keine Novellen-Ideen, keinen Romangegenstand (Tb, 25.11.1950).

Die Phase der Niederschrift macht dann lange Zeit den Eindruck der regelmäßig-nüchternen Ableistung eines Pensums. Zweifel regen sich vor der (vierten) Europareise, und Ende 1951 spricht das Tagebuch von den „undurchführbaren Krull-Scherzen" (Tb, 12.12.1951) – ein Ausdruck, den Thomas Mann um diese Zeit und später abgewandelt auch in Briefen ver-

12 Tb, 3.5.1948, Hervorhebungen von mir.

wendet.[13] Er ist ein halbes Zitat; der Blick des Autors streift da den zweiten *Faust*, von dem er wußte, daß ihn Goethe als „diese sehr ernsten Scherze" bezeichnet hatte.[14] Der Hochstapler-Roman, der gerade beim Eisenbahngespräch Krulls mit Professor Kuckuck angekommen ist, wird um diese Zeit immer wieder zum *Faust* in Beziehung gesetzt: so spricht ein Brief an Paul Amann (vom 23.12.1951) davon, daß der *Krull* Gefahr laufe, „ins 'Faustische' zu geraten", an Ernst Preetorius schreibt Thomas Mann wenige Monate später in aufschlußreicher Zweideutigkeit: „Der Roman gerät oder mißrät wieder einmal ins 'Faustische'."[15] Und es gibt Momente, wo der Autor seinen Hochstapler-Memoiren Großformat zubilligt: nachdem er eben noch mutlos von den „undurchführbaren Krull-Scherzen" gesprochen hatte, notiert er nach einer aufbauenden Lesung im Familienkreis: „Das spezifische Fluidum anerkannt. Die Grundidee des Romans nichts Geringeres als die Liebe in ihrer sinnlichen Übersinnlichkeit" (Tb, 12.12.1951), und ein paar Tage später:

> Felix' Einführung in die Ideen von *Leben*, einschl. des Menschen, anorganischem *Sein* und *Nichtsein*, mit dem auch Raum und Zeit aufhörten. Alles geht ohne genaue Grenze ineinander über: der Mensch ins Tierische, dieses ins Pflanzliche, das Organische ins unorganische Sein, das Sein ins Nichtsein. Alles hat angefangen und wird aufhören [...]. Das *Leben* auf Erden eine *Episode*, so vielleicht alles *Sein ein Zwischenfall* zwischen Nichts und Nichts.[16]

Auftrieb und Bestätigung konnte ein Artikel von Philip Toynbee über *Thomas Mann: the Isolated World Citizen* bringen; der Autor exzerpiert daraus im Tagebuch vom 28.12.1951, was ihm besonders gefällt und aufhilft: „His great novels ... are very different from each other. But none of them at all resembles any other novel of our time." Das bestärkte Thomas Mann in seiner kaum gebrochenen Energie, weiter „spezifische", „merkwürdige", in einem Wort: „neue" Werke zu schaffen und zu planen.

Freilich: gegen Ende der Niederschrift dominiert die Skepsis; der oben zitierten Äußerung, daß der *Krull* eben kein *Faust* sei, ließen sich weitere an die Seite stellen. Doch heißt es gleich nach dem ersten Gedanken, es mit dem zweiten Teil genug sein zu lassen: „was hat an die Stelle zu treten?" (Tb, 4.4.1952)

13 Vgl. neben anderen die Briefe vom 19.11.1951 an H. Hatfield, vom 28.4.1952 an F. Lion und vom 2.1.1954 an E. von Kahler; Br III, 231, 251, 318.

14 Vgl. Heinz Gockel: Faust im *Faustus*, in: Thomas Mann Jahrbuch 1, 1988, S. 133–148, 148.

15 Thomas Mann: Briefe 1948–1955 und Nachlese, hrsg. von Erika Mann, Frankfurt/Main: S. Fischer 1965, S. 237, 246.

16 Tb, 23.12.1951. Hervorhebungen von Thomas Mann.

Auch die kleine Erzählung von der *Betrogenen*, die in die Entstehungsphase des Hochstapler-Romans eingeschoben wurde, als es mit diesem nicht weitergehen wollte, wird mit der Hoffnung verknüpft, daß damit wieder etwas Neues gelingen könnte. Gegen Ende der Niederschrift lesen wir im Tagebuch: „Anfänge [...] sind frisch und gut. [...] Möge das Ende gelingen!" (Tb, 4.2.1953) Und nach dem Abschluß die wieder halb skeptische Notiz: „Nun denn, auch das ist noch durchgehalten. Die zweite Hälfte ermüdet. Aber neu in meinem Werk ist [es] auch wieder. [...] Als ganzes dennoch ein schönes, merkwürdiges Werk." (Tb, 18.3.1953)

Der *Krull* wird also nach dem Einschub nochmals aufgenommen und pflichtschuldig seinem vorläufig-endgültigen Ende zugeführt. Die Nachlässigkeit, die Thomas Mann gegenüber den kritischen Notizen Erikas an den Tag legt, sind ein letzter, leiser Versuch, in den Spuren des alten Goethe zu gehen: „Möge das Ding doch Vergeßlichkeiten u. dergl. offen und lässig aufweisen. Tendenz zu teils müder, teils souveräner Indulgenz." (Tb, 16.2.1954) Schon während der Abfassung hatte der Luther-Stoff sich immer wieder gemeldet; die Hoffnung, etwas möge sich gestalten, bleibt bestehen – oder wird mühsam aufrecht erhalten. Das Planen kann Thomas Mann nicht lassen; die letzten Roman- oder Dramenprojekte, die sich um Luther gruppieren, oder Alternativen zu ihm darstellen sollen, sind denkbar ehrgeizig und kontrastieren schauerlich mit der Niedergeschlagenheit dessen, der sie in sich bewegt:

> [...] und weiß nicht, wie ich noch zu neuer Arbeit finden soll. Die Schicksale *Luthers*, *Huttens*, *Erasmus'*, *Karl V.*, *Leo X.*, *Zwingli's*, *Münzers*, *Tilman Riemenschneiders* schweben mir vor, ohne daß das Bild einer Composition und Gestaltung sich zeigen will. Die Zu- und Angriffigkeit, die beim Faustus, noch beim Erwählten lebendig war, scheint verloren gegangen. [...] Freuen könnte ich mich nur auf neues u. verheißungsvolles Werk-Unternehmen.[17]

„So wird es gehen bis zuletzt" – im fiktionalen Bereich wird es zu nichts mehr kommen, aber der Kleist-Aufsatz und die beiden großen Essays über Tschechow und Schiller werden das letzte Jahr annähernd füllen.

5. Grabesgedanken

„... wo mein dritter Gedanke soll das Grab sein". Das ist Prosperos Vorschau auf sein Alter in Mailand, nach dem Abschied von der Magie, nach

17 Tb, 4.6.1954. Hervorhebungen von Thomas Mann.

der Freude an der Hochzeit Mirandas. Konsequente Vorbereitung auf den Tod – jenseits der Verstrickungen und Freuden der Welt –, das ist Thomas Manns Sache nicht, nicht bis ans Ende. Seine Gedanken an Tod und Grab verflechten sich mit dem Bangen um Produktivkraft und Fähigkeit zum Werk, mit dem nicht endenden Drang zur Selbstrechtfertigung durch das Werk, mit dem Hoffen auf künstlerischen Bestand. Natürlich ist da schon sehr früh die allgemeinere Betroffenheit über das Wegsterben alter Freunde und Kollegen: „Nachricht vom Tode Gerhart Hauptmanns [...]. Es ist gemein, was lebt, muß sterben“, steht im Juni 1946 im Tagebuch (Tb, 11.6.1946), 1947 heißt es beim Tod des alten Münchener Freundes Paul Huldschinsky: „Die gewohnte Erschütterung durch das Mysterium.“ (Tb, 1.2.1947) Hier ist noch wenig Selbstbezug im Spiel – auch bei den Todesfällen aus der engeren Familie nicht, beim Hinscheiden Heinrichs, beim Selbstmord des Sohnes Klaus; dieser Selbstbezug wird deutlicher spürbar in den 50er Jahren. In der *Krull*-Zeit häufen sich die Äußerungen der Todessehnsucht angesichts der nachlassenden Kreativität: „Elend, verdüstert, aussichtslos. Sehnsucht nach Erlösung.“ (Tb, 26.12.1951)

Was am schlimmsten erscheint: der trotz des Verstummens ausbleibende Tod, „da meine Physis aushält“ (Tb, 17.5.1952). „Am Roman. Überaus schlaff, träge, lust- und glaubenslos. Wie so oft drängt der Gedanke sich ein: ‘Das Beste wäre ...’.“ (Tb, 19.5.1953) „Schrecklich zu denken, daß ich meine Produktionskraft überlebe, da bin und nichts mehr zustande bringe.“ (Tb, 20.6.1953) Der Gedanke an den Tod verbindet sich – wir hörten es schon – mit dem Gedanken an die Schweizer Heimkehr, und der Blick ist offen für Vergleichbares: „Nachricht, daß Albert Bassermann sterbend nach Zürich geflogen ist, um dort bestattet zu werden.“ (Tb, 16.5.1952) Den „traurige[n] letzte[n] Jahre[n]“, vor denen sich Thomas Mann fürchtet (Tb, 7.8.1953), droht die Unfähigkeit zur Liebe: „Mein Abnehmen, das Alter, zeigt sich darin, daß die Liebe von mir gewichen scheint und ich seit langem kein Menschenantlitz mehr sah, um das ich trauern könnte. Mein Gemüt wird nur noch freundlich bewegt vom Anblick der Creatur, schöner Hunde, Pudel und Setter.“ (Tb, 20.12.1952)

Und dann doch immer wieder der Gedanke an die Einmaligkeit des gelebten Lebens: „O seltsames Leben, wie es ebenso noch keiner geführt, leidend und ungläubig erhoben. Elend, Begnadung“, schreibt Thomas Mann nach der Audienz bei Pius XII. (Tb, 1.5.1953). Und wenig später: „Dies seltsame Leben. Bald ist es aus und wird nie wieder gelebt werden.“ (Tb, 15.6.1953) Damit indirekt das ganze künstlerische Dasein in den Blick kommt, wird am 9. Oktober 1954 eine Figur aus dem ersten Roman, der alte Buddenbrook nämlich, zitiert: „Wunderlicher Lebenstraum, der bald ausgeträumt sein wird. Kurios, Kurios."

„Gedanken an mein Hinweggehen" (Tb, 19.4.1953) sind häufig, doch Thomas Mann will weggehen als einer, der bleibt. Während der Arbeit am Tschechow-Essay bekennt der Autor seine Bewunderung für „das Vollbringertum, das Werk – jetzt zumal, im Alter, wo es damit für mich aus ist. Ich kann von Glück sagen, daß ich doch mit 25, mit 50, mit 60 und 70 Jahren, mit 'Buddenbrooks', 'Zauberberg', 'Joseph' und 'Faustus' etwas wie einen kleinen Vollbringer abgeben konnte. Wahrhaftig, ich war nicht groß. Aber eine gewisse kindliche Intimität meines Verhaltens zur Größe brachte in mein Werk ein Lächeln der Allusion auf sie [...]" (Tb, 19.6.1954). Diese mit einer gewissen Abgefeimtheit untertreibende Rechtfertigung des zurückliegenden Lebenswerks und der Blick auf die eigene Nähe zur Größe stehen im Dialog mit dem entstehenden *Versuch über Tschechow*. Thomas Mann hält sich darin lange auf bei Tschechows *Langweiliger Geschichte* und deren Helden, dem am Rande des Grabes stehenden alten Gelehrten und General Nikolai Stepanytsch, der von seiner Berühmtheit – und von seinen Bewunderern – so gering denkt, „weil er nämlich gewahr wird, daß seinem Leben, mit all seinen Verdiensten, das geistige Zentrum, eine 'allgemeine Idee' gefehlt hat, daß es im Grunde ein sinnloses Leben, das Leben eines Verzweifelten war". Der Autor etwas weiter unten: „'And my ending is despair': dies letzte Wort des Prospero fällt einem immer wieder ein bei den Geständnissen des alten berühmten Nikolai Stepanytsch, der sagt: 'Aber ich liebe nun einmal die Popularität meines Namens nicht. Es kommt mir vor, als hätte sie mich betrogen'" (IX, 854). Im folgenden rühmt Thomas Mann den jungen todgeweihten Tschechow, der sich so kongenial habe in dieses Alter hineinversetzen können, weil auch sein – frühvollendetes – Werk im Grunde disparat gewesen sei, weil er die generelle Frage nach einem Sinn des Daseins selbst nicht habe beantworten können, sie immer habe ironisieren müssen. Am Ende des Essays dann das Bekenntnis:

> Ich will aussprechen, daß ich die Zeilen hier mit tiefer Sympathie geschrieben habe. Dies Dichtertum hat es mir angetan. Seine Ironie gegen den Ruhm, sein Zweifel an Sinn und Wert seines Tuns, der Unglaube an seine Größe hat von stiller, bescheidener Größe so viel. 'Unzufriedenheit mit sich selber', hat er gesagt, 'bildet ein Grundelement jedes echten Talents.' In diesem Satz wendet die Bescheidenheit sich denn doch ins Positive. 'Sei deiner Unzufriedenheit froh', besagt er. 'Sie beweist, daß du mehr bist als die Selbstzufriedenen, – vielleicht sogar groß.' (IX, 868 f.)

„Gegen das Ende", als die Realisationen weiterer Pläne immer unwahrscheinlicher werden, bleibt die Hoffnung, daß das so Getane „gut sei", daß es für immer vorhalte und daß sein Autor vielleicht doch groß – also unsterblich sein könnte. Dazu paßt das fast schon kindliche Nachdenken über die „Aufstellung meiner Büste in Stein auf einem städtischen Platz in Deutschland", über „Dauer in Sonne, Regen und Schnee". Thomas Mann gesteht sich: „Eigentümlich beruhigend über den Tod und die Existenz festigend. Tod, wo ist dein Stachel." (Tb, 17.10.1954) Und als ein Porträt fertig wird: „Bin doch erfreut über diese Verewigungen, die gut in dies Jahr passen." (Tb, 21.10.1954) Er sitzt da schon am Schiller-Essay, auf den er noch einmal „alle Schreibfrische" (Tb, 19.11.1954) zu konzentrieren versucht. Freilich – das Ganze auf das Format einer Rede zu bringen,[18] würde Erikas Aufgabe sein; dazu war der Verfasser nicht mehr imstande.

Die Verzweiflung des Endes – sie wurde immer wieder beschworen, auf daß sie nicht mit letzter Konsequenz eintrete; und die Rechnung ging auf, wie es scheint. Im Januar 1955 wird der *Versuch über Schiller* fertig, und sein Autor hatte wieder einmal Angst, daß er „unneu" (Tb, 11.1.1955) sei. Dann folgt ein Reise- und Festprogramm ohnegleichen: die Goldene Hochzeit, das Schillerjubiläum in Stuttgart und Weimar, das Wiedersehen mit Lübeck, der 80. Geburtstag. Bei all dem wird am Luther-Projekt festgehalten, wird die „Reisebibliothek" zu Beginn des Jahres „etwas auf Luther-Erasmus abgestellt" (Tb, 18.1.1955). Doch dominiert das, was schon 1953 in einer Mischung aus Angst und Wohlgefallen als „[s]eltsam festlich geräuschvolles Abschnurren des Lebensrestes" (Tb, 13.6.1953) prognostiziert worden war, und was später als „solenne Auflösung" des Lebens charakterisiert wird (Tb, 15.6.1955). Feier folgte auf Feier, Ehrung auf Ehrung. Noch am 11. Juli war Thomas Mann bei der niederländischen Königin zu Gast, am 22. meldet das Tagebuch „Einfallende Krankheit". „Die in ihren Formen und Forderungen völlig unvertraute Krankheit kam so überraschend." Sie wurde als die letzte nicht erkannt – soweit wir Tagebucheintragungen und Briefe haben, also bis Ende Juli. Ganz, oder fast ganz am Ende der Notizen eine goethenahe Bemerkung: „Lasse mir's im Unklaren, wie lange dies Dasein währen wird. Langsam wird es sich lichten." Nun: Die zunächst zu vermeldenden „erstaunliche[n] Fortschritte" (Tb, 29.7.1955) trogen diesmal: Thomas Mann starb an einer „Ruptur der unteren Bauchschlagader"[19] am 12. August 1955. Er könnte einen milden Tod gehabt haben.

18 Vgl. die Tagebucheinträge vom 19.2., 21.2, 22.2.1955.

19 Thomas Sprecher/Ernst O. Wiethoff: Thomas Manns letzte Krankheit, in: Thomas Mann Jahrbuch 10, 1997, S. 249–276, 256.

Christian Virchow

Thomas Mann und „the most elegant operation“

Die Gefährdung des Dichters im Jahre 1946

Meine Ausführungen stehen unter dem Motto des 3. Davos-Symposiums 1998 *Krankheit und Literatur* und behandeln eine pathographische Episode im Leben Thomas Manns. Medizinische Terminologie liess sich nicht völlig vermeiden.[1]

In seiner autobiographischen Schrift *Lebensabriss* (XI, 98–144), die erstmals im Juni 1930 in der Neuen Rundschau erschien, sinnt Thomas Mann über die Zahlen nach, die sein Leben beherrschen, und folgert: „Ich vermute, dass ich im Jahre 1945, so alt wie meine Mutter, sterben werde“ (XI, 144). Ende Dezember 1945 (Tb, 22.12.1945) vermerkte er in seinem Tagebuch: „Nach Tische Korrespondent von Time, Interview wegen meiner Voraussage[,] 1945 werde mein Todesjahr sein.“ Der *Lebensabriss* war, unter dem Titel *A Sketch of my Life*, schon 1930 ins Englische übersetzt worden (XI, 1151); das englische Büchlein dürfte für den Korrespondenten die Quelle seines Wissens gewesen sein. „Das ins Auge gefasste Jahr, sagte der Mann, sei so gut wie abgelaufen, ohne dass ich Wort gehalten hätte. Wie ich es vor der Öffentlichkeit rechtfertigen wolle, dass ich immer noch am Leben sei“, schrieb Thomas Mann später (XI, 146). In der Time vom 31. Dezember 1945 erschien über das Interview eine Notiz, die unter anderem enthielt: „Thomas Mann faced the happy embarrassement of being wrong in a prediction he had made in 1930. [...] Author Mann looked fit despite a slight head cold, smoked his usual two cigars a day (with a

[1] Zitiert wird nach:
- Thomas Mann: Gesammelte Werke in dreizehn Bänden, 2. Aufl., Frankfurt/Main: S. Fischer 1974. [Band, Seite]
- Thomas Mann: Tagebücher 1944–1.4.1946, 1949–1950, hrsg. von Inge Jens, Frankfurt/Main: S. Fischer 1986, 1991. [Tb, Datum]
- Thomas Mann – Agnes E. Meyer. Briefwechsel 1937–1952, hrsg. von Hans Rudolf Vaget, Frankfurt/Main: S. Fischer 1992. [BrAEM]

Zu weiteren klinischen und histopathologischen Einzelheiten der Erkrankung siehe: Christian Virchow sen./Andreas P. Naef/Hans-Erhart Schaefer/Johann Christian Virchow jr.: Thomas Mann (1875–1955) und die Pneumologie, in: Deutsche Medizinische Wochenschrift 122 (1997), S. 1432–1437, Stuttgart/Leipzig/New York: Thieme 1997; auf diese Arbeit wird vielfach Bezug genommen.

liqueur on his side), smoked cigarets the rest of the time" (BrAEM, 1043) (wobei „a liqueur" nicht unbedingt ein süsses Getränk, sondern auch ein guter, alter Brandy sein könnte). Die peinliche Frage nach dem Ende, ob ihrer Direktheit vermutlich amüsiert vorgetragen und durch die Existenz so erfreulich widerlegt: eine makabre und doch spasshafte Anekdote – nur im nachhinein beängstigend, weil sie (mit Erkältung, Zigarren und Zigaretten) wesentliche Elemente der Gefährdung, der er ausgesetzt war, enthielt und sich die Vorhersage von der Wahrheit nicht weit entfernt hätte, wenn da nicht … „*the most elegant operation*" (XI, 261) gewesen wäre.

Über die Lungenoperation, der er sich in seinem 71. Lebensjahr unterziehen musste, über „die gewaltige, von der Brust zum Rücken laufende Narbe" (Br II, 488 f.) oder den „meterlange[n] Einschnitt" (XI, 264) hat Thomas Mann freimütig berichtet (XI, 260–264)[2]. Bevor er den chirurgischen Eingriff auf sich nahm, spricht er von einem „Lungenschatten" (Tb 28.2.1946), von „einer tuberkulösen? Infiltration am rechten Unterlappen" (Tb, 1.4.1946), wobei er das diagnostische Adjektiv mit einem Fragezeichen versieht, und von „eine[r] kleine[n] Affektion seiner Lunge" (Br II, 486). Später, nach Überstehen der Operation, erwähnt er als Ursache des Eingriffs den „Abszess" (XI, 254 f.), der „im Begriffe war, heillos auszuarten" (Br II, 490), sagt auch, „dass mit der Methode des Zuwartens das nicht geringe Risiko grösster Ungelegenheiten verbunden blieb" (XI, 255), und schreibt: „Es war […] hohe Zeit, dass es geschah. Ein paar Monate weiteren Zuwartens, und unendliche Scherereien, schlimmer als der Tod, wären mein Los gewesen." (Br II, 490) Die Diagnose Karzinom, die Bezeichnung Krebs wählt er nie. Noch im Januar 1955 – seinem Todesjahr –, als er für einige Tage im Kantonsspital in Chur betreut wird, gibt er bei der anamnestischen Befragung an, bei ihm sei im Jahre 1946 ein Lungenabszess operativ entfernt worden[3]. Traf das zu oder kannte er die wahre Diagnose nicht? Denn seine Witwe, seine Kinder, die Ärzte, die ihn ambulant oder stationär zu jener Zeit und später betreut hatten, wussten, dass bei ihm im April 1946 ein Lungentumor diagnostiziert worden war und operativ entfernt wurde.

Sichere Erkenntnisse konnten nur Krankenblatt und Röntgenaufnahmen aus dem Jahre 1946 erbringen. An diese zu gelangen, erwies sich als aussichtslos. Von Katia Mann[4] war zu erfahren, dass die Geschwulst, die

2 S. auch: Christian Virchow: Medizinhistorisches um den 'Zauberberg', in: Augsburger Universitätsreden 26, Augsburg: Verlags-GmbH 1995, S. 20 f.

3 Persönliche Mitteilung Professor Nicola Markoffs, des behandelnden Internisten während Thomas Manns Aufenthalt (27. Januar bis 5. Februar 1955) im genannten Spital, vom 14. April 1974.

4 Katia Mann: Meine ungeschriebenen Memoiren, Frankfurt/Main: S. Fischer 1975, S. 141.

zur Operation zwang, bösartig war, doch konnte sie keine medizinischen Details angeben. Ein Röntgenologe an der Universität Chicago, der – wie er schrieb – „vor einigen Jahren das Krankenblatt von Thomas Mann durchgesehen" hatte, bemühte sich, das Krankenblatt erneut aufzutreiben, doch ohne Erfolg. Er berichtete, das Archiv sei durch einen Brand beschädigt worden und die Akte nicht auffindbar; auch seine Suche nach den Mikrofilmen blieb erfolglos[5]. Professor Bloch, seinerzeit 'medical advisor' am Billing's Hospital, der schriftlich und mündlich manch wertvolle Auskunft gab – wir werden noch von ihm hören –, schrieb: „Die Krankengeschichte Thomas Manns von 1946 rettete ich bei meiner Übersiedlung nach New York aus den Händen einer unwissenden Beamtin, die sie eben mikrofilmen und dann zerstören lassen wollte. Ich schickte sie später an Dr. Adams, vielleicht ist sie dadurch dem von Ihnen erwähnten Brand entgangen."[6] Zu dem vereinbarten Treffen mit Bloch kam es nicht mehr, weil er 1974 erkrankte und Anfang 1975 verstarb. Der Chirurg Adams – auch von ihm wird noch die Rede sein – konnte nicht mehr gefragt werden; er war im November 1973, im Anschluss an eine Operation, unerwartet gestorben[7]. Dank vieler Bemühungen ist es kürzlich gelungen, die histo-pathologischen Befunde des Operationspräparates vom 24. April 1946 in der University of Chicago, Section of Surgical Pathology, aufzufinden[8]. Ähnlich wie in Zürich erwies sich das pathologische Institut, *die Pathologie*, wie man meist sagt, als zuverlässige und traditionsbewusste Bewahrerin und übertraf damit die Klinik; denn auch in Zürich sind die klinischen Unterlagen, sind Krankenblatt und Röntgenbefunde aus dem Jahre 1955 vermutlich nach erlaubter Frist vernichtet worden, während die Befunde der Pathologie, das Sektionsprotokoll[9], erhalten blieben. Was Anamnese und Krankheitsverlauf anbelangt, bleiben wir in erster Linie auf die Angaben des Dichters angewiesen.

Die Vorgeschichte ist den Tagebüchern zu entnehmen, denen Thomas Mann auch sein Befinden anvertraute. Schon im Verlauf des Jahres 1944

5 Der inzwischen verstorbene Professor Klaus Ranniger, Röntgenologe an der Universität Chicago, hatte vage im Gedächtnis (laut Schreiben vom 22.10.1971), dass es sich um ein Adenocarcinom (eine seltene kleinknotige Lungengeschwulst) gehandelt habe, doch hat sich diese Erinnerung als falsch erwiesen.

6 Persönliche Mitteilung von Professor Robert G. Bloch.

7 Unterlagen über Thomas Mann wurden auch im Nachlaß Adams' nicht gefunden.

8 Aufrichtiger Dank gebührt in erster Linie Professor John E. Ultmann, M.D., Director Emeritus, Cancer Research Center, University of Chicago, Medical Center, dem es gelang, den Bericht in der Section of Pathologic Surgery aufzuspüren, und dem Präsidenten der German Medical Society of Chicago, Wolf D. Peddinghaus, M.D., für dessen freundliche Vermittlung.

9 Thomas Sprecher/Ernst O. Wiethoff: Thomas Manns letzte Krankheit, in: Thomas Mann Jahrbuch 10, 1997, S. 249–276.

notiert er verschiedentlich nächtlichen Reizhusten, „chronischen Katarrh" oder „neue Affektion" der Luftröhre (Tb, 15.3.; 10.4.; 25.7.1944), Beschwerden, die allein auf sein exzessives Inhalationsrauchen von Zigaretten und Zigarren zurückgeführt werden könnten. Ob die stete Gewichtsabnahme (Tb, 26.2.; 23.5.; 29.11.1945) ab Ende 1944 dem „unzuträglichen Zustand" seiner Zähne (Tb, 15.1.1945), rezidivierenden Magen- und Darmbeschwerden (Tb, 16.–22.6.; 1.9.; 4.10.; 24.10.; 7.11.1944) oder der Lungenerkrankung, ein bis zwei Jahre vor deren Diagnose, zuzuschreiben sind, ist nicht zu eruieren. Anfang Mai 1945 wird ihm nach ausführlichen Kontrollen „Good physical condition" bestätigt (Tb, 4.5.1945); ab Mitte September werden wieder „Erkältungssymptome" (Tb, 14.9.; 23.9.; 4.10.1945) vermerkt. Im Spätherbst erweist sich das Gewicht erneut als „verringert" (Tb, 29.11.1945); auch mehren sich die Angaben über den „andauernden Katarrh" (Tb, 6.12.1945). Am Ende des Jahres notiert er als Resumee einer ärztlichen Untersuchung: „Keine Bronchitis; nur Luftröhrenkatarrh, vielleicht infektiös" (Tb, 29.12.1945). Bald darauf deckt die „Röntgen-Aufnahme der Lunge" in der Praxis des Pneumologen eine „aus jüngster Zeit stammende 'Stelle' [auf], die weiter zu beobachten" ist. Fotografien aus jener Zeit halten den reduzierten Zustand des Autors fest. Thomas Manns Kommentar zu diesen Bildern: „Nur schade, dass ich gerade damals als Modell in so schlechter Form war, und die sonst unvergleichlichen Portraits eine Blässlichkeit der Züge und spitze 'Vergeistigung' zeigen, die wenig Authentisches hat." Fünf Wochen später ist der „Lungenschatten noch da, aber schwächer" (Tb, 28.2.1946). Ständige, zeitweise hohe Temperaturen fesseln den Kranken Anfang März ans Bett (Tb, 14.3.1946). Die nächstfolgende Kontrolle am 21. März 1946 – er hält sie für „überflüssig" – lässt offenbar eine Zunahme der Infiltration erkennen (Tb gleichen Datums).

Die Verdachtsdiagnose: In dieser Phase übernimmt der Internist Dr. Friedrich Rosenthal, ein deutscher Emigrant, die Behandlung (Tb, 28.3.1946), fordert die „Lungenaufnahmen" ein, die er dank energischer Hilfe der langjährigen Sekretärin Thomas Manns auch bald erlangt, rät zur Hinzuziehung eines Spezialisten und lässt Penicillin i.m. verabreichen, worauf die immer noch labilen Temperaturen schwinden (Tb, 1.4.1946; XI, 254). Rosenthal hat berichtet[10], dass er die eindeutige Diagnose einer „Infiltration im Unterlappen der rechten Lunge" stellte und „sofort zu der [...] notwendigen bronchoskopischen Untersuchung und [zur] anschliessenden Operation" riet. Den Verdacht auf ein Malignom (auf eine bösarti-

10 Friedrich Rosenthal: Erinnerungen an Thomas Mann, in: Caroliner Zeitung. Blätter für Kultur und Heimat, Nr. 25/26, Göttingen: Die Carolinerschaft 1958, S. 55–57.

ge Geschwulst) hatte wohl auch der konsultierte Pneumologe bekundet und ähnliche Empfehlungen gegeben. Auf Wunsch Katia Manns „trug [Rosenthal] dem Patienten um der Schonung willen [...] eine gemilderte Darstellung vor"[11]. Thomas Mann, dessen Tagebucheintragungen am 1. April 1946 abbrechen – er wird sie erst am 28. Mai 1946 wieder aufnehmen –, schrieb später: „Rosenthal war im Grunde, meines Alters wegen, gegen die Operation, ja auch [...] gegen die Bronchoskopie" (XI, 255). Auch Katia Mann behielt Rosenthals Empfehlung, Geduld zu üben, in Erinnerung, „and tell the patient to be patient"[12]. Es bleibt offen, wessen Erinnerung trog. Dass die Frage, ob dem 70jährigen eine grössere Lungenoperation überhaupt zuzumuten sei, diskutiert wurde, dürfte verständlich sein. Thomas Manns Urteil ist fragwürdig, weil er über die Verdachtsdiagnose nicht informiert war und nicht wusste, dass Rosenthal angehalten war, ihm gegenüber den Befund zu verharmlosen. Wie es auch war – Thomas Mann blieb Rosenthal verbunden, sandte ihm noch aus dem Krankenhaus am 14. Mai 1946 „den ersten schriftlichen Gruss" und schrieb ihm: „Sie haben durch Ihre Vor-Behandlung einen grossen Anteil an dem in fast sensationellem Grade glatten und glücklichen Verlauf dieser chirurgischen Affaire" (Br II, 487 f.).

Der Entschluss, die Operation zu wagen, lag ohne Zweifel bei Katia Mann. „Der energische Fortgang der Dinge, wie sie sich nun, und zwar glücklich, entwickelten, ist allein meiner Frau zu danken, die von uns allen als einzige wusste, was sie wollte, und das Notwendige einleitete", schrieb Thomas Mann (XI, 255), und jeder Chronist muss es bestätigen. Der Ernst der Situation war Katia Mann bewusst. Sie hatte das ihn erwartende Siechtum gegen die Gefährdung durch die Operation abzuwägen. Nachdem ihr Rosenthal gesagt hatte, dass „die Sache [...] bösartig" sei, sorgte sie energisch dafür, dass ihr Mann die Verdachtsdiagnose *nicht* erfuhr[13]. Ihm selbst erklärte sie, er habe „einen Abszess an der Lunge". Auf ihrer Suche nach einer geeigneten chirurgischen Klinik wurde ihr „Dr. Adams in Chicago als absolut erstklassig empfohlen"[14]. Die Empfehlung geht auf ihre jüngste Tochter zurück, die damals in Chicago lebte[15]. Professor Bloch hat erzählt, Elisabeth Mann-Borgese, die ihn kannte, habe sich mit ihm in Verbindung gesetzt, worauf er das weitere Vorgehen angeraten und arrangiert habe[16].

11 Ebd., S. 56 oben.
12 Katia Mann, Meine ungeschriebenen Memoiren, S. 141.
13 Ebd.
14 Ebd.
15 Persönliche Mitteilung Elisabeth Mann-Borgese.
16 Persönliche Mitteilung R.G. Bloch; s. auch Robert G. Bloch: Thomas Mann als Patient, in: Aufbau, New York, 6.6.1975, S. 32.

Ohne zeitliche Verzögerung wurde der Kranke Mitte April 1946 im Billing's Hospital, das den Kliniken der Universität Chicago angehört, aufgenommen. Katia Mann war es, die vor und nach der Operation, als der Befund feststand, alle behandelnden Ärzte aufforderte, die wahre Diagnose geheimzuhalten. Die wollte sie dem Poeten nicht zumuten.

Mit dem Operateur Dr. William E. Adams (1902–1973) gelangte Thomas Mann an einen erfahrenen und gewissenhaften Spezialisten, der in der Medizinhistorie als Mitbegründer der modernen Thoraxchirurgie gilt. An der ersten erfolgreichen Pneumonektomie, die 1933 an der Washington University ausgeführt wurde, hat Adams als „resident who helped Dr. Graham" teilgenommen. 1935–36 verbrachte er in Berlin an der Charité „as an assistant to Prof. Ferdinand Sauerbruch"[17] ein Jahr, das ihn in seiner Ausbildung ungemein bereicherte. Seit Ende der 40er Jahre gehörte Adams in den USA dem engsten Führungskreis der Berufsverbände an, war unter anderem zeitweise Präsident der American Association for Thoracic Surgery, Präsident des Board of Thoracic Surgeons, Vizepräsident des American College of Surgeons. In dem kürzlich erschienenen Band *A History of Thoracic Surgery* wird Adams oft zitiert. In einer zusammenfassenden Betrachtung heisst es von ihm: „Uncle Willie (as he was affectionately known in the United States) [...] was an outstanding teacher and was known for his loyalty, modesty, integrity and honesty in everything he said and did"[18] – eine Würdigung, wie sie fast keinem zuteil wird.

Über die Betreuung im Billing's Hospital hat Thomas Mann in seinem Tagebuch (Tb, 28.5.1946) und in Briefen, vorwiegend aber in dem Büchlein *Die Entstehung des Doktor Faustus*[19] auf seine Art berichtet. Die präoperativen Vorbereitungen nahmen acht Tage in Anspruch, lagen in Händen des bereits erwähnten Pneumologen Bloch und umfassten pneumologische und kardiologische Funktionsprüfungen, diagnostischen Pneumothorax, Bronchoskopie und Probebiopsie (XI, 257–259). Auch Prof. Robert G. Bloch verdient einige zusätzliche Bemerkungen. Im Urteil seiner Kollegen war der gebürtige Nürnberger und Sohn eines Lederkaufmanns ein „superb pneumologist". Den Ersten Weltkrieg hatte er als Infanterieoffizier durchlebt und war 1918 in englische Gefangenschaft geraten. Nach seiner Entlassung studierte er Medizin in Erlangen und München und war kurzfristig Assistent am Schwabinger Krankenhaus. 1923 emigrierte er aus

17 Persönliche Mitteilung seiner Witwe, Dr. Huberta M. Livingstone-Adams, vom 16. Mai 1974.

18 Raymond Hurt: The history of cardiothoracic surgery from early times, New York: Parthenon 1996, S. 461.

19 XI, 145–301, s. vor allem XI, 252–269.

politischen Gründen in die USA, war zunächst am Tuberkulose-Sanatorium des Montefiore Hospitals in Bedford Hills tätig. 1927 ging er als Dozent an die neu gegründete medizinische Fakultät der Universität Chicago, wurde 1928 Assistant Professor und 1942 Ordinarius. Ab 1942 war er wieder am Montefiore Hospital, Bronx, New York, einem der grössten Krankenhäuser der USA, tätig; Bloch wirkte dort als Leiter der Abteilung für Lungenkrankheiten und als Professor an der Columbia University[20]. Nach seiner Emeritierung lebte er zeitweise in Garmisch-Partenkirchen. Thomas Mann schätzte ihn und war über die Betreuung durch den Deutsch sprechenden Landsmann, der bei aller freundlichen Zuwendung zu einer knappen und klaren Diktion neigte, glücklich. In Gesprächen mit seiner Ehefrau nannte ihn Thomas Mann respektierlich den „Herrn Oberlehrer"[21].

Die *Operation* wurde am 24. April 1946 ausgeführt. Die Anästhesistin Dr. Livingstone-Adams (zugleich Ehefrau des Chirurgen) leitete die Narkose. Die übliche Schnittführung, die sogenannte postero-laterale Thorakotomie, reichte weit nach vorn. Die VII. Rippe wurde in einer Ausdehnung von 25 cm reseziert und eine untere Bilobektomie ausgeführt, d.h. die unteren beiden Lungenlappen wurden entfernt. Gemäss Schilderung von Bloch war der Tumor so gross, dass Adams meinte, auch der Mittellappen müsse eliminiert werden. Bloch, bei der Operation zugegen, stimmte dieser Entscheidung zu[22]. Über den postoperativen Verlauf wird wenig berichtet. Schon am 20. oder 21. Mai übersiedelt Thomas Mann ins Hotel Windermere und kehrt am 27. Mai nach Pacific Palisades (seinem Wohnort) zurück (Tb, 28.5.1946; XI, 268 f.).

Dem Chicagoer Operationsteam blieb er dankbar verbunden und hat alle Ärzte gebührend gewürdigt. Gemäss Thomas Mann war Adams „ein Mann von schlichter Liebenswürdigkeit und Herzensgüte, ohne eine Spur der Tyrannenallüren des Anstaltsgewaltigen deutschen Stils, vor dem Assistenten und Schwestern zittern" (XI, 256). Thomas Mann dedizierte ihm zahlreiche seiner Bücher; einen der Josephs-Romane widmete er ihm (am 19. Mai 1946) mit den Zeilen: „To Dr. William Adams the great surgeon and benefactor of mankind whose art enabled me to complete my life's work in real gratitude". Der Anästhesistin war Thomas Mann dankbar „for her gift of magic sleep". Ihr blieb er als „a wonderful and most cooperative patient" im Gedächtnis[23]. Auch über Bloch, der Thomas Mann

20 S. Christian Virchow, Thomas Mann und die Pneumologie, S. 1437.
21 Persönliche Mitteilung Elisabeth Mann-Borgese vom 18. Januar 1998.
22 S. Anm. 12.
23 S. Anm. 13.

als „ausgezeichneten Patienten, ruhig, kooperativ und immer freundlich“[24] empfand, hat sich Thomas Mann wohlwollend geäussert (XI, 257; 259).

Der kürzlich entdeckte *Bericht aus dem Laboratory of Surgical Pathology* ist auf einem vorgedruckten Formular niedergelegt. Ausser der Universität und dem Institut ist die zuständige Klinik *Surgery I* (Chirurgie I) aufgeführt; die Abkürzung PD steht für Pulmonary Division (Abt. für Lungenerkrankungen). Einleitend sind die Diagnose, dann die Art der Operation und das Datum angegeben. Der Bericht wird ergänzt durch sechs Diapositive, die das histologische Bild der Veränderungen wiedergeben. Die Befundung beginnt mit Aufzählung der Gewebeproben: (1) VII. Rippe; (2) Mittel- und Unterlappen der rechten Lunge; (3) vier Hiluslymphknoten. Bei der Schilderung des Operationspräparats verwandte der Beschreiber für die Bronchialverzweigungen nicht die schon damals übliche moderne Nomenklatur (nach Boyden), was die topographische Orientierung zunächst erschwert. Ohne Zweifel war der Tumor, noch zentral und hilusnah, im oberen Anteil des Unterlappenstammbronchus lokalisiert und besass seine grösste Dichte seitlich neben dem Stammbronchus, in den er eingewachsen war und den er obstruierte, sprich: verlegte. Der Tumor erwies sich als derb, 10 x 15 mm gross und besass 1–2 cm lange Ausläufer in das umgebende Lungenparenchym (das Lungengewebe). Fast die gesamte „posteriore Hälfte“ des Unterlappens war atelektatisch (verdichtet und geschrumpft). Für die mikroskopische Untersuchung wurden Gewebeproben, die Bronchus und Tumor in Querrichtung erfassen, und vier Hiluslymphknoten ausgewählt. Der mikroskopische Befund deckt ein Plattenepithelkarzinom (*squamous cell carcinoma*) mit invasiver Ausbreitung des Tumors in die Bronchialschleimhaut und das umgebende Gewebe auf. Zwei der fünf peribronchialen Lymphknoten zeigen ‘tumor invasion’. Die vier Hiluslymphknoten sind hyperplastisch, aber frei von Tumorgewebe[25]. (Auf die Befunde werde ich noch eingehen.)

Die *Nachbehandlung* zu Hause lag zunächst in Händen von Dr. Rosenthal. Gegen dessen Empfehlung nimmt Thomas Mann wenige Wochen nach dem Eingriff wieder das Rauchen auf (Tb, 28.5.; 1.6.; 14.7.; 22.8.1946). Und wenn er das auch als „Gewissensproblem“ empfindet und das Einstellen erwägt, kommt er zum Schluss, sich „nicht aus Hypochondrie des Lebensreizes [zu] berauben“ (Tb, 14.7.1946). Daran wird er zu

24 Robert G. Bloch, persönliche Mitteilung vom 17. Juni 1973; s. auch R.G. Bloch in Aufbau, September 22, 1972, New York. Leicht mokiert zeigte sich Bloch nur, weil Thomas Mann schrieb, er stamme aus Fürth, was nicht zutreffe, denn er sei Nürnberger.

25 Vgl. dazu Christian Virchow, Thomas Mann und die Pneumologie, S. 1434 f., wo weitere medizinische Befunde enthalten sind.

unserem Schrecken bis an sein Lebensende festhalten. Die Ratschläge, die er zu diesem „Lebensreiz“ erhielt, waren unterschiedlich. Rosenthal war strikt dagegen; Bloch verhielt sich unbestimmt. (Allerdings wurde der eindeutige Zusammenhang zwischen Rauchen und Bronchialkarzinom erst zu Beginn der 50er Jahre in grossangelegten Studien bestätigt.[26]) Die pneumologischen Nachkontrollen wurden im Billing's Hospital in Chicago vorgenommen, die letzte Ende April 1949 (Tb, 29.4.1949). Den Folgen der Operation kann der medizinisch vorgebildete Leser in den Tagebüchern nachspüren. Verblieben waren die Verziehung der Mediastinalorgane, die basale Verschwartung und der Zwerchfellhochstand rechts. Unerwünschte Folge der klinischen Behandlung war eine rezidivierende Stomatitis mycotica, eine Pilzerkrankung der Mundhöhlenschleimhaut. Wann immer er in der Folgezeit Antibiotika erhielt, reagierte er mit dieser Nebenwirkung[27]. Thomas Mann hat den Eingriff mehr als neun Jahre überlebt. Gestorben ist Thomas Mann am 12. August 1955 in Zürich. Bei der Obduktion im Pathologischen Institut der Universität wurde der Zustand nach Bilobektomie re. mit den entsprechenden Verwachsungen bestätigt[28]. „Keine Spur mehr für einen früher angeblich operierten Lungentumor“, schrieb mir sein letzter behandelnder Arzt, Professor W. Löffler[29]. Die eigentliche Todesursache war ein hypovolämischer Schock nach schwerer innerer (retroperitonealer) Blutung. Das für die Gefässruptur verantwortliche Grundleiden war eine schwere Arteriosklerose. Vorangegangen war – im Zusammenhang mit der arteriellen Gefässerkrankung – eine linksseitige Bein- und Beckenvenenthrombose, die zur Gabe von Antikoagulantien zwang (Antikoagulantien hemmen die Blutgerinnung). Die Sektionsbefunde legen nahe, dass die bei Thomas Mann diagnostizierten Gefässläsionen durch den Nikotinabusus begünstigt wurden.

26 Die Bezüge zwischen Rauchen und Bronchialkarzinom sind vielfach zusammenfassend abgehandelt; siehe beispielsweise den Artikel von Nico van Zandwijk: Carcinoma of the lung, Chapter 2: Aetiology and prevention of lung cancer, S. 18–49, in: European Respiratory Monograph 1, Vol. 1, Oct. 1995, spez. zu „Smoking“ siehe die Seiten 22–28. Dort auch Angaben über weiterführende Literatur.

27 Z.B. Tb, 9.1.1950; vgl. auch Obduktionsbefund. Siehe auch Autopsie-Anforderung der Medizinischen Klinik, Kantonsspital Zürich vom 12. August 1955 und Sektionsprotokoll (1180/55) des Pathologischen Instituts Zürich über die Teilsektion vom 13. August 1955; die Anforderung, ein klinischer Kurzbericht, ist faksimiliert zwischen den Seiten 256 und 257 der unter Anm. 9 genannten Publikation von Thomas Sprecher und Ernst O. Wiethoff zu lesen.

28 Ebd., S. 263, 266 und 269.

29 Prof. Karl Wilhelm Löffler (1887–1972), persönliches Schreiben vom 23. Februar 1971.

Zu den Chancen und Risiken – hernach

Lungentumoren der genannten Art werden nicht selten zu spät diagnostiziert, so dass die Zeitspanne zwischen Krankheitserkennung und Tod ein bis zwei Jahre beträgt. Die Prognose des Leidens war daher *quoad vitam* eine höchst unsichere und ernste. Dass Thomas Mann *ohne* die Operation keine lange Lebensfrist mehr besass und extrem gefährdet war, ist sicher, doch sind die Risiken, die sich durch den Tumor ergaben, gegen die Risiken, die mit der Operation verbunden waren, kaum gegeneinander abzuwägen. Auch ist die Gefährdung, die mit einer „unteren Bilobektomie" bei einem 70jährigen im Jahre 1946 verbunden war, nicht nach heutigen Kriterien zu bemessen; medizinhistorische Gegebenheiten sind zu beachten. Die grosse Lungenchirurgie stand noch in ihren Anfängen, und die Operation als solche galt damals wie heute als bedeutsamer Eingriff. Zudem war das Bronchial-Karzinom als Operationsindikation zu jener Zeit am Billing's Hospital eine Seltenheit. So existieren aus diesen Jahren auch keine statistischen Erhebungen. Allein die Operationsmortalität schwankte um 10, bei älteren Patienten zwischen 15 und 20 Prozent; (und Thomas Mann war für damalige Begriffe ein *recht alter* Patient). Die Überlebenschancen – fünf Jahre nach Operation – lagen bei ca. 20 Prozent, d.h. nur jeder fünfte Patient überlebte diese Frist. Die Grösse des Tumors, die strahlenförmigen Ausläufer, die er aufwies, und die Erkenntnis, dass der Tumor bereits mit einer Atelektase assoziiert und die peribronchialen Lymphknoten von Tumorzellen befallen waren, ergeben nach heute üblicher Klassifikation ein Tumorstadium, das gleichfalls erhöhte *Risiken* in sich trug. Auch lassen die zur Verfügung gestellten Farbdiapositive in den zentralen Abschnitten des Karzinoms Gewebezerfall erkennen.

Die äussere Wachstumsfront des Tumors war bis in unmittelbare Nähe grosser arterieller und venöser Gefässe vorgedrungen, wie sie der betroffenen Hiluszone (dem Bereich der Lungenwurzel) zu eigen sind. Zwar war das Karzinom noch gut begrenzt und eher langsam progredient, gefährdete den Kranken aber wegen seiner hilusnahen Ausdehnung zu grösseren Blutgefässen, d.h. dass eine lebensbedrohliche Arterienarrosion und in ihrer Folge eine Lungenblutung zu befürchten waren. Wenn die Operation von dem Kranken (oder seiner Ehefrau) verweigert, wenn die Operation nicht oder erst zu einem späteren Zeitpunkt ausgeführt worden wäre, hätte der Autor im *günstigsten Fall* nur noch ein bis zwei Jahre gelebt. Jegliche Lungenblutung hätte die Operationsindikation erheblich eingeschränkt; selbst ein wagemutiger Operateur hätte sich bei einer derartigen Komplikation zu jener Zeit *kaum* des 70jährigen angenommen[30].

Kommentare aus heutiger Sicht zum Verlauf

Fasst man im nachhinein alle schriftlichen und mündlichen Aussagen oder Berichte und alle nun vorliegenden Befunde zusammen, lässt sich der Verlauf ergänzen: Dem Internisten Dr. Rosenthal, der Ende März 1946 die Betreuung des Schwerkranken übernahm, kommt wohl das Verdienst zu, zu einem Zeitpunkt, der eine chirurgische Intervention noch ermöglichte, die richtige *Verdachtsdiagnose* gestellt zu haben. Denn damals wie heute kann mit Hilfe der Röntgen-Aufnahmen und der Laborresultate und durch die Untersuchung des Kranken lediglich der Verdacht auf ein bösartiges Lungenleiden erhoben werden. Eine sichere Diagnose ist meist erst nach Bronchoskopie, nach Probeexcision und histologischer Untersuchung des Biopsiematerials, d.h. nach Verfahren, die im Billing's Hospital eingesetzt wurden, möglich. Sicher dürfte der Tumor bei der Bronchoskopie sichtbar gewesen sein. Das Spitzensegment des Unterlappens erwies sich als nicht mitbetroffen, doch hatte die weitgehende Verlegung des Bronchus durch den Tumor bereits zu unzureichender Belüftung und zu entzündlichen Prozessen im Unterlappen geführt. Diese Veränderungen hatten zwar den akuten Krankheitszustand ausgelöst, damit aber auch zur Diagnostik des Bronchialkarzinoms beigetragen. Der Pneumothorax, der in der Klinik angelegt wurde, diente sicherlich der Diagnostik; das Verfahren erlaubte, die Abgrenzung und Ausdehnung des Tumors und der betroffenen Lungenabschnitte zu erkennen. Die übrigen Prüfungen betrafen die Lungenfunktion und die Herzleistung. Gemäss der Anästhesistin habe bei dem Kranken eine „limited cardiac reserve" bestanden[31]. Welche Art der Narkose angewandt, ob der Kranke überhaupt nach modernen Prinzipien intubiert wurde, war bislang nicht sicher zu eruieren[32]. Eine postoperative Bestrahlung wurde nicht ausgeführt; sie war auch nicht indiziert. Ohne ernste Komplikationen verlief die postoperative Phase, bei der es zu

30 Zu den medizinischen, speziell zu den histologischen Befunden, zu Ursache und Verbreitung des Bronchialkarzinoms, zu den Erwägungen und Begründungen sei erneut auf Christian Virchow, Thomas Mann und die Pneumologie, verwiesen.

31 Vgl. Anm. 17.

32 Karl-Friedrich Klotz: Die Narkose von Thomas Mann im Jahre 1946 aus heutiger Sicht. Vergleich der anästhesiologischen Methoden, in: Focus MUL. Zeitschrift für Wissenschaft, Forschung und Lehre an der Medizinischen Universität zu Lübeck, Lübeck, Jg. 14, H. 3, Juli 1997, S. 192–199.

keiner Infektion, zu keiner Nahtinsuffizienz kam. Fast unverständlich ist, dass wir nichts von Drainagen oder Punktionen hören. Die Restlunge scheint sich bald ausgedehnt und der Thoraxwand angelegt zu haben. Nicht unerwähnt bleiben darf, dass sich der oft als hypochondrisch bezeichnete 70jährige in dieser lebensbedrohlichen Situation erstaunlich gleichmütig verhielt. Die Bemerkungen Thomas Manns über den „fast sensationellen klinischen Erfolg" und die „most elegant operation", von denen „in Ärztekreisen die Rede" gewesen sei (XI, 261), sind absolut glaubhaft und entsprachen dem überraschend glücklichen Verlauf.

Dem Betroffenen *den Befund und die wahre Diagnose zu verschweigen*, wäre nach moderner Auffassung weder angezeigt noch Rechtens[33] und bleibt, wenn man Kenntnisse und Bildungsstand des Autors berücksichtigt, im nachhinein um so frappanter. Allerdings pflegte man zu jener Zeit dem Patienten die Karzinom-Diagnose zumindest zu verharmlosen. Offenbar akzeptierten die Ärzte, dass die Ehefrau das „Management" für den Patienten übernahm. Ähnlich verhielt sich der Autor, der dazu neigte, sich in Fragen des Lebens dem Rat und der Fürsorge seiner Frau anzuvertrauen. Das Verschweigen der wahren Diagnose erinnert an ein Gespräch, das Thomas Mann in Gegenwart seiner Frau zwei Jahre zuvor geführt hatte; im Tagebuch vom 14. März 1944 ist zu lesen: „Sympathische Ärztin aus Russland. Über die Frage, ob man Krebskranke etc. in Unwissenheit lassen soll. Oft psychischer Collaps vor der Zeit." Vermutlich behielt Katia Mann diese Unterhaltung im Gedächtnis und bagatellisierte die wahre Diagnose. In die aus ihrer Sicht gebotene Schonung des Kranken musste sie alle ihre Kinder und einige Freunde miteinbeziehen. Der an ihren ältesten Sohn Klaus Mann gerichtete Brief[34], in dem sie den „Lungen-Krebs" erwähnt, lässt ihre Motive erkennen; sie schrieb:

> Der Patient weiss es aber absolut nicht, und [...] hat [...] völlig die ihm dargebotene Version eines harmlosen Lungenabzesses angenommen. Daran halten wir eisern fest der Welt gegenüber, weil [...] es unnötig ist, dass man ihn als gezeichnet betrachtet. [...] Von der Gefährlichkeit der Operation hatte Z. buchstäblich keine Ahnung, sondern hat sich ihr mit grösster Selbstverständlichkeit unterzogen (was sicher für den Erfolg sehr wichtig war).

33 Zur heutigen Situation s. Adolfs Laufs: Die ärztliche Aufklärungspflicht – Grund, Inhalt und Grenzen, in: Recht und Politik im Gesundheitswesen (RPG), 3:1/2, Berlin/Heidelberg: Springer 1997, S. 3–11.

34 Brief Katia Manns vom 21. Mai 1946, in: Klaus Mann: Briefe und Antworten, München: Heinrich Ellermann 1975, S. 246 f.; die Abkürzung Z. steht für „Zauberer", die Bezeichnung der Mann-Kinder für ihren Vater.

Das Verschweigen dürfte nicht immer einfach gewesen sein. So wurde laut Thomas Mann die Vorgeschichte der Krankheit „in stundenlanger Arbeit, nach dem Diktat meiner Frau, von jüngeren Herren zu Protokoll gebracht" (XI, 255). Auch die „wunderlichen [...] Schweigegebote" (XI, 258), die Thomas Mann erwähnt, wie auch die abgekürzte „Presse-Konferenz" am Ende des Klinikaufenthalts und Thomas Manns Angabe, dass das „Billings Hospital [...] mit Auskünften" über ihn „aufs äusserste sparsam" (XI, 268 f.) gewesen sei, gehen vielleicht auf ihre Anweisungen zurück. Die Gebote waren offenbar bindend, denn noch viele Jahre nach dem Tode Thomas Manns schrieb mir R.G. Bloch (mit Brief vom 17. Juni 1973): „Die Witwe will nicht einmal, dass die Diagnose erwähnt wird." Uns bleibt zu hoffen, dass das Verschweigen zum sensationellen Erfolg beitrug.

Epikritisches

Wenn Thomas Mann in seinem Tagebuch (Tb, 1.4.1946) zur Ursache der Erkrankung Stellung nimmt und schreibt: „sicher [sei] der schreckliche Roman zusammen mit den deutschen Ärgernissen [...] schuld", so ist dem nicht zu folgen. Das Leiden ist in erster Linie den Rauchgewohnheiten Thomas Manns, vor allem dem Zigarettenrauchen, zuzuschreiben, bei dem im Vergleich mit einem Nichtraucher das Risiko, einem Bronchialkarzinom zu erliegen, erheblich ansteigt. Die Therapie war erfolgreich; es kam weder zu einem Tumorrezidiv noch zu einer Spätmetastasierung. Thomas Mann überlebte, weil sich einige Gegebenheiten seines Lebens als für ihn vorteilhaft erwiesen. Zu dem günstigen Verlauf haben die *noch ausreichend frühe* Diagnostik des Tumors und die fehlende Metastasierung beigetragen. Dienlich war dem Kranken, dass er in den USA lebte, einen erfahrenen Operateur und ein geschultes Operationsteam fand. Vermutlich war von Vorteil, dass der Unterlappen partiell geschrumpft war und sich die Restlunge schon kompensatorisch ausgedehnt hatte. Thomas Mann erfuhr mit der operativen Entfernung des Karzinoms (in einem frühen Stadium) eine Behandlung, die modernen Prinzipien entspricht; lediglich die operative Entfernung der Hiluslympknoten wäre heute eine noch radikalere. Weitere günstige Umstände kamen hinzu. Im nachhinein ist selbst *die ihm aufgezwungene Emigration* dazuzurechnen. Denn wäre Thomas Mann in Europa, beispielsweise in der Schweiz, geblieben, hätte ihn *zu diesem Zeitpunkt niemand hier* retten können. Die moderne Thoraxchirurgie war in den USA der europäischen damals voraus; selbst Bronchoskopien waren zu jener Zeit in Europa eine Seltenheit und keineswegs die Routinemethoden, die sie heute sind.

Die Gefährdung, der er ausgesetzt war, die Entscheidung zwischen Leben und Tod verleiten zu Mutmassungen über „Was wäre geschehen, wenn?“ Man denke nur an das Schicksal der Familie, der Kinder, des Bruders, denen ja nicht nur sein Ansehen von Nutzen war. Und was das Literarische betrifft, so ist fraglich, ob Thomas Mann ohne die ärztliche Intervention den Konfessionsroman seines Alters, den *Doktor Faustus*, vollendet, und noch fraglicher, ob er darüber hinaus noch Wesentliches geschrieben hätte. Ungewiss wäre, ob die Tagebücher nicht doch noch verbrannt worden wären. Leser und Literaturwissenschaftler müssten manches missen. Die Betrachtung Thomas Manns in Literaturkritik und -wissenschaft wäre womöglich eine andere. Auf weitere Spekulationen möchte ich verzichten.

Gesichert ist, dass ihn die Erkrankung in seiner Arbeit und in seinen Planungen beeinträchtigt hat. Vortragsreisen wurden abgesagt (BrAEM, 661), neue Verpflichtungen nicht eingegangen. Die Zeitumstände waren gespannt und schwierig; der Krieg war gerade zu Ende gegangen. Im Juli/August 1945 (Tb, 18.7.; 27.7.; 10.8.1945) hatten ihn erste Aufforderungen[35] erreicht, nach Deutschland zu kommen (BrAEM 631). Im September, als sich die Symptome der Erkrankung stärker bemerkbar machten, hatte der 70jährige in einem offenen Brief mit dem Titel *Warum ich nicht nach Deutschland zurückkehre* (XII, 953–962) seinen Entschluss erläutert, in den USA zu bleiben. Der Brief, den wir aus heutiger Sicht als verständlich und versöhnlich empfinden, wird bald in vielen deutschen Zeitungen veröffentlicht und löst eine feindselige Kontroverse[36] aus, die ihren ersten Höhepunkt zu Beginn des Jahres 1946 erreicht. Die Welle von Schmähungen, die sich gegen ihn ergiesst, ist kaum noch zu begreifen. Dennoch erwägt er bereits Anfang Januar 1946 eine Europareise (auch München und Berlin stehen auf dem Programm) und wendet sich ratsuchend an Agnes E. Meyer: „Was *dafür* spricht, [...] ist die Ueberlegung, dass, wenn ich Deutschland überhaupt je wieder betreten will, ich es *bald* tun muss, da sonst die Kluft unüberbrückbar wird.“ (BrAEM, 656 f.) Ähnliches notiert er im Tagebuch: „Richtig ist, dass man, will man Deutschland besuchen,

[35] Am häufigsten zitiert wird Walter von Molo: Offener Brief an Thomas Mann, in: Münchner Zeitung, 13. August 1945; nachgedruckt in: Klaus Schröter: Thomas Mann im Urteil seiner Zeit, 2. Aufl., Frankfurt/Main: Vittorio Klostermann 1999 (= Thomas-Mann-Studien, Bd. 22), S. 334 ff.

[36] Schröter, Thomas Mann im Urteil seiner Zeit, S. 338–342 und S. 517 f.; s. auch: Die grosse Kontroverse. Ein Briefwechsel um Deutschland, hrsg. und bearb. von Johannes Franz Gottlieb Grosser, Hamburg: Nagel [1963].

es nicht zu spät tun darf.“ (Tb, 4.6.1945) Wenige Tage später schreibt er an Ernst Reuter, den späteren Regierenden Bürgermeister von Berlin: „Andererseits beschäftigt mich beständig der Gedanke eines Besuches in Deutschland, den ich wohl bald machen sollte.“[37] Von diesen Plänen wird ihm von allen Seiten abgeraten (BrAEM, 657 f.); nach Akuisierung der Beschwerden Anfang März 1946 ist davon *endgültig* keine Rede mehr. Es folgen Krankenhausaufenthalt und Operation. Im Anschluss an dieses „ernste Zwischenspiel“ ist Erholung und ein Jahr äusserster Schonung angezeigt. Die Gefahr des Rückfalls, der erneuten Ausbreitung ist nicht gebannt; regelmässige Kontrollen sind unumgänglich. So macht er sich erst 1947 zu seiner ersten Europareise nach dem Krieg auf; überwacht und beschützt von Ehefrau und Tochter, die sich sorgen, ob er den Strapazen gewachsen sein wird.

Bei dieser Reise umgeht er Deutschland, was in der Presse erneut zu heftigsten Angriffen gegen ihn führte[38]. Die verdeckt nationalen Motive nährten die ungewöhnliche Kritikbereitschaft, die in Deutschland lange Zeit für ihn bestand. Selten ist in den Kritiken und Stellungnahmen aus dieser Zeit wegen der ernsten, lebensbedrohlichen Erkrankung eine mitleidsvolle Regung zu spüren; es gab Ausnahmen[39]; mag sein, dass das Schweigegebot jede Rücksichtnahme unterband. Ob die Rezeptionsgeschichte, die Verständnisbereitschaft für sein Werk, davon beeinflusst wurde, ist unklar. Vermutlich kam er ob der Kontroversen stärker als jeder andere Emigrant wieder ins Gespräch. Aber die Entfremdung blieb. Heimgekehrt ist er nie.

Was schliesslich die Medizinhistorie anbelangt, so wurde der Dichter beiläufig – im Schreiben wie im Erleiden – repräsentativ für die Lungen- und Bronchialheilkunde (Pneumologie) in ihrem Wandel. War es in den 20er Jahren, zu *Zauberberg*-Zeiten, die Tuberkulose, die bedeutendste Atemwegserkrankung des 19ten und der ersten Hälfte dieses Jahrhunderts, deren Therapie er kritisch beschrieb und nachweislich beeinflusste, so wurde er zwei Jahrzehnte später, als bei ihm ein Bronchialkarzinom, die gefürchtetste, meist letal verlaufende Lungenerkrankung unserer Tage, diagnostiziert wurde, zum Exempel erfolgreicher Tumortherapie.

Und noch einmal zurück zum *Lebensabriss*. Thomas Mann irrte, wenn er beim Alter, das seine Mutter erreichte, von 70 Jahren sprach; sie starb im März 1923 fast 72 Jahre alt. Berücksichtigt man die Spanne zwischen dem

37 Tagebücher 1944–1946, Anm. S. 783.

38 Zeitungsauszüge in: Schröter, Thomas Mann im Urteil seiner Zeit, S. 523 f.

39 Ebd., S. 343–350, Nachdruck von Dolf Sternberger: Thomas Mann und der Respekt, in: Die Wandlung. Eine Monatsschrift, Jg. 1, H. 6, Heidelberg: Schneider 1946, S. 451–459.

70 und dem 72 Lebensjahr, dann wäre die Todesvorhersage erstaunlich zutreffend gewesen. Der *Lebensabriss* ist seit 1954 mit dem Zusatz versehen: „Mit dankbarer Genugtuung stellt der Leser fest, dass sich des Dichters düstere Vermutung als eine sublime Methode herausgestellt hat, das Schicksal zu bestechen." (XI, 144) Die Realität ist eine andere. Von Bestechung keine Spur; die Vermutung traf zu, ihm drohte der Tod. Seine fürsorgliche Ehefrau und ein eingespieltes Team von Pneumologe, Anästhesistin und Thoraxchirurg beherrschten die „sublime Methode"; ihnen gelang es, den schicksalsmässigen Verlauf abzuwenden.[40]

[40] Danksagung: Meine Ausführungen sind zum Teil eine allgemein verständliche Fassung der verschiedentlich von mir zitierten Veröffentlichung in der Deutschen Medizinischen Wochenschrift vom November 1997, 122, S. 1432–1437; sie trägt den Titel: Thomas Mann (1875–1955) und die Pneumologie. Zur Indikation des thoraxchirurgischen Eingriffs im April 1946. Verfasst habe ich diese Arbeit gemeinsam mit Prof. Dr. Andreas P. Naef, Prof. Dr. Hans-Erhart Schaefer und PD Dr. Johann Christian Virchow jun., d.h. mit einem emeritierten Thoraxchirurgen, mit dem Direktor des Pathologisch-anatomischen Instituts und dem Oberarzt der pneumologischen Abteilung der Universität Freiburg. Ich möchte meinen Co-Autoren für ihren fachkundigen Rat an dieser Stelle nochmals herzlich danken.

Hans Albrecht Hartmann

Kreativität und Pathopsychologie am Beispiel Thomas Manns

Im Zenit des Zeitraums, in dem ich meinen Vortrag ausgearbeitet habe, am 14. Juni 1998, hatte ich einen nächtlichen Traum, der sich in meiner Träumer-Karriere ausnimmt wie ein erratischer Block.[1] Der Traum enthielt nur ein einziges archaisches Bild (Abb. 1) und einen Gedanken. Aus der Ebene, in der ich stand und emporsah, ragte ganz unvermittelt ein schmales graphitfarbenes Felsmassiv mit spaltenlos-glatten Wänden 2'000, 3'000, 5'000 Meter hoch in einen bleischwarzen Himmel. Die Binnenstruktur des Gebirgsturms wirkte wolkig-schattiert wie eine achromatische Rorschachtest-Tafel, seinen 'Helm' formten zwei stumpfe 'Hörner', und in der Senke dazwischen – das 'wußte' ich, ohne es sehen zu können – lag die Ortschaft Davos. Ich fragte mich erstarrt und bestürzt: Wie kommt man denn da bloß hinauf? – Der Traum besaß eine derart eherne End-Gültigkeit und versetzte mich in eine so abgründige Schwermut, daß ich mich bis heute von ihm nicht befreien konnte. Ich stehe noch immer in seinem Bann.

Der Titel meines Vortrags, formuliert von der Tagungsleitung, ließ mich spontan an Wilhelm Lange-Eichbaums berühmt-berüchtigtes Standardwerk denken: *Genie, Irrsinn und Ruhm – Genie-Mythus und Pathographie des Genies*, mit dem ich vor 16 Jahren in anderem Zusammenhang schon einmal gearbeitet hatte. Ich nahm mir die vertraute, von Wolfram Kurth völlig umgearbeitete sechste Auflage (1967) vor, in Gestalt des unveränderten Nachdrucks (1979)[2], suchte die Pathographie *Thomas Manns* und fand auf der Seite 460 folgenden Eintrag:

MANN, THOMAS (1875–1955), Deutscher Romancier, Thrombose als Folge von Verkalkung der großen Beinarterien, erläutert durch den finalen Befund von Löffler-Zürich (POLITZER[2738], S. 36).

1 Thomas Mann wird zitiert nach:
- Thomas Mann: Gesammelte Werke in 13 Bänden, 2. Aufl., Frankfurt/Main: S. Fischer 1974 [Band, Seite].
- Thomas Mann: Briefe 1948–1955 und Nachlese, hrsg. von Erika Mann, Frankfurt/Main: S. Fischer 1965. (Br III)

2 Wilhelm Lange-Eichbaum: Genie, Irrsinn und Ruhm – Genie-Mythus und Pathographie des Genies, 6. Aufl., hrsg. von Wolfram Kurth, München/Basel: Ernst Reinhardt 1979.

Eine Altersthrombose als Aufnahmekriterium für das Guinness-Buch der kreativ-pathoiden Rekorde? Das erschien mir kurios. Doch dann erinnerte ich mich, daß Wolfram Kurth – stärker als sein Vorgänger Lange-Eichbaum, der Begründer des Werks – bestrebt war, trotz des dramatischen Titels auch 'gesunde Genies' in sein Buch aufzunehmen. Und so findet man denn Thomas Mann neben 58 anderen Größen in die Gruppe der „gesunden Hochtalente" sortiert (S. 283). Der erwähnte Thrombosen-Befund hatte also wohl eher den Stellenwert einer psychopathologischen *Ausschlußdiagnose*; an irgendwas *muß* man(n) doch leiden.

Ich fühlte mich einigermaßen verwirrt. Sollte das *alles* gewesen sein, was – den Herstellungs-Vorlauf des Buches mit eingerechnet – Wolfram Kurth und sein Team mehr als zehn Jahre nach dem Tod Thomas Manns von dessen Auffälligkeiten wußten? Wann hatte ich denn *selbst* etwas darüber erfahren? Schon *vor* oder erst *nach* dem Erscheinen der Tagebücher? Ich war mir da keineswegs sicher. Ob mich Klaus Schröters frühe Biographie[3], die ich – bereits als ausgebildeter Psychologe – gleich nach ihrem Erscheinen gelesen hatte, oder später der erste Teil von Peter de Mendelssohns *Zauberer*[4] schon damals 'hellhörig' machten, weiß ich nicht mehr zu sagen; womöglich blieben die psychologischen 'Fundgruben' von der hagiographischen Darstellung überdeckt.

Dann hatte ich noch einen anderen Einfall und zog das „Verzeichnis der internationalen psychoanalytisch-biographischen Publikationen von 1907 bis 1960" zu Rate[5], fand dort aber nichts über Thomas Mann – obwohl (oder weil?) er der Psychoanalyse so nahestand. In diesem Zusammenhang fielen mir immerhin zwei einschlägige *Werkanalysen* ein, von Heinz Kohut[6] und Peter Dettmering[7], ohne daß ich mich daran erinnern konnte, ob und wie weit diese tiefenpsychologischen Deutungen auch auf den *Autor* bezogen wurden.

3 Klaus Schröter: Thomas Mann in Selbstzeugnissen und Bilddokumenten, Reinbek bei Hamburg: Rowohlt 1964.

4 Peter de Mendelssohn: Der Zauberer. Das Leben des deutschen Schriftstellers Thomas Mann. Erster Teil 1875–1918, 2. Aufl., Frankfurt/Main: S. Fischer 1996.

5 In: Johannes Cremerius (Hrsg.): Neurose und Genialität. Psychoanalytische Biographien, Frankfurt/Main: S. Fischer 1971, S. 275 ff.

6 Heinz Kohut: „Death in Venice" by Thomas Mann. A Story about the Disintegration of Artistic Sublimation, in: The Psychoanalytic Quarterly, Vol. XXVI, New York 1957, p. 206–228; deutsch in: Alexander Mitscherlich (Hrsg.): Psycho-Pathographien I. Schriftsteller und Psychoanalyse, Frankfurt/Main: Suhrkamp 1972, S. 142–67.

7 Peter Dettmering: Suicid und Inzest im Werk Thomas Manns, in: Ders.: Dichtung und Psychoanalyse. Thomas Mann – Rainer Maria Rilke – Richard Wagner, München: Nymphenburger 1969, S. 9–79.

Alles in allem darf man also wohl davon ausgehen, daß – von Insidern abgesehen – im Zeitraum vor dem Erscheinen der Tagebücher das 'Bild' Thomas Mann aus der Sicht der Öffentlichkeit und der meisten Literaturwissenschaftler keine 'dunklen' pathopsychologischen Stellen aufwies. Er galt – und gilt immer noch – als der große *Realist* und *Rationalist* und zugleich als ein 'Schelm', der zwar dramatische Konflikte darstellte, doch „Komik und Elend" (VIII, 290) der Welt und des Lebens dabei *ironisch-souverän* im Griff zu behalten schien. Der 'große Klare aus dem Norden' im sonnigen Süden wirkte vielmehr großbürgerlich-steif, nur allzu 'stabil' und – gemessen an seinen Themen – geradezu 'unheilbar gesund'. Seit dem Erscheinen der Tagebücher, die das breite Publikum aber wohl ganz überwiegend und bestenfalls durch die Lektüre von Rezensionen zur Kenntnis nahm, änderte sich dieser Eindruck erheblich: mit jedem neuen Band *verdüsterte* sich das Bild Thomas Manns.

Seine Freunde reagierten darauf zwar teilweise ratlos-bestürzt, doch verständnisvoll-milde, mitunter sogar 'erleichtert' – oder aber verschämt und mit Abwehr. Den einen erschien der „große alte Erzengel" Thomas – wie Benn ihn nannte[8] – nicht länger nur als *human*, sondern nun auch als '*menschlich*', und die andern beeilten sich, die 'Abgründe', die sich da aufgetan hatten, *herunterzuspielen* und im übrigen einige Voyeure, die mehr oder minder ernsthaft in den freiwillig offenbarten Wunden des Autors herumstocherten, streng zu vermahnen, dergleichen Leichenfledderei doch *bleibenzulassen*, weil das zum Verständnis des *Werks* nur wenig beitragen könne. Nun gut, wir wollen sehen. Meines Erachtens boten die Tagebücher nur eine endgültige Bestätigung dessen, was ein-sichtige Werkinterpreten und aufmerksame Leser der Briefe von Thomas Mann immer schon 'wußten'.

Durch einen Zufall entdeckte meine Mitarbeiterin in der Universitätsbibliothek die von Wolfgang Ritter völlig neu bearbeitete siebente Auflage des *Lange-Eichbaum* in 12 Bänden, deren letzter noch aussteht und von der ich nichts wußte.[9] Im theoretischen Einführungsband *Die Lehre vom Genie* (Ritter, Bd. 1, 1985, S. 216 f.) – acht Jahre nach dem Erscheinen des ersten veröffentlichten Tagebuchbandes (Tb 1933–1934, 1977) – wird Thomas Mann noch immer zur „Gruppe von gesunden Hochtalenten" gerechnet, denen „der Beigeschmack des Biogravitiven [der „lebenserschwerenden

8 Zit. nach Schröter, Thomas Mann in Selbstzeugnissen und Bilddokumenten, S. 160.

9 Wilhelm Lange-Eichbaum/Wolfram Kurth: Genie, Irrsinn und Ruhm, 7., völlig neubearb. Aufl. von Wolfgang Ritter in 11 Bänden, München/Basel: Ernst Reinhardt 1983–1996. [Ritter, Band, Seite]

Umstände"] fast gänzlich (fehlt)", doch zwei Jahre später, im 5. Band[10] wird ihm endlich die psychiatrische Aufmerksamkeit zuteil, die ihm inzwischen gebührte, im gleichen Umfang und nach demselben Muster wie den übrigen Berühmtheiten auch: Dem problemzentrierten Lebenslauf folgt das „Pathogramm" und die „psychopathographische Wertung" in der Form des üblichen 'wüsten', unsystematischen Sammelsuriums alarmierender diagnostischer Labels – eine üppige pathopsychologische Flora, leider ganz ohne Quellen, wie sie für den Lebenslauf und das „Pathogramm" wenigstens rudimentär zitiert sind.[11]

Das *Gesamturteil* über den Patienten fällt indessen vergleichsweise *milde* aus: „Thomas Mann zählt zu den depressiven Hochtalenten ohne ausgesprochene psychopathologische Entwicklung, wohl primär dank seiner Selbstdisziplin" (Ritter, Bd. 5, S. 30); trotzdem wird er nun doch in einer „vorläufigen Wertung" als „psychisch belastet" (nicht mehr als „gesund") eingestuft (ebd., S. 213). Mit beiden Diagnosen können Thomas-Mann-Verehrer wohl 'leben', doch obwohl ich selbst *nicht* zu diesem Kreise gehöre, hatte ich vom pathopsychologischen Vokabular fürs erste genug und beschloß, zunächst ein paar *eigenen* Fährten zu folgen und mir den 'Schaden' dann später bei Licht zu besehen. Also legte der psychologische Jagdhund seinen Kopf auf die Pfoten und träumte als Kind sich zurücke.

I

Ich hatte das Glück – oder Unglück –, schon sehr früh systematisch in die Literatur eingeführt zu werden, las mit sechs Novellen und Romane schlesischer Heimatdichter und dann ab zehn die Werke anspruchsvoller Autoren des 19. und des späten 18. Jahrhunderts; meine erklärten Lieblinge waren Dickens und E.T.A. Hoffmann. Mit dreizehn drückte man mir den *Tonio Kröger* in die Hand und als nächstes die *Buddenbrooks*. Ich war *hingerissen* – und entwickelte ein vorbegriffliches und präreflexives Verständnis von 'Modernität': *das war es* – ein völlig neues Welt- und Lebensgefühl! Ich las ein Buch nach dem andern von Thomas Mann – und mit achtzehn hatte ich nahezu alles geschafft, was zu bekommen war. In meinen Schulaufsätzen kopierte ich Manns ironisch-gerührten Stil, durchaus zur Verblüffung und Mißbilligung meines Lehrers, der mir empfahl, doch

10 Ritter, Bd. 5, Die Dichter und Schriftsteller 2, S. 25–31.

11 Überhaupt ist Ritters 'Ausbeute' sehr dürftig und oberflächlich. Vieles, was er aus Sekundärquellen übernommen hat, findet sich bereits als Selbstaussage von Thomas Mann in dessen *Lebensabriß* (XI, 98–144).

halbwegs *ernsthaft* zu schreiben, und mit einigen gleichgesinnten Freunden parlierte ich im Ton der Geschwister Aarenhold – ein tolles Vergnügen. Doch bereits mit neunzehn schrieb ich – mit Bleistift allerdings nur – in mein *Krull*-Exemplar: „Thomas Mann ist ein Laffe" (es steht heute noch drin). Was war geschehen?

Im Grunde hatte ich Thomas Mann zu früh, wenn auch – wie sich noch zeigen wird – mit spezifischer Hellsicht, in der *Pubertätszeit* gelesen, in der das erotische Interesse erwacht und sich stetig verschärft. Als vaterloser Intellektueller im Wartestand suchte ich natürlich auch in der Literatur nach Modellen von Männlichkeit, und was Thomas Mann da zu bieten hatte, war niederschmetternd. Die Novellen *Gefallen*, *Der kleine Herr Friedemann*, *Gerächt* und *Luischen* zum Beispiel, die der Autor, wie man mir sagte, doch in *jungen* Jahren geschrieben hatte, las ich wieder und wieder mit wachsendem atmosphärischen Unbehagen. War das Geschlechterverhältnis wirklich so *katastrophal?* Weshalb schilderte Thomas Mann so widerwärtige Frauen – und so schwächliche Männer? Entsprach das der Realität des 'richtigen' Lebens? Und weshalb starben die Männer weg wie die Fliegen?

Auch das unschlüssige, frustrane Verhalten von Tonio Kröger, dem ich mich doch so verwandt gefühlt hatte, gegenüber der blonden Inge, Magdalena Vermehren und Lisaweta mißfiel mir zusehens. Natürlich hatte ich die Schlußsätze seines Briefes an Lisaweta (VIII, 338) zustimmend nachgebetet, doch ich spürte schon damals: das war nicht unproblematisch. Als ich dann Psychologie studierte, wurde mir klar, daß Thomas Mann mit Tonio Kröger – wie zuvor mit Hanno Buddenbrook und später Hans Castorp – einen umschriebenen Typus, zu dem er selbst und auch ich gehören, dargestellt hatte, den 20 Jahre später Eduard Spranger[12] – pro domo argumentierend – fälschlich *verallgemeinert* hat: den männlichen, leptosom-schizothymen, introvertierten und womöglich protestantischen Gymnasiasten. Für diesen Typus war Tonio Kröger die nicht unbedenkliche Leitfigur. Wir haben uns alle mit ihm identifiziert – nicht eben zu unserem Besten.

Und weshalb zog es den jungen Spund Felix Krull so sehr zu den „handlichen Brüsten" der überreifen Madame Houpflé (VII, 441) und zum wogenden „königlichen Busen" von Donna Maria Pia (VII, 661), die beide seine *Mutter* hätten gewesen sein können? – und Hans Castorps Madame Chauchat und Josephs lockende Versuchung in Gestalt des lispelnden Potipharweibs Mut-em-enet standen da ja auch nicht allzuweit

12 Eduard Spranger: Psychologie des Jugendalters (1924), 27. Aufl., Heidelberg: Quelle und Meyer 1963.

weg. 'Irgendwie' empfand ich auch *dabei* ein Unbehagen. Schon gar nicht nachvollziehen konnte ich die dunkelglühende Faszination durch *inzestuöse Geschwisterpaare* im *Krull*, in *Wälsungenblut* und im *Erwählten*, den ich, wie sich's gehört, erst zum Schluß las, während mich die *ödipale* Beziehung zwischen Gregorius und Sibylla noch am wenigsten irritierte: Ich hatte mit siebzehn im Schultheater den *Oidipous tyrannos* dargestellt und ließ schon deshalb auf diesen tragischen Kämpen nichts kommen. Vor allem aber brachte mich die Beziehung des Gustav von Aschenbach zum Knaben Tadzio in Verwirrung.

Ich wußte damals so gut wie nichts von Homophilie und kannte als Schul- und Jugendfunksprecher nur einen eigentümlich bramarbasierenden Theaterschauspieler, der sich uns Jungs gegenüber seltsam-vertraulich benahm, der dann später verhaftet und zur Zielscheibe von Witzen gemacht wurde, die ich überhaupt nicht verstand. *Und* ich hatte einen kinderlosen geistigen Mentor im Großvateralter, den ich regelmäßig besuchte und der, als ich zwölf war, Fotoportraits von mir angefertigt hatte, die meiner Vorstellung von Tadzio nicht ganz unähnlich waren. Und ich dachte mir: Sieht mich mein großväterlicher Freund etwa ebenso, wie Aschenbach Tadzio sah? Zwar fühlte ich mich bei diesem Gedanken geschmeichelt, aber so ganz wohl war mir dabei auch nicht zumute.

Später sank das dann alles ab und berührte mich nicht mehr so sehr. Stattdessen beschäftigte mich der *preziöse Stil* Thomas Manns, dessen pointiertes Wortfiligran und tektonische Equilibristik mich anfangs entzückt hatten, während mir nun seine gespreizte Manierlichkeit zunehmend lästig wurde – schon gar, seit ich ab fünfzehn Franz Kafka und ab zwanzig Musil und Hans Henny Jahnn las, die mich viel mehr faszinierten als Thomas Mann. Denn *der* mischte sich ständig in seine Erzählung und meine Lektüre ein, ließ mich keine Minute in Frieden, belehrte und bevormundete mich und kniff mir auch noch dauernd ein Auge: Wie habe ich *das* wieder formuliert?! Was ihm *fehlte*, war die „großartige Selbstvergessenheit des Erzählertums", wie später Gadamer schrieb.[13]

Nachdem ich mir diese Zudringlichkeiten jahrelang hatte gefallen lassen und meine anfangs verblüffte Begeisterung allmählich verflog, wirkten die meisten seiner Texte auf mich wie ein glitzernder, überladener Christbaum – und wenn dann die Bescherung vorbei war, blieb ich üppig beschenkt und dankbar-erschöpft zurück wie die arme Klothilde in *Buddenbrooks*, während die vergangenen „reich behangenen Tage mit leeren

13 Hans-Georg Gadamer: [Ziselierkunst ohne Selbstvergessenheit], in: Marcel Reich-Ranicki (Hrsg.): Was halten Sie von Thomas Mann? Achtzehn Autoren antworten, Frankfurt/Main: Fischer Taschenbuch 1986 (= Fischer Taschenbuch; 5464), S. 23–25, 24.

Augen an mir vorüberglitten" wie an Sieglinde und Siegmund in *Wälsungenblut* (VIII, 393). Und als wir einander acht Jahre kannten (und man darf sagen: wir kannten uns gut), kam meine Liebe plötzlich abhanden.

II

Aber doch nicht so ganz. Immerhin las ich ein paar Jahre später – mit fünfundzwanzig – als erste *Künstlerbiographie* überhaupt Klaus Schröters *Thomas Mann in Selbstzeugnissen und Bilddokumenten*[14] und erfuhr dabei zwar zahlreiche (werk-)biographische Details, doch nicht *das*, was ich wissen wollte: weshalb Thomas Mann so *schrieb*, wie er schrieb. Aber ich hatte inzwischen die Graphologie erlernt[15] und interessierte mich deshalb besonders für zwei *Schriftproben* Thomas Manns im Bildteil des Buchs; es handelte sich jeweils um den Introitus der *Buddenbrooks* und des *Doktor Faustus* – dazwischen lagen fast fünf Jahrzehnte. Nach meiner ersten, intuitiv-puberalen 'inhaltsanalytischen' Auseinandersetzung mit bestimmten Figuren und Themen des Autors ging es mir nun bei der Handschriftendeutung um eine 'professionelle' *ausdruckspsychologische Formalanalyse*.

Zum Folgenden noch zwei Anmerkungen: (1) Eine umfassende und verläßliche graphologische Analyse erfordert natürlich Handschriftproben *im Original*; ich konnte – und kann – mich deshalb nur auf besonders markante, auch im Faksimiledruck noch deutlich erkennbare Merkmale stützen. (2) Für die zu skizzierende *Grobanalyse* habe ich weitere *Handschriftproben* aus unterschiedlichen Zeitabschnitten und Schreibsituationen hinzugenommen[16], um das Vergleichsmaterial zu erweitern.

Sehen wir uns als erste Schriftprobe den im Oktober 1897 geschriebenen Anfang der *Buddenbrooks* an (Abb. 2); Thomas Mann war damals zweiundzwanzig. In der Handschrift dominiert ein markantes *Raumbild*, das durch die Verwendung linierten Papiers gleichsam in ein Gerüst eingepaßt ist und von diesem 'gehalten' wird. Eine kleine, enge und steile, nur wenig rechtsschräg geneigte Schrift mit ausgeprägtem Mittelband und noch aus-

14 Vgl. Anm. 3.

15 Nach Robert Heiß: Die Deutung der Handschrift, Hamburg: H. Goverts 1943, 2. Aufl. 1966 (mit Inge Strauch). – Ludwig Klages: Handschrift und Charakter, 1. Aufl. 1916, 24. Aufl. Bonn: H. Bouvier u. Co. 1956 (Studienausgabe).

16 Aus Hans Wysling/Yvonne Schmidlin: Thomas Mann. Ein Leben in Bildern, Zürich: Artemis 1994. – In der Reihenfolge ihrer Erwähnung sind die Handschriftproben auf den Seiten 114, 169, 179, 184, 193, 219, 435 und 475 abgebildet, der Beginn des *Doktor Faustus*-Manuskripts in: Schröter, Thomas Mann in Selbstzeugnissen und Bilddokumenten, S. 130.

gewogenen Ober- und Unterlängen schwebt bei schnurgerader Zeilenführung über den vorgegebenen Linien und zeigt bei einzelnen Wörtern eine – einstweilen noch kaum nennenswerte – Tendenz, nach unten zu sinken, die beim nächsten Wort gleich wieder korrigiert wird. Wort- und Zeilenabstände sind unauffällig-normal, während der schmale Linksrand und der wesentlich breitere Rechtsrand (mit fast durchgehender Randbedrängnis der Schrift) penibel beachtet werden. Fast wie eine Druckseite ist der handschriftliche Text in einen Satzspiegel eingefügt.

Gegenüber dem Raumbild tritt das *Formbild* zurück. Eher gleichförmig und von geringer Wechselmerkmaligkeit ist die Schrift zwar formfest, aber kaum eigenständig gestaltet und im Formrhythmus eher schwach: es handelt sich um eine weitgehend *schulförmige* Sütterlin-Schrift. Noch 'zurückhaltender' als das Formbild wirkt das *Bewegungsbild.* Strichführung, Spannung und Druckstärke lassen sich anhand eines Faksimiledrucks zwar nur annähernd oder überhaupt nicht bestimmen, doch der Strich ist erkennbar 'mager' und scharf und erscheint auch als eher gespannt. Die Strich*richtung* betont die Vertikale mit etwas längeren Untenzügen, während ausgreifende Rechts- und Linkszüge fast völlig fehlen, und bei der Strich*form* dominiert die Linearität gegenüber den kaum entwickelten Bogenzügen. Das Bewegungsgefüge im Mittelband weist durchgehend eine Girlandenbindung auf, der Verbundenheitsgrad ist bei schwachem Bewegungsfluß vergleichsweise eher hoch und die Schreibgeschwindigkeit langsam. Bei genauerem Hinsehen erscheint die Schrift zwar soweit noch ganz locker, aber im Formniveau wenig entwickelt und in ein Korsett eingezwängt – jedenfalls wirkt sie nicht wie die Handschrift eines frühreifen Künstlers, der sich soeben anschickt, einen Lebenskosmos zu formen, sondern eher – sit venia verbo – wie ein Buchhalterschrift.

An dieser Stelle sei im Vorgriff darauf verwiesen, daß Wolfgang Ritter in seiner „psychopathologischen Wertung“, anläßlich der beiden einzigen *kognitiven* Merkmale, Thomas Manns Produktionsprozeß als „flüssig bis zäh“ und die Intelligenz des Autors nur als „*eher* überdurchschnittlich als durchschnittlich“ einstuft[17], während er die Produktion von 70% der aufgenommenen Schriftsteller/innen als „flüssig“ und die Intelligenz von 86% fraglos als „überdurchschnittlich“ klassifiziert. Die Einschätzung der *Intelligenz* fällt nur bei Jane Austen, Gorkij, Lessing, Maupassant und de Sade noch 'zurückhaltender' aus als bei Thomas Mann. Beim *Schreiben* noch schwerer als er haben sich nach der Auffassung Ritters immerhin 20% der behandelten Autor/inn/en getan, deren Produktionsprozeß als

[17] Ritter, Bd. 5, S. 30; kursiv von mir.

(eher) „zähflüssig" bezeichnet wird, unter ihnen die Romanautoren Dostojewski, Flaubert, Joyce, Conrad Ferdinand Meyer, Proust und Virginia Woolf. Neben Gottfried Keller ist Thomas Mann der einzige Autor, der in *beiden* kognitiven Beurteilungsmerkmalen vergleichsweise 'bescheiden' abschneidet. Worauf Ritter seine Einschätzungen, vor allem seine *Intelligenz*-Diagnosen stützt, verrät er Laien zwar nicht, doch die Analyse der Handschrift Thomas Manns spricht nicht gerade *gegen* sein Urteil; 'genialisch' aufs Papier geworfen wirkt diese Schrift keineswegs – und auch die in ihr geronnenen Texte flogen dem Autor gewiß nicht zu, sondern mußten hart erarbeitet werden.

Wofür spricht die Handschrift des jungen Thomas Mann aber sonst noch? Ohne in der Kürze der Zeit eine merkmalsbezogene und syndromatische Umsetzung des Merkmalsprotokolls in graphologische Aussagen demonstrieren zu können, fasse ich die Befunde, zunächst die *Aktivposten*, kurz zusammen. Vorab beeindruckt ein starkes Bedürfnis nach persönlicher Zurücknahme, Selbstbeherrschung und 'Haltung' bei einem hohen Ausmaß an Disziplin. Ein starkes Sachinteresse verbindet sich – einstweilen noch, so möchte man vorausblickend sagen – durchaus mit einem natürlichen Mitgefühl und versöhnlichem Wohlwollen gegenüber der menschlichen Umwelt. Besonders ausgeprägt sind Tatsachen- und Wirklichkeitssinn, gestützt auf konkretes Denken und eine scharfe Beobachtungsgabe. Eindrücke werden mit großer Genauigkeit registriert, gewissenhaft eingeordnet und mit kritischem Scharfsinn gründlich, folgerichtig und systematisch weiterverarbeitet; der Schreiber neigt zur Diskursivität und zum Räsonnement. Introvertiert im Denk- und Gefühlstyp geht er dabei beschaulich, bedächtig, besonnen und zugleich beständig und stetig vor, getragen von sensibler Einfühlungsfähigkeit und beträchtlichem Pflichtgefühl.

Angesichts der eher adynamischen und wenig eigengeprägten Schrift läßt sich als *Kehrseite* dieser Tugenden eine gewisse Unbeweglichkeit, ja Schwunglosigkeit vermuten, eine Skrupulosität bis hin zur Pedanterie. Die Selbstbeherrschung des Schreibers wird bedroht von latenten Selbstzweifeln und Ängsten (vorab vor Kontrollverlust), wahrscheinlich auch durch eine leichte Ermüdbarkeit. Antagonistisch wirkt weniger Willenskraft als vielmehr ein 'sthenischer Stachel' bei eher asthenischem Habitus; daneben ist im vitalen Bereich auch ein Mangel an Sinnlichkeit und Genußfähigkeit anzunehmen.

Im *emotionalen* Bereich führt die Neigung des Schrifturhebers, natürliche Gefühls- und Hingebungsbedürfnisse zu zügeln und zu beherrschen, zum Eindruck einer kühlen Bewußtheit oder gar einer bewußten Kühle.

Die Sensibilität kann in Reizbarkeit umschlagen und eine gewisse Schwerblütigkeit zu Stimmungsschwankungen führen, gegen die freilich angekämpft wird. Im *kognitiven* Bereich scheinen Sachinteresse und Wirklichkeitssinn – bei aller Anschaulichkeit des Denkens – mit einer Neigung zu Begrifflichkeit und Gedankenblässe und einem Mangel an Intuition gekoppelt zu sein: enthusiastische, 'idealistische', schweifende Schwärmerei, die Lust am Erfinden, Entdecken und spontanen Gestalten sind *nicht* die Stärke des Schreibers. Das erinnert mich an seine Äußerung in der *Meerfahrt mit Don Quijote*: „Phantasie haben heißt nicht, sich etwas ausdenken; es heißt, sich aus den Dingen etwas machen" (IX, 430).

Die Handschrift des Autors hat sich im Lauf der Jahre verändert, aber nicht überraschend und prinzipiell, sondern in einer Richtung, die in der Jugendschrift angelegt war; bestimmte Merkmale und Persönlichkeitszüge treten nur zunehmend *schärfer* hervor, wie das bei einer allmählichen *Verfestigung* des Charakters, die bei Thomas Mann sehr markant ausfällt, zu geschehen pflegt. Insofern behält das graphologische Psychogramm der Jugendschrift seine Gültigkeit und muß nur in bestimmten Aspekten *zugespitzt* werden.

In einem Brief vom 18. Februar 1905 an den Bruder Heinrich, auf der Hochzeitsreise geschrieben, wirkt die Handschrift wesentlich starrer (Abb. 3). Das Mittelband ist geschrumpft – zugunsten der das Schriftbild 'formierenden' Ober- und Unterlängen, die vor allem in ihren Untenzügen recht 'mager' und kraftlos wirken. Der Gefühlsausdruck tritt noch weiter zurück, im Vordergrund steht eine – freilich eher spirituelle – Auseinandersetzung von 'Geist und Trieb', verbunden mit Selbstbetonung, einem Streben 'über sich selbst hinaus' und beträchtlichem Ehrgeiz. Zugleich sind die Selbstzweifel des Schrifturhebers gewachsen und zeigen bereits Züge von Selbstquälerei, während seine disziplinierte Haltung und Sachlichkeit etwas Gezwungenes, Strenges und Unduldsam-Unnachgiebiges angenommen hat, worauf unter anderem auch die Überführung der Girlanden- in eine Winkel-Bindung verweist. Die deutet zugleich auf eine angestiegene Kühle, ja Kälte in Gefühlsangelegenheiten, während die erheblich gewachsenen, zum Teil extremen Wortabstände, die 'Löcher' und 'Schneisen' ins Schriftbild schlagen, auf Ungeselligkeit und soziale Isolation hinweisen. Dazu ein Mann-Zitat: „Ich sage Ihnen, daß ich es oft sterbensmüde bin, das Menschliche darzustellen, ohne am Menschlichen teilzuhaben." (VIII, 296) – Und nun läßt sich auch die dachziegelförmig fallende Zeilenführung deutlich erkennen, das ständige Ankämpfen gegen Stimmungsschwankungen und Depression.

Ein Bruchstück der *Friedrich*-Notizen (wohl aus demselben Jahr) zeigt ein entsprechendes und – weil weniger kontrolliert – eher noch extremeres Schriftbild, und die Notizblätter aus den Vorarbeiten zu *Geist und Kunst* (1909) und zum „Rheingau" (nur wenig später, Abb. 4) demonstrieren besonders markant die dachziegelförmig, im zweiten Beispiel auch *de facto* und effektiv fallenden Zeile. Dieses Merkmal und die extrem weiten Wortabstände finden sich sogar auf einer Postkarte Thomas Manns vom 12. August 1914, obwohl dort weder ein derart verschwenderischer Umgang mit knappem Raum angezeigt noch ein so drastisches Sinken der Zeile unbedingt 'erforderlich' ist (Abb. 5).

Um nun die graphomotorische Karriere Thomas Manns abzurunden: Die jeweils ersten Seiten des *Doktor Faustus*-Manuskripts (1943) und der handschriftlichen Fassung des *Versuchs über Schiller* (1955, Abb. 6) entsprechen – soweit erkennbar – weitgehend dem 1905 geschriebenen Brief an Heinrich Mann; zumindest die 'offizielle' Handschrift des Autors hat sich also in fünf Jahrzehnten nur unwesentlich verändert, sondern lediglich verschärft und verfestigt. Unter den mir bekannten Schriftproben zeigt allein der Beginn des Manuskripts *Der Erwählte* (1948) eine gewisse Variation: Hier dominiert – wie in der Jugendschrift – wieder das Mittelband und wirkt eine Spur 'weiter' – ein Zeichen von emotionaler 'Entspannung'. Ob da wohl der heiter-ironische, *versöhnliche* Ton des Buchs eine Rolle gespielt hat? Wer will das wissen? Alles in allem jedoch, so mein Fazit, hoffe ich plausibel gemacht zu haben, daß sich *auch* in der Handschrift(entwicklung) von Thomas Mann ein beträchtliches *Konfliktpotential* ausdrückt.

III

Da ich mich nun einmal auf die gute alte Ausdruckspsychologie eingelassen habe, widme ich noch zwei anderen expressiven Phänomenen einen kurzen Blick respektive mein Ohr: der *Pantomimik* und der *Sprechstimme* Thomas Manns. Was das zweite Medium angeht, ziehe ich Tonaufnahmen heran[18], die von Lesungen des Autors aus *Felix Krull* bei öffentlichen Auftritten und im Studio gemacht worden sind; dabei geht es mir weniger darum, wie *gut*, sondern *wie* er liest.

Wiederum sind zwei Vorbemerkungen angebracht. (1) Autorenlesungen mögen aus anderen Gründen interessant sein, ein Hörgenuß sind sie –

18 Thomas Mann: Bekenntnisse des Hochstaplers Felix Krull, Teil 1 und 2, gelesen von Thomas Mann, München: Der Hör-Verlag 1996, [2 Cassetten].

wie auch bei Thomas Mann – zumeist nicht. (2) Es mag etwas 'unfair' anmuten, die Sprechstimme eines 78jährigen zu analysieren; frühere Tonaufnahmen sind mir jedoch nicht bekannt, und außerdem ist die Sprechstimme in der Regel ein ungemein charakteristisches Merkmal, das sich über Jahrzehnte hinweg nur wenig verändert (es sei denn spezifisch krankheitsbedingt) und oft besser wiedererkannt wird als etwa die Physiognomie. Natürlich klingt die Stimme unseres Autors wie die eines alten Mannes, aber 'greisenhaft' keineswegs.

Bei den *Studioaufnahmen* wirkt die Sprechstimme Thomas Manns 'männlicher', als ich sie in Erinnerung hatte, in der Tonlage tendenziell 'tief', wenn auch nicht von Natur aus oder demonstrativ 'sonor'. Das gilt vor allem für die *narrativen* Passagen, während die Stimme bei Dialogen – durchaus adäquat und empirisch erwartungskonform – an Höhe und Schärfe gewinnt. Die Tonhöhenbewegung fällt dagegen recht gleichförmig, fast monoton aus und beschränkt sich auf leichte Hebungen vor den Kommata und Senkungen am Ende der Sätze. Bei durchgehend gemächlichem Sprechtempo fehlen variierende Tempi fast völlig.

Thomas Mann spricht kaum auf das Gefüge oder gar die Sequenz von *Sätzen* bezogen, sondern in *Wörtern*, die er überakzentuiert, indem er nicht selten 'jedes Wort' eines Satzes und mitunter zwei Silben eines Wortes betont. Diese etwas 'stoßend-gepreßt' wirkende Artikulation geht zu Lasten einer rhythmisch-melodischen Phrasierung des Satzes. Vergleichbar unspezifisch und 'blaß' bleibt das Melos, also die Klangfarbe, der 'sound', die emotionale Qualität dieser Stimme, der es am 'internen Vibrato' und an mitschwingenden Ober- und Untertönen weitgehend mangelt. Alles in allem sind Thomas Manns stimmliche Mittel und Vortragsweise zwar immer noch soweit ganz passabel, doch dem 'Geist' seiner Texte *kontraindiziert*, weil er die Ironie noch zu steigern versucht, anstatt sie zu 'unterspielen'; vor allem aber wirkt seine Lesung längst nicht so 'semiprofessionell', wie er glaubte: „Vom Virtuosen und Schauspieler habe ich nun einmal etwas in mir“, wird er auf dem Beipackzettel der Tonkassette zitiert.

Diese Selbsteinschätzung kommt bei seinen öffentlichen Auftritten besonders deutlich zum Ausdruck: Die Überakzentuierung nimmt noch beträchtlich zu, die Tonlage schraubt sich hoch, und die Stimme nimmt einen schärferen, fast metallischen, altersbedingt freilich etwas 'brüchigen' Klang an, der entfernt an jenen erinnert, den Gustav Gründgens – bei höchstem Sprechtempo allerdings – perfektioniert hatte. Bei seinen öffentlichen Lesungen 'spielte' Thomas Mann komödiantisch mit einem amüsiert reagierenden Publikum, das er „zur Selbstdarstellung benutzte“[19]: „... die oblatendünne Ironie genüßlich nachkostend und fast affenhaft in den selbstgemachten Zierat verliebt“, wie es Peter Rühmkorf verächtlich empfand, als er „den sogenannten Zauberer am 8. Juni 1953 in Hamburg aus dem 'Krull' vortragen hörte“.[20]

Vergleicht man Sprechstimme und Vortragsweise Thomas Manns mit seiner Handschrift, so ergeben sich ausdruckspsychologische Affinitäten und Korrespondenzen: Das gemächliche Sprechtempo entspricht der eher geringen Schreibgeschwindigkeit, die latente und bei wachsender emotionaler Beteiligung auch manifeste höhere Lage und 'metallische' Klangfarbe der Stimme dem dünnen und tendenziell scharfen Strich; die gleichförmige Tonhöhenbewegung korrespondiert mit der geringen Wechselmerkmaligkeit der Handschrift und dem unterentwickelten graphomotorischen Rhythmus, die Überartikulation mit der dominanten 'Formierung' des Schriftbildes durch richtungsstabile Ober- und Unterlängen, und das 'Sprechen in Wörtern' schließlich ist *cum grano salis* den übergroßen Wortabständen in Manuskripten affin.

In den schreib- und sprechmotorischen Gleichklang scheinen sich auch *Mimik, Gestik* und *Körpersprache* Thomas Manns einzufügen, bei deren summarischer Einschätzung ich freilich, von einigen Filmschnitzeln abgesehen, nur auf *Fotos* zurückgreifen konnte[21]. Vorweg ist in diesem Zusammenhang ganz allgemein zu bemerken, daß es Schriftsteller/innen – angeblich – *nicht mögen*, fotografiert zu werden: Sie assoziieren dabei nahezu unisono so ambivalente emotionale Sachverhalte wie Eitelkeit, Angst vor Gesichtsverlust und „Seelendiebstahl“, wechselseitige Täuschung von Portraitiertem und Fotograf, melancholische Vergänglichkeitsreminiszenzen, das Entsetzen des Dorian Gray und letztlich den Tod.[22] Trotz oder gerade wegen seiner Ruhmsucht und Selbstgefälligkeit ist Thomas Mann offenbar ganz besonders schwer zu fotografieren gewesen: Es gibt nur wenige Portraits und Momentaufnahmen von ihm, die ihn ohne Pose halbwegs entspannt und gelassen zeigen. In der Regel wirkt er mit seinem bedeutungsschweren Gesichtsausdruck, seiner gezierten Gestik und steifen, zumeist ein wenig torquierten Körperhaltung reichlich gehemmt, gesperrt und 'gezwungen', im Doppelsinn des Wortes sonderlich 'glücklich' wirkt er eigentlich nie.

19 Ritter, Bd. 5, S. 29.

20 Peter Rühmkorf: [Gestelzte Manierlichkeiten], in: Reich-Ranicki, Was halten Sie von Thomas Mann, S. 69 f., 69.

21 Aus Wysling/Schmidlin, Thomas Mann. Ein Leben in Bildern, passim.

22 Vgl. die Statements in: Isolde Ohlbaum: Fototermin. Gesichter der deutschen Literatur, Frankfurt/Main: S. Fischer 1984, passim.

IV

Wie *wird* man(n) 'so'? Eine *Charaktervariante?* Was ich bisher behauptet habe, ist ja – auch psychologisch – nicht 'ehrenrührig'; 'schwierige', 'problematische' Charaktere, die in der Regel auf ihre Mitwelt nicht gerade sympathisch wirken, gibt's doch zuhauf. Und tatsächlich: Sonderlich beliebt ist Thomas Mann nie gewesen – schon gar nicht bei seinen Kollegen. Als Marcel Reich-Ranicki[23], Manns Stellvertreter auf Erden, zu dessen Zentenarium 1975 die Frage stellt: *Was halten Sie von Thomas Mann?* – da winkten sechs prominente Autoren von vornherein ab, zwei hielten sich mit ihrer Antwort sorgsam bedeckt, nur vier äußerten sich ohne Vorbehalt positiv zu TM (zwei von ihnen allerdings mit verdächtiger Kürze), vier höflich durchwachsen, drei mit deutlich negativem Akzent und fünf mit justitiablen Verrissen (zehn Jahre später äußerten sich dann einige der Befragten wesentlich milder). *Gewichtet* man das Abstimmungsergebnis, steht es bestenfalls 16:8 *gegen* Thomas Mann, und er wird – sofern die Reaktion schwerpunkthaft positiv ausfällt – zwar 'geschätzt', doch im Grunde von keinem 'geliebt'. Sollte da etwa *Neid* gegen den „großen alten Erzengel" (Benn)[24] mit im Spiel sein? Oder haben die Schriftstellerkollegen ganz recht? Jedenfalls gilt er bei vielen – um einen Begriff aus der Gruppenpsychologie zu benutzen – als ein 'ekelhafter Könner' (das Gegenteil ist der 'sympathische Taugenichts').

'Charakter' fällt nicht vom Himmel, sondern *entwickelt* sich – und sei's denn aus einem 'angeborenen Kern'. Angesichts der konfliktreichen Persönlichkeit Thomas Manns ist an ein psychisches und soziales *Trauma* zu denken – sein 'Coming-out'-Erlebnis im 15. (?) in Verbindung mit dem Tod seines Vaters im 17. Lebensjahr (1891) –, das eine *neurotische* Charakterentwicklung 'ausgelöst' und – im Wechselspiel mit psychischen und künstlerischen Verarbeitunsprozessen – geformt hat. Lebensgeschichtlich noch früher anzusetzen ist freilich das anamnestische Datum, daß Thomas Mann wohl eine *schwermütige und schmerzliche Lebensgrundstimmung* besaß, die Wolfgang Ritter (Ritter, Bd. 5, S. 30) sogar als „dramatisch" bezeichnet, mithin als besonders akzentuiert und expressiv.

Die Lebensgrundstimmung nun – da sind sich die Verhaltens- und Erbforscher ausnahmsweise weitgehend einig – ist zu rund 80% *genetisch* bedingt (die Intelligenz nur zu etwa 50%). Thomas Manns pathopsychologische Leitsymptomatik sieht Ritter in „depressiven Persönlichkeitszügen" (ebd.) – wobei zu bemerken ist, daß diese Symptomatik weitaus am häu-

23 Vgl. Anm. 13.

24 Zit. nach Schröter, Thomas Mann in Selbstzeugnissen und Bilddokumenten, S. 160.

figsten das „biogravitive Erleben“ Hochbegabter bestimmt[25]. Vermutlich war die Neigung zur Depression in der Familie Mann „endogener Art, also hereditär“: die beiden Schwestern von Thomas und zwei seiner Söhne, Klaus und Michael, brachten sich um, und Thomas Mann selbst äußerte häufig Selbstmordgedanken[26]. Konstitutionstypologisch im Kretschmerschen Sinn war er von leptosom-schizothymen Habitus und C.G. Jungs Typenlehre zufolge ein introvertierter Denk- und Fühltypus, freilich – wie Ritter ohne Begründung behauptet[27] – „bei ausgesprochener Extraversion des Handelns“; wahrscheinlich meint er damit das effiziente ‘Selfmanagement’ Thomas Manns, dem er aber zugleich „ein starkes Bedürfnis nach Einsamkeit, ja nach Selbstisolierung (Melancholie!)“ attestiert. Die bisher skizzierte typologische Struktur seiner Persönlichkeit steht widerspruchslos in Einklang mit den Befunden meiner ausdruckspsychologischen Analysen.

Was kann aus einem genetisch schwermütigen Knaben mit depressiven Persönlichkeitszügen, der dann auch noch eine „Angstneurose“ entwickelt (Ritter, Bd. 5, S. 29) – doch davon später –, nun werden? Entweder er verdorrt und ‘geht ein’ – nicht physisch wie Hanno Buddenbrook, dessen Tod ja *auch* symbolisch gemeint ist, sondern seelisch – und leidet ein Leben lang sprach- und bewußtlos unauffällig und still vor sich hin. *Oder* er bringt es, wenn er zumindest der Mittelschicht angehört, zum Patienten wie ein Hans Castorp. Vielleicht wird er aber auch – falls er über wirksame Antagonisten gegen sein Leiden verfügt – produktiv wie Tonio Kröger.

Um produktiv werden zu können, bedarf es zunächst einmal einer spezifischen Begabung oder gar *Hochbegabung*; sonst bleibt man bestenfalls ein Talent, das irgendwann eine große Zukunft *hinter* sich hat. Wie hoch Thomas Manns *Allgemeinintelligenz* nun auch gewesen sein mag: er besaß jedenfalls eine bemerkenswerte *verbale* Begabung, die freilich für sich genommen noch wenig besagt. Bekanntlich war Thomas Mann – wie so mancher andere, später Berühmte[28] – ein ‘indolenter’ und nur mäßiger Schüler, der es selbst in seinem Lieblingsfach Deutsch gerade zur Note „befriedigend“ brachte.[29] Hinzu kamen „eine gewisse Trägheit des Geistes sowie eine Gewohnheit, sich in Zeiten der Spannung in den Schlaf zu flüchten“ (Ritter, Bd. 5, S. 29); eine offenbar schon früh ausgeprägte Ermüdbarkeit und Erschöpfbarkeit begleiteten ihn zeitlebens.

25 Vgl. Register Ritter, Bd. 11, S. 185 f.
26 Vgl. Ritter, Bd. 5, S. 30.
27 Ebd.
28 Vgl. Ritter, Bd. 1, S. 75.
29 Wysling/Schmidlin, Thomas Mann. Ein Leben in Bildern, S. 62 f.

Doch bei aller Schwermut und depressiven, „wenig in sich gefestigt[en Ich-Struktur]" (ebd., S. 30) besaß er einen *'sthenischen Stachel'*, der ihn aus seiner schmerzlichen Stimmung und Passivität immer wieder herausriß. Wie ich schon an der Handschrift des 22jährigen demonstrierte, verstand es Thomas Mann, sich 'eisern' zu *disziplinieren*; in späteren Jahren kam dann noch eine starke *Ritualisierung* des Arbeits- und Tagesablaufs hinzu. Doch Begabung und Selbstdisziplin sind nur die *notwendigen* Voraussetzungen für Produktivität, die *hinreichende* Bedingung ist ein 'zwingendes' *Motiv*. Und das finden vor allem *künstlerisch* Hochbegabte nicht selten gerade in ihrem *Leiden*: Verglichen mit den sogenannten 'Normalgesunden' sind psychisch Belastete (1) *sensibler* für affektives Geschehen, für Stimmungen, Leidenschaften und Leid, (2) *stärker motiviert* zur Auseinandersetzung mit sich selbst und der menschlichen Umwelt, gezwungen zur Sublimation und 'Selbstheilung' – und sei es auf Kosten anderer, (3) *'archaischer'* und *chaotischer* in ihrem Erleben, Denken und Handeln, bereit und fähig zur „Regression im Dienste des Ich"[30] und der – künstlerischen – „Regression im Dienste der Progression" und deshalb (bei ausreichender Begabung) *spontaner*, *einfallsreicher* und *produktiver*.

Die genannten Merkmale treffen auf Thomas Mann in spezifischer Weise zu. Auch Wolfgang Ritter nennt ihn empfindlich und reizbar mit einer starken Neigung zur Selbstbeobachtung (Ritter, Bd. 5, S. 30) – wobei zu ergänzen ist, daß die Fremdbeobachtung nicht weniger ausgeprägt war – und zitiert den Psychoanalytiker und Narzißmustheoretiker Heinz Kohut: „Sein rationales Ich wich in Zeiten der Belastung in archaisch-magisches Denken aus" (ebd., S. 29). Spontaneität und Einfallsreichtum, über die er dagegen in weit geringerem Ausmaß verfügte, sind bei Thomas Mann durch einen empirisch-rationalen *Konstruktivismus* auf der Basis der Orientierung an Vorbildern und Modellen, umfassender Informationssuche und Materialverarbeitung kompensiert und ersetzt, und seine Produktivität war zwar etwas 'zäh', doch aufgrund ihrer Stetigkeit ganz enorm.

In diesem Zusammenhang ist ein für den Autor besonders spezifischer Aspekt des Zusammenwirkens emotionaler und kognitiver Faktoren von zentralem Interesse. In der Novelle *Enttäuschung* (1896) legt er einem „sonderbaren Herrn", dem er auf der Piazza San Marco begegnet, ein Resümee in den Mund, das zweifellos sein eigenes ist und meines Erachtens einen Schlüsselcharakter besitzt:

30 Ernst Kris: On preconscious mental processes (1949), in: Ders.: Psychoanalytic Explorations in Art, New York: International Universities Press 1952; deutsch: Vorbewußte Geistesvorgänge, in: Ders.: Die ästhetische Illusion. Phänomene der Kunst in der Sicht der Psychoanalyse, Frankfurt/Main: Suhrkamp 1977 (= edition suhrkamp 867), S. 175–94.

Ich bin in das berühmte Leben hinausgetreten, voll von dieser Begierde nach einem, einem Erlebnis, das meinen großen Ahnungen entspräche. Gott helfe mir, es ist mir nicht zuteil geworden! Ich bin umhergeschweift, um die gepriesensten Gegenden der Erde zu besuchen, um vor die Kunstwerke hinzutreten, um die die Menschheit mit den größten Wörtern tanzt; ich habe davorgestanden und mir gesagt: Es ist schön. Und doch: Schöner ist es nicht? Das ist das Ganze?

Ich habe keinen Sinn für Tatsächlichkeiten; das sagt vielleicht alles. (VIII, 66)

Natürlich stehen hier die *Kunstwerke* für die *Welt überhaupt.* Ein Beispiel unter vielen für Thomas Manns schwermütig-schmerzliche *Lebensgrundstimmung:* Die Welt ist schön, aber doch nicht *so* schön, wie man es erhoffte, und vor allem hat man selbst keinen Anteil an ihr: „Ich habe keinen Sinn für Tatsächlichkeiten". Aber steht dieser letzte Satz – liest man ihn als ein Bekenntnis des *Autors* – nicht in Widerspruch zu meinen graphologischen Befunden eines „starken Sachinteresses" und eines „ausgeprägten Tatsachen- und Wirklichkeitssinns, gestützt auf konkretes Denken und eine scharfe Beobachtungsgabe"? (vgl. oben S. 72) Der scheinbare Widerspruch löst sich auf, wenn man den mangelnden Sinn für Tatsächlichkeiten *nicht auf die Wahrnehmung* der Realität bezieht, sondern auf ihre *Bewertung*, auf die Distanz, den „intellektuellen Vorbehalt" oder gar die „Verachtung" gegenüber der Wirklichkeit, wie es Helmut Koopmann[31] einmal als Fazit der *Buddenbrooks* formulierte. Wer allein schon aufgrund seiner schmerzlichen Lebensgrundstimmung – und später seiner psychosexuellen Disposition – keinen sozioemotionalen Bezug zur Wirklichkeit findet, der muß sie zwar desto schärfer beobachten und 'durchschauen', um trotzdem in ihr überleben zu können, doch zugleich ist er bestrebt, sie auf *Distanz* zu halten – wie Thomas Mann durch seine Ungeselligkeit, Zurückhaltung und Selbstisolierung (Ritter, Bd. 5, S. 30 f.) – und womöglich zu *transzendieren*: in seinem Fall durch das Wort und die Sprache.

Das gilt für viele Hochbegabte und (potentiell) Produktive mit pathographisch vergleichbarer Strukturierung; man denke nur an *Franz Kafka*[32], der als indifferenter Jude in einer christlichen Umwelt der sozialen Wirklichkeit noch weit stärker 'entfremdet' war als ein Thomas Mann.[33] „Um *sinnvoll* zu werden, läßt Kafka der Welt nur *einen* Ausweg: sie muß Schrift werden. Sie muß durch seine Feder hindurch, um ihr unerträgliches

31 Helmut Koopmann: Thomas Mann: „Buddenbrooks", in: Große Werke der Literatur, Bd. IV, hrsg. von Hans Vilmar Geppert, Tübingen/Basel: Francke 1995, S. 189–207, 205 ff.

32 Vgl. auch Ritter, Bd. 4, S. 196 ff.

33 Vgl. Günther Anders: Kafka – pro und contra. Die Prozeß-Unterlagen, München: Beck 1951.

Durcheinander abzuwerfen“, resümiert Detlef Kremer.[34] Das war auch das ‘zwingende’ *Grundmotiv* Thomas Manns: die Wirklichkeit im Hegelschen Doppelsinn ‘aufzuheben’ – in der Literatur, und zwar unter „Tränen-Lachen aus höheren Gründen, [was] das Beste ist, was wir haben, was uns bleibt“, wie er auf Kafka bezogen bemerkt hat (X, 779). Dabei verhehle ich nicht, daß mir Kafkas „Tragik und Ironie“[35] wesentlich näher stehen als Thomas Manns „Komik und Elend“ (VIII, 290).

Die schöne und plausible psychologische Formel vom kreativ-heroischen Kampf Thomas Manns gegen eine unerträgliche Realität hat allerdings einen ‘Haken’: Wie kann einer, der doch die Wirklichkeit so sehr verachtet, materiell und ideologisch derart auf sein konservativ-großbürgerliches Ambiente fixiert sein, daß er zeitlebens nicht davon loskam und loskommen *wollte*? Gar nicht zu reden von seiner bereits mit Dreiundzwanzig, zum Beispiel in *Monolog* betitelten Terzinen (VIII, 1106), programmatisch verkündeten Ruhmsucht („Ein Traum von einer schmalen Lorbeerkrone“ [XI, 463]), seiner buchhalterischen Verwaltung des eigenen Ruhms und seiner kleinkarierten Gier[36] nach flächendeckender Anerkennung selbst noch im hohen Alter und als gefeierter Autor. Ist auch *das* psychologisch erklärbar – oder schlicht ein Charakterfehler? Denken Sie zum Vergleich an den *wirklich* weltabgewandten Franz Kafka oder den Grandseigneur und Gentleman Robert Musil, die beide in den Orkus des Vergessens gesunken wären, hätten nicht Max Brod und Adolf Frisé postum die Trommel für sie gerührt! Robert Walser und Hans Henny Jahnn erfuhren nie die Anerkennung, die sie verdienen. Das Problem des *Ruhms* und der *Ruhmsucht* wird uns noch zu beschäftigen haben.

Gleichviel: Ich lasse die pathopsychologisch fundierte Verachtung der Wirklichkeit als *Basis* der Kreativität Thomas Manns durchaus gelten. Aus diesem Humus sollen im folgenden ein paar *thematische* Wurzeln freigelegt werden, jene vor allem, über die ich schon als pubertierender Knabe gestolpert bin und die *rhizomatisch* das ganze Werk des Autors durchziehen und mehr oder minder mit Nahrung versorgen.

[34] Detlef Kremer: Kafka. Die Erotik des Schreibens. Schreiben als Lebensentzug, Frankfurt/Main: Athenäum 1989, S. 115 (2. Aufl. Bodenheim/Mainz: Philo 1998, S. 116).

[35] Walter Sokel: Franz Kafka. Tragik und Ironie, München/Wien: Langen 1964.

[36] Vgl. auch Ritter, Bd. 5, S. 30.

Abbildungen

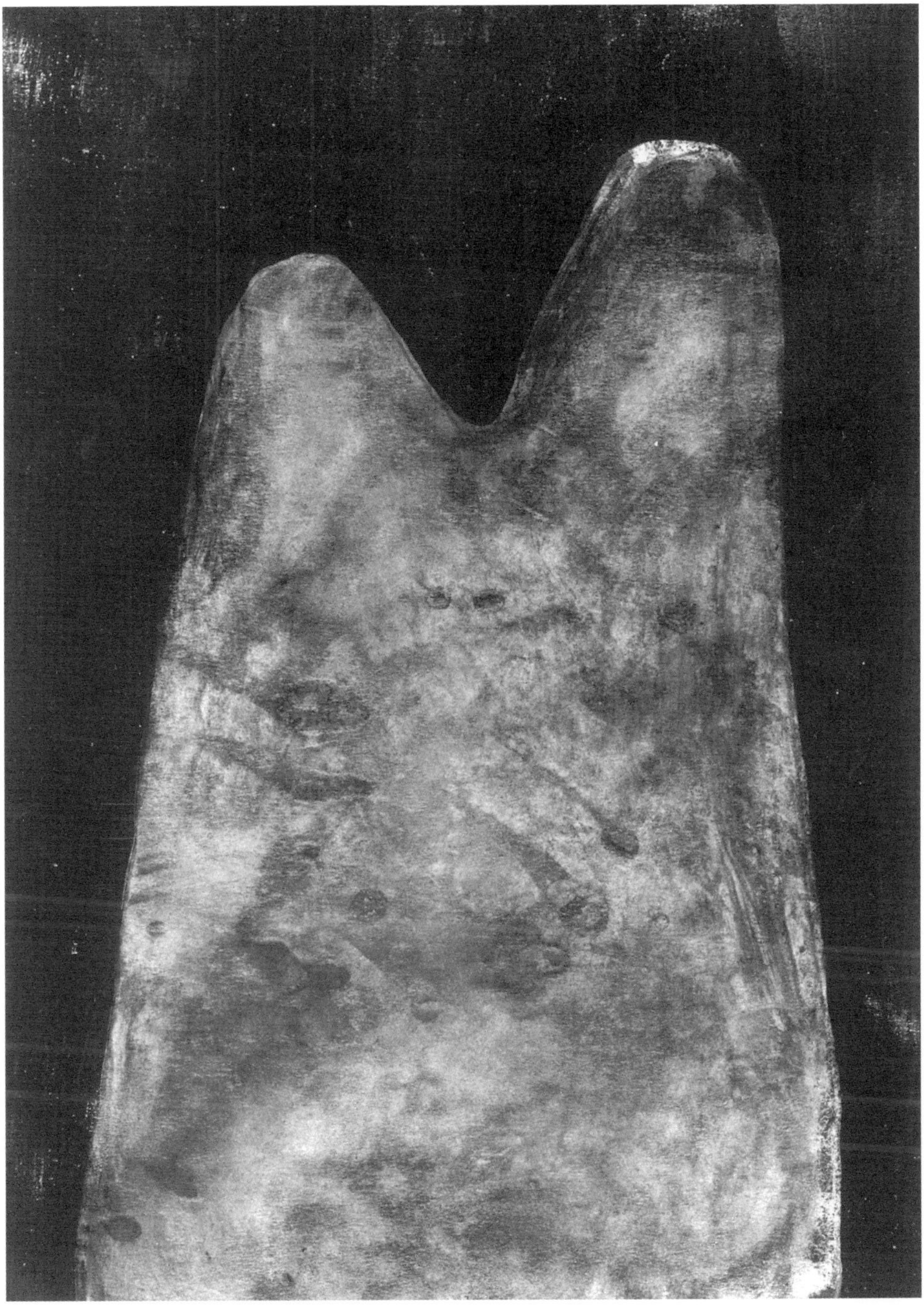

Abb. 1 Traumbild

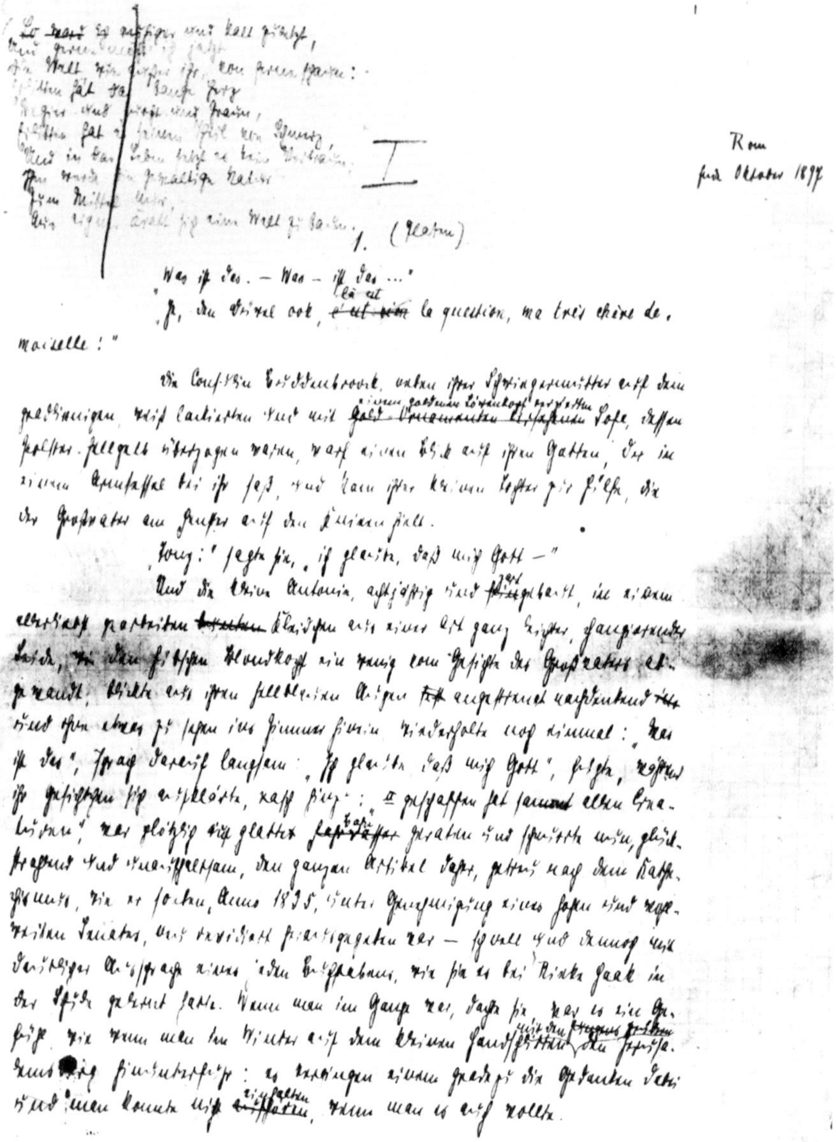

Abb. 2 Erste Seite des Manuskripts von *Buddenbrooks* (1901)

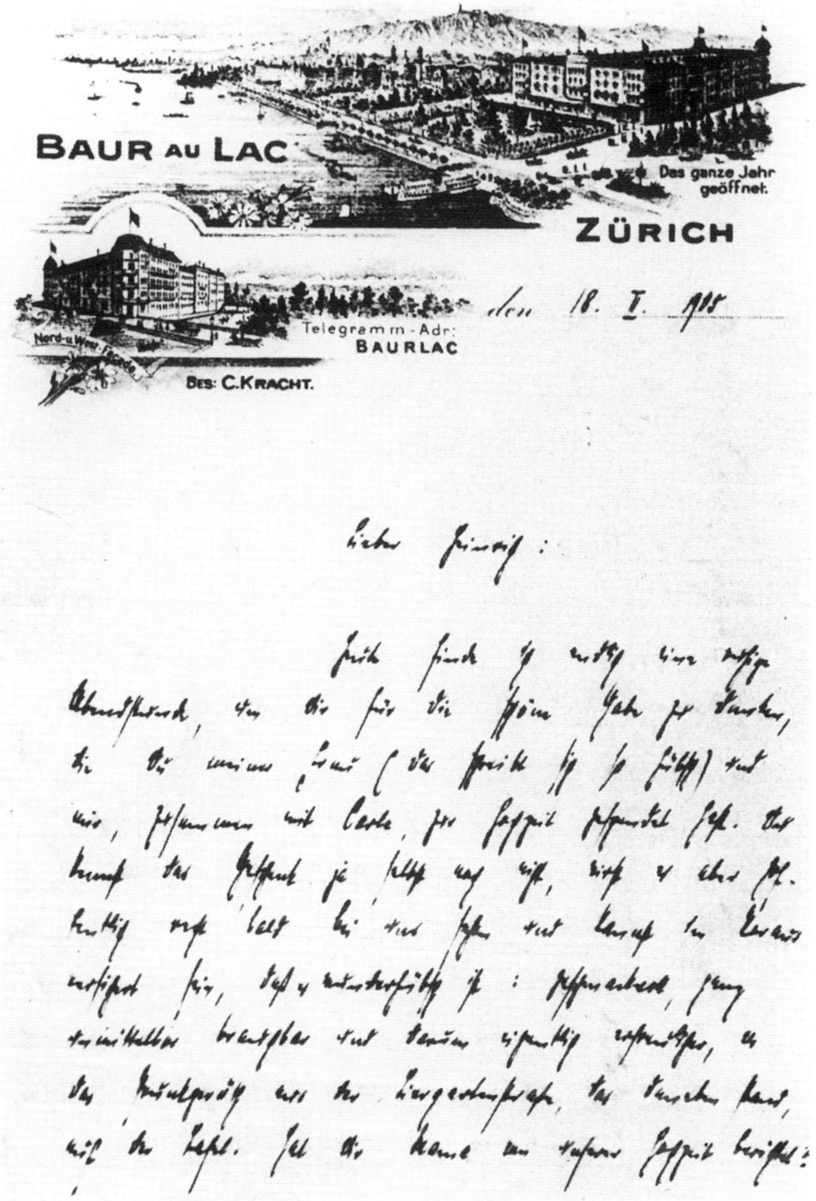
BAUR AU LAC

Das ganze Jahr geöffnet.

ZÜRICH

Telegramm-Adr: BAURLAC

Bes: C.KRACHT.

den 18. II. 1905

Lieber Heinrich:

Abb. 3 Brief Thomas Manns vom 18. Februar 1905 an den Bruder Heinrich

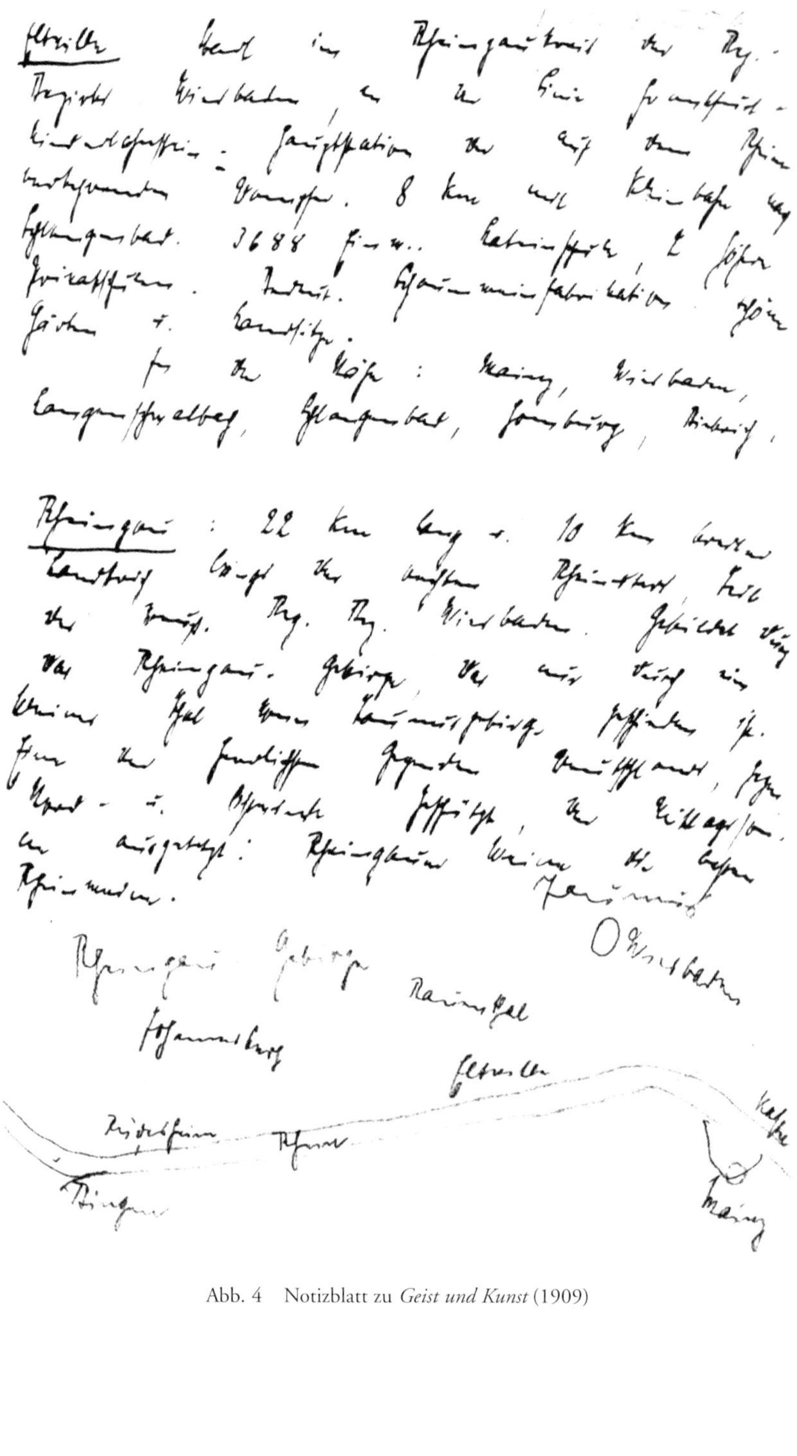

Abb. 4 Notizblatt zu *Geist und Kunst* (1909)

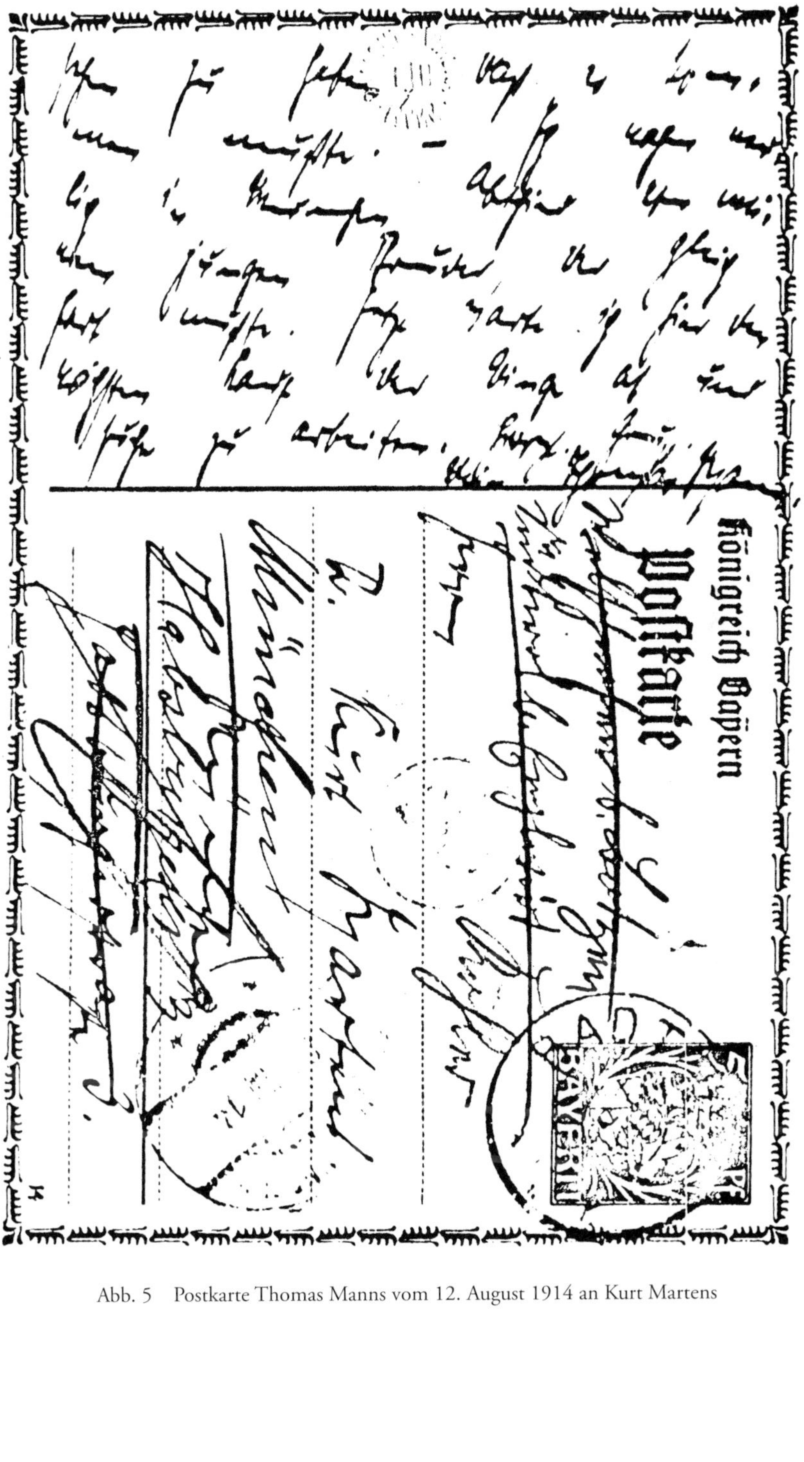

Abb. 5 Postkarte Thomas Manns vom 12. August 1914 an Kurt Martens

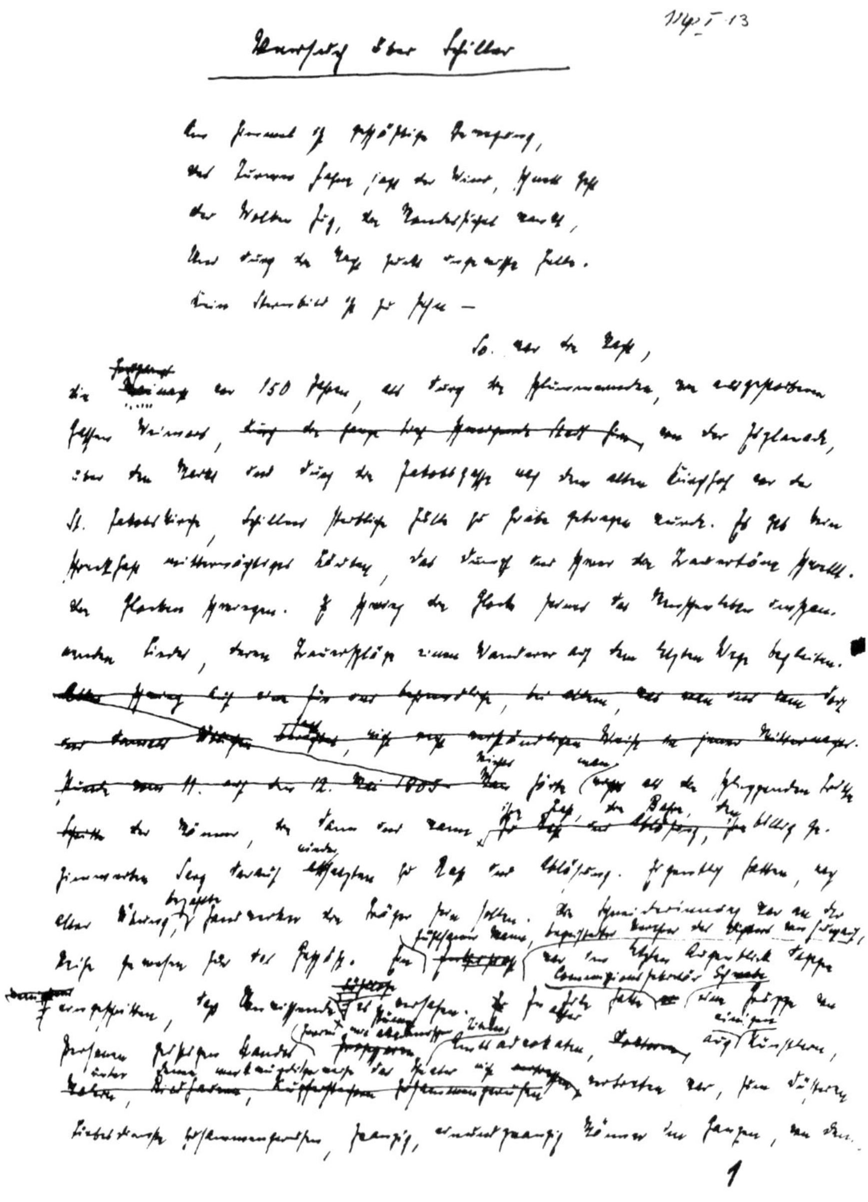

Versuch über Schiller

1

Abb. 6 Aus dem Manuskript von *Versuch über Schiller* (1955)

V

Wie einige von Ihnen wohl wissen, hat der 'frühe' Sigmund Freud[37] einmal verwundert und ein wenig mit sich selbst kokettierend bemerkt, seine Krankengeschichten läsen sich wie *Novellen*. Für den Schriftsteller Thomas Mann gilt das Umgekehrte: seine Novellen und Romane lesen sich wie *Krankengeschichten*. Sie befürchten zu Recht das Schlimmste: Nun gehe ich von der allgemeinen Pathopsychologie also über zur *Psychoanalyse* und zur psychoanalytischen *Literaturinterpretation*.

Soviel vorweg: Natürlich kann man das Werk Thomas Manns auch *lesen*, *ohne* von Psychoanalyse – wie andererseits von Schopenhauer, Wagner, Nietzsche, Spengler, Karl Kerényi oder Bachofen – etwas zu wissen, nur *entgeht* einem dann das Beste: im zweiten Fall der geistige – um nicht zu sagen: der ideologische – Überbau, im ersten Fall der *basso continuo*, die psychodynamische Logik und Entwicklung des Werks und sein „psychodramatisches Substrat"[38]. Bekanntlich stand Thomas Mann der Psychoanalyse selbst sehr wohlwollend gegenüber, und mit Freud, auf den er die Festrede zu dessen 80. Geburtstag gehalten hat (1936; IX, 478–501), verband ihn sogar ein freundschaftliches Verhältnis, auch wenn er im Interesse des beanspruchten dichterischen Primats von psychoanalytischer Literaturinterpretation nicht allzuviel hielt[39] – und wohl noch weniger von Rückschlüssen aus dem Werk auf den Autor. Immerhin ist in seine Arbeit ein gerüttelt Maß an tiefenpsychologischem Wissen und Know-how eingeflossen, frühestens freilich – da ist sich die Fachwelt einig – im *Zauberberg* (1924); zuvor war seine Rezeption der Psychoanalyse durch Miß- und Halbverständnisse bestimmt, und seine eingehende Beschäftigung mit Freud fällt erst in die Jahre 1924 bis 1929.[40] Das bedeutet aber zugleich: Da sich das „psychodramatische Substrat" des Werks schon in seinen *frühen* Arbeiten zeigt, besonders markant in *Der kleine Herr Friedemann* (1897) und den *Buddenbrooks* (1901), ist er – wie und weshalb auch immer – vorbewußt *selbst* auf den psychodynamischen 'Trichter' seiner Texte gekommen.

[37] Sigmund Freud: Studien über Hysterie (1895d), in: Gesammelte Werke, Bd. I, Frankfurt/Main: S. Fischer 1960, S. 99–312, 227.

[38] Peter von Matt: Anwendungen psychoanalytischer Erkenntnisse in der Interpretation: Das psychodramatische Substrat, in: Johannes Cremerius (Hrsg.): Psychoanalytische Textinterpretation, Hamburg: Hoffmann und Campe 1974, S. 29–45.

[39] Brief Thomas Manns an Alfred Freiherr von Winterstein vom 6.12.1947, in: Thomas Mann: Briefe 1937–1947, hrsg. von Erika Mann, Frankfurt/Main: S. Fischer 1963, S. 573.

[40] Wolfgang F. Michael: Thomas Mann auf dem Weg zu Freud, in: Modern Language Notes (MLN) 65, Baltimore: John Hopkins Press March 1950, S. 165–71.

Der erste Autor, der sich dann umgekehrt einen Text Thomas Manns *psychoanalytisch 'vorgeknöpft'* hat, ist meines Wissens Heinz Kohut gewesen[41], der den *Tod in Venedig* (1912) als Produkt einer – durch das reale 'Tadzio'-Erlebnis bedingten – homoerotischen „disintegration of artistic sublimation" auffaßte, also vom Text auf den Autor schloß. Karl Werner Böhm[42], der das bisher umfassendste und detailreichste Buch über Thomas Manns Homosexualität vorgelegt hat – freilich ohne 'Exposition' und zusammenfassendes Resümee, einen beeindruckenden 'Steinbruch', der eine 'Sekundäranalyse' vertragen könnte – läßt an Kohuts Deutung freilich kein gutes Haar[43]: Unter *tendenziöser Vorselektion* (teilweise falscher) biographischer Daten von Thomas Mann und ausgewählter Versatzstücke seines Textes habe Kohut die beobachtend-beschreibende künstlerische Vorgehensweise des Autors und speziell den Zusammenbruch Gustav von Aschenbachs, im Klartext: den unterstellten seines 'Erfinders', anhand der längst obsoleten Begrifflichkeit und Modellvorstellung orthodoxer psychoanalytischer *Triebtheorie* auf ein Erlebnis der „Urszene" reduziert, sprich: auf die traumatische Beobachtung des elterlichen Geschlechtsverkehrs durch den kleinen Thomas. Als 'Beweis' für seine Behauptung galt Kohut das Auftreten der vier männlichen 'Todesboten' in der Novelle und vor allem des „fremden Gottes" in Aschenbachs Traum, die der Interpret als Verkörperungen des „schlechten, drohenden, sexuell aktiven Vaters" betrachtet, während sich Aschenbach – und mit ihm der Autor – Kohut zufolge mit dem „guten Vater" identifizierten.[44] Auf das kühn unterstellte „Urszenen"-Erlebnis und die dadurch ausgelöste Spaltung der Vater-Imago führt Kohut die homosexuelle und psychische Entwicklung Thomas Manns letztlich zurück.

Böhm wirft Kohut nicht nur einen simplen – und biographisch weitgehend ignoranten – *triebtheoretischen Reduktionismus* vor, sondern auch und noch mehr die damit verknüpfte *Pathologisierung* der Homosexualität Thomas Manns[45], weil er „die individualpsychologische Perspektive an keiner Stelle durch den Blick auf die gesellschaftlichen Ursachen sexueller Repression" relativiere[46]. Auch Kohuts[47] spätere *narzißmustheoretische Reformu-*

41 Kohut, „Tod in Venedig" von Thomas Mann.

42 Karl Werner Böhm: Zwischen Selbstzucht und Verlangen. Thomas Mann und das Stigma Homosexualität, Würzburg: Königshausen & Neumann 1991.

43 Ebd., S. 29 ff.

44 Kohut, „Tod in Venedig" von Thomas Mann, S. 153 f., 157 ff.

45 Böhm, Zwischen Selbstzucht und Verlangen, S. 29.

46 Ebd., S. 31.

47 Heinz Kohut: Die Zukunft der Psychoanalyse, Frankfurt/Main: Suhrkamp 1975, S. 112, 134.

lierung seiner triebtheoretischen Deutung ändere an diesem Sachverhalt nichts:

Trotz Paradigmenwechsel und neuer Terminologie, die beiden wesentlichen Elemente der früheren Studie sind erhalten geblieben: die tendenziöse Gleichsetzung von Homosexualität und Unfähigkeit zur Objektliebe (Tadzio als sexualisiertes Kindheits-Selbst Aschenbachs) sowie die implizite Forderung nach einer Umformung, sprich Sublimierung des homosexuellen Verlangens in künstlerische Kreativität.[48]

Obwohl ich der Kohutschen Analyse von *Tod in Venedig* in vielen Details dennoch etwas abzugewinnen vermag, muß ich Böhm in der Hauptsache recht geben: der orthodoxe Freudianer und auch noch der führende Theoretiker des Narzißmus Heinz Kohut *pathologisiert* die Homosexualität individualpsychologisch, weil sie sich dem psychoanalytischen Ideal der 'reifen heterosexuellen Genitalität' verweigert – und *diskriminiert* sie damit. Auch seine „implizite Forderung", daß ein Homophiler seine geschlechtlichen Neigungen gefälligst zu sublimieren habe, ist wie selbstverständlich *normativer* Natur – ganz abgesehen davon, daß Thomas Mann sein homosexuelles Begehren ja im Übermaß sublimiert *hat*; einen jungen Mann zu 'berühren', war 'undenkbar' für ihn. Ihm eine – gelegentliche – „Desintegration" seiner Abwehr zu attestieren, mag psychoanalytisch und vielleicht auch textkritisch von Interesse sein, doch es hat einen unangenehmen 'therapeutischen' Beigeschmack.

Im übrigen versucht Karl Werner Böhm *nicht* etwa, die Homosexualität Thomas Manns und ihre markante Bedeutung für sein Leben und Werk *herunterzuspielen*, im Gegenteil: Er befaßt sich ausführlich mit dem Umstand, daß dem Autor seine psychosexuelle Disposition schon in der Pubertät, seit seiner Liebe zum Mitschüler Armin Martens, *bewußt* war und daß er unter ihr *litt* (Bezug auf die Briefe an Otto Grautoff 1894–1901), und ordnet ihn auf der 6-stufigen Kinsey-Skala, die Varianten zwischen Hetero- und Homosexualität differenziert, der Position 5 zu: „vorwiegend homosexuell, nur vereinzelte Heterosexualität"[49]. Böhm besteht freilich darauf, die psychische, geschlechtliche und kreative Entwicklung des Autors vorab als Reaktion des potentiell diskriminierten Außenseiters auf das *gesellschaftliche* „Stigma Homosexualität" zu begreifen. Das kann natürlich nicht heißen, die *psychischen* Voraussetzungen, Begleiterscheinungen und Folgen für die lebensweltlichen und kreativen Manifestationen dieses Entwicklungsprozesses zu unterschätzen.

48 Böhm, Zwischen Selbstzucht und Verlangen, S. 35.
49 Ebd., S. 69.

Es wundert mich deshalb ein wenig, daß Böhm[50] dem Beitrag von Peter Dettmering (1969), der als erster versucht hat, das *Gesamtwerk* Thomas Manns psychoanalytisch zu interpretieren, so gar nichts abzugewinnen versteht und ihn ganz über den Kohutschen Löffel balbiert. Gewiß ist auch Dettmerings Ansatz zumindest terminologisch dem trieb- respektive narzißmustheoretischen Paradigma verpflichtet, doch in seiner Untersuchung sollte

> … nicht vom Kunstwerk unmittelbar auf die private Psychopathologie zurückgeschlossen werden. Vielmehr geht es um die Erfassung bestimmter Konfliktschemata, die sich in den Arbeiten Thomas Manns regelmäßig wiederholen, und um ihre Beschreibung mit Hilfe psychoanalytischer Terminologie. Ergibt sich auf diesem Weg eine Art innerer Biographie [des Werks], so ist diese Konstruktion oder Rekonstruktion nicht unbedingt mit der äußeren Biographie [Thomas Manns] identisch.[51]

Dettmerings beiläufige Einschränkungen („nicht … unmittelbar", „nicht unbedingt") dürften Böhm freilich den Eindruck vermittelt haben: Man merkt die – implizierte – Absicht und man ist verstimmt. Ich selbst biete folgenden Kompromiß an: Nach meiner Auffassung hat Dettmering auf knapp 71 Seiten – thematisch-motivisch freilich das „psychodramatische Substrat" focussierend – eine bemerkenswert erhellende hermeneutische Bresche ins Gestrüpp des Gesamtwerks von Thomas Mann geschlagen – und sei es auf der Basis einer verkürzten oder gar obsoleten Modellvorstellung. Indessen bleibt es den Rezipienten doch unbenommen, die herausgearbeiteten *Konfliktschemata*, die keineswegs an ein trieb- oder narzißmustheoretisches Paradigma orthodoxer Provenienz gebunden sind, etwa im Sinne der modernen *Objektpsychologie zu reformulieren*; dann spielt es auch eine untergeordnete Rolle, ob man die Thomas Mannsche Entwicklung individualpsychologisch auf einen psychosexuellen respektive narzißtischen *'Defekt'* bezieht oder (bzw. zusätzlich) als einen Prozeß seiner Reaktionen auf die drohende *gesellschaftliche Diskriminierung* interpretiert. Ich möchte nun versuchen, im Anschluß an Dettmering meine eigenen frühen Eindrücke und späteren Überlegungen bezüglich bestimmter Motive und Themen Thomas Manns an seinen Novellen und Romanen in aller Kürze zu exemplifizieren und 'anzureißen'; eine *Tiefenhermeneutik*, wie ich sie in aller Regel betreibe, würde für eine einzige Szene ein Dutzend Seiten erfordern. Wie Sie sich erinnern werden, fiel mir schon als pubertierendem Leser auf, wie häufig dort 'starke' Frauen 'schwächlichen' Männern entge-

50 Ebd., S. 34 f.
51 Dettmering, Suicid und Inzest, S. 10.

genstehen, die nicht selten sterben, sich umbringen oder getötet werden, dann: welche Bedeutung die Liebe der männlichen Protagonisten zu 'Mutterfiguren' besitzt und schließlich die Faszination durch inzestuöse Konstellationen.

VI

In Thomas Manns erster Novelle *Gefallen* (1894) rivalisiert ein junger Mann, der spätere Dr. Selten, zunächst ohne davon zu wissen, mit einem „jämmerlichen Greis" um Irma, ein Mädchen vom Theater. Selten scheitert an seinem romantischen Liebesideal, wird zum Zyniker und stirbt einen 'seelischen Tod'. Der kleine Herr Friedemann (1897), durch die Schuld seiner Amme, das heißt einer 'mütterlichen' Frau, ein körperlich und seelisch beschädigter Mann, wirbt – ungeachtet des (ehelichen) Rivalen im Hintergrund – um die schöne und kalte Gerda von Rinnlingen, der er sich niederkniend erklärt. Brüsk von ihr abgewiesen ertränkt er sich augenblicklich im Gartenteich, und sein gegen sich selbst gewendeter (Fremd-)Haß ist derart massiv, daß er sich nicht einmal einen Todeskampf 'gönnt'. In der Novelle *Gerächt* (1899) rivalisiert der Ich-Erzähler Anselm als junger Mann *a posteriori* mit einem 'Nebenbuhler' vom Hörensagen um Dunja Stegemann, eine junge Frau von „resoluter Häßlichkeit" (VIII, 162), die er gar nicht haben wollte und will, und wird von ihr spöttisch-triumphierend beschämt.

Der Ehemann und Vater Thomas *Buddenbrook* (1901) muß gleich doppelt rivalisieren: mit dem jungen René Maria von Throta um seine schöne, kühle und distanzierende Frau, die nicht von ungefähr wiederum *Gerda* heißt, und *mit ihr* um seinen Sohn Hanno. Thomas Buddenbrook stirbt an einem defekten Zahn („Aber, zum Donnerwetter, daran starb man doch nicht!" sagen die Leute [I, 688]), genaugenommen an einer psychosomatischen Dekompensation, tiefenpsychologisch gewendet durch einen kaschierten Selbstmord,[52] und sein Sohn Hanno erleidet einen vergleichbaren Tod durch Typhus, der „ganz einfach eine Form der Auflösung ist, das Gewand des Todes selbst" (I, 753). Am Ende des Romans sind alle Männer dahingerafft, übrig bleibt das Rudel der Frauen und ersetzt das Buddenbrooksche Patriarchat durch ein Matriarchat. Im Roman taucht zum ersten mal ein *homoerotisches* Motiv auf, in Gestalt von Thomas Buddenbrooks nächtlicher Vision eines Knaben oder Jünglings, der offenbar

52 Mir ist bekannt, daß sich zwei meiner (körperlich gesunden!) homosexuellen Bekannten in einer verzweifelten Lebenssituation ins Bett legten, ihr Herz 'anhielten' und starben.

sein (Ich-)Ideal verkörpert, nach dessen Verlust der Senator der Todessehnsucht und Todessuche anheimfällt.

Luischen (1900): Der angesehene, aber potthäßliche Rechtsanwalt Christian Jacoby, wird von seiner wiederum kalten und schönen Frau Amra und deren Liebhaber Alfred Läutner auf einer Bühne öffentlich 'vorgeführt' und tödlich gekränkt: Er stirbt vor dem Publikum an einem Schlaganfall, wenn man so will durch verbrämten Selbstmord. *Tristan* (1903): Der lebensuntaugliche Dichter Detlef Spinell, rivalisiert mit dem vierschrötigen Großkaufmann Klöterjahn um dessen zarte und schwindsüchtige Frau Gabriele Eckhof, vor der er (wie der kleine Herr Friedemann vor Gerda von Rinnlingen) niederkniet, bleibt zwar am Leben, wird aber gleich dreifach gedemütigt: durch das rabiate Auftrumpfen des Rivalen, durch den Tod der geliebten Frau, den er mitverschuldet hat, und durch die krähende Vitalität von Klöterjahn Junior. Der musischfeinsinnige Tonio Kröger (1903) rivalisiert mit seinen Schulkameraden um den sportlichen blonden Hans Hansen und *mit ihm* um die blonde Inge. Beiden muß er entsagen, doch er hält das Ideal der „Blonden und Blauäugigen", besonders der blonden Inge, lebenslang aufrecht, während er indessen vor allem den *Frauen* entsagt – der subtile *homoerotische* Touch dieser Lieblingsnovelle von Thomas Mann wurde erst sehr viel später aus der Rückschau erkannt. Von *Wälsungenblut* (1906/21) sind die Geschwister Sieglinde und Siegmund Aarenhold, die sich in inzestuöser Liebe gegen Sieglindes Verlobten von Beckerath als den 'ausgeschlossenen und geschädigten Dritten' verbünden. In dieser Novelle taucht also zum ersten Mal das *Inzestmotiv* als ästhetisches und erotisches Ideal auf.

In *Königliche Hoheit* (1909), Thomas Manns zweitem Roman, in den er seine eigene Verlobungszeit hineingewebt hat, rivalisiert der Erzieher Raoul Überbein mit der Millionärstochter Imma Spoelmann um seinen Zögling, den Prinzen Klaus Heinrich, der wegen seiner verkrüppelten linken Hand – auch er ein Beschädigter also – von seiner kalten Mutter abgelehnt wird. Wie der kleine Herr Friedemann und Detlef Spinell kniet der Prinz vor seiner Angebeteten nieder („Kleine Schwester...", sagte er. „Kleine Schwester..." [!]) – und *sie* erhört ihn, indem sie seine verkümmerte Hand zärtlich ergreift und küßt, mithin seine 'männliche Schwäche' mütterlich 'annimmt', freilich nicht ohne Ermahnung: „Haltung, Prinz" (II, 285). Am Tag der Verlobung bringt sich Raoul Überbein um: Der strenge, lebensfeindliche 'Vater' ist überflüssig geworden, mehr noch: er muß verschwinden, damit das erotische Glück des 'Sohnes' ungehindert seinen Lauf nehmen kann. Das gleiche Schema findet sich im ersten Buch der *Bekenntnisse des Hochstaplers Felix Krull* (ab 1910; 1922): Diesmal rivalisiert, wenn auch versteckt, ein freundlicher, *leiblicher* Vater mit seinem Sohn um die Gunst des Hausmädchens Genovefa, die zudem einem Dritten versprochen ist. Nach dem erotischen Erfolg des Sohnes und dem nicht zuletzt symbolisch zu deutenden Bankrott der Firma erschießt sich der Vater.

Die Rivalitätsproblematik in *Der Tod in Venedig* (1912) ist wesentlich subtiler und prekärer als in den vorangegangenen Texten. Sie betrifft sowohl Gustav von Aschenbachs Versuch, seine männliche Identität gegen den drohenden Vater im Hintergrund (symbolisiert durch die vier männlichen 'Todesboten') zu wahren, als auch seine unausgesprochene Konkurrenz mit der Mutter von Tadzio um ihren Sohn, dem er – in Identifikation mit der 'guten' Vater-Imago – seine (homo-)erotische Liebe zuwendet, ohne ihn jedoch ansprechen zu können. Dabei identifiziert er sich freilich zunehmend mütterlich-weiblich, bis ihm der Traum vom „fremden Gott", der rachsüchtigen Vater-Imago, schockartig vollends die Erkenntnis vermittelt, daß er selbst erobert und überwältigt sein will. Dieser 'Traum' ist zwar bis in Details dem Hauptwerk des Altertumsforschers Erwin Rohde[53] entnommen, wie Wolfgang F. Michael[54] entdeckt hat, und stellt die emphatische Rekonstruktion einer Dionysos-Orgie dar, doch selbst Böhm, der zusätzlich *dieses* Argument gegen Kohut ins Feld führt, räumt ein: „Sicherlich kann auch das Montieren von Lesefrüchten einer unbewußten Regie folgen".[55] Wie Thomas Buddenbrook und 'Luischen' stirbt Aschenbach einen organisch kaschierten Tod, der indessen eine Art 'Selbstmord auf Raten' ist, weil er trotz der Cholera-Epidemie in Venedig verharrt, nicht einmal Tadzios Familie warnt und dann auch noch frische, womöglich verseuchte Erdbeeren zu sich nimmt. Unmittelbar vor seinem Ende weist ihm der Psychagoge Tadzio den Weg zur Versöhnung mit der *Magna Mater*, dem Meer.

Der Zauberberg (1924) thematisiert mindestens *drei* markante Rivalitätskonflikte, die mit katastrophalen Niederlagen der Beteiligten enden. Die beiden feindlichen 'Pädagogen' Settembrini und Naphta kämpfen um den Neophyten Hans Castorp, und Naphta erschießt sich aus scheinbar nichtigem Anlaß in wilder gegen sich selbst gerichteter Wut. Settembrini, die 'gute', passive Vater-Imago, konkurriert mit Madame Chauchat um Hans Castorp, den er von sexuellen Abenteuern abhalten will – und verliert ihn

53 Erwin Rohde: Psyche: Seelencult und Unsterblichkeitsglaube der Griechen (1890), 3. Aufl., Tübingen: Mohr 1903.
54 Wolfgang F. Michael: Stoff und Idee im 'Tod in Venedig', in: Deutsche Vierteljahresschrift für Literaturwissenschaft und Geistesgeschichte (DVJS) 33, 1959, S. 13–19.
55 Böhm, Zwischen Selbstzucht und Verlangen, S. 39.

an sie. Die verheiratete, sexuell emanzipierte und – *sit venia verbo!* – 'phallische' Frau, die Castorp ebenso wenig ansprechen kann wie Aschenbach Tadzio und die ihn an seine homoerotisch getönte Schülerliebe zu Hippe erinnert, befreit ihn, der wiederum vor ihr niedergekniet war, in der lockeren Atmosphäre einer „Walpurgisnacht" punktuell zur heterosexuellen Genitalität, nicht ohne ihn – wie einst Imma Klaus Heinrich – an seine „précepteurs" zu erinnern (III, 475). Am nächsten Tag reist sie ab, und Hans Castorp bleibt mit ihrem Röntgenbild 'schwanger' zurück. Das patriarchale Geschlechterverhältnis ist auf den Kopf gestellt.

Im 'Großtraum' (C.G. Jung) des „Schnee-Kapitels" sieht sich Castorp in eine klassizistische Ideallandschaft versetzt, die dem Meer im *Tod in Venedig* korrespondiert. Ein schöner Knabe verweist ihn – wie Tadzio Aschenbach – auf das 'Reich der Mutter', in diesem Fall auf den Tempel der Demeter und ihrer Tochter Koré. Doch im Inneren des Tempels wird Castorp – kontrapunktisch zu Aschenbach – in einer alptraumhaften Sequenz mit der Imago der 'bösen', verschlingenden Mutter konfrontiert. Mit dem programmatischen Kernsatz des Buchs: *„Der Mensch soll um der Güte und Liebe willen dem Tode keine Herrschaft einräumen über seine Gedanken"* (III, 686), erwacht Hans Castorp aus seinem Traum – er hat sich gegen den Tod und für das Leben entschieden. Aber als Clawdia Chauchat mit Mynheer Peeperkorn, ihrem älteren Geliebten, ins Sanatorium Berghof zurückkehrt, entsteht eine spannungsreiche Dreieckssituation, in der jeder mit jedem um jeden rivalisiert, und die erst dadurch katastrophal gesprengt wird, daß sich Peeperkorn umbringt, „abdankt", wie Thomas Mann formuliert. In Castorp keimt die Ahnung, daß er am Tod seines väterlichen Rivalen, mit dem er sich partiell identifizierte, nicht ganz unschuldig ist, doch er nimmt dessen 'Opfer' nicht an und hält Clawdia nicht zurück. Nachdem beide Eltern-Gestalten für immer entschwunden sind, verfällt er in „Stumpfsinn" und gibt sich „Fragwürdigstem" hin. „Am Ende des Romans ist Hans Castorp gefangen in der von Aggressionen zerwühlten, kotigen Landschaft des Krieges, die – wenn man ihr zugleich die Bedeutung einer inneren Landschaft zubilligt – anal-sadistischen Charakter hat und seinem regredierten Zustande entspricht"; zudem weisen diese „letzten Passagen (wie am Ende von *Buddenbrooks*) ein suizidgerichtetes Gefälle" auf.[56]

Verglichen mit den früheren Texten ist der Verlauf meiner Lieblingsnovelle von Thomas Mann *Unordnung und frühes Leid* (1925) geradezu herzerquickend. Hier muß Vater Cornelius, ein milder Geschichtsprofes-

56 Dettmering, Suicid und Inzest, S. 38.

sor, 'nur' mit dem hergelaufenen Hergesell, einem Freund seiner älteren Kinder, um das Lorchen, sein „Kindchen", das doch ganz ihm selbst zu gehören schien, rivalisieren und dann auch noch vor Freude und Dankbarkeit „überwältigt" sein, als Hergesell sich herbeiläßt, das schluchzende Lorchen großmütig-übertrieben zu trösten. Auch hier bahnt sich ein 'Abdanken' an – diesmal des guten, liebenden Vaters. Das Geschehen in *Mario und der Zauberer* (1930) entfaltet sich dagegen wieder *fatal*. Der halbseiden-abgründige 'Magier' Cipolla, der äußerlich dem kleinen Herrn Friedemann nicht ganz unähnlich ist, schlüpft in eine hypnotisch-weibliche Rolle, weist dem jungen Mario die gebannt-männliche zu und verführt ihn zu einer *de facto* homoerotischen Handlung, indem er ihm befiehlt, ihn zu küssen. Der düpierte Mario, der unter der Suggestion stand, ein geliebtes *Mädchen* zu küssen, erschießt nach dem Ende der Trance seinen Verführer. Hier sind – wie es sich schon bei den Paaren Raoul Überbein/Klaus Heinrich und Peeperkorn/Castorp andeutete – beide Protagonisten zugleich Täter *und* Opfer, und beide sind Männer. Doch diesmal wird die Aggressivität nicht mehr suizidal 'gebunden' und gegen sich selbst gewendet, sondern 'freigesetzt' und gegen einen anderen gerichtet, in diesem Fall gegen das – wider Willen – gleichgeschlechtliche 'Liebesobjekt'.

In den *Josephs*-Romanen (1933–43) setzt sich die Reihe der 'schwachen' Männer (in Gestalt der 'Väter') und 'starken' Frauen fort. Der junge Joseph (1934), vorab dessen *Brüder*, führen einen väterlichen Protagonisten vor, der Rivalität mit seinen Söhnen sorgsam *vermeidet*, indem er sich in ihr Leben gar nicht mehr einmischt und, was sie tun, sogar gutheißt, um nicht ihre Aggressivität auf sich zu lenken. Auch er 'dankt ab': als Vater, als Patriarch und als mythische Figur. Nach dem Tode seiner Frau Rahel läßt er seinem Lieblingssohn Joseph eine ausgesprochen mütterlich-zärtliche Fürsorge angedeihen, hinter der sogar das Bild der geliebten Rahel verblaßt: Jaakob ist ein typisch „präödipaler", „prägenitaler" Vater. Joseph in Ägypten (1936) wird dagegen mit einer 'Herrin', Mut-em-enet, konfrontiert, wiederum einer eher männlich identifizierten, 'phallischen' Frau, die mit ihrem Ehemann Potiphar um die Loyalität vs. Liebesgunst des jungen Joseph rivalisiert, sogar bereit ist, ihren Mann aus dem Weg zu räumen, und Joseph mit ausgeklügelten Todesarten bedroht, wenn er ihr nicht zu Willen sein sollte, so daß dieser mit dem Gedanken spielt, sich *selbst* zu kastrieren. Joseph aber verzichtet aus Liebe zu Potiphar, wiederum einem „präödipalen" Vater, standhaft darauf, ihn zu beseitigen, und er verzichtet auch auf die Liebe der (und zur) dominant-gefährlichen Mut-em-enet – zugunsten einer nach patriarchalischem Recht geschlossenen Ehe mit dem Mädchen Asnath. Joseph, der Ernährer (1943) schließlich, der eher mütterlich-weiblich identifiziert ist und eigentlich den Beinamen „die Ernährerin“ tragen müßte, bekommt es dann noch einmal mit der herrschsüchtigen Pharao-Mutter zu tun, die mit ihrem schwächlichen Sohn um die Macht rivalisiert.

Die vertauschten Köpfe (1940) gehören zwei Freunden, Nanda und Schridaman, die um das Mädchen Sita rivalisieren und eine homoerotische Beziehung eingehen, um dieser Situation besser gewachsen zu sein. Nanda wirbt erfolgreich für Schridaman, und als der mit Sita verheiratet und sie von ihm schwanger ist, machen sich alle drei auf den Weg zu den Schwiegereltern und verirren sich in den Tempel einer chthonischen Göttin. Schridaman gerät so sehr in den Bann der „Todbringend-Lebenschenkenden“ (VIII, 747), daß er „wieder eingehen“ möchte „durch die Pforte des Mutterleibes in dich zurück“ (VIII, 748) – und sich vor ihrem Standbild enthauptet. Nanda, der den toten Freund findet, tut verzweifelt dasselbe, und Sita will sich erhängen. Doch die Göttin befiehlt ihr, den beiden die Köpfe aufzusetzen und sie so wieder lebendig zu machen. In der Eile *vertauscht* sie die Köpfe – und ein Einsiedler löst das prekäre Beziehungsproblem, indem er entscheidet: Sita gehört zu dem Mann mit Nandas Körper und Schridamans Kopf. Sie verlebt eine glückliche Zeit mit dem ‘Körper-Mann’ Nanda – doch der paßt sich immer mehr dem ‘intellektuellen’ Kopf Schridamans an. Sita gerät in den Konflikt zwischen Geist und Trieb und flieht mit ihrem Söhnchen zum Nanda-köpfigen Körper, aber der Schridaman-Kopf stöbert sie auf – und die beiden Freunde töten einander; die Witwe Sita verbrennt sich mit ihnen. Die Geschichte also eines heillosen, homo-heterosexuellen Dreierkonflikts (mit der ambivalent erlebten Mutter-Imago im Hintergrund), den die Beteiligten nicht zu lösen vermögen und der deshalb gleich *zweimal* katastrophal endet: mit Selbstmorden und wechselseitigem Totschlag. Daß Thomas Mann diese Novelle einer indischen Legende ‘nacherzählt’ hat, spricht wiederum nicht gegen die un- oder besser: vor-bewußte ‘Regie’ bei der Wahl dieses Stoffes.

Dasselbe gilt für den Doktor Faustus (1947), dessen verhängnisvolle Lebensgeschichte weitgehend und bis in Einzelheiten hinein vorab nach der Biographie Friedrich Nietzsches, aber auch anderer syphilitischer Künstler (Hugo Wolfs zum Beispiel) gestaltet ist und in der eine fatale Dreiecksbeziehung nach dem Modell der *Vertauschten Köpfe*, die durch weitere Personen flankiert wird, einen bedeutenden Stellenwert einnimmt. Der geniale Komponist Adrian Leverkühn steht *nolens volens* ein Leben lang, sein Freund Rudi Schwerdtfeger, ein Geiger und Frauenliebling, vorübergehend jeweils im Bann einer todbringenden *femme fatale.* Der noch ‘jungfräuliche’ Leverkühn hatte sich in seiner Jugend bei einer exotischen

Prostituierten, Hetæra Esmeralda, gegen deren ausdrückliche Warnung willentlich mit der Syphilis infiziert, um durch diesen 'Teufelspakt' Genialität zu erwerben – ein weiterer, wenn auch durch revolutionäres Schöpfertum kompensierter 'Selbstmord auf Raten', obwohl Adrian – und mit ihm Thomas Mann? – die Verantwortung trotzdem der Frau zuschob.[57] *Schwerdtfeger* lebte mit der verheirateten Ines Institoris in einer sinistren Sohn-Mutter-Beziehung, in der ihr Ehemann, ein mickriger Professor der Kunstgeschichte, als Rivale keine Bedeutung besaß. Nach dem Abbruch dieser Beziehung wirbt Schwerdtfeger um Leverkühn, und die beiden gehen – wie Nanda und Schridaman – zur Stärkung der männlichen Position gegenüber den Frauen ein homoerotisches Verhältnis ein.

Als Adrian das Mädchen *Marie Godeau* kennenlernt, verspricht er sich – wenn auch hoffnungslos –, mit ihr den Absprung in eine unbelastete heterosexuelle Beziehung zu schaffen, und schickt seinen Freund Rudi (nach dem Vorbild Nietzsches und der Komödien von Shakespeare) als Brautwerber zu Marie, wohl wissend, welche Konsequenzen sich daraus entwikkeln würden. Denn Schwerdtfeger wirbt für sich selbst, und als die ohnehin eifersüchtige Ines Institoris von dessen Verlobung mit Marie erfährt, schießt sie ihn nieder: die Rache der malignen Mutter-Gestalt, die durch ein 'gutes Objekt' ersetzt werden sollte. Doch auch Adrian Leverkühn, der das alles voraussah, hat sich an Rudi, den er verachtet, gerächt, indem er Ines als Werkzeug benutzte und damit juristisch zum Tatgehilfen, psychologisch betrachtet zum Täter wird.[58] Was Hans Castorp nur *ahnte:* Peeperkorns Tod verschuldet zu haben, nimmt Leverkühn wissentlich und willentlich auf sich. Daß Thomas Mann neben anderen biographischen Reminiszenzen vor allem seine Beziehung zum Münchner Jugendfreund Paul Ehrenberg eingearbeitet hat, dessen Züge Schwerdtfeger trägt, beweist die 'lebenslange' psychodynamische Brisanz dieser homo-heterosexuellen Dreiecksgeschichte für den Autor. Bleibt abschließend zu bemerken, daß Adrian Leverkühn nach seinem Zusammenbruch am Ende des Romans – wie Nietzsche – von 'guten Müttern' in Empfang und Obhut genommen wird.

Das ist dann auch das Thema im weiteren Spätwerk von Thomas Mann: der Gang zu den Müttern – „diesem beliebten deutschen Aufent-

57 Jörg Tenckhoff: Das Prinzip der Verantwortlichkeit in Thomas Manns *Doktor Faustus*, in: Andrea Bartl u.a. (Hrsg.): „In Spuren gehen ..." Festschrift für Helmut Koopmann, Tübingen: Max Niemeyer 1998, S. 339–355, 347 f.

58 Tenckhoff, S. 348 ff.

haltsort", wie Gottfried Benn spöttisch bemerkt hat[59] – und die *Versöhnung* mit ihnen. Das beginnt mit der Geschichte „von der Geburt des heiligen Papstes Gregor", die bereits Adrian Leverkühn als Stoff für eine Puppenoper gedient hatte. Im Roman *Der Erwählte* (1951) läßt Thomas Mann dessen Lebensgeschichte nach einer Dichtung des Hartmann von Aue vom Mönch Clemens erzählen. Gregor ist der Sproß einer inzestuösen Beziehung der Geschwister Wiligis und Sibylla, die in „Ebenbürtigkeitswonne" sich selbst im anderen lieben: „denn unser beider ist niemand wert, weder deiner noch meiner, sondern wert ist eines nur des anderen, da wir völlig exceptionelle Kinder sind, von Gebürte hoch" (VII, 28). Hier wird also nicht nur Hartmann von Aues 'Teufelswerk' auf den Kopf gestellt, sondern auch der sinistre Inzest von Sieglinde und Siegmund aus *Wälsungenblut* ins rechte Licht gerückt und geadelt: in der Geschwisterliebe ist der Antagonismus der Geschlechter und die Geschlechterrivalität aufgehoben.

Im zweiten Teil des Romans vollzieht sich dann nach dem Modell des Ödipus-Mythos der Inzest von Gregorius mit seiner Mutter Sibylla, in den zahlreiche Motive aus früheren Texten Thomas Manns eingearbeitet sind: so das *Knien* des Protagonisten vor der umworbenen Frau, die zärtlich seine verwundete Hand – diesmal die Rechte! – an ihren Mund führt (wie Imma in *Königliche Hoheit*), der *Protest* des Chronisten Clemens, der liebenden 'Vaterfigur', der wie Jaakob ins Geschehen nicht eingreifen kann, sich aber im Augenblick des Inzests (Raoul Überbein analog) gegen die „Mutter Natur", die Personifikation des Geschlechtlich-Bösen empört, und schließlich die *religiöse Zuflucht* Sibyllas, die sich (wie Sita in den *Vertauschten Köpfen*) hilfesuchend an die christliche Muttergöttin Maria wendet. Wie einst in *Buddenbrooks* triumphiert die matriarchale Ordnung über die patriarchale, doch nunmehr gelingt es dem Protagonisten, sich mit einer komplexen Muttergestalt, in der die 'gute' und 'böse' Mutter vereinigt sind, zu *versöhnen*: Gregorius ist nicht nur der von Gott, sondern auch der von seiner *Mutter* „Erwählte".

Etwas Vergleichbares vollzieht sich in Thomas Manns letzter Novelle *Die Betrogene* (1953), in der – titelbezogen und perspektivisch komplementär zum *Erwählten* – die Liebesbeziehung des jungen Amerikaners Ken Keaton zur doppelt so alten mütterlichen Rosalie von Tümmler erzählt wird – diesmal scheinbar aus der Perspektive der *Frau*, denn *hinter* ihr steht

[59] Gottfried Benn: Probleme der Lyrik, in: Ders.: Gesammelte Werke in vier Bänden, Bd. 1: Essays, Reden, Vorträge, hrsg. von Dieter Wellershoff, Wiesbaden: Limes 1959, S. 494–532, 508.

ersichtlich Thomas Mann *selbst*![60] Als bei der naiv-enthusiastisch naturfrommen Offizierswitwe – scheinbar – die Regelblutung noch einmal einsetzt – „'Triumph, Anna, Triumph, es ist mir wiedergekehrt [...], welches Wunder!'" (VIII, 922) – besteht sie, allem Widerstand ihrer durch einen Klumpfuß behinderten intellektuellen Tochter zum Trotz, auf dem Recht ihrer Liebe zu Ken, dem Hauslehrer ihres Sohnes, um sich nicht der „Treulosigkeit" gegen die Natur schuldig zu machen. Anna entspricht der Tochter von *Lotte in Weimar* (1939), die ihrer Mutter die liebende Treue zu Goethe mißgönnt. Doch auch nachdem sich die 'Menstruation' als Symptom ihrer fortgeschrittenen Krebserkrankung erweist, beharrt Frau von Tümmler auf ihrem Glauben an die 'gute' Natur. Sie stirbt, ohne daß es zu einer genitalen Vereinigung mit Ken Keaton kommt, und geht ein in den Schoß der 'Mutter Natur'. Zwar hat sie gegen das Lebensgesetz des Alterns verstoßen, doch sie stirbt *versöhnt* mit ihrem idealen Liebesobjekt: „'Die Natur – ich habe sie immer geliebt, und Liebe – hat sie ihrem Kinde erwiesen.'" (VIII, 950)

Die völlig *konfliktfreie Versöhnung* mit der 'Mutter' gelingt freilich erst *Felix Krull*, dem einzigen und nunmehr letzten Protagonisten Thomas Manns, der sich schon in seiner Jugendzeit den Frauen unbelastet zuwenden durfte und der sich nun in der letzten Veröffentlichung des Autors, der unvollendet gebliebenen Fortsetzung des Romanfragments (1922, erw. 1948) *Bekenntnisse des Hochstaplers Felix Krull. Der Memoiren erster Teil* (1954), des uneingeschränkten Wohlwollens seiner mütterlichen Geliebten erfreut, ohne von malignen Mutter-Gestalten wie den beiden Gerdas, Amra, Clawdia, Mut-em-enet und Ines respektive von 'rachsüchtigen' oder auch nur 'protestierenden' Vatergestalten wie dem „jämmerlichen Greis", Klöterjahn, Überbein, dem „fremden Gott", Settembrini, Naphta und Peeperkorn, Cipolla, Serenus Zeitblom und Clemens bedroht oder getadelt zu werden.

Das 'Versöhnungsthema' deutet sich bereits an, als Felix Krull voller Entzücken ein Geschwisterpaar auf den Balkon des „Frankfurter Hofs" treten sieht, dessen äußere Erscheinung – „spanisch-portugiesische Südamerikaner [...]; vielleicht aber auch Juden" (VII, 345) – zwar an Sieglinde und Siegmund aus *Wälsungenblut*, nun aber auch an die „völlig exceptionellen Kinder" Wiligis und Sibylla (VII, 28) aus dem *Erwählten* erinnern. Die Prostituierte Rozsa, Krulls „Gegenspielerin", „strenge Geliebte und

[60] Vorab aus drei Gründen: (1) Thomas Mann ahnte womöglich, daß er *doch* ein (Lungen-) *Karzinom* gehabt hatte, konnte (2) aus der Sicht einer *Frau* von einem jungen Mann 'schwärmen' (wie einst Mut-em-enet und später Madame Houpflé) und verlegte (3) den Wohnort der Tümmlers nach *Düsseldorf*, dem Wohnort seines 'geliebten' Klaus Heuser.

Meisterin“ in den Liebeskünsten (VII, 382 ff.), trägt zwar noch Züge früherer ‘Herrinnen’, doch an den „handlichen Brüsten“ der Madame Houpflé alias Diane Philibert, die „den Mann nur ganz, ganz jung, als Knaben nur zu lieben“ vermag (VII, 445), wird Felix fast wieder zum Kind an der Mutterbrust. Die mütterliche Geliebte spricht das ganz offen aus:

> Vielleicht, sag’ ich, ist diese Liebe zu euch versetzte Mutterliebe, die Sehnsucht nach dem Sohn ... Verkehrtheit, sagst du? Und ihr? Was wollt ihr mit unseren Brüsten, die euch tränkten, unserem Schoß, der euch gebar? Wollt ihr nicht nur zurück zu ihnen, nicht wieder Brustkinder sein? Ist es nicht die Mutter, die ihr unerlaubterweise im Weibe liebt? (VII, 445)

Kein Wunder also, daß Felix dem homoerotischen Werben von Nectan Lord Kilmarnock und den Tränen des schwärmerisch-hysterischen Backfischs Eleanor Twentyman tränenlos widersteht, auch wenn beide sehr reich sind: die ‘Mutter’ ist durch nichts zu ersetzen.

In Lissabon wird Krulls „Neigung zur Doppelbegeisterung, zur Bezauberung durch das Ungleich-Zwiefache“ (VII, 559), die er in Frankfurt beim Anblick der exotischen Geschwister empfunden hatte, durch das Auftreten von Senhora Kuckuck und ihrer Tochter Zouzou reaktiviert, doch die Entscheidung zwischen den beiden nimmt die resolute Donna Maria Pia dem falschen ‘Marquis de Venosta’ ab, indem sie ihn ihrer Tochter ganz einfach ausspannt: „‘Holé! Heho! Ahé!’ rief sie mit mächtigem Jubel. Ein Wirbelsturm urtümlicher Kräfte trug mich ins Reich der Wonne. Und hoch, stürmischer als beim iberischen Blutspiel, sah ich unter meinen glühenden Zärtlichkeiten den königlichen Busen wogen.“ (VII, 661)

Die einstigen ‘Herrinnen’ und ambivalent besetzten mächtigen Muttergottheiten haben sich in die mütterliche *Geliebte* verwandelt, kein väterlicher Rivale stört die Beziehung (Senhora Kuckuck zu Krull: „Papa ist immer milde.“ [VII, 621, 630] – und darf also ‘betrogen’ werden), der angstbesetzte und bedrohliche Phallus spielt angesichts der wogenden Brüste gar keine Rolle mehr, und der männliche Protagonist kann endlich vollziehen, was seine Vorgänger immer schon wollten: *die konfliktfreie Regression in die Mutter-Kind-Symbiose.* Daß der Roman an diesem Punkt *abbricht*, ist nur konsequent: eine befriedigendere Fortsetzung kann es für Krull und seinen geistigen Vater nicht geben. „Das Unbeschreibliche, / Hier ist’s getan; / Das Ewigweibliche / Zieht uns hinan.“ Überflüssig zu sagen, daß gerade der Homosexuelle lebenslang der Mutter ‘treu’ bleibt und sich (immer wieder) eine Ersatzmutter sucht.

VII

Soweit also meine psychodynamische *Tour d'horizon* durch die „innere Biographie" des Werks, dessen Personengefüge, Beziehungsmuster und Verlaufsgestalten folgende markante Merkmale zeigen:

– ein starkes Bedürfnis der ich-schwachen und sozioemotional isolierten Protagonisten, vor allem der 'Söhne', nach (männlicher) Identifizierung und Identität;

– ihre aussichtslose und mit narzißtischen Kränkungen verbundene Sehnsucht nach Geborgenheit bei einer (mütterlichen) Frau und nach Liebe;

– überwiegend 'milde', aber 'schwache', eher weiblich identifizierte, teilweise aber auch lebensfeindliche 'Väter', deren heimliche 'Rachsucht' – und sei es als Tadel – indessen stets zu befürchten ist;

– 'starke', aber kalte, eher männlich identifizierte 'Mütter', die ihre 'Söhne' ablehnen, vernachlässigen, verlassen (etwa die Mütter von Hanno, Tonio, Klaus Heinrich, Gregorius) oder bedrohen (archaische Muttergestalten, gefährlich-dominante Frauen oder Geliebte);

– rasende Rivalitäten im Gestrüpp hetero-homosexueller Beziehungen und Dreiecksverhältnisse, die für einen oder gar alle Beteiligten katastrophal enden;

– anfangs nach innen, später auch nach außen gerichtete Aggression der Protagonisten, die in Suizid oder Totschlag münden;

– letztlich erfolgloses Bestreben, Angst und Verzweiflung durch Askese und/oder hermetische Leistungsbereitschaft zu bannen;

– erotisch-ästhetische Versuche, den Geschlechterdualismus durch bisexuelle Identifizierungen, gegengeschlechtliche 'Zwillingsphantasien' und inzestuöse Beziehungen ('Paradiesphantasien') aufzuheben;

– schließlich die regressive Phantasie einer Rückkehr in die präödipale Mutter-Kind-Symbiose der persönlichen Frühzeit, einer Wiederverschmelzung mit der 'guten', lustgewährenden Mutter;

– alles in allem: die Ersetzung des verfallenden, 'abgedankten' Patriarchats durch ein starkes, zunächst bedrohliches, zu guter Letzt aber liebevolles, mythisches Matriarchat.

Wer sich in der Literatur des 20. Jahrhunderts und der kritischen Sozialwissenschaft deutscher und französischer Provenienz auch nur halbwegs auskennt, wird das psychologische Grundgerüst der Novellen und Romane von Thomas Mann – wie der Werke vieler anderer seiner zeitgenössischen Autorenkollegen – unschwer als das „psychodramatische Substrat" der „vaterlosen Gesellschaft" identifizieren.[61] Ich selbst habe in meinem vor 19 Jahren geschriebenen Beitrag über die Lyrik des jungen Brecht die bedeutendsten Autoren unseres Jahrhunderts als „'muttergeschädigte' Muttersucher mit mangelnder väterlicher Identifizierung" bezeichnet[62], neben Brecht vor allem Proust, Rilke, Thomas Mann, Beckett, Joyce, Hemingway und Hans Henny Jahnn. In diese Reihe zu stellen sind auch Kafka und Musil, der nicht nur durch seinen *Törleß* und *Mann ohne Eigenschaften* dem Autor des *Tonio Kröger* und *Zauberberg* nahesteht, sondern auch dessen inzestuöse 'Paradiesphantasien' teilt.[63] Und schon damals habe ich darauf hingewiesen, „daß alle genannten Autoren [...] in Leben und Werk mehr oder minder deutliche *homoerotische Tendenzen* zeigten" (a.a.O.).

Damit sind wir beim nächsten Tractandum. Daß ihre Vorgeschichte, der Eintritt in die „vaterlose Gesellschaft" und ihr weiterer Entwicklungsprozeß durch eine *kollektive Neurotisierung* geprägt sind, anfangs durch *angst-* und *zwangsneurotische*, dann zunehmend durch *narzißtische* Züge, und daß ein Autor wie Thomas Mann seine analoge *individuelle Neurose* u.a. durch artistische Sublimierung zu bewältigen suchte, kann und braucht hier nicht weiter behandelt zu werden. Speziell, vorab freilich 'ideologisch' und – da letztlich wohl kaum zu entscheiden – womöglich nur 'akademisch', interessiert dagegen die Frage nach dem (kausalen) Verhältnis zwischen der Neurose und der Homophilie Thomas Manns.

Von einer möglichen *genetischen Mitbedingung* der homoerotischen Disposition, für die es neuerdings Anhaltspunkte zu geben scheint, einmal abgesehen, betrachtet die Psychoanalyse, und zwar nicht nur die orthodoxe, die Homosexualität als Ergebnis einer *neurotischen Fehlentwicklung* sekundärnarzißtischer Provenienz. Inzwischen ist immerhin die frühere dezidierte Reserve der Psychoanalytiker gegen homosexuelle Patienten, die

61 Vgl. dazu Paul Federn: Zur Psychologie der Revolution: Die vaterlose Gesellschaft, in: Der Aufstieg 11/12, Leipzig/Wien 1919. – Alexander Mitscherlich: Auf dem Weg zur vaterlosen Gesellschaft, München: Piper 1963. – Jochen Stork (Hrsg.): Fragen nach dem Vater, Freiburg/München: Karl Alber 1974. – Klaus Theweleit: Männerphantasien, 2 Bde., Basel/Frankfurt am Main: Stroemfeld/Roter Stern 1977, einbändige Ausgabe 1986. – Barbara Franck: Mütter und Söhne. Gesprächsprotokolle mit Männern, Hamburg: Hoffmann und Campe 1981. – Hans A. Hartmann: Von der Freundlichkeit der Weiten oder Auf der Suche nach der verlorenen Mutter. Der junge Brecht, in: Helmut Koopmann/Theo Stammen (Hrsg.): Bertolt Brecht – Aspekte seines Werkes, Spuren seiner Wirkung (1983), 2. Aufl., München: Ernst Vögel 1994, S. 31–83; auch in: Hans A. Hartmann: Unheimlicher Gehorsam. Auftragsarbeit frecher deutscher Söhne. Versuche über Brecht und Luther, Frankfurt/Main: Nexus 1989, S. 11–79.

62 Hans A. Hartmann, Von der Freundlichkeit der Weiten, S. 76 bzw. S. 75, jeweils Anm. 103.

63 Zweites Buch, Kapitel 94 des Romans *Der Mann ohne Eigenschaften*: „Die Reise ins Paradies".

sich nicht 'umpolen' lassen, und gegen Kollegen 'vom anderen Ufer' einer stillschweigenden Akzeptanz gewichen. Gleichwohl gilt die Homosexualität aus analytischer Sicht noch immer als psychosexueller Ausdruck eines 'narzißtischen Defekts', wie es der trieb- und später narzißmustheoretischen Einschätzung Thomas Manns durch Heinz Kohut entspricht (s.o. S. 82 f.). Auch die „neueren Studien aus dem Umkreis der Narzißmusforschung haben dieses Bild" – vom kalten, narzißtischen, asozialen Thomas Mann – „noch einmal nachdrücklich bestätigt", schreibt Karl Werner Böhm und bezieht sich an dieser Stelle auf die thematisch einschlägige Studie von Hans Wysling[64], einem Bannerträger des Dichters: „Hans Wysling ging sogar soweit, von Thomas Manns 'prinzipieller Unfähigkeit zur Objektliebe'[65] zu sprechen und zentrierte damit sein Charakterprofil um hypothetische Entwicklungsstörungen in der frühen Kindheit. Eine 'aus prinzipieller Lebensängstlichkeit stammende Kontaktscheu und Beziehungslosigkeit' habe in seinem Fall 'allenfalls zu homoerotischen und inzestuösen Neigungen' geführt".[66]

Bei aller Übereinstimmung hinsichtlich der Verhaltensweisen und Charaktermerkmale Thomas Manns verwahrt sich Böhm ganz entschieden gegen dessen narzißmustheoretische „Pathologisierung" durch Wysling, dem er im einzelnen vorwirft, er habe (1) in unzulässiger Weise von den Protagonisten auf den Autor, vor allem aber (2) von der psychischen Verfassung des 45- bzw. 58–80jährigen Tagebuchschreibers auf die des Kindes und Jugendlichen geschlossen, von der man aufgrund der „äußerst mangelhaften Materiallage" gar nichts wisse und wissen könne, und er habe (3) „die möglichen Konflikte späterer Entwicklungsphasen außer Acht [gelassen]".[67] In einem der zentralen Kapitel seines Buches hält Karl Werner Böhm mit einem Ansatz dagegen, der die Auffassung homosexueller Gesellschaftskritik (re-)präsentiert:

Die folgende Charakterskizze kehrt das von Wysling unterstellte Ursache-Wirkungs-Verhältnis um. Nicht der 'Homosexuelle' Thomas Mann entwickelte sich aus einer narzißtischen Persönlichkeitsstörung, [sondern] *diese* entwickelte sich im Widerstand gegen den 'Homosexuellen', das heißt gegen die Stigmata seiner Rolle. [...] Dieser Konflikt bestimmte die weitere Entwicklung Thomas Manns in ihren wesentlichsten Zügen. Er bewirkte eine rückläufige Neurotisierung vorhan-

64 Hans Wysling: Narzißmus und illusionäre Existenzform. Zu den Bekenntnissen des Hochstaplers Felix Krull, 2. Aufl., Frankfurt/Main 1995 (= Thomas-Mann-Studien V).

65 Ebd., S. 92.

66 Böhm, Zwischen Selbstzucht und Verlangen, S. 122.

67 Ebd., S. 48 ff.

dener Anlagen und prägte schließlich das entscheidend mit, was uns aus den Lebensäußerungen Thomas Manns als Charakterprofil entgegentritt.[68]

Böhm hält also eine neurotogene Disposition des Autors durchaus für möglich, aber er spekuliert nicht darüber, schon gar nicht über ihre Entwicklung, sondern bestimmt das *homosexuelle Pubertätsdrama* Thomas Manns nach einem 'Coming-out'-Erlebnis in frühen Jahren als Auslöser einer *sekundären Neurotisierung* unter dem Eindruck empfundener und/oder antizipierter *gesellschaftlicher Stigmatisierung*. Das erinnert an den Filmtitel Rosa von Praunheims: „Nicht der Homosexuelle ist pervers, sondern die Gesellschaft, in der er lebt." Im Anschluß an ein elaboriertes *Modell* der narzißtischen Charakterentwicklung Thomas Manns (s. Kasten) analysiert Böhm[69] die „fiktive Leidensmotivation" des jungen Autors am Beispiel des *Außenseitertums der Protagonisten* seines Frühwerks (1894–1905), die alle gesellschaftlich *isoliert* und *stigmatisiert* sind: in wechselnder Kombination durch abstruse Häßlichkeit, körperliche Defekte, Krankheit, Laster, diverse Verhaltensauffälligkeiten, übersteigerte Sensibilität, künstlerische Begabung, Fanatismus, verschmähte Liebe und anderes mehr – Außenseiter, die *keine Entwicklungsperspektive* besitzen.

Gemeint sind – neben den vor mir bereits behandelten Protagonisten – Paolo Hofmann (*Der Wille zum Glück*, 1896), der anonyme gräfliche Tagebuchschreiber (*Der Tod*, 1897) und der Unbekannte auf der Piazza San Marco (*Enttäuschung*, 1896), *Der Bajazzo* (1897) und *Tobias Mindernickel* (1898), Albrecht van der Qualen (*Der Kleiderschrank*, 1899), Lobgott Piepsam (*Der Weg zum Friedhof*, 1900), der Mönch Hieronymus (*Gladius Dei*, 1902), Detlef, der Vorläufer Tonio Krögers (*Die Hungernden*, 1903), die Baronin Anna und der Avantageur (*Ein Glück*, 1904), Bibi Saccellaphylaccas (*Das Wunderkind*, 1903), Daniel (*Beim Propheten*, 1904), Lorenzo di Medici und Girolamo Savonarola (*Fiorenza*, 1905), schließlich Friedrich Schiller (*Schwere Stunde*, 1905). – Thomas Mann hätte also – Böhm zufolge – an seinen Protagonisten nicht etwa neurotische frühkindliche Konflikte reaktiviert und 'abgearbeitet', sondern sein *Außenseitertum* thematisiert – wobei sich im zeitlichen Verlauf der Schwerpunkt seines Interesses „von den negativ zu den positiv Stigmatisierten" verlagert: „von den Ausgestoßenen zu den Ausgezeichneten", von den fatalistisch Leidenden zu einer „in Erkenntnis- und Künstlermetaphysik mündenden Ontologisierung des Leidens" 'genialer' Protagonisten.[70]

68 Ebd., S. 122.
69 Ebd., S. 136–160.
70 Ebd., S. 156 f.

Modell der narzißtischen Charakterentwicklung Thomas Manns als Folge seines homosexuellen Pubertätsdramas[71]	
Normative Basis des homosexuellen Pubertätsdramas	'Protestantisch-puritanische Grundverfassung' mit ihrer Gewissensstrenge und kategorischen Ablehnung der Homosexualität
Unmittelbare Folgen des homosexuellen Pubertätsdramas	• Gefühl des Andersseins • Isolations- und Ohnmachtsgefühle • Hang zur Selbstbeobachtung • Identitätsstörungen • Verunsicherte 'Männlichkeit' • Bedürfnis nach starken Identifikationsfiguren
„Asketische Kunstgriffe"	• Ironie (einschl. geistige Zucht, Disziplin, 'Haltung') • Formalismus • Ästhetizismus
„Ersatz für das Glück"	• Arbeit • Wille zum Erfolg • Ich-Kult • Prädestinationsglaube • Märtyrerbewußtsein
Folgen des Triebverzichts	• 'Kälte' und Beziehungsstörungen • Prüderie und Erotisierung von Sekundarbereichen • 'Neurasthenie' • körperliche Hemmungen • Suizidgedanken

Die Böhmschen Entwicklungslogiken der Außenseiter-Thematisierung und des narzißtischen Charakters von Thomas Mann erscheinen mir sehr plausibel, und sie besitzen im Vergleich mit den voraussetzungsvolleren psychoanalytischen Deutungsansätzen den Vorzug der 'sparsameren' Erklärung. Wenn meine oben angebotene objektpsychologische und kon-

71 Nach Böhm, Zwischen Selbstsucht und Verlangen, S. 122–132.

flikttheoretische Interpretation nur nicht so gut mit wohlbekannten Mustern der frühkindlichen Neurosenentwicklung und darüber hinaus mit kollektiven Mustern der „vaterlosen Gesellschaft“ vereinbar wäre! Vor diesem Hintergrund erscheint Böhms Fokussierung eines reaktiven Prozesses als Folge des Stigmatisierungstraumas eher unterkomplex, auch wenn er seine These im Fortgang des Buchs mit einer beeindruckenden Materialfülle zu stützen versucht. Daß Thomas Mann sich als Außenseiter empfand und ein Pandämonium an 'Parias' portraitierte, reicht mir als Erklärung nicht aus, wenn immer wiederkehrende, wohlbekannte Konfliktmuster nicht mitreflektiert werden. Wo kommen die starken kalten 'Mütter' und die schwächlichen 'Väter' denn her? Letztlich doch wohl aus seiner eigenen Herkunftsfamilie (auch wenn Thomas Mann vehement *bestritt*, daß Gerda Arnoldsen, Thomas Buddenbrook und Tonios Mutter nach dem Bild seiner Eltern geschaffen sind [XI, 420–423]). Womöglich wirkt im Fall Thomas Mann eben doch beides zusammen: eine pathogene präödipale und ödipale Entwicklung, die dann durch das gesellschaftliche Stigma der Homophilie reaktiviert und dramatisch zugespitzt wurde. Während die von Böhm minuziös beschriebene Wirkung des wahrgenommenen, erlebten und erlittenen Außenseitertums auf der Hand liegt, kann die vorpubertäre und frühkindliche Psychogenese Thomas Manns nur mit Hilfe seiner literarischen Phantasien und sonstiger Äußerungen 'erschlossen' werden. Ich meine aber, daß das vorliegende Material für einen solchen Versuch aussagehaltig genug ist. Welche Auffassung man indessen vertritt: der *Kern* meiner Fragestellung wird durch die Zuschreibungskontroverse gar nicht berührt. Die zentrale Bedeutung des wie auch immer bedingten psychischen Leidens für die Produktivität Thomas Manns und die formalinhaltliche Struktur seines Werks scheint mir unabweisbar zu sein.

„Man könnte daraus, mit einiger Keckheit, folgern, daß es nötig sei, in irgendeiner Art von Strafanstalt zu Hause zu sein, um zum Dichter zu werden“, konstatierte schon *Tonio Kröger* (VIII, 298) – und bezog sich damit auf den *Basso continuo*, nicht auf die Orchestrierung des Werks.

VIII

Zum Abschluß schulde ich Ihnen nun noch die Antwort auf drei Fragen: (1) Wieso ist Thomas Mann schon zu Lebzeiten so *berühmt* geworden, (2) weshalb ist er trotzdem bis ganz zuletzt so *ruhmbesessen* gewesen und warum hat er (3) seinen *Nachruhm* dadurch *aufs Spiel gesetzt*, daß er die Tagebücher, in denen er seine sorgsam gewobene Geisteshelden- und Lebenslegende autodestruktiv demontierte und sich vor aller Augen 'schamlos' entblößte, zur Veröffentlichung freigab? Lassen Sie mich der Reihe nach zu diesen Fragen kurz Stellung nehmen.

Im ersten Teil meines Textes habe ich geltend gemacht, daß die Option auf 'Kreativität' und 'Genie' zwei Voraussetzungen besitzt: eine spezifische *Hochbegabung* und ein *'Motiv'*, das bei künstlerisch Produktiven in aller Regel ihrem seelischen, körperlichen und existentiellen *Leiden* entstammt. Selbst beides zusammen reicht indessen nicht aus, um wirklich 'unsterblich' und damit kanonisch zu werden: was hinzutreten muß, sind ein *Kairós* und der *Ruhm.*

Bei der Publikation seiner vier wichtigsten Werke 'erwischte' Thomas Mann jeweils einen *Kairós*, den richtigen Zeitpunkt, der 'reif' war für seine geistesgeschichtlichen Themen und für die entsprechende Aufnahmebereitschaft des Publikums. *Buddenbrooks*, die generationsübergreifende Geschichte vom 'Verfall einer Familie', erschien unmittelbar nach der Jahrhundert- und Zeitenwende (1901), der *Zauberberg*-Roman vom Niedergang des großbürgerlichen Europa nach dem Ersten Weltkrieg, in der ungeliebten Weimarer Republik (1924), die *Josephs*-Romane, das Großprojekt einer heiter-ironischen 'Humanisierung des Mythos', wurden während jenes Dezenniums publiziert (1933–43), in dem die Nazis mit dem Mythos-Begriff Schindluder trieben – Alfred Rosenbergs berüchtigter *Mythus des Zwanzigsten Jahrhunderts* war 1930 veröffentlicht worden, Thomas Mann polemisierte aber auch gegen Oswald Spenglers These vom *Untergang des Abendlandes* (1918 ff.) –, und das deutsche 'Schicksalsbuch' *Doktor Faustus* (1947) platzte in die verdrängungsbegierige Aufbruchstimmung der westdeutschen Nachkriegsgesellschaft. Auch wenn Thomas Mann im Nazi-Deutschland zunehmend 'vergessen' wurde und in der frühen Bundesrepublik politisch umstritten war, schlug der 'richtige Zeitpunkt' des *Doktor Faustus* wie zuvor der *Josephs*-Romane zumindest aus der Rückschau zu Buche, für Europa und die 'Welt' galt er ohnehin.

Doch auch der 'richtige' Zeitpunkt der Publikation eines Werks garantiert keinen *dauerhaften Ruhm*, denn *der* resultiert aus einer höchst *selektiven Rezeption* durch die Mit- und Nachwelt. Im Anschluß an die Lektüre von Lange-Eichbaums *Genie, Irrsinn und Ruhm* notierte Gottfried Benn[72]: „Man müßte also weniger von Genie sprechen als von Genie*werdung*, es ist ein extrem soziologischer Prozeß […] am Ausgang steht die historische Figur und am Ende steht das Genie" – und sein *Ruhm*. Für seine *Freunde* ist der

72 Gottfried Benn: Das Genieproblem, in: Gesammelte Werke in vier Bänden, Bd. 1, S. 107–122, 116.

Ruhm Thomas Manns eine Selbstverständlichkeit: sie verweisen auf seinen ‘einzigartigen’ Stil, den literarischen Makro- und Mikrokosmos, den er geschaffen hat, und auf seine ‘tiefe Humanität’. Wer das alles ein wenig *skeptischer* sieht, wie der Referent, könnte darauf verweisen, daß heute der Thomas-Mann-*Diskurs* womöglich wichtiger ist als der Dichter selbst. Und wer ihn gar vehement *ablehnt*, wie etwa Hans Erich Nossack, der ein „beinahe körperliches Unbehagen gegen ihn“ verspürte und seinen Stil als „Inbegriff der Unehrlichkeit und der Feigheit, sich zu sich selbst zu bekennen“, disqualifizierte, reiht sein Werk in die Sparte der „Erfolgsbücher“ ein, die „kein literarisches, sondern ein soziologisches Phänomen seien“, und konstatiert mit Nossack:

Thomas Mann posierte den gepflegten großbürgerlichen Schriftsteller, er verherrlichte das Großbürgertum, und auch wo er dessen Verfallserscheinungen bespöttelte, tat es nicht weh, da es keine wirkliche Ablehnung war. Und das gerade gefiel dem absterbenden Großbürgertum der ganzen Welt, es konnte noch einmal befriedigt aufseufzen: Wie schön und ordentlich war doch damals alles, niemand brauchte sich verloren zu fühlen.[73]

Als ein der Psychoanalyse nicht ganz fernstehender Psychologe muß ich freilich – beiläufig sei’s erwähnt - auch einen anderen, *noch prekäreren* Grund für die gerühmte Beliebtheit Thomas Manns bei vielen Leser/innen erwägen: vor- oder unbewußt könnten sie in das „psychodramatische Substrat“, das seinen Romanen und Novellen zugrunde liegt, selbst *involviert* sein, im Sinne des *tua res agitur*. Gleichviel, ob man nun Hans Erich Nossacks *persönliche* und *gesellschaftskritische Aversion* teilt oder zurückweist: er ahnte wohl nicht, welches *Motiv* sich letztlich – oder sagen wir etwas zurückhaltender: *auch* hinter Thomas Manns lebenslang gepflegter *Großbürgerlichkeit* und *Ruhmsucht* verbarg. Seine soziale Existenzform zwischen Bürgerlichkeit und „grüne[m] Wagen“ (VIII, 291; 305), sein gesellschaftlicher Status als Großbürger *und* als gefeierter Künstler, sein wachsender, sorgfältig organisierter Ruhm als Schriftsteller, Nobelpreisträger, Dichterfürst in der Goethenachfolge, Patriarch und deutsches Gewissen der Welt machten ihn sakrosankt und erlaubten ihm, sein stigmatisiertes Außenseitertum zu leben und notdürftig zu ertragen. Nur wenn man reich und berühmt ist, kann man als Homophiler – insgeheim oder offen – in unserer Gesellschaft halbwegs überwintern –, und häufig nicht einmal *dann*; ein schwuler armer Teufel ist dagegen verloren. Für Thomas Mann waren das großbürgerliche *‘Setting’* und sein Ruhm

73 Hans Erich Nossack: [Inbegriff der Unehrlichkeit und der Feigheit], in: Reich-Ranicki, Was halten Sie von Thomas Mann, S. 67 f., 68.

nicht nur ein *Lebenselixier*, sondern – mit Blick auf ein zentrales Motiv seines Werks – die stets erneuerungsbedürftige *Bürgschaft* für die Utopie einer *Versöhnung* mit seinem als schicksalhaft erlebten Außenseitertum und neurotischen Elend. Man kann die *Art und Weise*, wie er sich – vergeblich – darum bemühte, dieses Ziel zu erreichen (und dabei seine Familie zerstörte), akzeptieren – oder auch nicht.

Wenn also *Versöhnung* sein Ziel war – mit der Mutter, der Herkunftsfamilie, der Homophilie, der Gesellschaft oder gar mit der ganzen Welt –: weshalb hat Thomas Mann dann riskiert, durch die Publikation seiner Tagebücher das *offiziell* Erreichte postum wieder zu *zerstören*? Meines Erachtens gibt es dafür nur zwei antagonistische Gründe – oder einen einzigen dialektischen Grund: Seine Sehnsucht nach Akzeptanz war derart umfassend, daß ihm eine – angesichts seiner *Journaux intimes* – „respektvoll erschütterte Welt" (VIII, 525) als letzter Beweis für eine Versöhnung über den Tod hinaus vorgeschwebt haben mag – oder andernfalls der Wunsch nach einer endgültigen Selbstvernichtung *post mortem*, mit der er einer womöglich mit Verachtung reagierenden Öffentlichkeit aus dem Grabe heraus eine aggressive Absage hätte erteilen können. Daß er uns seine verzweifelte Lebensbilanz *überliefert* hat, verdanken wir wohl diesem archaisch-mythischen Denken des Autors. Wer dasselbe über ihn sagt wie Holthusen[74] über Benn, „daß es ein *Glück* ist, ihn zu lesen", der erinnere sich daran: Dieses Glück ist teuer erkauft – mit dem erotischen und neurotischen Elend Thomas Manns und seiner Familie.

IX

Etwas davon habe ich in meinem *Traum*, den ich eingangs erzählte, gespürt. *Vordergründig* formuliert er die Sorge, bei den Davoser Literaturtagen als Referent nicht bestehen zu können: „Wie kommt man denn da bloß hinauf?" Eine *tiefere Schicht* des Traums kleidet meine Befürchtung, das Publikum werde einen pathopsychologischen Beitrag, obwohl von der Tagungsleitung in Auftrag gegeben, vielleicht doch als zu einseitig empfinden, in ein *Bild*. Zur *Form* des Berges in meinem Traum assoziierte ich ein großes *M* und den „Drei-Berge-Versuch" von Jean Piaget[75]: Das M steht

74 Hans Egon Holthusen: In Memoriam (postum gedruckte Rede zu Gottfried Benns 70. Geburtstag am 2. Mai 1956), in: Jahresring 56/57, Köln: Oktagon 1956, S. 317–330, 317.

75 Vgl. Leo Montada: Die geistige Entwicklung aus der Sicht Jean Piagets, in: Rolf Oerter/Leo Montada (Hrsg.): Entwicklungspsychologie. Ein Lehrbuch, München/Wien/Baltimore: Urban und Schwarzenberg 1982, S. 375–424, 384.

für Thomas Mann, der es in seinem Namenszug aber mit *drei* Bögen (= 'Berggipfeln') schrieb – und der „Drei-Berge-Versuch" dient in der Kognitiven Psychologie Piagets zur Demonstration einer egozentrischen, 'vereinseitigten' Perspektive bei vorschulpflichtigen Kindern. Meine doppelten Skrupel rechtfertigen nun aber keinesfalls die tiefe *Schwermut*, in die mich der Traum für viele Wochen versetzte; *ganz* so selbstunsicher bin ich nun auch wieder nicht. Die *tiefste*, stimmungs- und affektgeladene Schicht dieses Traums drückt mein vorbewußtes Verständnis von der Existenzform des Autors aus, das ich bei der Arbeit an meinem Vortrag gewonnen hatte: Thomas Mann – ausgesetzt auf den eisigen Höhen des „Zauberbergs" seiner Leiden (das zudem wie ein riesiger *Zahn* wirkt – Thomas Buddenbrooks Zahn?). Ein komplementärer Aspekt dieser Tiefenschicht wurde erst bei einer Vordiskussion meines Textes entschlüsselt: Das gewaltige 'spaltenlose' Gebirgsmassiv, an das ich mich mit meinem zierlichen psychologischen Meißel herangewagt hatte, steht auch für meine *eigene Depression*, die mich während und vor allem nach einer Arbeit wie dieser regelmäßig befällt und die mir – im Vergleich mit dem Kunstwerk – alle Hermeneutik fragwürdig und belanglos erscheinen läßt.

Finis

Helmut Koopmann

Thomas Manns *Zauberberg* und Heinrich Manns *Der Atem*: eine späte Antwort?

Die Frage, wieweit Thomas Mann das Verhältnis zu seinem Bruder Heinrich in den *Zauberberg* hineingebracht, dort vielleicht gar thematisiert habe, wird man sich stellen müssen, wenn man bedenkt, wie ausführlich es über den Zivilisationsliteraten in den *Betrachtungen eines Unpolitischen* herging.[1] Aus Thomas Manns Äußerungen in seiner Weltkriegsschrift sprach nichts anderes als Haß, auch wenn er politisch camoufliert war. Wir wollen nicht wiederholen, was er über viele Seiten hin gegen seinen Bruder ins Feld führte, sondern nur noch einmal die wichtigsten Stichworte nennen: da ist der „radikale Literat" (XII, 56), genauer: der Zivilisationsliterat, dem ein ganzes Kapitel gilt, und schon auf den ersten Seiten geht es dort bis zum Vorwurf „einfach tüchtige[r] Gemeinheiten" (XII, 64); seine Auseinandersetzung mit dem „Unfug" des Zivilisationsliteraten setzt sich bis in die späten Kapitel hin fort. Unverkennbar, wer gemeint ist, wenn davon die Rede ist, daß „das" sich „damals mit Überzeugung und hinlänglicher Ruchlosigkeit den Sinnen ergeben" habe: „das schwärmte für dick vergoldete Renaissance-Plafonds und fette Weiber, das lag mir in den Ohren mit dem 'starken und schönen Leben'" (XII, 539), und er setzt hinzu, daß er „die programmatisch ruchlose Schönheitsgeste" gründlich verachte. Das war nichts anderes als ein literarischer Totschlagsversuch. Es geht, zwischen den Zeilen und in den Zeilen, unablässig gegen Heinrich so weiter bis zum letzten Kapitel der *Betrachtungen eines Unpolitischen*, jenem über „Ironie und Radikalismus", in dieser Gegenüberstellung. Der Ironiker: das war der Konservative, das war die Stimme des Geistes, die das Leben wollte, das war Thomas – während der Radikalist Heinrich, so Thomas, sich über das Leben schlechterdings hinwegsetze. „Elender Unfug" – das

[1] Zitiert wird nach:
- Thomas Mann: Gesammelte Werke in dreizehn Bänden, 2. Aufl., Frankfurt/Main: S. Fischer 1974. [Band, Seite]
- Thomas Mann – Heinrich Mann: Briefwechsel 1900–1949, hrsg. von Hans Wysling, 3., erw. Ausgabe, Frankfurt/Main: S. Fischer 1995 (= Fischer Taschenbücher, Bd. 12297). [BrHM, Seite]
- Thomas Mann: Tagebücher, hrsg. von Peter de Mendelssohn, Frankfurt/Main: S. Fischer 1977 ff. [Tb, Datum]

bezog sich auf Heinrich Manns Essaysammlung *Geist und Tat*, und wir wissen, wie das alles endete: mit einem resoluten Abbruch der brüderlichen Beziehungen und mit der Verherrlichung dessen, was Thomas Mann selbst war: des Ironikers. Scharfe Urteile, aufs Äußerste verletzend. Lesen wir die Tagebücher, hören wir das gleiche Lied. So notierte er etwas über eine Rede Heinrichs und seine „entsetzliche und empörende Zusammenhanglosigkeit mit aller deutschen Bildung" (Tb, 3.12.1918). Sein Resümee: „Frech, dumm, spielerisch und unleidlich", nicht ohne hinzuzusetzen: „Aber das wird als Symbol und führende Persönlichkeit ausgerufen". Gelegentlich versuchte Heinrich Mann eine Volte seinerseits: so nannte er auf der Eisner-Gedächtnisfeier diesen mit dem „Ehrennamen eines Civilisationsliteraten" (Tb, 17.3.1919).
„Nicht übel", war der bissige Kommentar Thomas Manns. Zuweilen wird die treibende Kraft hinter Thomas Manns Bemerkungen sichtbar, wenn er etwa schreibt: „es lohnt nicht, sich durch Eifersuchtsgram die Verdauung stören zu lassen" (Tb, 3.3.1920). Ihm war klar, daß Heinrich mit seinem Zeitroman *Der Kopf* „zu einem großen Schlage ausholte" (Tb, 18.9.1921). Noch 1921 war an Friede und Versöhnung nicht zu denken, Heinrich Mann notierte: „Zuletzt, man soll einen Zwist wie den unsrigen in Ehren halten und ihm den toternsten Akzent nicht nehmen wollen" (Tb, 6.4.1921). Ein Schlüsselerlebnis war vielleicht ein Traum Thomas Manns, 1918:

> Mir träumte, ich [sei] in bester Freundschaft mit Heinrich zusammen und ließe [ihn] aus Gutmütigkeit eine ganze Anzahl Kuchen, kleine à la crême und zwei Bäcker-Tortenstücke, allein aufessen, indem ich auf meinen Anteil verzichtete. Gefühl der Ratlosigkeit, wie sich denn diese Freundschaft mit dem Erscheinen der Betrachtungen vertrage. Das gehe doch nicht an und sei eine völlig unmögliche Lage. Gefühl der Erleichterung beim Aufwachen, daß es ein Traum gewesen. (Tb, 30.9.1918)

Sollte nichts davon in den *Zauberberg* eingegangen sein? Schwer denkbar. Doch: wo steckt Heinrich, wo die von ihm vertretene Position? Eines ist sicher: keine der Romanfiguren ist ein Porträt Heinrich Manns, aber ebenso sicher scheint zu sein, daß er hier und da doch schattenhaft präsent ist. Überzeugendere Ähnlichkeiten fehlen freilich. Natürlich denkt jedermann zunächst an Settembrini, an dessen ersten Auftritt im Kapitel „Satana", an den Drehorgelmann-Eindruck, und Settembrinis Preislied auf alles Zivilisatorische verstärkt diesen Eindruck im Laufe des Romans. Der Diener des gewandten Wortes, die Verkörperung einer „mediterran-klassisch-humanistische[n] Überlieferung" (III, 720), der Fortschrittler, der Ankämpfer gegen alle „geistlich-feudale Herrschaftsgelüste" (III, 815) und Vertreter eines demokratischen Individualismus – die Züge des Zivilisationsliteraten lugen hier und da deutlich genug durch die Ansichten Settembrinis hindurch. Aber der Radikalist, als den Thomas seinen Bruder in den *Betrachtungen* betitelte – das ist der andere. Das ist der gänzlich unironische Naphta, der Settembrini einen Literaten und einen latinistischen Scharlatan nennt, der aus der Politik „einen Beutel voll Wind mache" (III, 721), der als schöne Literatur bezeichne, was in der Parteisprache „Radikalismus und Demokratie" heiße (III, 721). Naphta hat nicht nur ein empfindliches Sensorium für ein solch radikales Verhalten, sondern zeigt am Ende seine eigene Radikalität. Er betitelt Settembrini als „die pädagogische Schutzmannschaft der Zivilisation" (III, 968), während er selbst sich als Vertreter einer „radikalen Skepsis" (III, 969) sieht, und als solcher schießt er sich schließlich in den Kopf.

Der radikale Zivilisationsliterat – er hat sich offenbar aufgespalten. Heinrichs Position – oder besser: das, was Thomas Mann für die Position seines Bruders hielt – findet sich personell quasi verdoppelt, der Sache nach dupliziert. Daß es ein Italiener ist, der Teile des Heinrich Mannschen Credo vertritt, mag sich aus der Italien-Vorliebe des älteren Bruders erklären, wenngleich an Settembrinis Gestalt viele Vorbilder beteiligt sind. Der radikale Naphta stammt aus der Nähe der galizisch-wolhynischen Grenze – östliches Gelände, so gut wie nicht mit Heinrich Mann in Verbindung zu bringen, es sei denn, man besänne sich auf das Dalmatien aus den *Göttinnen*. Was beide, Settembrini und Naphta, jedoch verbindet, ist nicht nur, daß sie in einem spezifischen Sinn Spiritualisten sind, sozusagen Ritter vom Geiste; beide sind zudem auf ihre Weise Phantasten. Es ist ein Vorwurf, den Mann gelegentlich auch seinem Bruder gemacht hat.

Doch: genauere Spuren, was die Präsenz Heinrich Manns in Thomas Manns *Zauberberg* angeht, lassen sich nicht ausmachen. Was wir haben, sind nur flüchtige Hinweise, und selbst wenn wir sie addieren, kommen wir über vage Umrißzeichnungen nicht hinaus. Anzunehmen, daß der *Zauberberg* nach dem, was in den *Betrachtungen eines Unpolitischen* und in den Tagebüchern stand, völlig frei sei von brüderlicher Rivalität, ist wohl nicht gut möglich; andererseits fehlt es an festen Bezugspunkten, und zu bedenken ist, daß Settembrini, der Heinrich Mann am ehesten gleicht, alles Mögliche sein kann, Götterbote und Todesführer, Selbstbildnis und hochstilisierte Italienerfahrung, ein gleichsam ins Gutartige gekehrter Mephisto und Vertreter eines westlichen Denkens, und unter anderem eben auch Zivilisationsliterat. Sein Bild im Roman verbessert sich jedoch zunehmend – so wie sich das Verhältnis von Thomas Mann zu seinem Bruder Heinrich in den frühen 20er Jahren besserte. Wenn es nach dem letzten Brief Thomas' vom 18. September 1914 eine längere Briefpause gab, so datiert vom 30. September 1917 als handschriftlicher Entwurf immerhin schon der „Versuch einer Versöhnung" von seiten Heinrichs. Freilich: auch Anfang 1918 war das „brüderliche Welterlebnis" (BrHM, 174) immer noch hochgefährdet, Haß oder doch vielmehr die Vermutung des Hasses stand im Hintergrund, andererseits ein etwas zu großmütiges Verständnis für den jüngeren Bruder bei Heinrich Mann. Von wirklicher Versöhnung kann 1918 jedenfalls nicht die Rede sein. Ein Satz aus dem Briefentwurf Heinrich Manns verdient Beachtung, und zwar jener, der sich auf die Beziehung zum Bruder bezieht. Heinrich notierte: „Du hast, nach allem was ich sehe, Deine Bedeutung in meinem Leben unterschätzt, was das natürliche Gefühl betrifft, und überschätzt hinsichtlich der geistigen Beeinflussung" (BrHM, 177). Ein für die Bruderbeziehung zentraler Satz, und ein prophetischer zugleich: Aber der Brief wurde nicht abgeschickt.

Was dann nach der provisorischen Versöhnung nach Heinrich Manns Krankheit folgt, sind kurze Mitteilungen, Persönliches ohne Tiefgang, im Grunde genommen Belanglosigkeiten. Als der *Zauberberg* erscheint, dankt Heinrich Mann „bestens für das schöne Geschenk [...]. Wer dies grosse Werk gethan hat und es fertig sieht, muß wohl froh und erleichtert sein" (BrHM, 182). Weniger kann man über ein Buch kaum sagen. Bei Thomas Mann klingt es, als Heinrich Manns *Der Kopf* herausgekommen war, ähnlich: „Es war ein großer Augenblick, als gestern Nachmittag Dein Roman hereingetragen wurde. Vielen Dank für das Geschenk! [...] ich hoffe, daß ich schon in den nächsten Tagen beginnen kann, es zu erwerben, um es zu besitzen" (BrHM, 183). Man sieht: da wird sehr viel ausgespart, Verletzlichkeiten werden von vornherein umgangen, das Lob ist ein allgemeinstes und sorgsam dosiert.

Für die 20er Jahre stellt sich noch eine andere Frage: Wieweit ist Thomas Mann in dem parallel entstandenen Roman *Der Kopf* von Heinrich Mann präsent? Hier fällt die Antwort leichter, denn beide sind hier sehr viel deutlicher wiederzufinden als in Thomas Manns Roman, wie wir seit längerem wissen; vor allem ist der Bruderstreit in den Roman Heinrich Manns eingegangen. Es lassen sich geradezu Gleichungen aufstellen. Terra, Geist, Wahrheit und Moralität vertretend, hat entschiedene Ähnlichkeit mit Heinrich Mann, Mangolf hingegen steht für Thomas – das hat die Heinrich-und-Thomas-Mann-Forschung, die sehr viel schmaler ist als die über Thomas allein, seit längerem schon herausgefunden; jüngst hat noch Hans Wißkirchen in einem Aufsatz mit dem Titel *Brüderliche Arbeitsteilung? Heinrich Mann „Der Kopf" und Thomas Mann „Der Zauberberg"* darüber gehandelt.[2] Mangolf sitzt bereits am Anfang, aus *Tristan* spielend, am Klavier – hier ist der gemeinsame Italienaufenthalt resümiert. Renate Werner hat früher schon die geistigen Positionen ausgemessen, die Thomas und Heinrich zuzuordnen sind.[3] Wir müssen sie hier nicht im einzelnen noch einmal nachzeichnen. 1924, 1925 waren die weltanschaulichen Differenzen ja auch längst obsolet geworden, aber Heinrich Mann hat etwas getan, was Thomas mit Sicherheit in seinem *Zauberberg* nicht getan hat: er hat den Streit um den Zivilisationsliteraten, um Demokratie und ästhetizistische Politik, um Ironie und Radikalismus, um „romanische Geistesart" und um den Rhetor-Bourgeois als historisches Dokument behandelt, also als Geschichte der geistigen Auseinandersetzung zwischen den Brüdern vor und während des Ersten Weltkrieges. So sagt Bruder Thomas in der Gestalt des Mangolf: „Du schwörst auf die Vernunft, aber das Unvernünftige sitzt in uns allen tiefen, und in der Welt bewirkt es viel mehr". Das ist eindeutig übernommen aus Thomas Manns *Betrachtungen eines Unpolitischen*, wo Kultur und deren Wissen beschrieben wird als „tiefer als Aufklärung" und wo das Deutsche, genauer gesagt: die deutsche Seele gegen alles Romanische deswegen ins Feld geführt wird, weil ihr „etwas Tiefstes und Irrationales" zukomme. In Heinrich Manns Roman ist Thomas Manns Position die eines untergehenden Bürgertums, seine eigene der Entwurf einer neuen Gesellschaft – was freilich dadurch eingeschränkt wird, daß beide Standpunkte, wie Renate Werner gezeigt hat, sich im Grunde genommen gegenseitig relativieren. Aber es kommt uns hier nicht auf die Einzelheiten dieser Bestandsaufnahme intellektueller Haltungen an. Wichtig ist, in welchem Ausmaß Thomas Mann in dem Roman seines Bruders präsent ist, und wenn es einerseits die Geschichte einer geistigen Auseinandersetzung in den vergangenen zehn Jahren ist, die hier geschildert wird, so ist es andererseits eben doch auch die Geschichte der Brüderlichkeit, einschließlich ihres beiderseitigen Scheiterns. Im Ganzen geht der Roman freilich über die Geschichte der persönlichen Beziehungen hinaus.

Thomas Mann konnte mit dem Roman des Bruders wohl nicht viel anfangen; die Gegensätze, die untergründig gebliebenen, waren nicht zu überspielen, wie die kurzen, nichtssagenden miteinander gewechselten Briefe zeigen. So beließ man es bei halbherzigen Freundlichkeiten, wohl wissend um die im Grunde genommen nicht mehr überbrückbare Distanz.

2 Hans Wißkirchen: Brüderliche Arbeitsteilung? Heinrich Mann „Der Kopf" und Thomas Mann „Der Zauberberg", in: Heinrich Mann Jahrbuch 12, Lübeck: Schmidt-Roemhild 1994, S. 235–255.

3 Renate Werner: Skeptizismus, Ästhetizismus, Aktivismus. Der frühe Heinrich Mann, Düsseldorf: Bertelsmann 1972, S. 263 ff.

Eines darf freilich als sicher gelten und ist in unserem Zusammenhang für die folgenden Überlegungen bedeutsam: Thomas Mann taucht im Roman seines Bruders sehr viel deutlicher, direkter und, was die geistige Person angeht, zugleich unpersönlicher auf als etwa Heinrich im *Zauberberg*. Das ist freilich in gewissem Sinne verständlich: Thomas Mann hatte ja alles, was zur Ausgestaltung der jeweiligen geistigen Positionen gehört hatte, in den *Betrachtungen eines Unpolitischen* abgetan und erledigt. So bleibt es bei der schattenhaften Wiederkehr Heinrich Manns und seiner Überzeugungen vor allem in der Gestalt Settembrinis und ein wenig auch in der Naphtas: Was immer an intellektuellen Haltungen diskutiert wird, ist in die Gespräche zwischen Settembrini und Naphta eingegangen. Aber dort sind die Meinungen ständig in Bewegung, Heinrich und seine Gedankenwelt in beiden und gleichzeitig auch wieder nicht in beiden präsent. Es sieht, alles in allem, jedenfalls so aus, als sei der berühmt-berüchtigte Bruderkonflikt mit den beiden Romanen erst einmal abgetan. Wir könnten unsere Spurensuche also beendigen – wäre da nicht noch ein anderer Rahmen. Wir müssen ihn skizzieren, um plausibel zu machen, warum wir überhaupt nach einer Beziehung fragen zwischen dem *Zauberberg* und Heinrich Manns letztem Roman.

Was wir seit langem wissen und was hier nur noch einmal angedeutet werden soll: Es existiert ein relativ engmaschiges Netzwerk wechselseitiger Beziehungen, Einflüsse, Antworten auf das jeweilige Werk des anderen. Hans Wysling hat als erster darauf aufmerksam gemacht; es gibt, wie er bemerkt hat, das Briefgespräch – aber es gibt das noch intensivere Gespräch in den Büchern. Beide legen sich, was die Anleihen beim Werk des anderen angeht, keinerlei Beschränkung auf. Nicht ganz am Anfang, aber an prominenter erster Stelle steht Heinrich Manns *Schlaraffenland* – seine Spur reicht bis tief in das Werk Thomas Manns hinein, genauer: bis in den nach 50 Jahren vollendeten *Felix Krull*. Damit versucht Thomas Mann, seinen Bruder in der Beschreibung der Gotteskindschaft, des Glücksmenschen, des Fortunatus von vornherein und schließlich endgültig zu übertreffen. Widerspruchsvolle Antworten des Bruders auf das *Schlaraffenland* sind aber schon im *Tonio Kröger*, in dessen Attacke auf die *Bellezza* zu finden. Von Türkheimer, dem Großkapitalisten des *Schlaraffenlandes*, führt weiterhin, so hat Hans Wysling gesagt, ein direkter Weg zu Samuel N. Spoelmann in *Königliche Hoheit*. Heinrich antwortet seinerseits mit der Novelle *Der Unbekannte* auf *Tonio Kröger*, mit *Professor Unrat* auf die Schulsatire in den *Buddenbrooks*. Auch figurative Entsprechungen im Dutzendbereich: Dietrich Heßlings Militärerfahrungen im *Untertan* sind von Thomas' eigenen Berichten inspiriert, die er dem Bruder 1912 mitteilt; sie finden sich

1913 auch in der Musterungsszene des *Felix Krull*. Auf den Permaneder der *Buddenbrooks* folgt bei Heinrich Mann Gugigl, auf Sesemi Weichbrod Erneste in *Zwischen den Rassen*. In diesem Fall steckt freilich ein persönliches Modell dahinter: die Inhaberin des Pensionats vor dem Mühlentor zu Lübeck. Und, nicht unwichtig für unseren Zusammenhang: Hans Castorps Venusbergerfahrungen rekapitulieren die Tannhäuser-Erlebnisse des tumben Toren Zumsee im *Schlaraffenland*.

Diese Hinweise von Hans Wysling sind noch zu ergänzen. Heinrich Manns *Die kleine Stadt* antwortet unverkennbar auf den Bericht über jene kleine Stadt im Norden, auf Thomas Manns *Buddenbrooks*.[4] Ein demokratischer Roman hier, der Roman einer Stadtelite dort; Fortschritt und Freiheit hier, Konservatismus dort; eine komische Revolution im Süden und eine gescheiterte Revolution im Norden; *Die kleine Stadt* ist kurz gesagt eine Antwort auf die *Buddenbrooks*, das Bergnest südlich von Rom ein Anti-Lübeck, der Roman *Die kleine Stadt* eine Aufstiegsgeschichte, so wie *Buddenbrooks* eine Abstiegsgeschichte ist; bei Thomas Mann ist das Theater eine fadenscheinige, höchst verdächtige Institution am Rande der bürgerlichen Welt – bei Heinrich ist die Aufführung einer Komödiantentruppe nichts Geringeres als der Mittelpunkt der Welt dort unten. Nebelverhangenes Norddeutschland bei Thomas, strahlender Süden bei Heinrich, der Rückblick auf vier sich immer schneller zum Sterben anschickende Generationen in den *Buddenbrooks*, die Zukunftsmusik, auch wenn sie hier und da ein wenig blechern ausgefallen sein sollte, in der *Kleinen Stadt*, alles das und noch manches mehr kann man ins Feld führen, wenn von dem gegenseitigen Geben und Nehmen die Rede ist. Dann: *Die Jagd nach Liebe* von Heinrich Mann – Jahre danach, im *Tod in Venedig*, eine eindeutige, scharfe Absage an jene Liebeskonzeption, der Heinrich Mann gehuldigt hatte. Heinrich Manns *Zwischen den Rassen*: deutliche Spiegelungen im *Tonio Kröger* bis in die scheinbare Absurdität dieser Namengebung. So gesehen sind der *Zauberberg* und *Der Kopf* nur eine Station auf dem langen Weg gegenseitiger Bezugnahmen. Und: Die Geschichte war noch lange nicht zu Ende. Thomas Manns erster Band der Josephsromane und Heinrich Manns Geschichte des *Henri Quatre* – weitere subtile, aber doch deutlich erkennbare Querverweise.[5] Es ist nicht nur die Rolle der Religion, es sind die so unterschiedlichen und dennoch auch irgendwo gleichen Wege in die

4 Dazu ausführlicher Verf.: Ein Rückblick auf eine feindliche Brüderschaft und eine Antwort auf Thomas Manns „Buddenbrooks", in: Heinrich Mann Jahrbuch 9, Schmidt-Roemhild 1991, S. 51–74, bes. S. 65 ff.

5 Dazu Verf.: Thomas Manns Josephsromane und Heinrich Manns „Henri Quatre". Korrespondenzen und Entgegnungen, in: Thomas Mann Jahrbuch 5, 1992, S. 9–24.

berühmte Brunnentiefe der Vergangenheit. Teilweise geht es bis ins Wörtliche. Henri sagt in der Schilderung der Bartholomäus-Nacht einem Freunde: „Wir beide liegen nicht in dem Brunnenschacht. Darauf kommt alles an: nicht darin zu liegen". Dürfen wir an den tiefen Brunnen der Vergangenheit bei Thomas Mann denken, an die Grubenfahrt Josephs, an das Höllenfahrtähnliche jenes Weges in die Tiefe hinab? Natürlich läßt sich jederzeit sagen: das sind Variationen eines Motivs, nämlich des Brunnenmotivs, das seine weltliterarische jahrhundertelange Vorgeschichte hat. Anderes bezieht sich aber vermutlich direkt auf den *Zauberberg*. Montaigne und Henri Quatre führen einmal ein „Gespräch am Meeresstrand", so ist das Unterkapitel überschrieben, und sie führen es im „wilden Lärm des Windes und der Wellen", angesichts des Meeres, „das tobend heranrollte aus dem Unendlichen". Das ist ein philosophischer Strandspaziergang bei allem Dröhnen der Natur, ein Spaziergang, der im Roman nicht vergessen wird – und wer könnte umhin, angesichts des Netzwerkes von Querbeziehungen an den *Zauberberg* und dessen Kapitel „Strandspaziergang" zu denken, das sich so unvermittelt in den Schilderungen der Hochgebirgsregion findet? Und schließlich die Figuren: Joseph als Glückskind und guter König, Henri nicht weniger ein Glückskind, als Volkskönig ein nicht weniger guter König.

Dann *Doktor Faustus* – ob sich Spuren des *Henri Quatre*-Romans auch dort finden, wäre noch zu prüfen; ich vermute: ja. Nämlich dort, wo der Nazi-Terror als psychische Deformationslust geschildert wird. Das hat vorangegangene Parallelen in der Schilderung des Frankreich der Katharina von Medici. Dann viele direkte Anspielungen in Heinrich Manns *Empfang bei der Welt*. Dort taucht Thomas Mann ja dann auch höchstpersönlich auf, in der Gestalt jenes reichen Balthasar, der sich auf seinem Empfang genauso ausstaffiert wie seinerzeit Goethe im Haus am Frauenplan – und wie danach, genauestens jenen kopierend, Thomas Mann: ein kleiner Seitenhieb Heinrichs auf die ziemlich grenzenlose Goethe-Verehrung seines Bruders. Überhaupt gibt es bei Heinrich zunehmend Kritik, bei nicht nachlassender Intensität des literarischen Bezugs auf das Werk des Bruders. Diese Kritik begann wohl schon um 1910, im Essay über *Voltaire – Goethe* – worauf Thomas Mann nach zwölf Jahren mit *Goethe und Tolstoi* antwortete. Später nahm Heinrich Manns Kritik nur noch zu, auch jenseits von Goethe. Heinrich Mann, der Kompromißlose, verließ Deutschland 1933 von einem Tag auf den anderen – Thomas, zwar auch im Ausland, taktierte noch drei Jahre lang seiner Veröffentlichungsmöglichkeiten wegen herum. Sollen wir vielleicht Heinrich Manns Satz im ersten Teil des *Henri Quatre*: „Was ist der Verrat? Die Geschicklichkeit, mit den Ereignissen zu gehen" auf diese zögernde Haltung Thomas Manns im Exil, seine Weigerung, an dem Exilunternehmen der *Sammlung* seines Sohnes Klaus teilzunehmen, beziehen? Wir wollen das mit Absicht im Unklaren belassen – wir können nur von der zunehmenden Kritik Heinrichs an seinem Bruder in seinem späten Werk, ungeachtet aller äußerlichen Zusammengehörigkeit, schließen, daß solche Sätze ihren Doppelsinn haben könnten. Das ist hoffentlich vorsichtig genug formuliert.

Aber nicht nur die Kritik Heinrich Manns nimmt zu, auch die Präsenz Thomas Manns im Werk des Bruders. Wir wissen nicht, was aus dem Friedrich-Stoff geworden wäre, Heinrich ist über der Ausarbeitung gestorben. Noch etwas ist auffällig: In den späten Romanen wird der Rückbezug auf die gemeinsamen literarischen Anfänge immer stärker. Das ist nicht nur als allgemeine Lebenserfahrung verständlich – es ist auch verständlich aus der völlig abgeschiedenen Situation Heinrich Manns im Exil, in Kalifornien; wir wissen ja, wie es dort war. Als sich Hanns Eisler und Brecht in dieser Landschaft des ewigen Frühlings wieder trafen, da meinte Eisler sarkastisch: „Das ist ein Land, wo man Elegien schreiben muß" – und wir verdanken dem Brechts *Hollywood-Elegien*.

Heinrich war auf andere Weise elegisch gestimmt: er dachte zurück. Wir tun das auch und werden noch einmal die erste große Katastrophe dieser Bruderbeziehung nachzeichnen – sie erklärt uns (fast) alles von dem, was später folgte. Wir können sogar annehmen, daß die spät zunehmende Präsenz des Bruders in den Romanen und Überlegungen Heinrich Manns immer noch, immer wieder eine Reaktion war auf jenen alles enthüllenden Brief von Thomas an Heinrich vom 5. Dezember 1903: damals kam wie aus heiterem Himmel eine vernichtende Kritik über den Bruder, eine einzigartige Abrechnung mit dem Rivalen, geboren woraus? Aus Bruderhaß? Aus dem Gefühl, zu kurz gekommen zu sein, wie es in jenem „Kuchen-Traum" von 1918 so deutlich wurde? Der Brief ist jedem Thomas-Mann-Leser bekannt – er ist eine einzige Exekution. Im Mittelpunkt stand ein Roman Heinrich Manns, den wir heute eher zu den schwächeren rechnen würden, *Die Jagd nach Liebe*. Thomas reagierte mit Zorn, mit dem Ekel dessen, dessen literarische Intimitätsgefühle so verletzt worden waren, daß sie eben nach einer Hinrichtung verlangten. Sprach da der moralische Saubermann, der Calvinist, der protestantische Rechthaber? Schon *Die Göttinnen* waren von dem prüden jüngeren Bruder nicht sonderlich freundlich aufgenommen worden, aber nun lief das Faß über. Am Anfang des ominösen Briefes noch der eher bescheiden und zurückhaltend anmutende Satz, daß er, Thomas, mit der literarischen Entwicklung seines Bruders nicht einverstanden sei, verbunden mit einem schwachen Lob einiger zugegebener Vortrefflichkeiten im neuen Roman. Aber dann kommt es knüppeldick: alles „verzerrt, schreiend, übertrieben", alles „Blasebalg" (BrHM, 83), Kolportagepsychologie, alles bezogen auf das, was der Titel eigentlich hätte aussagen müssen, wenn er nach Thomas Mann richtiger gelautet hätte, nämlich „Die Jagd nach Wirkung" (BrHM, 83) und nicht *Die Jagd nach Liebe*. Wir trauen unseren Augen nicht. Unter dem Mäntelchen der Aufrichtigkeit, die er dem Bruder zu schulden meint, kommt die Diagnose: „Was Du machst, ist krank" (BrHM, 84). Der Stil sei Zeugnis: alles „wahllos, schillernd, international", alles „Schnellfertigkeiten", Unstilisiertes, und man glaubt einen Lübecker Oberlehrer zu hören, der den Bruder in grammatischen Fragen *mores* lehrt: Mundartlichkeiten stünden da und jede sprachliche Haltung und Strenge sei zu vermissen, vorgestellte Genitive seien skandinavischen Ursprungs und paßten nicht, auch medizinisch genaue Krankheitsbeschreibungen seien in diesem Buch „styllos" (BrHM, 85). Wilde Scheußlichkeiten, Skrupellosigkeiten, Sexualismus, gellende Geschmacklosigkeiten – so geht es seitenlang weiter. Zu viel, zu viel „Schenkel, Brüste, Lende, Wade, Fleisch" – man begreife nicht, wie Heinrich jeden Morgen davon wieder anfangen könne, nachdem gestern „bereits ein normaler, ein tribadischer und ein Päderasten-Aktus stattgefunden hatte" (BrHM, 87). Wie zur Selbstverteidigung setzt Thomas Mann hinzu: „Ein Moralist ist das Gegenteil von einem Moralprediger" – aber er ist letzteres auf jeden Fall, ersteres sowieso, und Heinrich Mann kann sich aussuchen, was er sein will, wenn es heißt: „Aber nur Affen und andere Südländer können die Moral überhaupt ignoriren" (ebd.). Und dann wird noch der gänzlich unzuständige Ludwig Börne ins Feld geführt, der einmal gesagt habe: „Die Menschen wären geistreicher, wenn sie sittlicher wären". Ausgerechnet Thomas Mann muß schreiben: „Man spürt das Unheimliche, das Tiefe, das ewig Zweifelhafte des Geschlechtlichen, man spürt ein Leiden am Geschlechtlichen, mit einem Worte, man spürt Leidenschaft. Aber die vollständige sittliche Nonchalance mit der deine Leute, haben sich nur ihre Hände berührt, mit einander umfallen und l'amore machen, kann keinen besseren Menschen ansprechen." (BrHM, 86)

Alles in allem: das war eine Philippika, die es in sich hatte. Und aus dem schwachen Versuch eines Antwortbriefes können wir erkennen, wie diese Philippika eingeschlagen hatte. Heinrich Manns Notizen im von Hans Wysling herausgegebenen Briefwechsel lassen die vollkommene Hilflosigkeit dessen erkennen, der hier nicht nur überfallen, sondern der so gründlich mißverstanden wurde. Fast wehrlos schreibt Heinrich, entwirft er: „Ich habe dir schon bei T. Kröger zu bedenken gegeben, dass es nicht nur eine blauäugige Gewöhnlichkeit giebt. Die Wiederholung des Wortes Gewöhnlichkeit in der J.[agd] n.[ach] L.[iebe] war möglichenfalls eine Art Antwort?" (BrHM, 89) Bei Heinrich im übrigen die Angst, daß er nicht mehr schreiben könne: „Ich habe die Angst: höre ich auf, ist es aus mit mir". Eben das ist kurioserweise später die Angst Thomas Manns, und Heinrich bescheinigt ihm das in dem *Zola*-Essay, als er meint, Thomas gehöre zu denen, die früh vertrocknen. Kurzum: Der Vernichtungsfeldzug von Thomas hatte seine Wirkung getan. Welcher Schriftsteller hört schon gerne, daß er ein neues Genre von „Unterhaltungs- oder Zeitvertreib-Lektüre" geschaffen habe? Aber der Angriff ging sehr viel tiefer, er sollte die literarische Existenz Heinrichs unterminieren, ihn im Grunde genommen zugrunde richten. Wäre die aus dem Briefwechsel bekannte Antwort Heinrichs abgeschickt worden, hätte Thomas Mann etwas lesen können, was ihn im Grunde genommen selbst betraf. Denn Heinrich hatte geschrieben: „Dann das Geld. Ich denke, wenn ich von Wirkung spreche, *ausschließlich* an das Geld. Ich [habe ein] behaupte mein volles Recht, mich über die [bloss] Eitlen lustig zu machen, denen am Beifall um seiner selbst etwas liegt. Mir ist das unbestimmte Geräusch des Volkes dahinten ([Miss] Mrs Browning) gleichgültig." Ums Geld ging es verständlicherweise auch Thomas Mann, und das ist nur zu begreiflich und alles andere als etwas Besonderes. Aber das liebe Geld: später, sehr viel später, nämlich im *Empfang bei der Welt* und im *Atem*, ist es ein zentrales Motiv, geschrieben aus der Sicht dessen, der nichts davon besitzt, und bloßgestellt wird jener, der zweifellos zu viel davon hat – so sein Bruder. Wir wissen um das Deplorable der Finanzsituation des alten, des über die Zeit rasch gealterten Heinrich Mann, daß er die Tür nicht mehr aufmachte, wenn er glaubte, Gläubiger stünden davor. Vergessen war das wohl alles nicht. Wenn wir von der Intensität und Langzeitwirkung früherer brieflicher Streitgespräche zwischen den Brüdern ausgehen, so ist 1903 wohl tatsächlich ein Grund für Langzeitwirkungen gelegt worden.

Aber es gibt da noch mehr. Wenn wir bislang nur die knappe Skizze eines Antwortbriefes von Heinrich Mann überliefert hatten, so darf als literarische Sensation gelten, daß nun in diesem Jahr erstmals der ausführliche Entwurf zu einer Antwort Heinrich Manns auf die Vorwürfe seines Bruders Thomas veröffentlicht worden ist – er ist der für die endgültige Fassung vorgeschriebene Brief, und er geht weit über das hinaus, was wir kannten, es ist seine Grundsatzerklärung Thomas Mann gegenüber und zugleich ein Schlüsseltext zum Verständnis Heinrich Manns überhaupt. Wie gesagt: eine Sensation. Heinrich verteidigt sich vehement und ungemein ausführlich – ein längerer Brief ist von ihm nie an seinen Bruder geschrieben worden – zu dem, was Thomas Mann aus Anlaß von *Die Jagd nach Liebe* gesagt hatte. Es geht nicht nur um Gegensätzliches, es geht auch um Gemeinsamkeiten. Es geht um Thomas Manns Vorwurf, Heinrich sei „eine vornehme Liebhabernatur", neben dem Thomas sich sein Lebtag „plebejisch, barbarisch und spaßmacherhaft vorgekommen" sei.[6] Heinrich Mann kommt auf seine literarischen Anfänge zu sprechen, auf den Rausch, der ihn seit dem *Schlaraffenland* ergriffen habe, auf die „Narkose durch Arbeit", der er sich unterzogen habe – und Peter-Paul Schneider, der diesen Brief veröffentlicht hat, hat mit Recht darauf aufmerksam gemacht, daß Heinrich Mann diese Einschätzung seiner literarischen Anfänge bis ins hohe Alter, bis in sein Memoirenwerk *Ein Zeitalter wird besichtigt* bewahrt habe, wie im übrigen auch aus Briefen von 1943 und 1947 hervorgehe. In Heinrichs frühem Antwortbrief taucht auch das auf, was als Vorwurf später dann gegen Thomas Mann gerichtet worden ist: „Ich habe die Angst kommst Du aus dem Zuge, ist es aus mit Dir. So trainiere ich mich nicht der Arbeit zuliebe, sondern ich arbeite, um nur Leben zu spüren"[7]. Und: „Ich jage nicht nach Wirkung. Niemand kann einsamer sein und einsamer sein wollen, als ich" – und spiegelt sich nicht diese frühe Einsamkeit entschieden wieder in der Einsamkeit der Heldin des *Atem*?

Es ist hier nicht der Ort, auf diesen in seiner Bedeutung einfach nicht zu überschätzenden Brief ausführlicher einzugehen. Doch er könnte auch erklären, warum aus dem Brüderpaar im *Atem* ein Schwesternpaar wurde, denn das hängt offensichtlich mit dem zusammen, was Heinrich Mann über die Bedeutung der „Frau" für ihn selbst sagt. In diesen Zusammenhang gehört auch die Bemerkung: „Von der Literatur erwarte ich dabei nichts; sie ist in Deutschland vorwiegend männlich."[8] Auch das Bewußtsein der eigenen Krankheit, das sich möglicherweise in der Krankheit der Lydia Kobalt spiegelt, wird in dem Brief verbalisiert: sie hat bei ihm, seinen Worten zufolge, erstmals 1897 eingesetzt, ist aber offenbar nie endgültig ausgeheilt worden. Heinrich Mann schreibt: „Ich bin mehr Romane, fremder und haltloser. Und ich bin so viel kränker."[9] Möglicherweise geht die Konzeption des *Atems* sogar auf den Jahrhundertanfang zurück, wenn auch, vielleicht, nur indirekt. Heinrich Mann schrieb in dem Brief: „Im Jahre 1900 konzipierte ich ein Buch, worin eine Frau recht hochstehen

6 Peter-Paul Schneider: „... wo ich deine Zuständigkeit leugnen muß..." Die bislang unbekannte Antwort Heinrich Manns auf Thomas Manns Abrechnungsbrief vom 5. Dezember 1903, in: „In Spuren gehen...". Festschrift für Helmut Koopmann, hrsg. von Andrea Bartl u.a., Tübingen: Max Niemeyer 1998, S. 231–254, 234.

7 Ebd., S. 235 f.

8 Ebd., S. 241.

9 Ebd., S. 244.

und recht einsam sein sollte". Wir wissen: das war der Ursprung der *Göttinnen.* Aber der Satz läßt sich mühelos auch auf den *Atem* übertragen. Die Herzogin von Assy, die verarmte Gräfin Kobalt: offenbar „objective correlatives", wie T.S. Eliot so etwas nannte, Gleichnisse für einen inneren Adel, einen Schriftstelleradel, von dem Heinrich Mann bei aller Liebe zum Volk wohl immer durchdrungen war. Vielleicht ist der *Atem* in manchem auch noch eine Replik auf *Königliche Hoheit* – die Einsamkeit ist ein Motiv, das Heinrich Manns Werk über lange Jahre hin durchzieht und das Thomas Mann von Heinrich Mann für seine *Königliche Hoheit* übernahm. Zwischendurch immer wieder Hinweise auf das Gemeinsame der Brüder. Es ist diese außerordentlich tiefe und subtile Analyse des Brüderverhältnisses, die den Gedanken nahelegt, daß von hier aus Verbindungslinien bis zur erzählerischen Analyse der Brüderbeziehung über den *Zauberberg* hinweg bis zum *Atem* laufen. Ein Satz wie „in all diesem, ich darf es betheuern, wirkt kein höherer Werth, als Dich sehen zu machen, Dir mich selbst etwas deutlicher sichtbar zu machen"[10] ließe sich bruchlos auf den *Atem* übertragen. Beidemale steht dahinter der Versuch, sich zu erklären, untergründig wohl auch die Neigung, das „Harte" des Bruders zur Sprache zu bringen. Natürlich ist in Heinrich Manns Selbsterklärung alles auf das Frühwerk bezogen. Aber die Grundstrukturen bleiben, auch wohl die Intention. Heinrich Mann schreibt in der Verteidigung seiner *Jagd nach Liebe*:

Die lärmenden Fratzen darin und das viele Fleisch schaden ihm [dem Werk], ich habe Dir das zugegeben. Nur habe ich gewünscht, daß Du über die persönliche Nothwendigkeit dieses sachlich Anfechtbaren etwas mehr erführst. Ohne Bedenken ist der Wunsch keineswegs. Ich verkleide mich, wie Du gesehen hast, in Spekulanten und Herzoginnen, und habe mich noch niemand nackend preisgegeben. Es muß mir schon viel an Dem gelegen sein, für den das geschieht.[11]

Nun – das ist niemand anders als Thomas. Im Spätwerk sind es nicht mehr die Herzoginnen und Spekulanten, dort ist es die Gräfin Traun, unter der Heinrich Mann sich preisgibt. Auch im Alter mußte ihm wohl viel an dem gelegen sein, für den das geschah – eben an seinem Bruder Thomas. Und aufs direkteste scheinen sich im *Atem* die Sätze zu wiederholen, die Heinrich Mann am Schluß seines Briefes schreibt:

Du hast schwerlich zu fürchten, daß Deine Irrthümer über mich späterhin ans Licht der Welt kommen. Bei einem Vernünftler und mit Bewußtsein Einsamen

10 Ebd., S. 251.
11 Ebd.

gleich mir, erweckt der Gedanke an Nachruhm nur geringes Interesse [...] Ich habe hier von dem, was ich bin, etwas auszudrücken versucht, nicht damit irgendwann einmal Leute es lesen, die es wenig angeht, sondern damit jetzt einer der 'ganz' Seltenen 'und vielleicht der Einzige', der mir, gesetzt, es scheint ihm der Mühe werth, näher kommen könnte, den Weg 'etwas' weniger leicht verfehlt.[12]

Heinrich hat sich nicht um die Leute bemüht, er hat sich um seinen Bruder bemüht – und im *Atem* tut er es, letztmalig, noch einmal.

Natürlich ist es problematisch anzunehmen, Heinrich Mann habe ein Leben lang unter den rechthaberischen Sottisen seines Bruders aus dem Jahre 1903 gelitten. Möglicherweise hatte er das alles vergessen, oder sagen wir vielleicht vorsichtiger: soweit vergessen, wie das vergessen werden konnte. Aber in solchen Dingen ist nun einmal schwer vergessen. Schließlich konnte auch Thomas nicht vergessen, wie wir einer Tagebuchnotiz aus dem Jahre 1944 entnehmen können. Sie ist über die Maßen aufschlußreich und inzwischen auch alles andere als unbekannt. Thomas Mann notierte: „Zu denken, aufs neue, über die Verherrlichung des Bruders durch das nur hier siedelnde aktivistische Literatentum auf meine Kosten. Auferstehung alter Qual". Ja, Auferstehung alter Qual – wollen wir sie nicht auch Heinrich Mann zugestehen? Denn er hatte, alles in allem, wohl mehr abgekriegt als Thomas, war vermutlich auch der empfindlichere. Was ist Heinrich vorzuwerfen? Nicht viel. Eigentlich reduziert sich so gut wie alles auf jenen ominösen Satz aus dem *Zola*-Essay: „Sache derer, die früh vertrocknen sollen, ist es, schon zu Anfang ihrer 20 Jahre bewußt und weltgerecht hinzutreten". Bewußt und weltgerecht: so war Thomas Mann tatsächlich vor Heinrich getreten, und wir können das Wort weltgerecht auch ersetzen durch das Wort „selbstgerecht", und dann haben wir eben den Tenor getroffen, der jenen Brief vom 5. Dezember 1903 in seiner Rechthaberei so unangenehm macht.

Alles das ist ein Vorfeld unserer Betrachtungen zu der Frage, ob es nicht außer den bereits genannten Spuren im Spätwerk Heinrich Manns noch andere gibt, genauer: ob nicht sein Roman *Der Atem*, der Roman einer Lungenkranken, auf zumindest untergründige Weise auch mit jenem Roman Thomas Manns zu tun hat, der ebenfalls von Lungenkranken handelt, nämlich: mit dem *Zauberberg*. Natürlich muß, das sollte von vornherein klar sein, unsere Beweisführung provisorisch bleiben, aber Beweise sind in unserem Metier ja ohnehin kaum zu liefern.

12 Ebd., S. 252.

Wir sagten schon: Heinrich Manns Resonanz auf das Erscheinen des *Zauberberg* war ebenso spärlich wie oberflächlich. Andererseits: Zauberberg, das Wort, ist keine Erfindung Thomas Manns, sondern stammt von Eichendorff; Eichendorffs Wort ist wohl von Thomas Mann nicht direkt rezipiert worden, sondern auf dem Umweg über Heinrich: im ersten Roman – Wysling hat darauf aufmerksam gemacht – zitiert Heinrich Mann Goethes *Wahlverwandtschaften* und in der Verführungsszene die Venusberg-Musik; die Venus-Welt, die Heinrich Mann beschwört, stammt aus Eichendorffs *Marmorbild* – und da ist offenbar das Wort, ist der Titel *Zauberberg* her (BrHM, 21); Nietzsche, so Wysling, habe es ihm in der *Geburt der Tragödie* nur nachgesprochen. Anders gesagt: Thomas Mann hat gelernt, und zwar von Heinrich: nicht nur die Kunst des anspielungsreichen Zitierens, sondern vor allem etwas über die Bedeutung der Wagner-Welt. Dann: Im *Tod in Venedig* und stärker noch im *Zauberberg* werden erstmals antike Mythen an- und herbeizitiert. Bislang nicht geklärt ist, ob nicht Heinrich Manns *Göttinnen* ihn angeregt haben oder *Mnais*, die Novelle von 1906; vermutlich liefern Roman und Novelle Vorbilder, und es ist nur zu wahrscheinlich, daß auch in diesem Feld Thomas, was die Kunst des mythologischen Zitierens angeht, von seinem Bruder Heinrich gelernt hat; Hermes tritt bei Heinrich Mann immerhin sechs Jahre vor seinem Erscheinen im *Tod in Venedig* auf. 1911 hatte Heinrich im übrigen die Hades-Novelle *Rückkehr vom Hades* veröffentlicht. Im gleichen Jahr beginnt die Reihe der Berichte über Hades-Fahrten bei Thomas Mann – der *Tod in Venedig* ist die erste, der *Zauberberg* folgt unmittelbar. Da war also viel an interner Bezüglichkeit, viel mehr, als die bloß auf Thomas Mann ausgerichtete Forschung bislang gesehen hat.

Zugegeben: wir bewegen uns, was Heinrich Manns *Atem* angeht, wieder in ziemlich unwegsamem Gelände. Denn von Heinrich Mann gibt es keine Zeugnisse, daß der frühe Roman seines Bruders mitgemeint gewesen sein könnte. Dafür gibt es von seiten Heinrich Manns Hinweise auf alles mögliche andere. Wir hören, daß der Roman „im Grunde ein privater Lebenslauf" sei, „bestimmt natürlich von den öffentlichen Ereignissen. Er handelt am Tage des vorigen Kriegsausbruches, in Frankreich. Protagonistin ist eine gealterte, kranke Fremde, deren Stimme erhalten ist".[13] Leser dieses Romans seien von vornherein gewarnt: Heinrich Mann hat selbst gesagt, daß seine letzten beiden Romane „merkwürdig sein" mögen.

13 Brief Heinrich Manns vom 10.7.1947 an Franz Carl Weiskopf, zitiert nach Heinrich Mann: Der Atem, mit einem Nachwort von Helmut Koopmann und einem Materialienanhang, zus.gest. von Kerstin Lang, Frankfurt/Main: Fischer Taschenbuch 1993, S. 508 (= Heinrich Mann. Studienausgabe in Einzelbänden, hrsg. von Peter-Paul Schneider).

Leicht zugänglich sind sie in der Tat nicht. Das äußere Datengerüst besagt nicht viel, aber festzuhalten ist – und das hat Heinrich mehrfach bestätigt –, daß der Sterbetag der Heldin der Tag ist, an dem in Frankreich der Krieg ausbrach. Arm gelebt habe die Heldin, aber sie sei „mit Auszeichnung" gestorben, lesen wir auch[14], und irgendwann folgt ein Hinweis, der darauf hindeutet, daß der Roman mehr ist als nur eine private Biographie: Es ist der auf den *Faustus*, für Heinrich Mann „eine Übertragung deutschen Erlebens" – aber so sei *Der Atem* nicht, sondern eher die Übertragung seines eigenen Erlebens, überdies nach Frankreich versetzt. *Der Atem* zeige die ausgebrochene Katastrophe, der *Empfang bei der Welt* den Verfall, also das vorausgegangene Stadium. Nur hier und da einige flüchtige Aussagen Heinrichs zur Substanz des Werkes. *Die Göttinnen*, so lesen wir, bezeugen „mindestens eine starke Verehrung des Lebens"[15], und die sei geblieben über den *Henri Quatre* hinaus bis zum *Atem*. Aber läuft im *Zauberberg* nicht am Ende auch alles auf eine Verherrlichung des Lebens hinaus? Gibt es vielleicht, über den *Zauberberg* hinaus, noch eine *Buddenbrooks*-Parallele? Kein Zweifel, daß stark Autobiographisches hineinspielt, wenn auch eher von der Stimmung her als von den berichteten Ereignissen. Der Roman, so Heinrich Mann an Klaus Pinkus 1949, sei „das letzte Ergebnis einer Zeitspanne, die glücklich war". Aber das war 1914. Daß so etwas wie eine zeitgeschichtliche Grundlage des Romans existiert[16], hat selbst Thomas Mann anerkannt, als er Brochs *Vergil*, den Spät-Roman *Der Atem*, Hesses *Glasperlenspiel*, manches von Aldous Huxley und seinen eigenen *Faust*-Roman zu den Dokumenten der Zeit rechnete.

Der Roman ist auch heute noch, leider, kaum bekannt. Es ist hier nicht der Ort, in Einzelheiten des Inhalts zu gehen, stattdessen sei aus der in New York erschienenen Zeitschrift Der Aufbau zur Erstausgabe 1949 zitiert:

> Das Buch ist vor allem der Roman einer Frau, die durch viele Illusionen gegangen ist. Die Erinnerungen werden stärker und blasser, aber sie reichen bis zum letzten Lebenskapitel aus. Diese zarte Lydia hat Leidenschaften, Abenteuer und Schmerzen ausgekostet. Ihr Leben war ein Zeitalter. Das ist seine Symbolik [...] Erinnerung an eine müde Welt und stürmischer Lebenswille; Krankheit, Tod und Neubeginn: das sind die Motive dieses Romans, der zugleich in der Ebene der Zeitgeschichte wie im menschlichen Herzen spielte.

14 Vgl. Brief Heinrich Manns vom 10.12.1947 an Karl Lemke, zitiert ebd., S. 511.
15 Vgl. Brief Heinrich Manns vom 11.7.1949 an Friedrich Sally Grosshut, zitiert ebd., S. 536.
16 Vgl. Brief Heinrich Manns vom 29.9.1949 an Walter Arthur Berendsohn, zitiert ebd., S. 546.

Könnte man den letzten Satz nicht auch vom *Zauberberg* sagen? Die Aufnahme des Buches bei Thomas Manns hielt sich freilich in sehr viel engeren Grenzen. In sein Tagebuch notierte er am 12. Juli 1949: „Sein Roman Der Atem kam, stolz, hart, politisch wissend, schwierig intrigant, große Hintertreppe, und man weiß nicht, wohin man tritt. Fremd, einzigartig und fragwürdig. Kann wirkliche Lese-Hingabe nicht erzwingen. Schmerz darüber". Freilich schrieb er an seinen Bruder etwas freundlicher:

> Unnütz zu sagen, daß es etwas Einziges und Unvergleichliches darstellt in moderner Literatur oder besser: in modernen Literaturen, über die es sich, nicht mehr national, erhebt, sodaß man erfährt: Ueber den Sprachen ist die Sprache. Man hat da, in äußerster Weitergetriebenheit einer persönlichen Linie, einen Greisen-Avantgardismus, den man von bestimmten großen Fällen her (Parsifal, Goethe, auch Falstaff) kennt, der aber doch hier und so als ganz neues Vorkommnis wirkt. (BrHM, 326 f.)

Mit anderen Worten, es war, wie Heinrich Mann selbst zugab, „ein etwas problematischer Roman".[17]

Versuchten wir, das etwas verwirrende Neben- und Ineinander aller möglichen Szenen und Erzählstränge auf einen gemeinsamen Nenner zu bringen, so ließe sich sagen: was dargestellt ist, ist so etwas wie ein langsamer Ablösungsprozeß vom Dasein, einschließlich einer sehr subjektiven Besichtigung eines Zeitalters. Hier verabschiedet sich jemand von der Welt, und der letzte Satz des Romans ist zugleich, wenn man so will, das bewußt vollzogene Ende einer literarischen Existenz: „Die Welt schlief gelähmt wie in Nächten ihrer ausgebrochenen Katastrophen, wenn auch wir müde sind und das Wort niederlegen"[18]. Wenn der Autor von der Welt Abschied nimmt, wie wir wohl doch mit einiger Sicherheit sagen dürfen, so bedeutet das, daß er, auch was sein eigenes literarisches Leben angeht, noch einmal ein Resümee zieht. In Heinrich Manns Lebenswerk haben viele literarische Formen Platz gehabt: sie alle erscheinen hier erneut, sei es nun der realistische Gesellschaftsroman, sei es der Kriminalroman – über nicht unerhebliche Partien hin ist *Der Atem* ein solcher, mit allem, was dazugehört: ein Verbrechen wird vermutet, Schuldige werden verfolgt, in einem Kleiderschrank findet sich ein Toter, eine Warnung kommt zu spät; jemand soll ein Unrecht begehen, ein Betäubungsmittel wird benutzt, eine Entführung überlegt, eine Verschwörung geplant, ein Attentat inszeniert, im Spielkasino wird betrogen, ein sagenhafter Geldbesitz geht verloren und taucht wieder auf, ein Agent des *Deuxième Bureau* überwacht den

17 Brief Heinrich Manns vom 3.3.1949 an Karl Lemke, zitiert ebd., S. 533.
18 Ebd., S. 469.

Schauplatz, und schließlich wird ein Präsident umgebracht – dessen Leibwächter haben leider geschlafen. Der Mörder entkommt mit dem Flugzeug: das alles stammt aus dem Arsenal des Kriminalromans, und es ist hinreichend genug, um ein Buch zu füllen. Das geht bei Heinrich Mann sogar bis in den Stil hinein. Der Kriminalroman wird übrigens ausdrücklich einmal erwähnt. Natürlich ist es auch ein Zeitroman, Heinrich Mann hat das ja selbst festgestellt, als er davon sprach, daß er mit dem Kriegsausbruch in Frankreich endet. Dazu ist es ein politischer Roman, im Hintergrund taucht die Vorstellung auf vom „Krieg der Besitzenden gegen die Gesamtheit der Armen“, fragwürdige Thesen, die reichlich nahe an die Geschichtskonzeptionen von Bertolt Brecht heranrücken. Dazwischen das Theater, theaterhafte Szenen, der Theaterroman – eine, wenn man so will, der großen Erfindungen in der Romankunst Heinrich Manns. Auch ein Kleine-Leute-Roman, wie Heinrich Mann ihn gerne schrieb, spätestens seit der *Kleinen Stadt.* So ist er eine Summe seiner Erfahrungen, in denen der Bruder eine so große Rolle spielt, ein Resümee des eigenen Lebenswerkes – und weil sich das alles fast undurchdringlich ineinander verschlingt, wird seine Lektüre zu einem schwierigen Unternehmen. Vieles ist phantastisch – wie etwa auch René Schickeles *Flaschenpost.* Aber schon das *Schlaraffenland* war ja ein phantastischer Roman, in dem sich Realität und Vorstellungskraft undurchdringlich miteinander verbanden. Ist das noch Wirklichkeit? Sicherlich nicht, wenn das Phantastische davon ausgeschlossen wird. Alles in allem ist es eine Wirklichkeit *sui generis*, die uns in diesem Spätwerk Heinrich Manns begegnet, ein nicht mehr auseinanderzuanalysierendes Ineinander von Schreibweisen und Romanformen, von Themen und persönlichen Erfahrungen, und wir wissen: das hat diesem Roman ein schwieriges Nachleben bereitet, hat ihm scharfe Kritik eingebracht. So schrieb Manfred Durzak 1973: „Der Roman gibt Zeugnis davon, warum Heinrich Mann zum künstlerischen Scheitern gezwungen war, warum die schemenhafte Verfremdung des dargestellten Wirklichkeitsbildes die Analyse der tatsächlich vorhandenen Realität mit all ihren politischen Motivationen und Handlungsmechanismen verfehlen mußte.“[19] Aber: wollte Heinrich Mann denn tatsächlich die vorhandene Realität analysieren? Das hat er nie von seinem Roman behauptet, und so müssen wir uns nach anderen Referenzen umsehen, um ihn angemessen würdigen zu können.

19 Manfred Durzak: Exil-Motive im Spätwerk Heinrich Manns. Bemerkungen zu dem Roman „Der Atem“, in: Heinrich Mann 1871/1971, hrsg. von Klaus Matthias, München: Wilhelm Fink 1973, S. 203–219, 212. Vgl. dazu Verf.: Heinrich Mann: „Der Atem“. Der Roman über den Roman, in: Heinrich Mann Jahrbuch 3, Schmidt-Roemhild 1985, S. 179–207.

Und damit sind wir wieder beim *Zauberberg*. Die Atmosphäre, die Wirklichkeit jenes Romans ist phantasmagorisch; auch der *Zauberberg* ist ein Roman vom Verfall, an seinem Ende steht der Tod, nur angedeutet die Aussicht auf ein neues Leben. Zwar hat Thomas Mann bis zur Mitte seines Lebens lauter Verfallsgeschichten geschrieben, aber das Ungewöhnliche dieser Geschichte ist die eigentümliche Weltlosigkeit, ist das träumerische Ineinander der Sphären. Es ist die Welt von Kranken, genauer: von Lungenkranken. Sollte es wirklich Zufall sein, daß auch die Heldin des *Atem* lungenkrank ist? Wir wissen diese Krankheit steigert und sensibilisiert, ja sie spiritualisiert, und vor allem: sie zeitigt Erkenntnisse, sie resümiert und verdichtet Erfahrenes, und sie versetzt am Ende in wachtraumartig-halbbewußte Zustände, sie macht hellsichtig und ist, wie wir schon von den ersten Seiten des Romans her erfahren, geeignet, die Raum-Zeit-Koordinaten in Verwirrung zu bringen, die Zeit stillstehen zu lassen bei gleichzeitiger Beschleunigung, die Topographie mit ihren Ordnungspunkten im Raum gleichsam auf den Kopf zu stellen, jedenfalls außer Kraft zu setzen. In beiden Romanen stellt sich, was das Bewußtsein der Figuren angeht, eine Art Überwirklichkeit ein, ein oft träumerisches Beiseitestehen, ein Überwältigtwerden durch Erinnerungen und Geschichte, ein Sich-Verflüchtigen aller flachländischen Kategorien. Vor allem der Patient im Hochgebirge wird frei und zugänglich für „operationes spirituales", er nimmt die Wirklichkeit nicht mehr recht ernst, weil er in einer Art Überwirklichkeit lebt, und wenn das auf der einen Seite bis in die Geisterseherei und in den Spiritismus führt, ins Magische und Geheimnisvolle (auch Krokowski trägt dem mit seinen Vorträgen Rechnung), wenn es hochempfindlich macht für Musik aus dem schwarzen Zauberkasten, so hat das Dasein auf dem Zauberberg auch ohne dieses rasch etwas Rauschhaftes, Unwirklich-Phantastisches, und schon auf den ersten Seiten wird klar, daß die Zeit ihre gliedernde Macht verloren hat, daß aber auch der Raum nicht einen einzigen topographischen Punkt mehr liefert, der der Selbstbestimmung dienen könnte – die Richtungen sind vertauscht und das löst, wie es schon zu Beginn des Romans heißt, „die Person des Menschen aus ihren Beziehungen" und versetzt ihn „in einen freien und ursprünglichen Zustand" (III, 12). Die Welt dort oben und der Weg dorthin machen, kurz gesagt, aus dem ordentlichen Menschen so etwas wie einen Vagabunden, und selbst Pedanten und Pfahlbürger sind vor dieser geistig sonderbar ambulatorischen Daseinsform nicht gesichert: Wirklichkeitsvertauschungen, eine immer stärker zunehmende Unfähigkeit, zwischen dem Tatsächlichen und nur Imaginierten zu unterscheiden, ein immer stärkeres Sich-Öffnen für alles Magisch-Unwahrscheinliche kennzeichnen das Dasein im Hochgebirgsort. Thomas Mann braucht ganze zwei Seiten, um das fest zu installieren. Was folgt, ist nur noch eine Ausformung jener grundsätzlichen Verunsicherung, mit der der Roman beginnt und der aus allem Realen etwas zugleich Irreales werden läßt. Verständlich, daß auch die brüderliche Wirklichkeit, so sie denn erscheint, ins Undeutlich-Imaginäre geraten muß.

Was immer geschieht, geschieht im Kopf, im Bewußtsein, in der Rückerinnerung, und wir erkennen: Die Bewußtseinsräume werden nicht etwa immer weiter, sondern verengen sich, werden immer spannungsloser bei aller äußeren Spannung, geraten in eine tödliche Stagnation. Andererseits: der Krankheitsprozeß ist auch ein Erkenntnisprozeß – in beiden Romanen. Was für den Helden des *Zauberbergs* gilt, ist zugleich der innere Weg der Heldin des *Atems*, die Entwicklung, die in ihr abläuft. Daß die verschiedenen Romanformen, in denen Heinrich Mann sich bewegt hat, hier alle noch einmal präsent sind, widerlegt das nicht, sondern steigert eher noch das Unbestimmte der Welt und der Verhältnisse, in denen sie spielen. Unwirklichkeit, eine ungewisse Beleuchtung, verschwimmende Konturen, schattenhaft werdende Gestalten, unerklärliche Zusammenhänge: sie nehmen im *Zauberberg* zu, sie definieren auch den letzten Roman Heinrich Manns. Die Welt wird geisterhaft, gespensterhaft – und es bedarf nicht einmal des Okkultismus und der Tischchenrückerei, um diesen Eindruck beim Leser zu evozieren.

Wir haben im *Zauberberg* nach direkten Spuren der Bruderbeziehung gesucht – mit eher magerem Erfolg. Um so ertragreicher ist unsere Suche im *Atem*. In Lydia Kobalt, der Heldin, und ihrer Schwester – das hat die Forschung längst herausgefunden[20] – hat Heinrich Mann seinen Bruder und sich porträtiert, mit einer der für ihn typischen Vertauschungen der Geschlechter, aber in unverkennbarem Bezug auf das Leben, auf das eigene, aber auch auf das gemeinsame Leben. Als Lydia stirbt, denkt sie zurück. Wir lesen Sätze, die sich unmittelbar auf Heinrich Mann und auf die Beziehung zu Thomas beziehen. „Das Leben war schön, und gut ist, wie es endet, zurückgezogen in den Hintergrund des Bewußtseins, wo gar nicht wenig vorgeht“, heißt es.[21] Damit ist exakt die Rolle, das Dasein des so rasch gealterten Heinrich Mann beschrieben. Und: „Zurückgezogen in den tiefen Hintergrund seiner selbst, wird auch nie mehr hervorkommen, wiederholt jemand noch immer sein Leben, erklärt, rechtfertigt und be-

20 Das ist vor allem der Spurensuche Herbert Lehnerts zu verdanken: Heinrich Manns Roman „Der Atem“, in: Arbeitskreis Heinrich Mann. Mitteilungsblatt. Sonderheft Siegfried Sudhof (1927–1980) zu gedenken, Lübeck 1981, S. 173–191.

21 Heinrich Mann, Der Atem, S. 441.

kennt, wünscht all dies aufgezeichnet, vielleicht in einem Brief. Wer sollte ihn aber verstehen?"[22] Da ist in der Tat nur einer, der es verstehen könnte: Thomas. Er hat es, soweit die Zeugnisse uns darüber Aufschluß geben, nachweislich aber nicht verstanden. Und dann, im Traum der Kobalt:

Ich machte es dir leicht, ich war nicht ehrgeizig. Ein sehr großer Fehler. Dich verstimmte, daß ich den Wettbewerb ausschlug, anstatt trotz Widerstand besiegt zu werden. Dies währte, bis du für endgültig hinnahmest, deine, nicht meine Natur sei der Erfolg. Meine, wenn ich mich beim Sterben noch schämen soll, war der Hochmut. Die Ehren der Welt nicht anstreben ist Hochmut.[23]

Und noch einmal die Stimme des Exulanten: „Mein versagender Atem quittierte für ein Leben, das vielleicht mißverstanden war". Andererseits die reiche Schwester: unverkennbar ein Porträt Thomas Manns.

Der Roman ist gewissermaßen das Vermächtnis Heinrich Manns, und der es lesen sollte, hat es nur sehr flüchtig, sehr oberflächlich gelesen. Es war der Bruder. „Sogleich werde ich vergangen sein, du allein bist meine Nachwelt, bei der ich fortlebe. Höre, ich hatte so viel Demut wie Stolz. Als du vor der Welt unermeßlich über mir standest, habe ich von dir nur eines angenommen, deine Schuhe": wir dürfen die Schuhe wohl für die zahlreichen Wohltaten nehmen, die Heinrich Mann seinem reichen Bruder verdankte. Die letzte Szene des Gesprächs zwischen den Schwestern ist eine Traumszene. Atem: das ist natürlich kein physiologischer Terminus, es ist Pneuma. Auf der vorletzten Seite ist noch einmal von der „Eifersucht" die Rede, „gewohnt von alters". Doch die sterbende Lydia setzt hinzu: „auch sie ist beendet".

Wahnhaftigkeit, Nirwanahaftigkeit der Welt – die Schopenhauer-Spuren sind unverkennbar, und sie verbinden die beiden Schwestern, verbinden das Spätwerk Thomas und Heinrich Manns. Vor allem aber verbinden sie den *Zauberberg* und den *Atem*. Wenn wir der Forschung glauben wollen, ist der *Zauberberg* der Schopenhauer-nächste Roman Thomas Manns; alles, bis in die Struktur hinein, durchzogen von Schopenhauerschen Ideen, der Schopenhauerischen Weltbetrachtung. Es ist hier nicht zu prüfen, ob das stimmt. Aber sicher ist, daß das *mundus vult decipi* für Heinrich Manns letzten Roman ebenso gilt wie für den *Empfang bei der Welt*, wo der Lebenskampf als Täuschung, als Irreführung durchschaut wird. In *Der Atem* heißt es: „Keiner Tatsache bin ich sicher in meiner Geschichte", und das meint: auf die wirkliche Welt ist kein Verlaß, und: „Hier

22 Ebd., S. 442.
23 Ebd., S. 443.

erzählt eine Person sich ihre eigene Geschichte, betrachtet sie von außen". Gibt es einen gültigeren Beweis für die Schopenhauer-Luft in diesem Roman als einen solchen Satz? Das Leben ist Täuschung: diese große Botschaft des *Zauberbergs* ist auch die Botschaft des *Atems*. Auf dem Kissen liegt der Kopf der bleichen Frau, und es heißt verräterisch: „Das lieblich vorgetäuschte Leben". Vielleicht etwas kitschig – aber ein Schopenhauer-Schluß, wie er eindringlicher nicht geschrieben werden könnte. Von daher bekommt das Theaterhafte dieses Romans seinen tieferen Sinn, das Maskenhafte, das Schauspielähnliche. Wenn Glück geschieht, ist es märchenhaft – auch diese Botschaft ist eigentlich eine alte bei Heinrich Mann, begegnet schon im *Schlaraffenland* – und dann, unübersehbar, im *Felix Krull*, den Thomas Mann ein Leben lang mit sich herumtrug. Gemeinsamkeiten also, ziemlich zahlreich – und damit ist *Der Atem* doch wohl so etwas wie eine Antwort auf den *Zauberberg*. Oder sagen wir vielleicht deutlicher: eine Wiederaufnahme von Themen, die Heinrich im Roman seines Bruders 25 Jahre zuvor gefunden haben mochte. So sind beide Romane denn Untergangsromane, getaucht in Schopenhauer-Luft, ist der alternde Heinrich Mann noch einmal zurückgewandt zum Werk seines Bruders, und nicht nur das: zu seinem Bruder selbst. Wir wollen nicht vergessen, daß der *Zauberberg* Thomas Mann auf der Höhe seines literarischen Erfolges, auf der Höhe seiner Kunst zeigte. Das wußte Heinrich Mann.

Der alte Heinrich Mann hat sich wohl auch noch einmal mit *Buddenbrooks* beschäftigt – in Bilderinnerungen an die ersten 20 Jahre. Wir wissen leider nicht genau, wann sie entstanden sind – frühestens wohl 1943/44 als Nebenarbeiten für seine Autobiographie oder vielmehr: für seine Memoiren *Ein Zeitalter wird besichtigt*. Das Bilderwerk enthält Erinnerungen an Lübeck, aber wohl auch Erinnerungen an die *Buddenbrooks*. Thomas Buddenbrook, einsam mit einem Buch sitzend, das Götterzimmer, vielleicht auch Hans Hansen und Tonio Kröger, einiges vermutlich aus *Professor Unrat*, eine Familienfeierlichkeit im Götterzimmer, wie sie am Anfang der *Buddenbrooks* beschrieben ist, eine Klassenszene, wiederum vielleicht aus den *Buddenbrooks*, Gerda Buddenbrook mit Major von Throta am Klavier, Leutnant von Throta vor Gerda: Rückerinnerungen an eine verschwundene Zeit, aber auch an eine gewesene Literatur. Im *Empfang bei der Welt* sind im übrigen die *Buddenbrooks*-Verhältnisse umgekehrt: Thomas Buddenbrook möchte einen starken Sohn, aber Hanno ist lebensunfähig. Balthasar wünscht sich einen weltabgewandten Asketen und hat in Arthur einen Lebenskämpfer. *Der Zauberberg*: über Schopenhauer, über die Lungenkrankheit, über die Vertauschung der Sphären und das außer Kraft gesetzte Koordinatensystem von Raum und Zeit könnte sich die Verbindung zum *Atem* herstellen. So märchenhaft-phantastisch die Welt auf dem *Zauberberg* ist, so märchenhaft-phantastisch ist der Roman vom Glück, seiner Vergänglichkeit und seiner Wiederherstellbarkeit in der Erinnerung. Vielleicht bezieht sich die verballhornte Existenzphilosophie des „Synarchismus" auch auf die existenzphilosophischen Sedimente des *Zauberberg* – in kritischer, ironischer Demaskierung und Brechung.

Der vielleicht rätselhafteste Roman Heinrich Manns *muß* nicht so gelesen werden, als Kontrafaktur zum *Zauberberg*. Aber man kann ihn so lesen. Schließlich war auch der *Zauberberg* so etwas wie ein europäischer Roman – die Welt endete mit dem Zusammenbruch 1914. *Der Atem* ist ebenfalls ein europäischer Roman – und daß er mit dem Kriegsausbruch in Frankreich endet, verbindet ihn sogar strukturell mit Thomas Manns Roman. Aus dem Exil war gesagt: „wer sich der amerikanischen Plattheit ergibt, weiß von der vorigen Größe Europas nichts und versäumt ihre letzten Zeugnisse".[24] Schon der *Zauberberg* war ein Schwanengesang auf das alte Europa, das 1914 endgültig zugrunde ging. Der Kriegsausbruch mit Frankreich besiegelte das Schicksal Europas endgültig – jedenfalls das der alten Kultur Europas. Für den *Zauberberg* könnte gelten, was Heinrich Mann in einem Brief im Juli 1949 über seinen Roman schrieb: „Jemand, der repräsentativ für die Literatur dieser Jahrzehnte ist, sagte mir, daß dieser Roman unvergleichlich ist, insofern er, nicht mehr national, sich über die modernen Literaturen erhebt. Gemeint ist die Sprache. Gemeint sind die Figuren und die Sphäre des [...] Kriegsausbruches."[25]

Daß Thomas Mann den Schluß des brüderlichen Romans, falls er ihn überhaupt gelesen haben sollte, nicht verstanden hat, daß er nicht begriff, daß Heinrich nicht nur von Europa, sondern auch vom Bruder Abschied nahm, gehört zu den schwer erklärlichen Unstimmigkeiten in dieser an Verständnis, aber eben auch an Mißverständnissen reichen Beziehung. „Brüderlichkeit als Schicksal", hat Hans Wysling abschließend diese Beziehung genannt. Wir möchten hinzusetzen: Brüderlichkeit als Geben und Nehmen. Oder auch: Brüderlichkeit als literarischer Dialog. Nicht frei von Mißverständnissen. Aber unendlich produktiv.

24 Brief Heinrich Manns vom 10.12.1948 an Karl Lemke, zitiert ebd., S. 532 f.

25 Brief Heinrich Manns vom 28.7.1949 an Michail J. Apletin, zitiert ebd., S. 539.

Renate Böschenstein

Doktor Faustus und die Krankheit als Inspiration

Für Eda Sagarra

1. Als Thomas Mann im Jahre 1928 in einem Interview nach seiner Erfahrung der ersten Inspiration befragt wurde, antwortete er mit einer energischen Abweisung dieses Begriffs. „Der Einfall als Überfall ist mir unbekannt.[1] Meine Arbeiten sind nicht derart, dass sie auf einem Einfall stünden. Es gehören sehr viele dazu, und die 'Inspiration' besteht eigentlich nur in dem Vertrauen darauf, dass sie sich einstellen werden." (XI, 777) Im gleichen Sinn antwortete er auch im Jahre 1953 einer Journalistin.[2] Schon zu Anfang des Jahrhunderts hatte er sich einen Satz aus einem Artikel von Baudelaire notiert: „L'inspiration est décidément la sœur du travail journalier." (Notb II, 103)[3] Noch stärker ist der Widerstand, den er seinen Protagonisten Adrian Leverkühn gegen die Vorstellung einer Inspiration empfinden lässt. Serenus Zeitblom berichtet, man habe das Wort in seiner Gegenwart vermeiden müssen: „Er hasste und verspottete jenes Wort" (VI, 38). Diese Ablehnung schreibt sich ein in eine generelle, zeittypische Ablehnung der romantischen Verklärung von „Kunst und Künstlertum" – aber Zeitblom deutet, indem er diese historisierende Erklärung für unzulänglich erklärt, schon auf das Zentrum des Romans voraus: Adrian wird sich dennoch einer Inspiration anheimgeben, und sie wird tödlich sein.

Wieso aber wird dem Roman, dessen Autor und Protagonist der Inspiration so misstrauen, als Motto eine Bitte um Inspiration vorangestellt? Es sind die berühmten Verse, die den zweiten Canto der *Divina Commedia* einleiten – des Werks also, dessen „visionäre Höhepunkte" Leverkühn komponiert (VI, 215). Die Evokation des Wanderers, der sich zur Höllenreise vorbereitet, mündet in eine Anrufung jener Gottheiten, an die in der

[1] Zitiert wird aus:
- Thomas Mann: Gesammelte Werke in dreizehn Bänden, 2. Aufl., Frankfurt/Main: S. Fischer 1974. [Band, Seite]
- Thomas Mann: Notizbücher 1–6 und 7–14, hrsg. von Hans Wysling und Yvonne Schmidlin, Frankfurt/Main: S. Fischer 1991/1992. [Notb, Seite]

[2] Volkmar Hansen/Gert Heine (Hrsg.): Frage und Antwort. Interviews mit Thomas Mann 1909–1955, Hamburg: Albrecht Knaus 1983, S. 367.

[3] Thomas Mann führt das Baudelaire-Zitat auch in dem erwähnten Interview von 1928 an.

europäischen Tradition das Phänomen „Inspiration" gebunden ist, der Musen:

O Muse, o alto ingegno, or m'aiutate,
o mente, che scrivesti ciò ch'io vidi,
qui si parrà la tua nobilitate.[4]

Wer bittet hier um Hilfe? Als Zeitblom sich anschickt, mit zitternden Händen Adrians Reise nach Pressburg aufzuzeichnen, die Reise zu der Hetäre, die ihn vergiften wird, beginnt er mit einer analogen Invokation: „Mir ist, als sollte ich Apollon und die Musen anrufen, dass sie mir bei der Mitteilung jenes Geschehnisses die lautersten, schonendsten Worte eingeben mögen [...]." (VI, 204) Es wirkt sehr natürlich, dass Zeitblom, der klassische Philologe, an diesem heiklen Punkt seines Schreibens sich auf die Überlieferung besinnt, der gemäss der Dichter an schwierigen Stellen seines Werks Hilfe bei den für die Kunst zuständigen Gottheiten sucht. Es ist aber nicht Zeitblom, der, Dante zitierend, die Initial-Anrufung ausspricht: sie befindet sich auf einem Vorsatzblatt vor dem 1. Kapitel, in dem erst der Icherzähler auftritt. Es kann also nur der implizite Autor sein, von dem wir im Fall dieses Buches getrost sagen dürfen, dass er dem biographischen Autor recht nahesteht. Was bedeutet es also, dass dieser gegenüber der Inspiration so skeptisch gesonnene Autor sich an die Musen wendet?

2a. Um das Spezifische des Inspirationsproblems in diesem Roman zu bestimmen, empfiehlt sich eine – hier natürlich nur in knappen Umrissen mögliche – Skizze der Geschichte der Vorstellungen von künstlerischer Inspiration in der Antike und ihrer Rezeption in moderner Zeit. Sie kann uns einerseits zu einem besseren Verständnis der Romanproblematik verhelfen, andererseits zu Einblicken in die Prozesse künstlerischer Produktion überhaupt. Die mythische Figuration der Inspirationsvorstellungen hat

4 Die Verse lauten in der Übersetzung von Otto Gildemeister:
O Musen, hoher Geist, seid hilfsbereit!
Gedächtnis, das aufschrieb, was ich gesehen,
Hier wird sich zeigen deine Trefflichkeit.

Thomas Mann besass ein Exemplar dieser Übersetzung, das sich im Thomas-Mann-Archiv befindet und in dem die Verse unterstrichen sind (Signatur TMA: Thomas Mann 4217). Er hat auch die deutsche Fassung des ganzen Mottos auf ein Notizblatt (Nr. 208) übertragen (vgl. dazu Lieselotte Voss: Die Entstehung von Thomas Manns Roman 'Doktor Faustus', dargestellt anhand unveröffentlichter Vorarbeiten, Tübingen: Max Niemeyer 1975, S. 216). Thomas Manns Beziehungen zu Dante werden ausführlich behandelt von Lea Ritter-Santini: Das Licht im Rücken. Notizen zu Thomas Manns Dante-Rezeption, in: Thomas Mann 1875–1975, hrsg. von Beatrix Bludau u.a., Frankfurt/Main: S. Fischer 1977, S. 349–375.

in letzter Zeit um so mehr Interesse gewonnen, als sie für die seit einigen Jahrzehnten sich von psychologischer wie von kognitionswissenschaftlicher Seite her lebhaft entwickelnde Erforschung künstlerischer Kreativität fundamentale Zeugnisse liefert.[5] Dass überhaupt Gottheiten entworfen wurden, als deren Gabe diese Kreativität erscheint, lässt zwei anthropologische Konstanten erkennen: der Teil der Person, der kreativ ist, wird als ein „anderes" gegenüber der vertrauten Alltagspersönlichkeit empfunden – und dieses „andere" ist nicht beliebig verfügbar. Diese beiden Erfahrungen reichen von Pindar über Hölderlin zu Henry James, Borges und jener modernen Journalistin, die bekennt, für ihre Arbeit der Musen zu bedürfen, die aber „scheu und kapriziös" sind.[6] Freilich ist bei der Betrachtung archaischer Erfahrungs- und Gestaltungsformen im Licht moderner Perspektiven auch Vorsicht geboten. E.R. Dodds stellt in seinem klassischen Buch *The Greeks and the Irrational* dem Kapitel über die *Mania* ein Zeugnis von E.M. Forster voran: „In the creative state a man is taken out of himself. He lets down as it were a bucket into his subconscious, and draws up something which is normally beyond his reach."[7] Dass indes das Unbewusste in der psychischen Struktur der Angehörigen der griechischen Kultur mit ihrem weit geringeren Betrag an Verdrängung nicht unbesehen mit dem moderner Personen gleichgesetzt werden darf, ist zumindest seit Jean Starobinskis Ausführungen über Oedipus und Hamlet allgemeine Einsicht.[8] Bedenkt man aber diese historisch bedingten Unterschiede, so ist der Blick auf die frühe Selbstreflexion von sprachlich-rhythmischer Kunst aufschlussreich für ihre späten Varianten.

Aus den ältesten Zeugnissen des Musenmythos seien jetzt nur die für die späte Rezeption und damit für Thomas Mann wichtigsten Züge herausgehoben. Da ist zunächst, Modell für alle künftige Rede von Poesie, die Inspiration im konkreten Sinn. „Enepneusan" – „sie hauchten mir Atem,

5 Einen Überblick über diese Forschungen geben: Walter Schönau: Einführung in die psychoanalytische Literaturwissenschaft, Stuttgart: Metzler 1991 (= Sammlung Metzler 259); Günter Blamberger: Das Geheimnis des Schöpferischen oder: Ingenium est ineffabile? Studien zur Literaturgeschichte der Kreativität zwischen Goethezeit und Moderne, Stuttgart: Metzler 1991, besonders S. 1–9 und 22–32. Zur Musenmythologie vgl. Eike Barmeyer: Die Musen. Ein Beitrag zur Inspirationstheorie, München: Wilhelm Fink 1968 (dort weitere Literatur).

6 Angelika Overath: Der Luxus, unerreichbar zu sein, in: Neue Zürcher Zeitung, Folio Nr. 7 1998, S. 44. – Eine Reihe von Zeugnissen dieser Erfahrung versammelt der Aufsatz von Günter Wellershoff: Erkenntnisglück und Egotrip. Über die Erfahrung des Schreibens, in: Wahrnehmung und Phantasie. Essays zur Literatur, Köln: Kiepenheuer und Witsch 1987, S. 146–188.

7 Berkeley: University of California Press 1959. Hier zitiert nach der Ausgabe: Les Grecs et l'Irrationnel, Paris: Flammarion 1977, S. 71.

8 Hamlet et Œdipe, in: La relation critique, Paris 1970, S. 286–319.

Stimme ein": so geschieht es dem Hirten Hesiod von den Musen.[9] Dieses „Einblasen" wird natürlich bald zur Metapher – ebenso wie das Pneuma des Heiligen Geistes –; die Bedeutung des Atems kann aber auch in modernster Zeit rekonkretisiert werden. So ist der Atem, der im Zentrum von Celans Poesie und Poetologie steht – *Atemwende* ist ja der Titel eines Gedichtbandes – durchaus auch faktisch zu verstehen: das poetische Wort als Produkt der Lunge. Ein zweiter Punkt ist der Bezug auf die Stadien des kreativen Prozesses. Bei den Zeugnissen aus moderner Zeit wird sehr oft unterschieden zwischen einem ersten Stadium spontaner Einfälle und dem Stadium der Ausarbeitung, wobei das erstere als Einbruch und Eingebung einer „anderen" Instanz empfunden wird. [10] Berühmt ist Fontanes Aussage über die Entstehung von *Effi Briest*: „Nachträglich, beim Corrigieren, hat es [das Buch] mir viel Arbeit gemacht, beim ersten Entwurf gar keine. Der alte Witz, dass man Mundstück sei, in das von irgendwoher hineingetutet wird, hat doch was für sich [...]."[11] In den ältesten antiken Zeugnissen hingegen betrifft die Inspiration der Muse die Totalität des poetischen Prozesses. Die Muse singt vor, was der Dichter vortragen wird. Diese Vorstellung von Totalinspiration ist wichtig für die Konzeption der Inspiration in Thomas Manns Roman. Im sogenannten Neun-Zeilen-Plan, dem frühen Entwurf, den er bei der Aufnahme der Arbeit am *Doktor Faustus* wieder heranzog, notiert der junge Schriftsteller: „Figur des syphilitischen Künstlers: als Dr. Faust und dem Teufel Verschriebener. Das Gift wirkt als Rausch, Stimulans, Inspiration; er darf [...] in entzückter Begeisterung geniale, wunderbare Werke schaffen, der Teufel führt ihm die Hand." (Notb II, 121) Das ist, ins Moderne der Schreibsituation übersetzt, die totale Passivität des Künstlers gegenüber der Inspirationsinstanz, also der Rekurs nicht nur auf Inspiration überhaupt, sondern auf deren archaische Form. Die Muse kann alles vorsingen, denn sie ist allwissend: Zeus hat ja diese neun Töchter mit der Mnemosyne gezeugt, der Gottheit der Erinnerung. Erst aus heutiger Perspektive stellt sich die Frage, wie es zu erklären ist, dass in einer so maskulin akzentuierten Kultur wie der griechischen die wichtigste Inspirationsinstanz als weiblich imaginiert wurde. Diese Dominanz des femininen Elements für die Kunst wird indes eingeschränkt durch die starke Vaterbezogenheit der Musen und ihre Nähe zu Apollon, der ihnen nicht nur als Meister von Gesang und Saitenspiel, sondern auch als Verwalter einer anderen Art von Inspiration, der

9 Theogonie, Vers 31.

10 Vgl. dazu z.B. Hans Müller-Braunschweig: Aspekte einer psychoanalytischen Kreativitätstheorie, in: Psyche Jg. 31, Stuttgart: Klett 1961, S. 821–843.

11 11.11.1895 an Paul Schlenther.

prophetischen, verwandt ist, zu einem Gefährten und „Führer", dem Thomas Mann im *Tod in Venedig* in der für die Rezeption bestimmenden Verschmelzung mit dem Sonnengott eine so machtvolle Evokation hat zukommen lassen.[12] Zwei Komponenten des archaischen Musenmythos sind noch für die Frage nach dem Spezifischen der Inspirationsideen im *Doktor Faustus* von Bedeutung. Die erste ist die soziale Funktion der Museninspiration. Bei Hesiod wird der von den Musen mit „süssfliessender Rede" Begabte keineswegs wegen des so entstehenden prächtigen Gesangs gerühmt, sondern wegen der Wirkung für die Gemeinschaft. Wer durch rhetorische Mittel zu überzeugen versteht, stiftet in der Gerichtsversammlung kampflos Frieden – eine frühe Formulierung der Idee vom Kunstwerk als „Lebensgrund" für die Menschen, die Leverkühn in seiner letzten Ansprache seiner eigenen Praxis reuevoll entgegenstellt. Die zweite Komponente ist die Lokalisierung der Musen: sie wohnen auf Bergen und baden gern in Quellen. Ganz deutlich ist es, dass der schlicht-bukolischen Landschaft, in der Adrian Leverkühn aufwächst und die er in der analogen Szenerie von Pfeiffering wieder aufsucht, diese beiden Musenelemente eingezeichnet sind. Es gibt die beiden Hügel, nach zwei Fundamenten der europäischen Kultur Zionsberg und Rohmbühel genannt; es gibt die beiden Weiher, die Kuhmulde und den Klammerweiher, in dem Adrian Leverkühn vergeblich den Tod suchen wird. Nach dem Sinn dieser Zitate wird noch zu fragen sein.[13]

Die totale Passivität des Dichter/Musikers gegenüber der inspirierenden Gottheit, welche diese Gegeninstanz verheisst, wird schon in der frühgriechischen Kultur eingeschränkt durch Vorstellungen vom kreativen Prozess, welche eine stärkere eigene Beteiligung des Künstlers ausdrükken.[14] Die von den Künstlern als immanent wahrgenommenen Instanzen haben ihre für die moderne Rezeption gültigen Namen in der römischen Welt empfangen. Der *Genius,* ursprünglich die männliche Zeugungskraft bezeichnend, gewinnt bekanntlich im 18. Jahrhundert enorme Ausstrahlung als das Phänomen „Genie", über dessen Problematik Zeitblom am Anfang des Romans reflektiert. Bei Adrian Leverkühn wird zur Bezeich-

12 Apollon wurde erst ziemlich spät mit Helios gleichgesetzt. Vgl. dazu Wolfgang Fauth: Artikel Apollon, in: Der Kleine Pauly. Lexikon der Antike, hrsg. von Konrat Ziegler und Walther Sontheimer, München: dtv 1979, Spalte 441–448.

13 Gewagt, aber nicht ganz unwahrscheinlich ist die Vermutung, dass auch der Wagenlenker Apollon in der Szenerie von Buchel auftritt, und zwar in ironisierter Gestalt: warum heisst der Pferdeknecht, auf dessen Buckel Adrian reitet, gerade Thomas? (VI, 35).

14 Grundlegend ist immer noch der Aufsatz von Walther Kranz: Das Verhältnis des Schöpfers zu seinem Werk in der althellenischen Literatur, in: Studien zur antiken Literatur und deren Fortwirken, hrsg. von Ernst Vogt und Walther Kranz, Heidelberg: Winter 1967 (= Bibliothek der klassischen Altertumswissenschaften: 1. Reihe; N.F., Bd. 3), S. 7–26.

nung seiner herausragenden Begabung zunächst das Wort „ingenium" gewählt, das sein erster Lehrer gebraucht. Dem Lehrer wird das Wort in den Mund gelegt, weil in der *Historia von Doktor Johann Fausten* die Gaben des jungen Faust als „ingenium" und „memoria" benannt werden. Zugleich verweist er mit diesem Zitat auch auf das Motto: „O Muse, o alto ingenio, or m'aiutate,/ o mente che scrivesti ciò ch'io vidi [...]." Die geistige Begabung und die Erinnerungskraft sollen also die Musen bei der ungeheuren Aufgabe, die Hölle zu beschreiben, unterstützen. Später wird aber noch eine weitere Figur zu Hilfe kommen: Beatrice, die in der Folge der Tradition fast zum Synonym für die Muse werden wird. Hier stellt sich die Frage nach dem Verhältnis der Inspiration zu Liebe und Sexualität. Da ist für die antiken Musen nach allen Belegen deutlich, dass es zwischen ihnen und den von ihnen inspirierten Künstlern keine erotischen Beziehungen gibt – das heisst aus moderner Perspektive, nur dermassen sublimierte, dass sie den Betroffenen nicht bewusst waren. Die Erotisierung der Beziehung beginnt erst in der römischen Klassik.[15]. Eher wird der Muse – etwa von Pindar – die Funktion einer Mutter zugeschrieben – auch dies ein Denkanstoss für das Verständnis des modernen Inspirationsvorgangs, auf den wir zurückkommen. Dantes vergeistigte Beatrice aber, die Himmelsbewohnerin, bezeichnet eine Schwellensituation zwischen der Integration sublimierter und derjenigen lebendig-konkreter erotischer Objekte in den poetischen Prozess.

Hat nun in diesen fundamentalen Vorstellungen von Inspiration das Phänomen „Krankheit" irgendeinen Platz? Zwar gibt es gesundheitlich zarte Dichter wie Vergil, aber niemand scheint eine Verbindung zwischen dieser Disposition und der Berufung zum Dichter herzustellen. Die Begeisterung durch Dionysos, die gleichfalls zur Produktion führen kann, wird, wie uns etwa Horazens Gedichte zeigen, als innovatorischer Impuls, aber keineswegs als krankhaft oder chaotisch erfahren. Aber es gibt eine Variante des kreativen Prozesses, in der sich eines seiner Stadien mit einem Krankheitszustand eng berührt. Der junge Thomas Mann notierte sich: „Amabilis insania (Horaz) / (Dichterische Begeisterung) / Holder Wahnsinn / (Wieland)." Er hatte die Begriffe sowie die Verweise auf die beiden Autoren bei Schopenhauer gefunden, der ausführt: „Dass Genialität und Wahnsinn eine Seite haben, wo sie an einander gränzen, ja in einander übergehen, ist oft bemerkt und sogar die dichterische Begeisterung eine Art Wahnsinn genannt worden [...]." (Notb I, 47 f.) Schopenhauer ver-

15 So schmeichelt Properz (Elegien II/1) seiner Geliebten mit der Versicherung, er bedürfe weder der Kalliope noch des Apollon, da ihr Gewand, ihre Locken, ihr Musizieren und gar ihr nackter Körper ihn genugsam zur Produktion anregten.

weist unter anderem auf Platon, dessen *Phaidros* einige Jahre später für Thomas Manns Darstellung des Zusammenhangs von Eros, Kreativität, ekstatischer Selbstentfremdung und Krankheit im *Tod in Venedig* so grundlegend werden sollte. Die älteren Berichte über die Inspiration durch die Musen wissen nichts von einem besonderen damit verbundenen Erregungszustand. Platon aber lässt Sokrates im Dialog *Ion* darlegen, der Dichter und der Rhapsode verdankten ihre Fähigkeit, bestimmte Gegenstände treffend zu evozieren und zu kommentieren, nicht ihrem eigenen Wissen und Können, ihrer *techne*, sondern der Eingebung der Musen. Hier findet sich nun ein Problemknoten in der ganzen Inspirations-Tradition: Sokrates vergleicht den Zustand der Begeisterung mit dem der religiösen Ekstase: wenn die Gewalt der Harmonie und des Rhythmus über sie [die Dichter] kommt, so geraten sie gleichsam in einen bacchischen Taumel.[16] Wie ernst dieser Vergleich gemeint ist, steht im Kontext eines Dialoges dahin, in dem Sokrates seinen Partner mit den Mitteln seiner Ironie zum Eingeständnis seiner Unwissenheit über das, was er vorträgt, zwingen will. Wirkungsvoll war der Vergleich als solcher, der zwei sonst meist deutlich geschiedene Formen von göttlicher Eingebung fast miteinander identifiziert, so dass die Vorstellung vom künstlerischen Erregungszustand als einem „Rausch" mit Bewusstseinsverlust zum Topos wurde. Die Formel konnte so beliebt werden, weil sie bei Platon ein reflektiertes Fundament hatte. Bei ihm wird das Verhältnis von produktiver seelischer Erregung und Wahnsinn auch systematisch untersucht. Im *Phaidros* formuliert Sokrates provozierend, die grössten Wohltaten kämen den Menschen aus dem Wahnsinn, der *Mania*. Er setzt aber eine Bedingung hinzu: „[...] wenn dieser Wahnsinn eine göttliche Gabe ist." Sokrates unterscheidet vier Arten von solchem gottgegebenen Wahnsinn: den prophetischen Wahnsinn, dessen Schutzherr Apollon ist; den rituellen Wahnsinn mit dem Schutzherrn Dionysos; den poetischen Wahnsinn, den die Musen inspirieren; den erotischen Wahnsinn, erregt von Aphrodite und Eros.[17] Dass Sokrates viele Argumente aufbieten muss, um dieses Konzept zu verteidigen, zeigt, dass es auch für das damalige konventionelle Denken schwer zu akzeptieren war. Denn die Ausdrucksformen solcher ekstatischen Zustände ähnelten denen der Epilepsie, die zwar als „heilige Krankheit" respektiert wurde, aber doch Scheu und Befremden auslöste. Der Name *Mania* aber fasst krankhafte Erregung mit kreativer zusammen, und

16 Platon: Ion, in: Sämtliche Werke, Berlin: Lambert Schneider o.J., Bd. 1, S. 137 (Übersetzung von Franz Susemihl).

17 Platon: Phaidros, in: Sämtliche Werke, Berlin: Lambert Schneider o. J., Bd. 2, S. 433 f.

die moderne Vermutung, dass jene zur Auslöserin der letzteren werden könnte, bereitet sich vor.

2b. „I hum no supportable tune / I can no poet be“ – das ist die beklemmende Angst eines jungen Dichters, der die Musen anfleht, ihn aus der Sterilität zu erlösen: „O sisters, let me sing.“[18] Sie haben es offensichtlich getan: denn der sich in fragwürdigem Englisch an sie wandte, war der Student Goethe. Aus der Überfülle der modernen Zeugen poetischer Inspirationserfahrung und -problematik möchte ich drei auswählen, die zu Thomas Mann in besonderer Beziehung stehen: Goethe, Eichendorff und Baudelaire. Generell ist für die moderne Erfahrung natürlich bestimmend, dass dem Dichter bewusst ist, die kreative Instanz befinde sich in ihm selbst – die fortdauernde Vorliebe aber für deren gestalthafte Imagination bezeugt zugleich das starke Empfinden jenes „Anderen“, das in der Produktion wirksam ist. In dieser Schwellensituation verändert sich das Verhältnis der inneren Instanzen. Die Eingebung ist nicht mehr die einzige Aufgabe der Muse: sie hört dem Dichter zu, berät ihn im einzelnen, tritt mit ihm in einen Dialog ein. Das gilt insbesondere für Goethe, der durch seine ganze Produktion hindurch ein lebhaftes Gespräch mit der Muse führt. Solche Dialoge machen eine Relation besonders deutlich, welche auch für die Erzählstruktur des *Doktor Faustus* entscheidend sein wird: diejenige Instanz im Subjekt, die über dessen Erfahrung der Inspiration, also eine Erfahrung der kreativen Instanz, berichtet, muss auch selbst eine Art Kreativität besitzen. Thomas Mann zitiert in einem Aufsatz über Dürer aus einem sehr ausführlichen, aber wenig bekannten Gedicht der ersten Weimarer Zeit, in dem Goethe seine eigene Initiation zum Dichter unter einer „altdeutschen“ Maske darstellt, der des Hans Sachs.[19] An dieser „Musenweihe“ ist zweierlei auffallend. Die eigentliche Einwirkung der Muse betrifft nur einen Teil des poetischen Prozesses, und zwar gerade nicht den Einfall, sondern die Ausarbeitung. Die Sorge des Dichters gilt seiner Aufgabe, den sich reich darbietenden Stoff zu strukturieren und sprachlich zu formulieren. Dazu wird ihn die „Klarheit“ und „Wahrheit“ der Muse befähigen. Sie aber delegiert gewissermassen einen Teil ihrer Inspiration, die sie dem Dichter schenken will: damit das „heilige Feuer“, das „Leben“ in ihm stets kräftig bleibt, bedarf es einer Geliebten. Die konkrete erotische Zuneigung wird also jetzt geradezu didaktisch dem kreativen Prozess integriert. Dass aber der junge Dichter eine Maske oder

[18] A Song over the Unconfidence towards myself. To Dr. Schlosser.

[19] X, 230. Der Titel des Gedichts lautet: *Erklärung eines alten Holzschnittes, vorstellend Hans Sachsens poetische Sendung.*

fremde Sprache wählt, um seine Selbstzweifel zu formulieren, deutet darauf, dass es hier um einen innersten Punkt seiner psychischen Struktur geht, dessen Verfehlen diese auflösen würde.

Wirkt Goethes maskierte Dichterweihe wie eine positive Folie für das Inspirationsproblem in Thomas Manns Roman, so nähert sich die Konzeption der Muse bei Eichendorff, diesem Thomas Mann so nahen Dichter, dieser Problematik bereits an.[20] Nicht von ungefähr lässt er Kretzschmar, Adrians Lehrer, eine Oper *Das Marmorbild* komponieren. Was Thomas Mann früh von diesem Dichter gelernt hat, ist die Erfahrung und der Ausdruck von Ambivalenz. Eichendorff hat ganz unmaskiert seine Initiation beschrieben, in einem – sehr schönen – autobiographischen Fragment.[21] In einem seiner Kindheitsgärten begegnet der noch sehr junge Dichter der Muse. Hier sind es mehrere Elemente, die für die Zukunft der Inspirationsvorstellungen und für Thomas Mann bedeutsam werden. Die Muse zeigt sich als „prächtige Fee". Das ist ein Zusammenfliessen zweier bisher ganz voneinander geschiedener Traditionslinien: Feen sind Zauberinnen, aber keine Inspirationsgottheiten. Sie bringen in Eichendorffs Poetologie ein Moment der Bedrohung durch die Gefahr der Auflösung der Person, das sich ebenso in den Nixen und Sirenen konkretisiert, die bei ihm wie bei anderen Romantikern in kurzer Frist zu einem Lieblingsmotiv werden. In Gestalt von Andersens *Kleiner Seejungfrau* wird es als zentrales Mythologem in den *Doktor Faustus* eingehen.[22] Die Novelle *Das Marmorbild* gestaltet die – existentiell bedrohliche – Schwierigkeit, zwischen der echten und der trügerischen Muse zu unterscheiden: die schöne Dame mit der Leier, die den jugendlichen Protagonisten bezaubert, enthüllt sich als die Inkarnation seelenloser, unpersönlicher Sexualität. Nur scheinbar wird das Problem gelöst. Denn wenn der Held am Schluss die wahre persönliche Liebe in Gestalt eines „reinen jungen Mädchens" findet, so ist dieses nicht umsonst als Knabe gekleidet: ein Bezug auf die Venus Urania, der, falls er dem Dichter nur unterlief, dem Leser Thomas Mann sich gewiss einprägte. Den Leser des *Doktor Faustus* hinwieder rührt die aus einem Eichendorff-Gedicht stammende Widmung, die der junge Autor dem intensiv und vergeblich geliebten Freund Paul Ehrenberg auf eine Photo-

20 Zu Eichendorffs Bedeutung für Thomas Mann vgl. den Aufsatz der Verf.: Eichendorff im Werk Thomas Manns, in: Aurora 47, Sigmaringen: Jan Thorbecke 1987, S. 31–52.

21 [Memoirenfragmente], in: Werke und Schriften, hrsg. von Gerhard Baumann und Siegfried Grosse, Bd. 2, Stuttgart: Cotta o.J., S. 1077–1079.

22 Zu diesem Motiv vgl. jetzt die fesselnde, wenngleich manchmal allzusehr auf Andersens Bedeutung für Thomas Mann insistierende Untersuchung von Michael Maar: Geist und Kunst. Neuigkeiten aus dem Zauberberg, Frankfurt/Main: Fischer Taschenbuch Verlag 1997, Kap. V.

graphie schrieb: „Wo zwei sich treulich nehmen und ergänzen, / Wächst unvermerkt das freud'ge Werk der Musen."[23] – denn erst in dem Violinkonzert, das der jenem Freund nachgebildete Schwerdtfeger dem Komponisten Leverkühn zum eigenen Ruhm abringt, wird sich dieser Wunsch phantasmatisch erfüllen. Stets präsent musste dem Liebhaber der Schumannschen Eichendorfflieder dessen Ableitung des „Singens" aus der Kindheitslandschaft und den in der Erinnerung lebendigen toten Eltern sein: aus „des Vaters Grabe" erklingt das „alte Zauberlied."[24]

Inspiration und Inspirationsinstanz erhalten durch den Bezug auf eine dämonisierte Sexualität einen Unsicherheitscharakter, dem die zunehmende Tendenz parallel läuft, in den durch Alkohol und Drogen erzeugten Rauschzuständen Mittel zur Stimulation der Kreativität zu suchen – eine Tendenz, die Thomas Mann so sehr ablehnte, dass er sie für Leverkühn nicht einmal erwogen hat.[25] Wenn die Angst vor der Absenz der Inspiration im Laufe des 19. Jahrhunderts immer stärker wird, so wird sie nicht nur durch individuelle psychische Konflikte unterstützt, sondern auch durch das wachsende Bewusstsein des Missverhältnisses zwischen der Kunst und dem Status der sie umgebenden europäischen Kultur. Es erübrigt sich, im einzelnen auf dies allbekannte Phänomen einzugehen; wichtig scheint mir aber, dass der Autor des *Faustus* bei der Gestaltung der teuflischen Inspirationsverfahrens in einen Dialog eintrat mit demjenigen Autor des 19. Jahrhunderts, der diesen Konflikt mit besonderer Luzidität reflektiert und formuliert hat: Baudelaire. Als Leverkühn nach dem Teufelsgespräch seine kosmologischen Forschungen unternommen hat, legt er dar, das den Menschen auszeichnende Moralische habe die Natur in ihrer ganzen Monstrosität zur Voraussetzung: es sei also eine „fleur du mal" (VI, 363–365). Die charakteristischen Eigenschaften von Leverkühns heilloser Muse, der Hetæra esmeralda, sind bereits bezeichnet durch die Titel zweier berühmter Gedichte aus den *Fleurs du Mal*: *La muse malade* und *La muse*

23 Thomas Mann: Briefe 1948–1955 und Nachlese, hrsg. von Erika Mann, Frankfurt/Main: S. Fischer 1965, S. 423. Die Widmung ist dem Zyklus *Die Freunde* entnommen.

24 Zentral für die Thematik sind die Gedichte: *Der alte Garten*; *Die zwei Gesellen*; *Heimweh. An meinen Bruder*; *Lockung*.

25 Einen souveränen Überblick über dieses Problemfeld bietet die Studie von Jürgen Söring: Provozierte 'Gewalt' – Zur Poetologie des Drogenrausches, in: arcadia Jg. 28, H. 2, Berlin: de Gruyter 1993, S. 142–157. – Thomas Mann lässt in *Schwere Stunde* Schiller mit der Versuchung solcher künstlicher Stimulation kämpfen. Diese Erzählung bildet mit der hoffmannesken Geschichte *Der Kleiderschrank* ein antithetisches Paar, in dem die möglichen Beziehungen von Krankheit und Inspiration früh erwogen werden: Der kranke Albrecht van der Qualen hört von seiner geheimnisvollen kleinen Muse todesgebundene Phantasien, ohne zur Produktion stimuliert zu werden; Schiller dagegen vermag die physische Krankheit als Schmerzerfahrung für die Produktion zu funktionalisieren.

vénale. Käuflich muss die Muse werden, um in der gegenwärtigen Gesellschaft zu überleben. Wie im zweiten Gedicht ist auch im Dialog des Dichters mit seiner kranken Muse die ursprüngliche Relation völlig umgekehrt: nicht sie inspiriert ihn, sondern er muss sich um sie sorgen: „Ma pauvre muse, hélas! qu'as-tu donc ce matin?" Ihr Aussehen spiegelt Wahnsinn und Schrecken, „kalt und schweigsam", die sie in ihren nächtlichen Visionen heimgesucht haben.[26] Interessant für die von Thomas Mann seit dem *fin-de-siècle* dargestellte Krankheitsproblematik ist es, dass Baudelaire hier eine kurzschlüssige Lösung vorschlägt, die sich zu Beginn des neuen Jahrhunderts als eine der diffusen Strömungen im Kampf um eine Erneuerung der Kultur wiederfinden wird. Der Dichter wünscht, dass die Muse „l'odeur de la santé" ausströme mittels einer Rückkehr zur heidnischen Antike. Indes hat er nach wenigen Jahren diese Idee in einem sehr witzigen Essay über den modischen Paganismus zurückgenommen.[27]

3. Wie Thomas Mann die Relation von Krankheit, Gesundheit und künstlerischer Produktion nicht nur in den grossen narrativen Texten, sondern auch in seinen zahlreichen Aufsätzen, Reden, Äusserungen zu bestimmten Anlässen reflektiert – dies ganz zu überschauen wäre nur mit Hilfe der alten allwissenden Muse möglich. Kurz vor dem Ersten Weltkrieg drückt er seine Irritation über den sich nun in der deutschen Literatur ausbreitenden Kult des „Gesunden" aus, rühmt aber kurz darauf in den *Betrachtungen eines Unpolitischen* Eichendorffs Taugenichts als eine von grundauf „gesunde" Figur (XII, 379). Schwierigkeiten bereitet nicht nur dem Leser, sondern auch dem Autor selbst eine begriffliche Unschärfe, die häufig zwei verschiedenen Konzepte von „Krankheit" ineinandergleiten lässt: es gibt einerseits eine fundamentale Krankheit, die im Dienst des Todes steht, andererseits eine partielle, die ein notwendiges, intensivierendes Element des Lebens ist. Eine thematische Konstante in Thomas Manns Reflexionen ist Goethes Definition des Klassischen als des Gesunden und des Romantischen als des Kranken. Immer wieder gibt es die Versuchung, in Goethe die Möglichkeit eines „gesunden Genies" zu sehen.[28] Auch nach-

26 Spleen et Idéal Nr. VII und VIII, in: Œuvres, éd. par Yves-Gérard Le Dantec, Paris: Gallimard 1954 (= Pléïade), S. 90 f.

27 L'Ecole Païenne, in: Baudelaire, Œuvres, S. 976–981.

28 Sehr hellsichtig haben Hans Wysling und Yvonne Schmidlin auf der gleichen Seite ihres Dokumentationsbandes zwei sprechende Tagebuch-Aufzeichnungen gegenübergestellt: Klaus Mann (4.4.1933): „Rausch (sogar Todesrausch), immer als Steigerung des Lebens, dankbar akzeptiert; nie als 'Verführung'. Noch im Fall der Drogen so, die höchstens physisch für mich gefährlich, nicht psychisch. Grundsätzlich nichts abgelehnt. Todesverbundenheit: Teil des Lebensgefühls. Auch Wagner wäre also ungefährlich –: wenn er überhaupt Verführungstiefe für mich hätte, was er nicht hat." Dagegen Thomas Mann, grausam, nach der Lektüre von

dem die Goethe-Studien diese Konzeption immer wieder differenziert haben, fragt sich Thomas Mann bei der Arbeit am *Faustus*, ob nicht Goethe einen Gegentypus zu seinem Protagonisten darstelle. Er schränkt aber diese Opposition sogleich wieder ein:

> Einerseits kann dieses [nämlich das durch das 'gehirnliche Aphrodisiacum' inspirierte Genie] *dieselben führenden creastiven, Seele und Welt verändernden Wirkungen* hervorbringen, Einflüsse ausüben, wie das 'gesunde' – und zweitens ist die *'Gesundheit'* der Entwicklung des klassischen Genies in Frage zu stellen: Ist nicht in Goethes Leben ein Bruch, eine Erkältung, Versteifung, Verstockung, ein Verrat an seiner menschlich vollen und warmen Jugend, dem so gut etwas Pathologisches anhaftet (Schwester, Vater; Erbteil) wie der gift-inspirierten Entwicklung des 'romantischen' Genies?[29]

Wenn Thomas Mann in dieser Reflexion auf das sich in den neurotischen Persönlichkeiten von Goethes Vater und Schwester manifestierende „Erbteil" hinweist, so zeigt er sich im Bann der Diskussionen über das Verhältnis von Genialität und Pathologie, wie sie die ersten Jahrzehnte des 20. Jahrhunderts prägten. In konzentrierter Form sind sie enthalten in einigen Aufsätzen, die Gottfried Benn zu Beginn der dreissiger Jahre verfasste, unter dem Eindruck der „neuen Wissenschaft" der „Pathographie", die insbesondere durch die Arbeiten von Ernst Kretschmer und Wilhelm Lange-Eichbaum Interesse erregte. Die Essais *Das Genieproblem*, *Genie und Gesundheit* und einige Passagen von *Der Aufbau der Persönlichkeit* umkreisen das Problem der Genese des Genies in der Benn eigentümlichen Verbindung von – zumindest angestrebter – medizinischer Faktennähe und rhapsodischem Stil. Grundgedanken sind die Rückführung des Genies auf seine somatischen Bedingungen und die durch Nietzsche und Freud gleichermassen abgestützte Überzeugung von der Neigung der komplexen, intellektuell gesteuerten Persönlichkeit, auf das im Hirnstamm bewahrte archaische Affektleben zu regredieren, auf Traum, Rausch, Animismus – eine Regression, die zwar aus den meisten „Psychopathen" „Minusmenschen" mache, beim Genie aber produktiv werde.[30] Benn fasst dabei alle möglichen Felder genialer Leistungen, von den Künsten über die Phi-

Klaus Manns *Wendepunkt* (27.5.1952): „Eine kranke Literaten-Existenz, angezogen von allem Faulen, was schon recht wäre, wenn es dabei auch einen Sinn für das Gesunde, Lebengesegnete, Heilvolle gäbe. Wo ist ein Interesse an Goethe, Tolstoi, kurz an der Kraft und irgendwelcher Erquickung durch sie?" (Hans Wysling/Yvonne Schmidlin: Thomas Mann. Ein Leben in Bildern, Zürich: Artemis 1994, S. 429.)

29 Zitiert nach Voss, S. 31.

30 Das Genieproblem, in: Sämtliche Werke, Bd. III, hrsg. von Gerhard Schuster, Stuttgart: Klett-Cotta 1987, S. 282.

losophie bis zur militärischen Strategie, auf einer Ebene zusammen, wie er auch die verschiedensten Formen von Krankheit unterschiedslos reiht: Schizophrenie, Homosexualität, Alkohol- und Drogensucht sowie körperliche Missbildungen. So gelangt er zu einer stattlichen Reihe von Namen, darunter auch Beethoven und Gottfried Keller, die alle beweisen: „Genie ist Krankheit, Genie ist Entartung."[31] Die „Gesundheit" des Genies besteht darin, dass es die grossen durch solche Genese gegebenen Spannungen zu kompensieren vermag. So wenig Benns Reflexionen infolge des Mangels an Differenzierung zur Klärung des Problems beitragen, so interessant sind sie doch als Ausdruck einer zeitgenössischen Strömung, die als Gegenreaktion auf die „Idealität der soziologischen und medizinischen Norm" eine „moderne Mythologie aus Rausch und Untergang" ausbildet.[32] Einige seiner Sätze lesen sich wie Kommentare zu verschiedenen Werken Thomas Manns. In der Beschreibung der genialen Möglichkeiten, welche die Schizophrenie entbinden kann, scheint er auf den *Doktor Faustus* vorauszuweisen:

> In den blühenden und schöpferischen Perioden, die die Krankheit manchmal mit sich bringt, erhebt er sich zum zauberhaften Meister mit alten Kräften aus einer anderen biologischen Welt, aus archaischen Tiefenschichten steigt es empor, ein rauschhaft starkes dionysisches Weltgefühl [...]. Und dann der Untergang, ein läppischer Zerfall [...].[33]

Die starke Präsenz solcher Vorstellungen von der physischen Krankheit (als welche Benn auch die Schizophrenie ansieht) als Ursache genialer Produktion muss uns davor warnen, Adrians Syphilis zu schnell, wozu wir vielleicht heute geneigt sind, als Metapher aufzufassen. Bekanntlich hat sich Thomas Mann nicht nur aus der Darstellung von Nietzsches Paralyse bei Möbius, sondern aus weiteren medizinischen Werken über den Verlauf dieser Krankheit genau unterrichtet, so dass er seinen Teufel befähigen kann, seinen Gesprächspartner über die Wanderung der Bazillen ins Gehirn detalliert zu unterrichten: „Ihr habt da den Lumbalsack mit der pulsierenden Liquorsäule darin, der reicht ins Zerebrale, zu den Hirnhäuten, in deren Gewebe die schleichende venerische Meningitis am leisen, verschwiegenen Werke ist." (VI, 313) Die stete unausgesprochene Beziehung auf Nietzsche aber lässt es auf einer ersten Ebene auch wörtlich verstehen, was der Teufel zur Verteidigung der Krankheit gegen die Vorstellung des „Pfahlbürgers" von Leben und Gesundheit und der Idee seines Gegners

31 Benn, Das Genieproblem, S. 286.
32 Benn, Das Genieproblem, S. 290.
33 Der Aufbau der Persönlichkeit, vgl. Benn, Sämtliche Werke, Bd. III, S. 273 f.

von einer goethischen Kunst von „heiler Grösse“ vorzubringen weiss. „Und ich wills meinen, dass schöpferische, Genie spendende Krankheit, Krankheit, die hoch zu Ross die Hindernisse nimmt, in kühnem Rausch von Fels zu Felsen sprengt, tausendmal dem Leben lieber ist als die zu Fusse latschende Gesundheit. Nie hab ich etwas Dümmeres gehört, als dass von Krankem nur Krankes kommen könne“ (VI, 323) – eine Formulierung, die natürlich dazu dient, Nietzsches Philosophie zu rechtfertigen. Und auf diesen bezieht sich auch das Kriterium der „Lebenswirksamkeit“, die nun vom Teufel wortreich entfaltet wird:

> Eine ganze Horde und Generation empfänglich-kerngesunder Buben stürzt sich auf das Werk des kranken Genius, des von Krankheit Genialisierten, bewundert, preist, erhebt es, führt es mit sich fort, wandelt es unter sich ab, vermacht es der Kultur [...]. Wir stehen dir für die Lebenswirksamkeit dessen, was du mit unserer Hilfe vollbringen wirst. [...] Von deiner Tollheit werden sie in Gesundheit zehren, und in ihnen wirst du gesund sein. (VI, 324)

4. Wie kann Adrian Leverkühn mit seinem scharfen Intellekt und seinem hochempfindlichen Geschmack einer Verführung anheimfallen, die sich in solchen teils kitschigen, teils zynischen, teils vulgären Worten artikuliert? Die Tatsache, dass er bereits infiziert ist – und insofern dem Teufel bereits gehört – reicht nicht aus, um diese trotz aller Widerstände und Einwände sich vollziehende Unterwerfung zu erklären. Auf einer zweiten und, wie mir scheint, bedeutungsvolleren Ebene zeigt sich Thomas Manns Darstellung der Krankheit seines Protagonisten als die Schilderung einer psychischen Krankheit, einer Neurose, die zunächst zur Sterilität, dann zur Entfaltung einer exzessiven Produktion und schliesslich zum Zusammenbruch führt. Manfred Dierks hat in einem anregenden Aufsatz das Bild, das der Autor von Adrians psychischer Eigenart und Entwicklung gibt, aus der Perspektive der neueren Narzissmustheorien, vor allen Dingen der Kohutschen, beleuchtet.[34]

Er sieht das Problem des Künstlers in der Fixierung auf ein archaisches Grössen-Selbst, dessen Forderungen ihm keinen Kompromiss mit den Konventionen der Kunst erlauben, sondern ihn in eine esoterische Produktion von schroffer Isoliertheit treiben. Besonders einleuchtend erscheint mir hier die Deutung von Adrians Ordnungsfetischismus, der ihn der Musik als einem Ordnungssystem zuführt und sich in dem totalen Konstruktivismus seiner Werke realisiert, als Angst vor der Fragmentie-

[34] Thomas Manns *Doktor Faustus* unter dem Aspekt der neuen Narzissmus-Theorien (Kohut/Kernberg – Lacan), in: Thomas Mann Jahrbuch 2, Frankfurt/Main: Vittorio Klostermann 1989, S. 20–40.

rung, welche die nicht bis zur Einschränkung des Grandiositäts-Anspruches und entsprechender Anerkennung der Realität der anderen gereifte Persönlichkeit umtreibt. Ich kann indes dem Ansatz von Dierks nicht in allen Punkten folgen. Anders als ihm, der hier vor der „Spekulation" zurückscheut, scheint es mir notwendig, um Adrians letztliche Akzeptanz des diabolischen Inspirationsversprechen zu verstehen, auf seine Beziehung zu den Eltern einzugehen, und zwar insbesondere auf das Verhältnis zu seiner Mutter. Denn eine Fülle von Zeugnissen – wie dasjenige Eichendorffs – weist auf die Bedeutung dieser primären Relationen für die künftige Produktionskraft zurück. Dass Adrians physische und psychische Struktur diejenige des Vaters fortsetzt, wird durch die Wiederholung der Motive „Migräne" und „die Elementa spekulieren" überdeutlich gemacht und vom Teufel selbst ausgesprochen. Dass dieser aber von der Mutter schweigt, ist eine sprechende Leerstelle. Lieselotte Voss erblickt in der Gestalt der Elsbeth Leverkühn einen Bruch: die possessive Genugtuung, mit der sie den erkrankten Sohn heimholt, widerspreche der zu Anfang geschilderten sympathischen Person.[35] Sie erklärt diesen Bruch aus der Eingestaltung der Dokumente über Nietzsches Heimkehr. Aber Elsbeth Leverkühn ist nicht nur die „gesunde", tätige, freundlich blickende Bäuerin. Offenbar herrscht zwischen ihr und ihrem Sohn eine merkwürdige Scheu, die zwar nicht *expressis verbis* benannt, aber durchaus angedeutet wird, indem Schilderungen von Herzlichkeit und Zuneigung fehlen, wo man sie erwarten würde – etwa bei der Übersiedlung des kleinen Schülers zu seinem Onkel. Und warum besucht Adrian seine Mutter niemals, von seinem Aufbruch nach München an? „Er sollte und wollte ihr nicht wiederkehren", kommentiert der Erzähler ohne weitere Erläuterungen (VI, 259). Merkwürdig und für eine Frau ihres Standes sehr untypisch ist ihre Flucht vor der Musik. Wenn es von ihr heisst, der Reiz ihrer „warmen Mezzopran"-Stimme habe in ihrer „inneren Musikalität" gelegen und Adrian habe seinen „unglaublichen Klangsinn" dem „natürlichen und von instinktivem Geschmack bestimmten Wohllaut" dieser Stimme verdankt, so scheint der Autor ganz darauf hinzuarbeiten, seinem Protagonisten eine „Mutter-Muse" mitzugeben, jenes verinnerlichte Mutter-Bild, das sich so oft als Basis einer kreativen Instanz erkennen lässt (VI, 33 f.). Aber diese Basis muss Leverkühn entbehren, denn seine Mutter singt trotz ihrer Anlage dazu niemals. Die Formulierung des Erzählers, dass sie sich „sozusagen nicht zu ihr [der Musik] bekannte", weist auf eine grundsätzliche Ablehnung, welche sie nicht begründet und mit den ihr zur Verfügung

35 Voss, S. 28.

stehenden Mitteln wohl auch nicht begründen könnte. Bezeichnend ist es, dass sie, wenn ihr ein einziges Mal im Roman das Wort erteilt wird, eine kritische Frage stellt: „[...] es ist also Trug?" fragt sie in bezug auf das wunderbare Blau, das durch Brechung des Lichts auf den Schuppen der Insektenflügel entsteht (VI, 23). Sie ist es, die später, als Kretzschmar Adrian zum Musikerberuf überredet, einmal den Kopf des Sohnes an ihre Brust zieht, als müsse sie ihn behüten. Erkennt sie intuitiv das „Dämonische" der Musik, ihre gefährliche Macht, durch Suggestion zu wirken? Für Adrian hat jedenfalls diese Doppelheit von Musikalität der Mutter und gleichzeitiger Negation dieser Musikalität eine double-bind-Beziehung zu seiner musikalischen Kreativität zur Folge: sie ist ihm zugleich aufgegeben und verboten – Grund genug für seine Sterilitätskrise. Mit dieser psychologischen Ableitung der Krise möchte ich nicht behaupten, dass die im Roman so überreich diskutierte Krisensituation der Kunst selbst, die anderes als parodistisches Komponieren nicht mehr zulässt, nur ein Deckargument sei. Hans Rudolf Vaget hat mit Recht als dominanten Zug von Thomas Manns Schreiben die stete Überdetermination hervorgehoben.[36] So auch im Falle der Krise: die individuelle Versagung eines elementaren, naiven Zugangs zur Musik verstärkt die Unmöglichkeit, der objektiven Krise standzuhalten. Zwar lernt Adrian diesen Zugang durch die musikalische Magd kennen, die unbefangen die Kinder singen lehrt; die Wirkung des mütterlichen Verbots zeigt sich aber darin wirksam, dass Adrian zur Musik erst spät und auf intellektuellem Weg gelangt – und dass das Phänomen „Musik" mit der Figur einer Frau aus der Unterschicht verknüpft ist, wie er es in der Prostituierten wiederfinden wird. Auf eine sehr diskrete Weise wird hier die Wurzel von Adrians Unfähigkeit zur Objektliebe angedeutet, ohne etwa in grob-vereinfachendem Kausalbezug Elsbeth Leverkühn die „Kälte" zur Last zu legen, die bereits den kleinen Adrian mit seinem unkindlichen Lachen kennzeichnet. Zu der „Scheu" und „Keuschheit" der Mutter tritt natürlich als ein Hauptmoment seiner frühen Isolation seine hohe intellektuelle Begabung, die Frühreife, die ihn seiner Familie und seinen Schulkameraden und Lehrern entfremdet.

Mit dem Problem der verfehlten Mutter-Muse hängt das der Regression in die heimatliche Musenlandschaft zusammen, die der Erzähler Zeitblom als neurotisches Symptom interpretiert. Nun ist „Regression" im Zuge des kreativen Prozesses vielfach als eine Art Notwendigkeit für den Künstler und Denker beobachtet worden: sie bringt im Vor- und Unbe-

36 Thomas Mann und James Joyce. Zur Frage des Modernismus im *Doktor Faustus*, in: Thomas Mann Jahrbuch 2, 1989, S. 121–150, 128.

wussten befindliche erstarrte Wünsche und Phantasien wieder ins Fliessen und fördert einen Zustand der Passivität, der das „Hören" auf das so entstehende Produkt erlaubt. Ernst Kris führt dafür die hübsche Formulierung in einem Brief von Freud an Fliess an: „Wenn die Sexualtheorie kommt, werde ich ihr zuhören."[37] Bei Adrian handelt es sich aber um eine andere Art von Regression. Was ihm die in Pfeiffering wiederholte Kindheitswelt bietet, ist nicht von der gleichen Art wie etwa Eichendorffs Memoria, die ihn als verinnerlichte Produktionskraft begleitet. Woran er sich heftet, sind vielmehr die Produktions*bedingungen*, denen aber eben die lebendige Musenstimme fehlte. Vielleicht ist die Einkehr in einem Analogon der Kindheitslandschaft der Versuch einer glückhafteren Wiederholung. Die Ersatzmütter, denen ihn die Absenz einer mütterlichen Inspirationsinstanz zuführt, müssen sich damit begnügen, diese Produktionsbedingungen herzustellen: Mutter Manardi, Frau Schweigestill. Die Hoffnung, die Mutterbeziehung in der Liebe zu einer Frau mit dem Namen der Gottesmutter nachzuholen, deren melodische Stimme der der Mutter zum Verwechseln gleicht (VI, 558) – Marie Godeau –, versagt sich Adrian unbewusst selbst, indem er sie durch seine indirekte Werbung zerstört. Indes gehört es zur Auflösung der Antithesen in diesem Roman, dass zu ihnen noch eine andere mütterliche Gestalt tritt, welche nun die Funktion einer „Inspiratorin" im Sinne jener „anderen", nicht – diabolischen Muse übernimmt, die ich vorgreifend die Muse der Liebe nennen möchte: Frau von Tolna.

Als sie in sein Leben eingreift, ist er indes längst von der kranken und krankmachenden Muse infiziert und inspiriert, der Hetäre, der Adrian den Namen des Schmetterlings gibt, der einem Blütenblatt gleicht – einer „fleur du mal". Zunächst scheint es, dass seine Faszination durch sie eine Folge der Spaltung ist, welche die Unfähigkeit zur Objektliebe in ihm bewirkt hat: der Spaltung in die geistig-künstlerische Person und die pure Sexualität. Der Erzähler Zeitblom tröstet sich aber durch die Reflexion, dass die „*Fixierung* der Begierde auf ein bestimmtes und individuelles Ziel" einen gewissen Anteil des Seelischen bedeute (VI, 204). Dieser Ansatz ist aber nicht stark genug, um dem Angebot der Erlösung aus der künstlerischen Sterilität zu widerstehen. Wie oft bemerkt, stellt das Teufelsgespräch auf der faktischen Ebene nicht eigentlich den Pakt dar, da dieser ja eben durch die Ansteckung mit der venerischen Krankheit schon geschlossen worden ist. Und auch diese ist nur die Steigerung der vorgegebenen Anla-

[37] Psychologie des künstlerischen Produktionsprozesses, in: Die ästhetische Illusion, Frankfurt/Main: Suhrkamp 1977, S. 194. Kris befasst sich in dieser Studie insbesondere mit dem Phänomen der Inspiration (S. 162–175).

gen: „[...] die Kleinen [die Bazillen] machen nichts Neues und Fremdes aus dir, sie verstärken und übertreiben nur sinnreich alles, was du bist" (VI, 332). Auf der Ebene der neurotischen Entwicklung muss das Teufelsgespräch als ein Akt der Bewusstwerdung verstanden werden, ein Dialog zwischen einer reflexiven Instanz in Adrian und jenem Teil seiner Kreativität, der ihm selbst noch unbekannt ist: es ist ja eben das Problem seiner Sterilität, dass er bei seiner Produktion nie den Einbruch des „Anderen" erfahren hat. Dieses erscheint nunmehr, mythisch gesprochen, als die Kontrafaktur der alten humanen Muse, begrifflich gesprochen, als Teile seiner Person, die zuvor von seinem Ethos reiner und stolzer Geistigkeit verdrängt worden waren. Zeitblom, als er Adrians Aufzeichnung über den Teufelsdialog abschreibt, erschrickt bei dem Gedanken, dass es sich doch kaum um eine wirkliche Vision gehandelt habe: „[...] so ist es grausig zu denken, dass auch jene Zynismen, Verhöhnungen und Spiegelfechtereien aus der eigenen Seele des Heimgesuchten kamen" (VI, 295). Zynismus ist in der Tat die Grundposition, von der die Ausführungen des „Anderen" gesteuert sind, Gleichgültigkeit gegenüber aller menschlichen Verantwortung, rücksichtslose Fixierung auf den Wunsch nach künstlerischer Grösse.

5. Die Schilderung der Inspiration, die nun jener verheisst, der für Zeitblom „ein anderer, ganz anderer, ein entsetzlich anderer" ist als sein Freund, hat immer schon als ein Höhepunkt des Romans gegolten. Wie man weiss, ist er auch ein Höhepunkt von Intertextualität. Vor allem Hugo Wolf und Nietzsche haben bekanntlich ihre Erfahrungen von Inspiration beigetragen. Zur Situierung von Thomas Manns Darstellung der Inspirationsproblematik gerade in bezug auf die Musik aber ist noch von Bedeutung, dass noch zwei dem Autor in sehr verschiedener Weise nahestehende Komponisten Pate gestanden haben. In einem fesselnden Aufsatz hat Peter Horst Neumann dargelegt, dass die beiden in ihren Anschauungen von Musik einander so diametral entgegengesetzten Komponisten Pfitzner und Schönberg beide Inspiration für eine notwendige Voraussetzung herausragender Musik hielten – sehr im Gegensatz zu ihren zeitgenössischen Kollegen.[38] Während Schönberg zwischen inspirierter Vision und mühsamer Elaboration unterscheidet, stellt Pfitzner ohne genauere Trennung der Phasen „Inspiration" als einen höchsten Wertbegriff auf, vor dem „alles durch Bewusstseinsmittel zu Erlangende" hinfällig

38 Mythen der Inspiration. Aus den Gründerjahren der Neuen Musik. Hans Pfitzner, Arnold Schönberg und Thomas Mann, in: Neue Musik und Tradition. Festschrift für Rudolf Stephan zum 65. Geburtstag, hrsg. von Josef Kuckertz u.a., Laaber: Laaber Verlag 1990, S. 441–457.

wird. Pfitzners Darstellung von Inspiration hatte Thomas Mann selbst liebevoll nachgezeichnet: im Palestrina-Kapitel der *Betrachtungen eines Unpolitischen*. Ein Engelschor befähigt in Pfitzners Oper den alten, müden Musiker, sein letztes grösstes Werk zu erschaffen. Thomas Mann identifiziert sich mit dem Komponisten, der das Bild der toten Gattin zur inspirierenden Muse Palestrinas macht, in der gemeinsamen „Sympathie mit dem Tode" (XII, 406–426). Gewiss ist auch der romantische Irrationalismus Pfitzners, der seinen Verehrer Thomas Mann 1933 im Wagner-Streit verraten hatte, bei der verführerischen Evokation der Inspiration durch den Teufel, der sich als den „wahren Herrn des Enthusiasmus" ausgibt, Apollon und die Musen verdrängend, schmerzlich gegenwärtig (VI, 317). Zentral ist aber die an Nietzsche angelehnte Schilderung einer von aller Mühe des Schaffens erlösenden Totalinspiration.

Wer weiss heute noch, wer wusste auch nur in klassischen Zeiten, was Inspiration, was echte, alte, urtümliche Begeisterung ist, von Kritik, lahmer Besonnenheit, tötender Verstandskontrolle ganz unangekränkelte Begeisterung, die heilige Verzuckung? Ich glaube gar, der Teufel gilt für den Mann zersetzender Kritik? [...] Wenn er etwas hasst, wenn ihm in aller Welt etwas konträr ist, so ist es die zersetzende Kritik. Was er will und spendet, das ist gerade das triumphierende Über-sie-hinaus-Sein, die prangende Unbedenklichkeit! (VI, 316)

Versprochen wird eine „wahrhaft beglückende, entrückende, zweifellose und gläubige Inspiration, eine Inspiration, bei der es keine Wahl, kein Bessern und Basteln gibt, bei der alles als seliges Diktat empfangen wird, der Schritt stockt und stürzt, sublime Schauer den Heimgesuchten vom Scheitel zu den Fusspitzen überrieseln, ein Tränenstrom des Glücks ihm aus den Augen bricht [...]." (VI, 317) Diese Art der Inspiration will Nietzsche bei der Entstehung des *Zarathustra* erfahren haben. Aus dem berühmten Text aus *Ecce homo* wähle ich einige Sätze, die Entsprechung und Unterschied erkennen lassen.

Hat Jemand, Ende des neunzehnten Jahrhunderts, einen deutlichen Begriff davon, was Dichter starker Zeitalter Inspiration nannten? [...] Mit dem geringsten Rest von Aberglauben in sich würde man in der That die Vorstellung, bloss Incarnation, bloss Mundstück, bloss medium übermächtiger Gewalten zu sein, kaum abzuweisen wissen. Der Begriff Offenbarung, in dem Sinn, dass plötzlich, mit unsäglicher Sicherheit und Feinheit, Etwas sichtbar hörbar wird, Etwas, das Einen im Tiefsten erschüttert, beschreibt einfach den Thatbestand. Man hört, man sucht nicht; man nimmt, man fragt nicht, wer da giebt; wie ein Blitz leuchtet ein Gedanke auf, mit Nothwendigkeit, in der Form ohne Zögern, – ich habe nie eine Wahl gehabt. Eine Entzückung, deren ungeheure Spannung sich mitunter in einen Thränenstrom auslöst, bei der der Schritt unwillkürlich bald stürmt, bald langsam wird; ein vollkommnes Ausser-sich-sein mit dem distinktesten Bewusstsein einer Unzahl feiner Schauder und Überrieselungen bis in die Fusszehen [...].[39]

Die übernommenen Formulierungen fallen ins Auge. Was abweicht, ist einerseits die Anspielung auf übergeordnete Instanzen, welche diese Inspiration verleihen: sie werden vorausgesetzt und mit transzendenten Namen belegt – „Offenbarung" –; das andere ist die ganz vorsichtige Einschränkung: „Mit dem geringsten Rest von Aberglauben [...]." Beides entfällt in der Rede von Adrians Teufel, denn er selbst, d.h. sein hemmungslos gewordener Geist, ist die Instanz, von der die Inspiration ausgeht; und es fehlt auch jene kritische Einschränkung, da ja gerade das Wegspülen aller Kritik solche Inspiration ermöglicht. Was aber von Nietzsches Schilderung bleibt, ist zunächst der Rekurs auf eine archaische Mentalität, während das, was er beschreibt, gerade nicht die Erfahrung der ältesten Dichter ist, die zwar ein Diktat erlebten, aber in aller Klarheit, sondern der enthemmte Zustand eines modernen Bewusstseins; dann die Integration der Elaboration in den Inspirationsmoment, die alle Mühsal entfallen lässt; und schliesslich und vor allem das Faszinosum der enthusiastischen Rede, welche Thomas Mann beim Wiederlesen des „grässlichen" *Ecce homo* während der *Faustus*-Arbeit als „stereotype Manier" durchschaut, deren magische Wirkung er sich aber zunutze macht (Tb, 14.9.1944).

Nietzsche beschreibe einen „verderblichen Reizungszustand, der dem paralytischen Kollaps höhnend vorangeht", meint Thomas Mann in seinem 1947 erschienenen Aufsatz *Nietzsches Philosophie im Lichte unserer Erfahrung*, in dem er Nietzsches Überschätzung seines *Zarathustra* als Symptom „hektische[r], von entgleitender Vernunft zeugende[r] Ausschreitungen des Selbstbewusstseins" deutet (IX, 682). Kurz zuvor, 1945, hatte er den gleichen *Ecce homo*-Text in einem Essay über Dostojewski angeführt. Die beiden Aufsätze lassen eine erstaunliche Wandlung erkennen: obgleich manche Passagen wörtlich übereinstimmen, ist die Position gegenüber dem Problem „Genie und Krankheit" im Nietzsche-Aufsatz stark umakzentuiert. Im Dostojewski-Essay identifiziert sich Thomas Mann mit Nietzsches eigenen Äusserungen über Krankheit als Voraussetzung von Grösse und seiner Umdeutung des Begriffs „Gesundheit" zu einer fundamentalen Stärke: „'Das, woran die zarteren Menschen zu Grunde gehen würden, gehört zu den Stimulans-Mitteln der *grossen* Gesundheit.'" (IX, 668) In diesem Sinne sieht Thomas Mann in Dostojewskis Epilepsie gera-

39 Ecce homo. Wie man wird, was man ist, in: Sämtliche Werke. Kritische Studienausgabe, Bd. 6, hrsg. von Giorgio Colli und Mazzino Montinari, München: dtv (Berlin/New York: de Gruyter) 1980, S. 339 f.

dezu „eine Explosion und einen Exzess enormer Gesundheit" (IX, 668). Mit Erschrecken findet man in diesem Essay die oben zitierten Behauptungen des Teufels über die mittels „empfänglich-kerngesunder Buben" erreichte Lebenswirksamkeit des kranken Genies als Thomas Manns eigene. Im Nietzsche-Essay bewahrt er die Ehrfurcht vor dem „Erleben, Erleiden und Opfertat für die Menschheit" (IX, 712), wodurch die kranken Genies sich auszeichnen, sieht nun aber die Auswirkungen der Paralyse auch nüchtern-einschränkend. Wenngleich bestrebt, Nietzsche gegen den Vorwurf des Präfaschismus zu verteidigen, wendet er sich in dieser durch die Erfahrung von Diktatur und Krieg geprägten Schrift gegen Nietzsches blinde Verklärung einer diffusen Vorstellung von „Leben" und seine Irrlehre, dieses „Leben" müsse gegen „Geist" und „Moral" geschützt werden. In diesem Zusammenhang macht er die interessante Bemerkung, dass Nietzsche eigentlich zum „Sich-Versteigen in tödliche Höhen" gar nicht geschaffen war, sondern in seiner Jugend das Bild einer „hochbegabten Edel-Normalität" bot, die von der paralytischen Gehirn-Hyperämie über sich selbst hinaus getrieben und dadurch überfordert wurde (IX, 677). So war zunächst auch Adrian Leverkühn konzipiert: „Aus *begabter Normalität* durch die Intoxikation hinaufgetrieben *in eisige und groteske Sphären des Genialen, in die er nicht eigentlich passt*, für die er nicht geboren ist, und die auf immer mit den schneidenden Schmerzen der kleinen Seejungfrau verbunden sind."[40] Im ausgeführten Roman ist diese Konzeption eingeschränkt zugunsten einer angeborenen Hochbegabung und Anomalität des Protagonisten; der begabte Normale aber – um dies vorwegzunehmen – ist sein Doppelgänger Zeitblom.

Was aber die Funktionalisierung der Krankheit für die geniale Leistung betrifft, so sind in den Gedanken, die Thomas Mann mit dem Teufel teilt, zwei Begriffe ineinandergeflossen: die Krankheit als Intoxikation, welche die ganze Person zu einem Kranken macht, und die Anfälle von physischen oder psychischen Leiden, welche die kreativen Prozesse begleiten. Diese bleiben bei Adrian Leverkühn auch nach der Teufels-Inspiration bestehen. Die Erschaffung des Hauptwerkes, der *Apocalipsis cum figuris,* hat in ausserordentlich qualvollen Anfällen der exzessiven Migräne ein Vor- und Nachspiel. In diesen Anfällen erkennt aber auch der humane Zeitblom einen Sinn: „Genie ist eine in der Krankheit tief erfahrene, aus ihr schöpfende und durch sie schöpferische Form der Lebenskraft." Denn auf die Krankheit folgt eine so schnelle Entstehung des Werkes,

40 Voss, S. 31.

als sei jener Elendszustand eine Art von Refugium und Versteck gewesen, in das seine Natur sich zurückzog, um unbelauscht, unbeargwöhnt, in ausgeschalteter, von unserem Gesundheitsleben schmerzhaft abgesonderter Verborgenheit Entwürfe zu hegen und zu entwickeln, zu denen gemeines Wohlsein gar nicht den abenteuerlichen Mut verleiht [...]. (VI, 472)

Was der Komponist der diabolischen Inspiration verdankt, zeigt sich in der neuen Art der Arbeit. Fast etwas programmmässig lässt der Autor den Künstler Punkt für Punkt die rauschhafte Produktion absolvieren, die der Teufel versprochen hat. Er wird überfallen von einer „Eingebung, in der das Aufblitzen und Sichstellen eines Problems, einer Kompositions*aufgabe,* wie er ihr von jeher nachgehangen hatte, eins war mit ihrer erleuchtungsartigen Lösung". In der Tat erhält er die „sich jagenden Ideen" als ein Diktat, dem er kaum folgen kann. Die Schritte, die ihn in den kurzen Pausen zu den Musenorten führen, dem Hügel und dem Weiher, sind stokkend oder „überstürzt". Mitten im Gespräch mit dem beängstigten Freund lauscht er plötzlich auf „melodische Erleuchtungen" – und es gehört zur Totalinspiration, dass diese sogleich „als Bausteine der Komposition behandelt" werden können (VI, 477 f.). So kann Leverkühn die erste Niederschrift des Werks in sechs Monaten vollenden. Zur Schnelligkeit tritt die Fülle: das Jahr 1927 bringt einen überreichen Ertrag an Kammermusik und den Ansatz zum letzten Werk, *Doktor Fausti Weheklag*. Das vorangehende Jahr indes ist völlig steril, Adrian geplagt von „Ideenlosigkeit, Reglosigkeit des Geistes", die ihn fragen lassen müsste, ob wirklich die diabolische Inspiration eine Veränderung bewirkt hat – wüssten nicht Künstler, Erzähler und Leser, dass es sich nicht mehr um fundamentalen Selbstzweifel, sondern um regelhafte Depression, also um das handelt, was die notwendigen „Messerschmerzen" der „kleinen Seejungfrau" figurieren (VI, 631).

6. Diese ist die eine der beiden Musen, die Adrian in seinen letzten Jahren begleiten. In sie hat sich die Hetæra Esmeralda verwandelt. Diese Figur, dem Autor wie allen Lesern von Kindheit an vertraut, scheint einfach zu verstehen: als die Nixe, in der Leverkühns unterdrückte Sehnsucht nach Objektliebe Gestalt gewinnt. Es ist ja die Liebe zu einem Menschen, dem Prinzen, welche die Seejungfrau zwingt, ihre Meeresheimat zu verlassen. Bei näherem Zusehen ist aber ihre Semantik bei Thomas Mann weit komplexer. Adrian schildert mit viel Einfühlung ihre den seinen verwandten Schmerzen, die sie leiden muss, weil sie ihren Fischschwanz gegen die fremden Menschenbeine vertauscht hat, behandelt aber ihre Sehnsucht mit einem kritischen Blick, der, da er sie als Schwester anerkennt, auch

Selbstkritik ist. Er tadelt das „Verlangen nach der hysterisch überschätzten Oberwelt und nach der 'unsterblichen Seele' ebenso wie den Versuch, den Prinzen durch die Menschenbeine zu gewinnen, den vielleicht der Fischschwanz viel stärker angezogen hätte“ (VI, 457 f.). Warum? Einen Fingerzeig gibt die schon zitierte ursprüngliche Konzeption Adrians als eines Künstlers, der für die „eisigen und grotesken Sphären des Genialen“ nicht geboren war. Die Sehnsucht der Nixe nach der Oberwelt ist also auch eine Art Hybris, und offenbar ist die Sehnsucht nach der „unsterblichen Seele“ nicht nur als Sehnsucht nach Gefühlsfähigkeit, zu deuten, sondern auch nach „Unsterblichkeit“ im Sinne des künstlerischen Ruhms. Dies ist eine spezifische Konnotation, die Andersen ganz fernlag. Anders ist es mit der Bedeutung des Fischschwanzes. Adrian schockiert am Ende des Buches die zu seinem Abschied Geladenen durch seine präzise Beschreibung des Reizes, der für ihn vom Übergang des Körpers in den Schwanz ausging, wenngleich er es vorzog, wenn ihn seine „Schwester und süsse Braut“ auf Beinen besuchte (VI, 663). Hier drängt sich die sexuelle Semantik auf, die wir aus der Tradition der Nixenmythologie kennen, aber mit anderer Akzentuierung: Topisch ist ja das Erschrecken des menschlichen Liebhabers, wenn ihm der Fischschwanz seiner Gefährtin ihre nicht-menschliche Natur offenbart. Adrian wird aber gerade vom Zeichen des Animalischen angezogen. Zugleich kann die Liebe zu einem Körper, der nicht offen ist wie der weibliche, nicht anders denn als die Anziehung durch einen männlichen gedeutet werden. Was Adrian nicht ausspricht, ist der Zug, der die kleine Seejungfrau mit seiner Mutter verbindet: sie ist keine Sirene mehr, sondern hat ihre Singstimme gegen die Menschenbeine eingetauscht.

Kommen also in der stummen Phantasiegestalt, die Adrians sexuelles Verlangen befriedigt und ihn dadurch stimuliert, Doppelgeschlechtlichkeit und narzisstische Sehnsucht nach Selbsterhöhung zusammen, so inkarniert die andere und reale Muse, die seine späteren Jahre begleitet, ein Äusserstes an Sublimation. Frau von Tolna hat alle Eigenschaften der modernen lebendigen Muse, wie Thomas Mann sie von Goethe her kannte, und so wird denn auch in goethischem Vokabular von ihr gesagt, dass sie sich in einer „Sphäre, höher als alle Gelehrsamkeit, der Sphäre der Liebe und des Glaubens, des Ewig-Weiblichen mit einem Wort“ befinde (VI, 517). Diese Beatrice ist „eigentliche Inspiratorin“ (VI, 517) eines verständnisvollen Artikels über die dem Publikum noch so fremde *Apocalipsis;* sie sorgt mit einer Perfektion, die ihr ein bedeutendes Vermögen gestattet, für Aufführung und Druck seiner Werke; sie stellt sich bei allen Aufführungen dieser von ihr mit „Enthusiasmus“ (VI, 520) verehrten Werke ebenso ein, wie sie alle Stätten seines Lebens aufsucht. So vereint sie absolute Hingabe mit völligem Verzicht auf persönlichen Kontakt, denn sie zeigt sich niemals direkt. Wichtig ist aber, dass diese „Schutzgöttin [...] Egeria, geisterhafte Geliebte" (VI, 521) zwar unsichtbar ist, aber durchaus *nicht stumm*. Sie führt mit Adrian jahrelang eine Korrespondenz, „in welcher sie sich als die klügste und genaueste Kennerin und Bekennerin seines Werkes" erweist, so dass auch der alle zu nahe Berührung fliehende Komponist ein gewisses Mass an Kommunikationsfähigkeit gewinnt (VI, 518 f.). Sie übernimmt also die Funktion einer Inspirationsinstanz, die sich nicht im archaisch-rauschhaften Diktat, sondern in der Rezeption und im Dialog über das Kunstwerk verwirklicht. Auch bei ihr vermutet der Erzähler eine Kränklichkeit, eine psychische Verletzung, die sie sensitiv und einfühlend gemacht hat, aber diese Frage tritt ganz zurück gegenüber ihrem Wirken. Dass aber Adrians späte Produktion von einer solchen zugleich liebenden und wissenden Person beeinflusst wurde, wirft ein erhellendes Licht auf die öfter aufgeworfene Frage, wie es denn möglich ist, dass die vom Satan inspirierten Kompositionen bei allen kruden Rückgriffen aufs Barbarische und bei allen höhnischen Kontrafakturen zu geistlicher Musik soviel religiöse Klage, soviel Sehnsucht nach der Gnade enthalten können. Ich möchte hier auf diese komplexe Diskussion nicht eingehen, aber hervorheben: Der Autor hat dieser Geschichte eines neurotischen Künstlers nicht nur die spektakuläre satanische Inspirationsinstanz mitgegeben, sondern auch eine weit diskreter eingeführte, die in Frau von Tolna zur Figur geworden ist, aber in verstreuten Einzelmotiven im ganzen Roman lebendig ist – eine Inspirationsinstanz nicht nur für den Komponisten Leverkühn, sondern für den „Geist der Erzählung", der diesen Roman hervorbringt. Diese „andere Muse" untersteht dem Leitmotiv der Liebe, und durch dieses ist Frau von Tolna mit der Anrufung der Musen in der *Commedia* verbunden, die in den Preis der Liebe mündet. Diese Betonung des „Anderen" heisst aber nicht, dass hier eine der verhängnisvollen Antithesen aufgestellt würde. Verschiedentlich hat man darauf hingewiesen, dass der Ring, den Frau von Tolna ihrem Schützling schenkt und den er während der Arbeit an der *Apocalipsis* trägt, mit dem Motiv der Hetæra Esmeralda verbunden ist.[41] Sein Stein ist ein Smaragd – *emerald* –, und die Inschrift, die er trägt, spricht von einer Epiphanie des Gottes Apollon, dessen Pfeile die Einheit von Liebe und Tod bezeichnen.

41 Hans Rudolf Vaget, Thomas Mann und James Joyce, S. 144–147, legt einleuchtend die Bedeutung der Beziehung Esmeralda-Frau von Tolna für die Gnadenthematik des Romans dar. – Absurd ist natürlich die von einem frühen Kritiker aufgestellte Hypothese, Frau von Tolna sei realiter – als eine durch Heirat zu hoher Position gelangte Frau – mit der Hetäre identisch.

Da aber selbst jene Begegnung einen Anteil seelischer Liebe hatte, indem die kranke Hetäre den sie Aufsuchenden vor ihrem Körper warnte, erscheinen die ganz sublimierte Liebe der „Egeria“ und die Gefühlsregung der Prostituierten als zwei extreme Formen des gleichen Phänomens. An verschiedenen Stellen hat sich Thomas Mann geweigert, das, was das deutsche Wort „Liebe“ an Heterogenem zusammenfasst, voneinander zu sondern. Die Annäherung des Antithetischen aber ist vielfach im Roman festzustellen und betrifft auch andere Formen der Inspirationsthematik. Die besondere Kälte der beiden Musenweiher drängt natürlich den Gedanken an des Teufels „Kälte“ auf. Aber die Kälte des Wassers unterscheidet auch am Eingang des Hades den Quell der Mnemosyne, der dem Trinkenden das Überleben in der Unterwelt erlaubt, von dem Wasser der Lethe, das den Tod bringt. Dass dem Mysten zu seinem Heil das kalte Wasser der Mnemosyne gereicht wurde, konnte Thomas Mann am Schluss des ihm so gut vertrauten Buches von Erwin Rohde über *Psyche* lesen. Es ist gut denkbar, dass es Adrian bei seinem Selbstmordversuch im Klammerweiher nach diesem Wasser verlangte.[42]

7. Solche Annäherung und Doppelsemantik ist strukturell in der Identität von Leverkühn und Zeitblom begründet. Ich möchte dieses „Geheimnis“ (XI, 204), das den Autor auf eine schärfere mimetische Zeichnung ihrer Gestalten verzichten liess, ernst nehmen, ermutigt durch Eckhard Heftrichs Zusammenstellung einer ganzen Reihe gemeinsamer Momente.[43] Auf keinen Fall darf die Konzeption der Gesamtperson aber so gefasst werden, als stelle der Künstler den kranken, der Humanist den gesunden Teil dar. Zwar sagt Zeitblom: „Ich bin eine durchaus gemässigte und, ich darf wohl sagen, gesunde, human temperierte, auf das Harmonische und Vernünftige gerichtete Natur“ (VI, 10), aber eben indem er sich „gesund“ nennt, erweckt er im Leser die Zweifel Dr. Krokowskis, dem noch kein ganz gesunder Mensch begegnet ist. Bei der Gestaltung der Doppelfigur stand Thomas Mann vor einer viel schwereren Aufgabe als seine Modelle

42 Psyche. Seelencult und Unsterblichkeitsglaube der Griechen, 2. Aufl., Leipzig/Tübingen 1898, Reprint Darmstadt: Wissenschaftliche Buchgesellschaft 1961, Bd. 2, S. 389 f. Rohde bezieht sich auf eine orphische Inschrift, die dem Mysten verheisst, wenn er beim Eintritt in die Unterwelt die Wächter um das kalte Wasser aus dem See der Mnemosyne anflehe, werde er unter die Heroen aufgenommen. (Diese Inschrift ist wiedergegeben in: Die Vorsokratiker. übers. und eingel. von Wilhelm Capelle, Stuttgart: Kröner 1940, S. 41 f.) Rohde kommentiert: „Gedächtnis und Bewusstsein, die erste Bedingung vollen und seligen Lebens“.

43 Vom Verfall zur Apokalypse. Über Thomas Mann, Bd. II, Frankfurt/Main: Vittorio Klostermann 1982 (= Das Abendland, N.F. 14), S. 281–288. Ermutigt bin ich auch durch meine Beschäftigung mit dem Doppelgänger-Thema: vgl. das Nachwort zu: Doppelgänger. Phantastische Geschichten, hrsg. von Renate Böschenstein, München: Winkler 1987.

in der Darstellung gespaltener Persönlichkeiten mittels des Doppelgänger-Themas, wie etwa Stevenson bei seinem *Dr. Jekyll and Mr. Hyde* oder Poe bei *William Wilson*.[44] Es ging ja nicht um die Realisierung einer Inkarnation verdrängter Triebe oder verdrängter Moral, sondern um eine künstlerische Disposition, die im einen Fall bis zur Selbstzerstörung gesteigert wird, im anderen aber in ihren Grenzen verbleibt. Zeitblom, als einzelne Person aufgefasst, ist nicht viel weniger neurotisch als Adrian. Zwar kann er sich den herkömmlichen Lebensformen einfügen, aber er ist seiner Familie gegenüber von einer befremdlichen Gleichgültigkeit und Kälte und kennt keine tieferen menschlichen Beziehungen, denn er ist lebenslang fixiert auf Adrian – eine masochistische Fixierung, da seine Liebe von seinem Freund so wenig erwidert wird. Diese Bindung wird auf der realistisch-mimetischen Ebene nicht sehr einleuchtend gemacht: reichen gemeinsame Kindheit und Bewunderung für hohe Begabung für eine totale Abhängigkeit aus? Völlig einleuchtend ist sie indes als Zeichen für den Zusammenhang der Facetten einer einzigen Person. Er habe nie eine seiner Figuren so geliebt wie Leverkühn, sagt Thomas Mann in der *Entstehung des Doktor Faustus*.

Buchstäblich teilte ich die Empfindungen des guten Serenus für ihn, war sorgenvoll in ihn verliebt von seinen hochmütigen Schülertagen an, vernarrt in seine 'Kälte', seine Lebensferne, seinen Mangel an 'Seele', dieser Vermittlungs- und Versöhnungsinstanz zwischen Geist und Trieb, in sein 'Unmenschentum' und 'verzweifelt Herz', seine Überzeugung, verdammt zu sein. (XI, 203 f.)

Kein Zweifel: Es ist eine eigene Möglichkeit künstlerischer Existenz, vor deren Versuchung der Autor sich gerettet hat. Dass er aber seinen Erzähler herablassend den „guten Serenus" nennt, gehört zu einer fast masochistischen Ironisierung des Humanisten. Sie wirkt oft recht simpel, so wenn Zeitblom angesichts der Imitation organischer Gebilde durch anorganische in Jonathan Leverkühns chemischem Garten sagt: „Im würdigen Reiche der Humaniora ist man sicher vor solchem Spuk" (VI, 32), oder wenn er gar Tony Buddenbrook zitieren muss: „Dies die Bemerkung eines alten Mannes, der ins Leben geblickt hat." (VI, 441). Aber sie ist so grob, weil sie als Maske des – impliziten wie biographischen – Autors fungiert. Im Nietzsche-Aufsatz versucht Thomas Mann darzulegen, dass dessen Verabschiedung Gottes nur den Sinn einer Erhöhung des Menschen hatte. „Wenn er Atheist war, wenn er es zu sein vermochte, so war er es, und

44 Thomas Mann las Stevensons Erzählung im Hinblick auf den *Doktor Faustus* (XI, 156); Poes Geschichte rühmt er im Dostojewskji-Aufsatz (IX, 670).

klinge das Wort noch so pastoral-empfindsam, aus Menschenliebe. Er muss es sich gefallen lassen, ein Humanist genannt zu werden“ (IX, 711). Diese Formulierung gibt nicht nur Nietzsches kurz zuvor zitierte Ablehnung des Begriffs „Menschenliebe“ wieder, sondern auch die immer noch existente leise Furcht des Autors, als Menschenliebender dem – noch so sehr durchschauten – strengen Anspruch absoluter Geistigkeit nicht zu genügen. So darf sich auch der liebende Teil der Gesamtperson, die den Protagonisten des Romans konstituiert, der reflektierte, sensitive, zu tiefer Empathie fähige Teil, nur durch die Maske des Pedanten hindurch aussprechen. Dass seine Inspirationsinstanz die Liebe ist, wird nur durch oberflächlich scheinende Zeichen angedeutet: seinen Namen, seine Herkunft aus der Apotheke zu den seligen Boten, sein Viola d'amore-Spiel. Wenn er sich als ein „Musensohn“ zu erkennen gibt, so muss er dies untertreibend aus dem akademischen Wortgebrauch erklären. (VI, 10) Gebrochen nur kann er die Überzeugungen formulieren, die auch der Autor dem Amoralismus Nietzsches entgegenhält: dass angesichts „eines unermesslichen Unfugs wie des explodierenden Weltalls“ der Mensch sich an sein „transzendente[s] Geheimnis“ halten muss, die Möglichkeit, trotz allem Wahrheit, Freiheit, Gerechtigkeit zu denken (VI, 363). Eine merkwürdige Stelle im Roman aber ist die, wo Zeitblom sich als Adrians „Mundstück“ bezeichnet, also eine topische Wendung der Inspirationsthematik gebraucht. Es ist eine Stelle, wo von Krankheit die Rede ist. Zeitblom bestreitet die philisterhafte Meinung, König Ludwig von Bayern sei wahnsinnig gewesen. Menschenscheu – zu der sich auch Adrians neurotische Distanziertheit zu steigern droht – sei kein Zeichen von Geisteskrankheit, Ludwigs Selbstmord, der ihn vor unwürdiger Gefangenschaft rettete, geradezu der Beweis seiner geistigen Freiheit (VI, 571–574). Hier wird das gleichsam chiastische Verhältnis der Inspirationsinstanzen deutlich: wie Adrian neben der kranken Muse der Intoxikation die Muse „Liebe“ in Gestalt der Frau von Tolna hat, so Zeitblom neben der Muse „Menschenliebe“ die Inspiration durch die Empathie in Adrian. Als Adrian einmal dem Traum einer populären Kunst verfällt – „eine Kunst ohne Leiden, seelisch gesund, unfeierlich, untraurig-zutraulich, eine Kunst mit der Menschheit auf du und du“ –, da ist es Zeitblom, der aus Adrians Geist heraus innerlich gegen Adrian revoltiert (VI, 429).

Dem Autor gelingt es, sein schwieriges Buch zu schreiben, indem er jenen Musen folgt, die Dante durch die Hölle geleitet haben. Die Hölle, der sich der Protagonist verschreibt, ist, wie man weiss, nicht nur seine individuelle, sondern steht für die des Landes, das er repräsentiert. Es ist unmöglich, in den Grenzen dieses Aufsatzes noch auf den – bekanntlich äusserst problematischen – Zusammenhang von individueller Inspiration und „fatal inspirierte[r] Politik“ (VI, 336) einzugehen, welche die fundamentale Frage nach Kohärenz oder Inkohärenz der Romanstruktur impliziert. Ich möchte aber am Beispiel einer ganz anderen, Thomas Mann, soweit ich weiss, unbekannten Autorin deutlich machen, was die „andere“ Inspiration durch eine Menschenliebe, die vor dem Anblick der äussersten Qual nicht zurückschrickt, vermag. Kennzeichen der Hölle, wie sie im Dialog der Teufel beschreibt, ist ihre Sprachlosigkeit, „dass sie vor der Sprache geborgen ist“ (VI, 326). Symbole dessen sind „Keller“, „dicke Mauern“, bei denen Thomas Mann an die Gestapokeller gedacht hat. Anna Achmatova, die früh den Terror im revolutionären Russland erfahren musste, fragt 1924 das Zentrum ihres Lebens, ihre Muse: „Bist du es, die einst Dante das Buch der Hölle diktiert hat?“ Und die Muse antwortet: „Ich.“[45] Später, in der Zeit des Stalinismus, steht Anna Achmatova immer wieder Schlange vor dem Gefängnis, in dem ihr Sohn sich befindet. Als eine hinter ihr stehende Frau erkennt, sie sei eine Dichterin, fragt sie: „Und Sie können dies beschreiben?“ Anna Achmatova antwortet: „Ja“, und „etwas wie ein Lächeln“ ist die Antwort der Leidensgefährtin, der dies versagt ist.[46] Thomas Mann hat es vermocht, ohne die unmittelbare Erfahrung die Hölle der Diktatur vorstellbar zu machen, soweit dies möglich ist. Was ihn dazu befähigte, war einerseits die Inspiration durch die – erfahrene und imaginierte – Krankheit, andererseits die – gebrochene und geheime, aber dennoch leitende – Inspiration durch eine Liebe, die jenseits ist von Krankheit und Gesundheit.

45 Dies eine Prosa-Umschreibung der Übersetzung von Renate Lachmann im Aufsatz: Bachtins Dialogizität und die akmeistische Mythopoetik als Paradigma dialogisierter Lyrik, in: Das Gespräch. Poetik und Hermeneutik XI, München: Wilhelm Fink 1984, S. 513. Eine andere deutsche Übersetzung enthält der Band: Russische Lyrik. Gedichte aus drei Jahrhunderten, hrsg. von Efrem Etkind, München/Zürich: Piper 1981, S. 261.

46 Requiem, in: Poem ohne Held, hrsg. von Franz Mierau, Göttingen: Steidl 1989, S. 163.

Stefan Bodo Würffel

Vom *Lindenbaum* zu *Doktor Fausti Weheklag*:

Thomas Mann und die deutsche Krankheit zum Tode

Vorbemerkung

Gordon Craig, der englische Historiker, berichtet von einer Konferenz an der University in Illinois 1962 zum Thema „Politisches Engagement im Zeitalter der Angst", geleitet von Hannah Arendt, die folgende Anekdote:[1] Als im Laufe der Konferenz Saul Bellow von dem Kulturhistoriker Stuart Hughes heftig angegriffen wurde, weil er in seinen Schriften kein politisches Engagement zeige, und Hughes ausrief, „Nehmen Sie sich ein Beispiel an Thomas Mann!", da griff Hannah Arendt ein und wies mit ihrer tiefen Stimme – so Gordon Craig – den Kulturhistoriker zurecht: „Stuart! Kommen Sie mir nicht mit Thomas Mann! Er lebte dort oben auf seinem Berg hinter einer Wolkenbank und liess die Welt unter sich vorbeiziehen. Hin und wieder aber teilten sich die Wolken, und er kam hervor und machte eine Verkündigung. Und jedesmal, Stuart," so schloss Hannah Arendt, „lag er falsch!"[2]

Noch immer gehört zu den kontrovers diskutierten Fragen der Thomas-Mann-Forschung die nach der politischen Haltung des Autors. Jenes „Zu spät und zu wenig", das ihm Walter Boehlich nachrief,[3] steht ja kei-

1 Zitiert wird nach:
- Thomas Mann: Gesammelte Werke in dreizehn Bänden, 2. Aufl., Frankfurt/Main: S. Fischer 1974. [Band, Seite]
- Thomas Mann: Briefe 1889–1936, 1937–1947, 1948–1955 und Nachlese, hrsg. von Erika Mann, Frankfurt/Main: S. Fischer 1962–1965. [Br I–III, Seite]
- Thomas Mann – Heinrich Mann: Briefwechsel 1900–1949, hrsg. von Hans Wysling, 3., erw. Ausgabe, Frankfurt/Main: S. Fischer 1995 (= Fischer Taschenbücher, Bd. 12297) [BrHM]
- Dichter über ihre Dichtungen, Bd. 14/I–III: Thomas Mann, hrsg. von Hans Wysling unter Mitwirkung von Marianne Fischer, München: Heimeran; Frankfurt/Main: S. Fischer 1975–1981. [DüD I–III, Seite]
- Thomas Mann: Essays, Bd. 1–6, hrsg. von Hermann Kurzke und Stephan Stachorski, Frankfurt/Main: S. Fischer 1991–1992. [Ess I–VI, Seite]

2 Gordon A. Craig: Die Politik der Unpolitischen. Deutsche Schriftsteller und die Macht 1770–1871, München: C.H. Beck 1993, S. 9.

3 Walter Boehlich: Zu spät und zu wenig. Thomas Mann und die Politik, in: Text + Kritik: Sonderband Thomas Mann, hrsg. von Heinz Ludwig Arnold, 2. Aufl., München: Text + Kritik 1982, S. 45–60.

neswegs vereinzelt da: Der Vorwurf des „Unpolitischen", zu dem Thomas Mann das Stichwort geliefert hatte, blieb an ihm haften bis hin zu Joachim Fests apodiktischem Urteil: „Er blieb der Betrachter, der noch im entschiedensten Bekenntnis offenbarte, wie unpolitisch er war."[4]

Andere sprachen, kaum wohlmeinender, von „Zweideutigkeit"[5] oder von „politischer Ambivalenz"[6] oder warfen ihm wie Stanislaw Lem vor, dass es ihm nicht gelungen sei, mit der Geschichte Leverkühns den Kausalnexus für den Faschismus zu geben bzw. dessen reale Erscheinung mit seinen Konzentrationslagern begreiflich zu machen,[7] – ein Vorwurf, der sein Pendant fand in der Unterstellung einiger jüngerer Literaturwissenschaftler, Thomas Mann verstehe die „*Geschichte der deutschen Innerlichkeit* [...] als alleinigen Erklärungsgrund für den Verlauf der deutschen Geschichte".[8]

Nun ist gar nicht zu bestreiten, dass es – mit dem Politologen zu sprechen – Thomas Manns „politischen Beiträgen [...] an analytischer Schärfe und an einer klar herausgearbeiteten Terminologie" mangelte.[9] Doch sollte die geläufige Formel vom „ewig Unpolitischen" nicht dazu verleiten, „das auf diesem Gebiet von Thomas Mann Verkündete und Angestrebte nicht zu ernst zu nehmen",[10] – eine Haltung, die Kurt Sontheimer bereits zu Beginn der sechziger Jahre nachdrücklich kritisiert hat.

Eigenart und Bedeutung der Mannschen Position liegen gerade darin begründet, dass er wie kein anderer Autor in diesem Jahrhundert die spezifisch deutsche Disposition *in politicis* durchlebt, beschrieben und kritisch reflektiert hat, – gewiss nicht der einzige Grund, ihn zu lesen oder wiederzulesen, aber in einer Zeit des neuerlichen politischen Umbruchs in Deutschland, des Übergangs von der *Bonner* zur *Berliner Republik* ein gewichtiger gleichwohl.

Ich frage deshalb im folgenden exemplarisch, ob Thomas Mann in dieser Hinsicht so falsch lag, wie Hannah Arendt meinte, und ich tue das –

4 Joachim Fest: Die unwissenden Magier. Über Thomas und Heinrich Mann, Berlin: Siedler 1986, S. 52 f.

5 Hanjo Kesting: Krankheit zum Tode. Musik und Ideologie, in: Text + Kritik, Sonderband S. 27–44, 44.

6 Hans Mayer: Thomas Mann. Zur politischen Entwicklung des Unpolitischen, in: Der Repräsentant und der Märtyrer. Konstellationen der Literatur, Frankfurt/Main: Suhrkamp 1971, S. 65–93, 73.

7 Stanislaw Lem: Über das Modellieren der Wirklichkeit im Werk von Thomas Mann, in: Sinn und Form, Sonderheft Thomas Mann, Berlin: Rütten und Loening 1965, S. 157–177.

8 Martina Rinner/Kai Schlüter: Alles ist so seltsam... Thomas Mann über 'Deutschland und die Deutschen', in: Text + Kritik, Sonderband, S. 61–66, 61.

9 Kurt Sontheimer: Thomas Mann und die Deutschen, München: Nymphenburger 1961, S. 183.

10 Ebd., S. 180.

dem *genius loci* und der Tradition der Davoser Literaturtage, aber auch meinem Thema entsprechend – mit Hilfe einiger medizinischer Termini.

1. Infektion

Die entscheidende Ansteckung seines Lebens teilte der kritische Schilderer der Krankheit mit zahlreichen seiner Landsleute, bei denen die Abwehrbereitschaft des Organismus weder durch eine natürliche Resistenz noch durch eine erworbene Immunität ausgebildet war.

> Wie hätte der Künstler, der Soldat im Künstler nicht Gott loben sollen für den Zusammenbruch einer Friedenswelt, die er so satt, so überaus satt hatte? Krieg! Es war Reinigung, Befreiung, was wir empfanden, und eine ungeheure Hoffnung. [...] Es war der nie erhörte, der gewaltige und schwärmerische Zusammenschluss der Nation in der Bereitschaft zu tiefster Prüfung [...] einem Radikalismus der Entschlossenheit, wie die Geschichte der Völker sie vielleicht bisher nicht kannte. (XIII, 533)

Kaum je sonst wusste Thomas Mann sich so einig mit seiner Zeit, mit seiner Epoche wie in den Tagen der *Gedanken im Kriege* inmitten allgemeiner Begeisterung als Antwort auf den Überdruss an den bestehenden Verhältnissen, am Materialismus und Egoismus der bürgerlichen Welt, an verknöcherten, längst reformbedürftigen gesellschaftlichen Zuständen, kurz: an der Zivilisation und auch am Frieden. Die Geschichtswissenschaft ist sich heute einig darüber, dass damals, 1914, kein Staat in Europa die Vermeidung des Krieges für vordringlich hielt.

Stefan Zweig hat in der Rückschau des Jahres 1942 die damalige Kriegsbegeisterung kommentiert, ein Szenario, das Thomas Mann „in unserer Tölzer Zurückgezogenheit" (XI, 126 f.) erlebte und später in die Schlusskapitel des *Zauberbergs* einarbeitete:

> Um der Wahrheit die Ehre zu geben, muss ich bekennen, dass in diesem ersten Aufbruch der Massen etwas Grossartiges, Hinreissendes und sogar Verführerisches lag, dem man sich schwer entziehen konnte. Und trotz allem Hass und Abscheu gegen den Krieg möchte ich die Erinnerung an diese ersten Tage in meinem Leben nicht missen. Wie nie fühlten sich Tausende und Hunderttausende Menschen, was sie besser im Frieden hätten fühlen sollen: dass sie zusammengehörten.[11]

[11] Stefan Zweig: Die Welt von Gestern. Erinnerungen eines Europäers, Frankfurt/Main: S. Fischer 1970, S. 258.

Wenn das Ereignis fast dreissig Jahre später noch so zu wirken vermochte, wie musste es damals, 1914, gewesen sein!?

Die Begeisterung über die Mobilmachung, von der Hermann Bahr schwärmte: „Deutsche Musik ist unsere Mobilmachung gewesen: Es ging in ihr genau wie in einer Partitur Richard Wagners zu: völlige Verzückung bei völliger Präzision",[12] hatte zugleich die Mobilmachung der Kunst, der Literatur bedeutet: ein Zeitgenosse schätzte, dass in den ersten Wochen nach Kriegsbeginn täglich rund 50'000 Kriegsgedichte an Zeitungen und Zeitschriften eingeschickt wurden,[13] zumeist in epigonaler Machart, sieht man einmal von den *Fünf Gesängen* ab, mit denen Rainer Maria Rilke den Weltkrieg begrüsste.

Aufschlussreicher waren die Zeitungsartikel, Reden, Aufsätze und Essays, die nach Thomas Manns Mitteilung im Brief an Richard Dehmel vom 14. Dezember 1914 die „Ausdeutung, Verherrlichung, Vertiefung" (Br I, 114 f.) des erneuerten „Völkerringens" für das breite Publikum leisten sollten.

Für uns wie für viele Zeitgenossen am aufschlussreichsten aber sicherlich, dass es gerade Thomas Mann war, der in der schriftstellerischen Apologetik des Weltkriegs eine besonders exponierte Stellung bezog und, schärfer, beredter als andere, die Auffassung eines epochalen Entscheidungskampfes zwischen völlig verschiedenen nationalen „Wesensarten" postulierte, – ein Autor, der zuvor jede Beschäftigung mit gesellschaftlichen, gar tagespolitischen Vorgängen weit von sich gewiesen hatte.

Dass Thomas Mann sich dabei eines völkerpsychologischen Argumentationsmusters bediente, wird die Zeitgenossen hingegen kaum erstaunt haben, stand er doch damit weder allein, noch war dieses Erklärungsmodell in irgendeiner Weise neu: es griff auf, was ein Jahr zuvor anlässlich der Hundertjahrfeier der Völkerschlacht von Leipzig den *Ideen von 1789* entgegengestellt worden war und was nun als die *Ideen von 1914* alle patriotischen Äusserungen bestimmte, von Harry Graf Kesslers Feststellung, dass „diese ersten Kriegswochen in unserem deutschen Volk irgendetwas aus unbewussten Tiefen emporsteigen lassen, das ich nur mit einer Art von ernster und heiterer Heiligkeit vergleichen kann",[14] über Rudolf Borchardts Lobpreisung der „Wiedergeburt" der „tiefen Kräfte

12 Hermann Bahr: Kriegssegen, München: Delphin 1915, S. 22.

13 Julius Bab: Die deutsche Kriegslyrik 1914–1918. Eine kritische Bibliographie, Stettin: Norddeutscher Verlag für Literatur und Kunst 1920, S. 25, zit. nach: Helmut Fries: Deutsche Schriftsteller im Ersten Weltkrieg, in: Wolfgang Michalka: Der Erste Weltkrieg. Wirkung, Wahrnehmung, Analyse, München/Zürich: Piper, S. 827.

14 Hilde Burger (Hg.): Hugo von Hofmannsthal – Harry Graf Kessler, Briefwechsel 1898–1929, Frankfurt/Main: S. Fischer 1968, S. 384.

aus dem unzerstörten deutschen Wesen"[15] bis hin zu Otto Ernst, der die einzigartige „Revolution der deutschen Seele" besang[16] – und damit Thomas Mann das Stichwort lieferte für seine Überblendung am Ende des Jahres 1914:

Und Deutschland ist heute Friedrich der Grosse [...]. Es ist auch seine Seele, die in uns aufgewacht ist. (Ess I, 194)

Auch wenn uns eine Begriffsgeschichte des völkerpsychologischen Deutungsmusters fehlt, wir noch nicht wie im Fall des Begriffs 'Nation' Entstehung, Entfaltung und Veränderung dieses Modells verfolgen können, so steht doch fest, dass der am Vorabend des Ersten Weltkriegs nicht nur im Deutschen Reich verbreitete Grundgedanke des jeweiligen Volkscharakters mitsamt seiner Personalisierung alt ist.

Das Grimmsche Wörterbuch verweist auf die „*veredlung des begriffes* [...] *im 18. jh*" und merkt an: „*das* volk *wird unter umständen wie ein individuum gedacht, man spricht von* volksmund, volksseele, -bewusztsein, -character [etc] -gedächtnis, -gefühl, -geist, -gemüth, -genius, -herz, -körper, -persönlichkeit, -phantasie, -stimme."[17] Besonders der Begriff „Volkskörper" war durch die Revolutionshistoriographie eines Dahlmann bereits zu Beginn des 19. Jahrhunderts allgemein geläufig.

Es war also alles andere als ein Wunder, dass die Vorstellung einer spezifisch nationalen Wesensart 1914 als alles beherrschende Determinante erschien. „Der Mensch ist immer ein Franzose, ein Engländer, ein Deutscher. Volkstum ist kein blosses Kleid, zufällig aufgezogen auf überall gleiche Leiber", verkündete apodiktisch Ewald Geissler und folgerte, das „deutsche Wesen schwingt als Unterton in jedem Gespräch, in jeder Gebärde, in jedem Ding, das uns umgibt".[18]

Und eigentlich kann es in dieser Situation, in der Identitätsbestimmung und Feindmarkierung zugleich angesagt waren, auch kaum erstaunen, dass die Vorstellung vom deutschen Wesen sich mit der Idee von dessen Vorrangstellung verband, wie sie Rudolf Borchardt in öffentlicher Rede in Heidelberg am 5. Dezember 1914 für das deutsche Wesen reklamierte als – so wörtlich – „Alleinbesitz aller erdenklichen Tugenden schlechthin". Aufgrund ihrer unterlegenen „Wesensart" sei den anderen Völkern be-

15 Rudolf Borchardt: Der Krieg und die deutsche Verantwortung, Berlin: S. Fischer 1916, S. 45.

16 Otto Ernst: Gewittersegen. Ein Kriegsbuch, Leipzig: L. Staadtmann 1915, S. 80–116.

17 Jacob und Wilhelm Grimm: Deutsches Wörterbuch, Nachdruck, München: Deutscher Taschenbuchverlag 1984, Bd. 26, Sp. 463 f.

18 Ewald Geissler: Was ist deutsch? Halle an der Saale: Schroedel 1914, S. 3 und 7.

stenfalls die Fähigkeit zur ungenügenden Nachahmung der von deutschem „Geist“ erschaffenen Kulturstufe gegeben.[19]

Hier ist das Stichwort gefallen, mit dem Thomas Mann sich in die Volksapologetik einreihte, als er den Krieg nicht als Konsequenz menschlichen Handelns bzw. – was im Lichte der jüngsten Erkenntnisse der Geschichtswissenschaft angemessener wäre – als Konsequenz des Nichthandelns deutete, sondern als äusseren Ausbruch eines viel tieferen, eines inneren Konflikts, nämlich des „ewigen Weltgegensatzes und Widerspieles von Geist und Natur“ (Ess I, 188).

Nicht dass Thomas Mann solche Ideen vertrat bzw. dass er sich im Zuge der allgemeinen Kriegsapologetik davon infizieren liess – mit beidem stand er beileibe nicht allein –, nicht das ist das Erstaunliche, sondern die Art und Weise, wie er sich später mit der Genese dieser Ideen auseinandersetzte. Zunächst aber ein Blick auf die unmittelbare Vorgeschichte dieser Infektion.

2. Anamnese

An der Nationalhysterie zu Beginn des Ersten Weltkriegs wird den Historiker vor jeder individuellen Disposition zunächst einmal das Massenphänomen interessieren, vor der Erkrankung Thomas Manns die seiner Generation. Und da ist festzustellen: kaum etwas hat die Generation der um 1870 Geborenen, von Stefan George bis Heinrich Mann, von Thomas Mann bis Frank Wedekind so bestimmt wie die Ablehnung ihrer Epoche. Es ist, als hätte sich das 1871 gegründete Reich zugleich mit seiner neugewonnenen Grösse und Macht auch eine Opposition geschaffen, die als politische nach der Niederlage des deutschen Liberalismus ja kaum mehr vorhanden war – Heinrich Mann sollte ihr im *Untertan* in der Gestalt des alten Buck ein letztes, ergreifendes Denkmal setzen –, die als sozialistische, lange unterdrückt, erst am Vorabend des Weltkriegs wieder an realem Einfluss gewann, die jedoch als literarisch-künstlerische, getragen von den Schichten des Bildungsbürgertums und den intellektuellen Eliten, das geistige Leben der neunziger Jahre bestimmte, wenngleich in einer Art innerer Emigration.

Denn diese Schicht hatte trotz hohem Sozialprestige im neugegründeten Kaiserreich einen entscheidenden Funktions- und Einflussverlust erlitten und sollte im Zuge des Wilhelminischen Wirtschaftswunders der neunziger Jahre gegenüber der zunehmenden Bedeutung von Wirtschaft

19 Rudolf Borchardt: Der Krieg und die deutsche Selbsteinkehr. Rede, öffentlich gehalten am 5. Dezember 1914 zu Heidelberg, Heidelberg: Weissbach 1915, S. 9.

und Technik weiter an politischem Gewicht einbüssen. Was der Historiker als „Krise des Bildungsbürgertums und der von ihm vertretenen Werte" konstatiert,[20] ist nicht nur wichtig für das Verständnis des Gemeinschaftserlebnisses *August 1914*, es ist vor allem unerlässlich zum Verständnis des Hintergrundes, vor dem der junge Thomas Mann zu schreiben begann, zum Verständnis des *fin de siècle*.

Dessen zunehmende Technisierung und die damit verbundene Tendenz zur modernen Massengesellschaft trieb die Künstler als die sensibelsten Vertreter dieser Gesellschaftsschicht in die Unterreiche und Gegenwelten, in die *paradis artificiels* und die Künstlerkolonien, die allein noch authentische, nicht entfremdete Erfahrungen von Leben zu versprechen schienen, – eine – so Helmut Koopmann – „tief trügerische Hoffnung des Ich, sich wenigstens in der Kunst rauschhaft entgrenzen zu können".[21]

Dabei war sich dieses Ich seit geraumer Zeit selbst höchst problematisch geworden und hatte sich am Ende des Jahrhunderts weit über den romantischen Begriff der Zerrissenheit hinaus als Dissoziation erfahren, als Auflösung, wie sie Hermann Bahr im Rückgriff auf Ernst Mach formulierte: „'Das Ich ist unrettbar.' Es ist nur ein Name. Es ist nur eine Illusion."[22]

Angesichts der tiefgreifenden gesellschaftlichen Modernisierungsprozesse schien die Persönlichkeit, das Unverwechselbare des Individuums, bereits ein Jahrhundert nach seiner Entdeckung im *siècle éclairé* infrage gestellt, und die Machschen Erfahrungen, die zeitgenössische Berichte französischer Autoren wie Ribots *Les maladies de la personnalité* fortschrieben, spiegelten die Erfahrungen vieler in dieser Epoche der Entdeckung der Psychoanalyse: „[...] hier werden Menschen gezeigt, welche plötzlich ihr Ich verlieren", oder „es kommen solche vor, die ein dreifaches oder vierfaches Ich haben: das erste verschwindet, das zweite sinkt ihm nach, ein drittes, viertes taucht auf, da kehrt das erste zurück, und keines kann sich auf das andere besinnen, eines weiss vom anderen nichts [...]."[23]

Die aber, die solches zuerst an sich wahrnahmen, die Schriftsteller, – man lese Schnitzler, den jungen Hofmannsthal –, sie waren auch äusserlich

20 Thomas Rohkrämer: August 1914 – Kriegsmentalität und ihre Voraussetzungen, in: Michalka, Der Erste Weltkrieg, S. 768.

21 Helmut Koopmann: Gegen- und nichtnaturalistische Tendenzen in der deutschen Literatur zwischen 1880 und 1900, in: Klaus von See (Hg.): Neues Handbuch der Literaturwissenschaft, Bd. 18, Jahrhundertende – Jahrhundertwende 1. Teil, hrsg. von Helmut Kreuzer, Wiesbaden: Athenaion 1976, S. 208.

22 Hermann Bahr: Dialog vom Tragischen, in: Gotthart Wunberg (Hg.): Hermann Bahr: Zur Überwindung des Naturalismus, Stuttgart: Kohlhammer 1968, S. 190.

23 Ebd., S. 189.

mit dem Faktum des Bedeutungsverlusts konfrontiert: dank neuer Drucktechniken war das Buch zur Massenware geworden, den Bedingungen des Marktes unterworfen, auf dem die Schriftsteller in Konkurrenz gerieten um die Gunst des Lesers, des Käufers, zu erkennen auch an der Fülle der Formen und Stile, Schlaggworte und Begriffe um 1900. Und die Erfolge der neuen Medien, der Massenpresse, bald auch des Kinos steigerten die Bedrängnis in dieser Epochenwende, in der – kaum mehr als ein Rückzugsgefecht – Frank Wedekind 1912 befriedigt notierte: „Sämtliche Dramatiker Deutschlands sammeln sich zu einem Kampf gegen den Kinematographen."[24] Von der Klage Fontanes aus dem Jahre 1891 über das „Aschenbrödeltum"[25] der Literatur erstreckt sich eine durchgehende Linie schriftstellerischer Empörung, Erbitterung und Resignation bis zu der mutlosen Frage Jakob Wassermanns im Sommer 1914: „Was sollen wir tun? Was nützt das Reden, was nützt das Schreiben? Zu viele reden, das Wort verhallt; zu viele schreiben, es wird gelesen, es wird vergessen."[26]

Wie vermag sich in diesem Gemenge aus Zivilisationskritik und Ichverlust, aus Verunsicherung und angestrengter Suche nach Bedeutung ein junger Autor zu behaupten, ein Autor, dem mit einem älteren, durchaus erfolgreichen Bruder die Konkurrenz leibhaftig vor Augen steht? Dass der junge Thomas Mann unter der Überlegenheit seines Bruders gelitten hat, ist wiederholt festgestellt worden, auch dass sich sein eigenes Werk zunächst im Zeichen der Selbstbehauptung entwickelte: „Wo er hinwollte, da schien der andere immer schon zu sein", hat Hans Wysling die Situation kommentiert.[27] Und hinzu kam das Gefühl des Andersseins, gegründet auf die Entdeckung homophiler Neigungen in der Adoleszenz – ein weiteres Moment der Ich-Problematik.

Nun kommt es zweifellos darauf an, wie man all dem begegnet, wie man mit solchen Dispositionen umgeht, und Thomas Manns Reaktion war keineswegs untypisch für seine Zeit. Als er am 17. Januar 1906 an den

24 Frank Wedekind: Torquemada (1912). Zur Psychologie der Zensur, in: Gesammelte Werke, 9. Bd.: Dramen, Entwürfe, Aufsätze aus dem Nachlass, München: Georg Müller 1921, S, 394.

25 Anonymus (d.i. Theodor Fontane): Die gesellschaftliche Stellung der Schriftsteller, in: Das Magazin für Litteratur 60, 1891, Nr. 52, S. 818 f. Hier zit. nach: Jahrhundertwende. Manifeste und Dokumente zur deutschen Literatur 1890–1910, hrsg. von Erich Ruprecht und Dieter Bänsch, Stuttgart: Metzler 1981, S. 3.

26 Jakob Wassermann: Was sollen wir tun? in: Das Forum, Jg. 1, August-September 1914, H. 5/6, S. 286.

27 Hans Wysling: Zur Einführung, in: Thomas Mann – Heinrich Mann: Briefwechsel 1900 bis 1949, 3., erw. Ausg., Frankfurt/Main: Fischer Taschenbuch 1995 (= Fischer Taschenbücher 12297), S. 17.

Bruder schrieb, „Du bist absolut. Ich dagegen habe geruht, mir eine Verfassung zu geben" (BrHM, 114), meinte er die bürgerliche Heirat, die gesellschaftliche Fassade, und versteckte mit der Bemerkung „Du bist absolut" nur schlecht, dass es sich auch um ein Kompensationsphänomen handelte, das wie das lang eingeübte Pathos der Distanz die fehlende innere Einheit, das Absolute, das Ganze ersetzen sollte – stets auf der Suche nach dem verlorenen Ich jenseits der Zerrissenheit, über die ein halbes Jahrhundert zuvor schon Heine geklagt hatte.

Abzulesen das alles an den zeitgenössischen Aufnahmen, an einem Foto, das Thomas Mann, „etabliert durch die *Buddenbrooks*, salviert durch die Heirat mit der schönen, reichen Katia Pringsheim, 1906 als den Repräsentanten deutscher Dichtkunst des Jahrhundertanfangs zeigt", wie es Jürgen Kolbe beschrieben hat, die

> Pose [...] auf sorgfältige Distanz bedacht [...], die Haltung [...] in verkrampfter Lässigkeit aufgestützt [...], das Bedürfnis, [...] nicht aus dem Rahmen der Wohlanständigkeit zu fallen [...], sorgfältige Scheitelung, sorgfältige Stutzung des Allerweltsschnurrbarts, magnesiumblitzstarrer Blick [...]. Die Maskerade des Genies ist perfekt.

– Aber: „Unter der Larve soll sich der Dichter vom unaufhaltsamen Abstieg der *Buddenbrooks* verbergen, von der Künstlernot Tonio Krögers oder der *Tristan*-Novelle, in der die arme Frau des unanständig gesunden Herrn Klöterjahn so traurig sterben muss."[28] Da hat jemand geruht, sich aus Angst vor Fragmentierung eine Verfassung zu geben – auch in Bildern wie diesen, die einander ähnelten, nicht nur die Thomas Manns, weil sie festhalten sollten, was bedroht schien, die Persönlichkeit – und die eben deshalb allesamt wiederum so unpersönlich gerieten.

Anstrengungen wie diese sind im individuellen wie im gesellschaftlichen, im privaten wie im öffentlichen Bereich stets teuer erkauft – mit Schmerzen und Verlustängsten, auch mit körperlichem Unwohlsein. Die Geschichtswissenschaft aber hat uns längst gelehrt, eine individuelle Disposition, wie sie der Brief vom Juni 1904 an die umworbene Katia Pringsheim offenlegt – „die ganze Nervosität, Künstlichkeit und Schwierigkeit meines Wesens" (Br I, 45) –, auch als allgemeines Symptom der Zeit zu lesen und zu verstehen.

28 Jürgen Kolbe: Heller Zauber. Thomas Mann in München 1894–1933, Berlin: Siedler 1987, S. 93.

Die seit 1880 in Deutschland bekannte, von Freud bereits sieben Jahre später als „allerhäufigste Erkrankung in unserer Gesellschaft“[29] bezeichnete Neurasthenie war, wie Carl Hilty, der Schweizer Staatsrechtler und Verfasser eines Neurastheniebuches, 1899 erkannte, nur der andere Ausdruck jener „Sehnsucht nach Kraft“,[30] die ein tiefsitzendes Gefühl der Schwäche kompensieren sollte. Und drei Jahre zuvor hatte er im *Politischen Jahrbuch der schweizerischen Eidgenossenschaft* ganz im Sinne der völkerpsychologischen Sicht gemeint, es gebe nicht nur „neurasthenische Politiker“, sondern auch ganze Gesellschaftsklassen und Völker, die in Gefahr seien, diesem Übel zu verfallen.[31] In der Tat: schwankend zwischen Selbstmitleid und Kraftmeierei – so erlebte sich auch das Wilhelminische Kaiserreich in seiner reizbaren Schwäche, so spiegelte es sich in seinen bildungsbürgerlichen Untertanen – nicht nur in Diederich Hessling, den Heinrich zu schildern begann, sondern gerade auch in den sensibleren Naturen.

1914 schien es damit vorbei zu sein. Der Zustand der psychischen Spannung, der auch politischen Neurasthenie war zuende, Jacob Burckhardts Klage, dass ein langer Friede „Entnervung“ und „das Entstehen einer Menge jämmerlicher, angstvoller Notexistenzen“[32] bringe, nicht mehr zeitgemäss. Und ein renommierter Neurologe, Albert Eulenburg, pries den Krieg als ein mit „allmächtiger Heilkraft ausgerüstetes Stahlbad [...] für die im Staub langer Friedensjahre und einförmiger Berufstätigkeit verdorrenden und verschmachtenden Nerven“.[33]

Aus dieser Situation gewinnen die Worte Thomas Manns ihre Bedeutung: „Es war Reinigung, Befreiung, was wir empfanden, und eine ungeheure Hoffnung.“ (XIII, 533) Nicht nur für ihn war der Hammerschlag des Kriegsausbruchs die begierig aufgegriffene Möglichkeit, „die Einheit von ‘Innen’ und ‘Aussen’, von Kultur und Staat, deutschem Wesen und deutscher Wirklichkeit“ wiederherzustellen,[34] wie Hans Wisskirchen zurecht betont hat, und die schmerzlich empfundene Zerrissenheit zu über-

29 Sigmund Freud: Rezension von Averbeck: Die akute Neurasthenie, in: Wiener Medizinische Wochenschrift 37, 1887, Nr. 5, Sp. 138.

30 Carl Hilty: Fin de siècle, in: Politisches Jahrbuch der Schweizer Eidgenossenschaft 13, 1899, S. 3 f.

31 Carl Hilty: Über Neurasthenie, Bern: Wyss 1897, S. 10 f.

32 Jacob Burckhardt: Weltgeschichtliche Betrachtungen, Berlin/Frankfurt am Main: Ullstein 1965 (= Ullstein-Bücher; 79), S. 129 f.

33 Zit. nach Bernd Ulrich: Nerven und Krieg – Skizzierung einer Beziehung, in: Bedrich Löwenstein (Hg.): Geschichte und Psychologie. Annäherungsversuche, Pfaffenweiler: Centaurus-Verlags-Gesellschaft 1992, S. 164 f.

34 Hans Wisskirchen: Zeitgeschichte im Roman. Zu Thomas Manns Zauberberg und Doktor Faustus, Bern: Francke 1986, Frankfurt/Main: Vittorio Klostermann (= Thomas-Mann-Studien VI), S. 26.

winden: sie war es ganz allgemein. Denn mit dem prognostizierten Kampf zwischen den scheinbar materialistischen Werten des Westens und den idealistischen Werten der deutschen Kultur verband sich die Hoffnung, die in zunehmendem Masse dominierende Wirtschaft, die Technik und die damit einhergehende Interessenpolitik zurückdrängen zu können zugunsten einer neuen „Geistpolitik" des ins Abseits geratenen Bildungsbürgertums. In Thomas Manns Haltung spiegelte sich nicht mehr und nicht weniger als die Erwartung dieser sozialen Gruppen – Gruppen, die mit grösstem Enthusiasmus die *Ideen von 1914* propagierten, begeistert in den Krieg zogen oder ihre Kinder dorthin schickten: Thomas Mann, ein Kind seiner Zeit – auch er.

3. Diagnose

Der mentalitätsgeschichtliche Bruch, den der Erste Weltkrieg, der Untergang des zweiten Kaiserreichs, bewirkte – Vorspiel zu der weit tieferen mentalen Spaltung der Deutschen in der Weimarer Republik –, war – wie hätte es anders sein können – für Thomas Mann mit Anpassungsschwierigkeiten verbunden, schliesslich mit einer grundlegenden Neuorientierung. Auch wenn die einzelnen Etappen dieser Wandlung teilweise noch immer im Dunkeln liegen, über ihre Ernsthaftigkeit bis heute gestritten wird, so scheint doch festzustehen, dass ihr eine veränderte Einstellung zur Geschichte und zur Politik vorausging. Ich zitiere Hans Wysling:

> Geschichte hatte Thomas Mann seit je und vor allem im *Friedrich*-Essay als Wiederholung begriffen. Sie war Wiederholung von Präfigurationen, schopenhauersche Manifestation des semper idem und damit wesentlich zukunftslos. In der *Rede von deutscher Republik* (1922) nun wendet sich Thomas Mann energisch gegen solches Wiederholungsdenken (XI, 820): '[...] nur zu wahr ist, dass die Geschichte sich nicht wiederholt, dass es höchst lebenswidrig sein kann, in historischen Analogien zu denken und zu fühlen! Mir graut zuweilen vor den Irrtumsgefahren solches Spiels!'

Und Wysling kommentiert: „Damit redet er einer neuen, antizyklischen Geschichtsauffassung das Wort. Geschichte ist nicht mehr Wiederholung, sie wird auch nicht nur als Veränderung in der Zeit gedacht, sondern sie ist gerichtete Bewegung."[35]

35 Hans Wysling: Narzissmus und illusionäre Existenzform. Zu den Bekenntnissen des Hochstaplers Felix Krull, Bern/München: Francke 1982; 2. Aufl. Frankfurt/Main: Vittorio Klostermann (= Thomas-Mann-Studien V), S. 204.

Damit aber wird sie auch erst eigentlich analysierbar, lässt sich ihr Verlauf überblicken, Grundvoraussetzung jeder Diagnose der Vergangenheit, ihrer Krankheiten, ihrer Neurosen, wie sie Thomas Mann in den folgenden Jahren unternehmen wird mit Ergebnissen, die jedem Historiker zur Ehre gereichen. Dass er in der langen Reihe all jener Künstler, die kurze Zeit zuvor so freudig den Kriegsausbruch gefeiert hatten, als einziger eine solche Diagnose unternimmt, das hängt ohne Zweifel mit dem vom Bruder überscharf akzentuierten Interesse am eigenen Ich zusammen.

Die ichbezogene Sensibilität ist aber zugleich auf die Gesellschaft bezogen, weist zurück auf die gemeinsame Neurasthenieerfahrung der Vorkriegszeit und zielt auf die Auseinandersetzung mit individuellen wie mit gesellschaftlichen Deformationen. Deshalb kann, ja muss, der *Zauberberg*, „aus dem heraus die Rede *Von Deutscher Republik* verfasst worden" ist, wie Terence Reed gemeint hat, sowohl „als Darstellung und Bekenntnis der eigenen Vergangenheit verstanden werden wie als Versuch, diese zur Grundlage einer Diagnose der Konflikte zu machen, die in der Weimarer Republik ausgetragen wurden",[36] die jedoch sehr viel älter waren.

Dabei ist es die persönliche Verstrickung, die eigene Infektions- und Krankheitserfahrung, die den anstehenden Untersuchungen ihre Intensität gibt, das nicht nachlassende Engagement, mit dem die Selbstbefragung und die Befragung von Zeit und Geschichte vorangetrieben werden. Dafür mögen exemplarisch die beiden *Lindenbaum*-Passagen des *Zauberbergs* im Kapitel „Fülle des Wohllauts" und am Ende des Romans stehen. Und *en passant* ist vorab zu bemerken: der Schluss des Romans bietet eine der ersten Schilderungen der Materialschlachten des Weltkriegs überhaupt, noch vor Becher und Zweig, Remarque und Renn, und zeichnet eine Kriegsszenerie, die spätestens 1916 bei dem grössten Teil der deutschen Intelligenz ziemlich rasch die kriegsapologetischen Positionen revidierte:

> Sie werden getroffen, sie fallen, mit den Armen fechtend, in die Stirn, in das Herz, ins Gedärm geschossen. Sie liegen, die Gesichter im Kot, und rühren sich nicht mehr. Sie liegen, den Rücken vom Tornister gehoben, den Hinterkopf in den Grund gebohrt, und greifen krallend mit ihren Händen in die Luft. Aber der Wald sendet neue, die sich hinwerfen und springen und schreiend oder stumm zwischen den Ausgefallenen vorwärts stolpern. (III, 992)

36 Terence James Reed: „... Das alles verstehen alles verzeihen heisse ..." – Zur Dialektik zwischen Literatur und Gesellschaft bei Thomas Mann, in: Internationales Thomas-Mann-Kolloquium 1986 in Lübeck, hrsg. von Eckhard Heftrich und Hans Wysling, Bern: Francke 1987 (= Thomas-Mann-Studien VII), S. 168.

Darüber hinaus aber umreisst der Roman präzis die Voraussetzungen der Krankheit zum Tode im Ersten Weltkrieg. Im Kapitel „Fülle des Wohllauts“ benennt Thomas Mann den bestimmenden Faktor der deutschen Ideologiegeschichte des neunzehnten Jahrhunderts und zugleich dessen wichtigsten kulturpolitischen Vermittlungsfaktor: den „Seelenzauber“, dem Hans Castorp „vor seinem gestutzten Musiksarge“, vor dem Grammophon frönt, als er Schuberts *Lindenbaum* hört: „Am Brunnen vor dem Tore”. Und der Erzähler kommentiert, beschreibt die Wirkung und die Wirkungsgeschichte dieses Liedes:

Wir alle waren seine Söhne, und Mächtiges konnten wir ausrichten auf Erden, indem wir ihm dienten. Man brauchte nicht mehr Genie, nur viel mehr Talent als der Autor des Lindenbaumliedes, um als Seelenzauberkünstler dem Liede Riesenmasse zu geben und die Welt damit zu unterwerfen. Man mochte wahrscheinlich sogar Reiche darauf gründen, irdisch-allzu-irdische Reiche, sehr derb und fortschrittsfroh und eigentlich gar nicht heimwehkrank [...]. (III, 907)

Deutsche Realgeschichte *in nuce*, – exemplifiziert am ideologischen Sukkurs eines der prominentesten Vertreter der deutschen Kultur des neunzehnten Jahrhunderts, an Richard Wagner, dem Seelenzauberkünstler. Längst war dessen ursprünglich utopisches Konzept gescheitert, als er sich in den späten sechziger Jahren in seinen *Meistersingern* anschickte, der deutschen Gesellschaft die Parolen zu liefern, auf die sich nach Thomas Mann Reiche gründen liessen, irdisch-allzu-irdische Reiche, geboren aus jenem völkerpsychologischen Konstrukt, das Wagner in der Schlussansprache des Hans Sachs berief:

Habt acht! Uns drohen üble Streich':
zerfällt erst deutsches Volk und Reich,
in falscher welscher Majestät
kein Fürst bald mehr sein Volk versteht;
und welschen Dunst mit welschem Tand
sie pflanzen uns in deutsches Land. [37]

Identitätsängste einer vaterlandslosen Gesellschaft: „Grundgesetze deutscher Geschichte sind hier aktualisiert“, hat Hans Mayer zu diesen patriarchalischen Versen gemeint. „Deutsche Einigung: aber 'von oben', durch fürstlichen Zusammenschluss unter preussischer Hegemonie, erhärtet in drei Kriegen von 1864, 1866, 1870/71.“[38] Wagner hatte sich darauf einge-

37 Richard Wagner: Die Meistersinger, in: Gesammelte Schriften, hrsg. von Julius Kapp, Leipzig: Hesse und Becker o.J., Bd. 5, S. 181.

38 Hans Mayer: Richard Wagner, Hamburg: Rowohlt 1959, S. 133.

stellt, just zu der Zeit, als sich der deutsche Liberalismus spaltete in die nationalliberale und in die Fortschrittspartei – der allerdings in Deutschland nie die Zukunft gehören sollte. Diese lag dort, wo Wagner sie drei Jahre nach der Premiere der *Meistersinger* bejubelte, beim „deutsche(n) Heer vor Paris" 1870:

> Die deutsche Wacht, / da steht sie nun in Frankreichs eitlem Herzen; / Es rafft im Krampf / Zu wildem Kampf / Sich auf des eitlen Wahns Bekenner: / Der Welt doch züchtet Deutschland nur noch Männer. / Drum soll ein Deutscher auch nur Kaiser sein, / Im welschen Lande solltet ihr ihn weihn.[39]

Hier in der Tat waren dem deutschen Heimwehliede, seiner Sehnsucht vom Seelenzauberkünstler die angesprochenen Riesenmasse gegeben, die Welt zu unterwerfen, wie der Autor des *Zauberbergs* in der Zeit formulierte, in der 1924 die Bayreuther Festspiele wieder eröffnet wurden – mit Wagners *Meistersingern* – und dem anschliessenden Absingen des *Deutschland*-Liedes: Kulturgeschichte als Spiegel der Reichsgeschichte. So sah, so analysierte sie Thomas Mann, als er Wagner „eine Schwäche für die 'Macht'" attestierte – „er besann sich nicht, mit 'der Macht' zu paktieren im Jahre 1870, – nein, ihr zuzujauchzen, ihr trunken zuzujauchzen [...]" (XII, 120), – so verstand sie Thomas Mann, als er zu Baudelaires Begeisterung –

> 'Wer vermöchte [...] beim Anhören dieser so reichen und stolzen Akkorde, dieses elegant kadenzierten, prachtvollen Rhythmus, dieser königlichen Fanfaren etwas anderes sich vorzustellen als einen feenhaften Prunk, einen Aufzug von heroischen Männern in glänzenden Kostümen, alle hohen Wuchses, alle starken Willens und naiven Glaubens, ebenso herrlich in ihren Wonnen wie furchtbar in ihren Fehden?'

– als er dazu kritisch anmerkte, „wer [...] könnte verkennen, dass es, im Sinne politischer Tugend, *bedenklichste* Vorstellungen sind, die die Kunst da erweckt?" (XII, 397)

Thomas Mann wusste, wovon er sprach, kannte seinen Wagner seit frühester Jugend, „diese moderne Kunst, die man erlebt, erkannt haben muss, wenn man von unserer Zeit irgend etwas verstehen will", wie er 1907 formulierte (Ess I, 67). Eben das befähigte ihn aber auch, im Brief an Ernst Bertram vom August 1911 auszurufen: „Ich hörte letzten Montag probeweise die *Götterdämmerung* – mein innerer Widerstand gegen diese wüste Schau-Spielerei mit menschlicher Leidenschaft und menschlicher Tragik ging bis zur halblauten Empörung. Dieser Produktion Tempel

[39] Richard Wagner, Die Meistersinger, in: Gesammelte Schriften, Bd. 6, S. 282 ff.

bauen, dachte ich in meiner Bitterkeit, kann nur eine barbarische und geistig halbblinde Nation."[40]

Wies der Begriff „wüste Schauspielerei" schon voraus auf spätere Figuren wie Cipolla und den *Bruder Hitler*, so bezeugte das Bild vom Tempel mehr als nur tiefsitzende Idiosynkrasie gegen Bayreuth. Es zielte auf die Verehrung, die Wagner als Staatsmusikant genoss, als – so Thomas Mann – „der repräsentative deutsche Künstler dieser Epoche", (Ess I, 152) – eine Art Personifizierung jener „Exstirpation des deutschen Geistes zugunsten des Deutschen Reiches", von der Nietzsche gehöhnt hatte.[41] Die da angesprochene Entwicklung freilich bedurfte keiner Tempel mehr, und das Ende des Romans, das Ende des *Zauberbergs* illustrierte, was in der zitierten Stelle aus dem Kapitel „Fülle des Wohllauts" kritisch zu bedenken gegeben worden war. Als Hans Castorp nach siebenjährigem Zauberschlaf durch den Donnerschlag des Kriegsausbruchs unsanft geweckt wird, begegnen wir ihm noch einmal in einer ganz anderen Umgebung, inmitten der bereits erwähnten Schlachtszenerie. Wir sehen ihn in Langemarck, und das vermeintliche Erstaunen des Erzählers soll auf uns übergehen:

> Was denn, er singt! Wie man in stierer, gedankenloser Erregung vor sich hin singt, ohne es zu wissen, so nutzt er seinen abgerissenen Atem, um halblaut für sich zu singen:
>
> Ich schnitt in seine Rinde
> So manches liebe Wort –
>
> [...] Er macht sich auf, er taumelt hinkend weiter mit erdschweren Füssen, bewusstlos singend:
>
> Und sei-ne Zweige rau-uschten,
> Als rie-fen sie mir zu – (III, 993)

Der Schluss des Romans, zur älteren Konzeption gehörig, im ersten Kriegsjahr im Brief an Samuel Fischer bereits als Lösung genannt, dann ein Jahr später Paul Amann gegenüber bestätigt – „der Schluss, die Auflösung, – ich sehe keine andere Möglichkeit, als den Kriegsausbruch"[42] –, dieser Schluss des Epochenromans gewann in der endgültigen Form allerdings eine weit grössere Bedeutung als die eines bloss geschickten, eines

40 Thomas Mann an Ernst Bertram. Briefe aus den Jahren 1910–1955, hrsg. von Inge Jens, Pfullingen: Neske 1960, S. 10.

41 Friedrich Nietzsche: Unzeitgemässe Betrachtungen, hrsg. von Peter Pütz, München: Goldmann 1992, S. 7.

42 Thomas Mann: Briefe an Paul Amann 1915–1952, hrsg. von Herbert Wegener, Lübeck: Max Schmidt-Römhild 1959 (= Veröffentlichungen der Stadtbibliothek Lübeck; Neue Reihe, Bd. 3), S. 29.

sinnvollen Endes, wurde vielmehr zu einem erkenntnisleitenden Mittel im Rahmen der ideologiekritischen Diagnose des deutschen Sonderweges im neunzehnten Jahrhundert. Denn indem Thomas Mann das *Deutschland*-Lied, das nach den einschlägigen Berichten in Langemarck gesungen wurde – „Unter den Klängen von *Deutschland, Deutschland über alles* und der *Wacht am Rhein* gingen sie freudig in den fast sicheren Tod", so im ersten Band des vielbändigen Opus *Der Krieg von 1914/15 in Wort und Bild*[43] –, indem Thomas Mann diese Lieder durch Schuberts *Lindenbaum* ersetzte, lieferte er mitnichten, wie Willy Schumann in den German Studies gemeint hat, „ein Gegenstück zu Langemarck",[44] wohl aber eine Art Belegstück für einen charakteristischen Aspekt der Wirkungsgeschichte deutscher Romantik im 19. Jahrhundert. Und es passt durchaus zur Entindividualisierung des Helden, zu dessen Entindividuation, dass Hans Castorp hier „ohne es zu wissen" gleichsam zu einem Sprachrohr geworden ist für die zuvor nur prognostizierte, inzwischen jedoch Wirklichkeit gewordene Entwicklung, für die Mutation des „wunderherrlichen Lieds [...], geboren aus letzten und heiligsten Tiefen des Volksgemüts", zum vaterländischen Schlachtgesang im Weltkrieg gemäss Grillparzers früher, hellsichtiger Formel „Von der Humanität über die Nationalität zur Bestialität".

Benennt das Schlussbild des *Zauberbergs* also in charakteristischer Abwandlung des historisch Überlieferten und in charakterisierender Überblendung der beiden Lieder das Symptom der spezifisch deutschen Krankheit, die Verkehrung deutscher Sehnsucht und Innerlichkeit in die Grossmachtsphantasien des *Deutschland, Deutschland über alles* – ein Lied allerdings, das so veräusserlicht, so ins Riesenmass vergrössert und vergröbert in anderem historischen Kontext von seinem Schöpfer Fallersleben gleichfalls nicht gemeint war –, so liefert wenige Jahre später Thomas Manns *Deutsche Ansprache* von 1930, schliesslich seine Rede *Deutschland und die Deutschen* von 1945 die ausführliche Diagnose nach.

Die *Deutsche Ansprache* beschreibt als drohende Gefahr von rechts auf der Folie des „wirtschaftlichen Niedergang[s] der Mittelklasse" den „Neo-Nationalismus unserer Tage" (Ess III, 266) und bringt den „radikalen Nationalismus von heute mit [...] Ideen einer romantisierenden Philosophie" in Verbindung (Ess III, 267). Entscheidend jedoch, dass Thomas Mann nun sehr genau die bildungsbürgerlichen Kommunikationskanäle

43 Anonym: Der Krieg von 1914/15 in Wort und Bild, Berlin/Leipzig/Wien/Stuttgart: Bong 1915, Bd. I, S. 234.

44 Willy Schumann: 'Deutschland, Deutschland über alles' und 'Der Lindenbaum'. Betrachtungen zur Schlussszene von Thomas Manns 'Der Zauberberg', in: German Studies Review, Jg. a, Nr. 1, Februar 1986, S. 29–44, 38.

bezeichnet, also die Wege, auf denen sich die Ideen des radikalen Nationalismus verbreiten konnten, dass er die katalysatorische Funktion jener sozialen Schichten betont, auf deren prekäre Lage im Wilhelminischen Reich schon hingewiesen wurde:

Dazu gehört eine gewisse Philologen-Ideologie, Germanisten-Romantik und Nordgläubigkeit aus akademisch-professoraler Sphäre, die in einem Idiom von mystischem Biedersinn und verstiegener Abgeschmacktheit mit Vokabeln wie rassisch, völkisch, bündisch, heldisch auf die Deutschen von 1930 einredet und der Bewegung ein Ingrediens von verschwärmter Bildungsbarbarei hinzufügt, gefährlicher und weltentfremdender, die Gehirne noch ärger verschwemmend und verklebend als die Weltfremdheit und politische Romantik, die uns in den Krieg geführt haben. (Ess III, 267)

Die bewusst gesetzte Wendung von der „politischen Romantik, die uns in den Krieg geführt" hat, schreibt die ideologiekritische Auseinandersetzung mit der deutschen Geschichte, auf die der *Zauberberg* verwies, fort und macht konkret aufmerksam auf die tiefgreifende Veränderung, die sich innerhalb der deutschen Romantik nach dem Untergang des Heiligen Römischen Reiches deutscher Nation 1806 vollzog, als – und ich nehme eine Wendung aus der Rede *Deutschland und die Deutschen* auf – die

Deutschen [...] sich verführen [liessen], auf ihren eingeborenen Kosmopolitismus den Anspruch auf europäische Hegemonie, ja auf Weltherrschaft zu gründen, wodurch er zu seinem strikten Gegenteil, zum anmasslichsten und bedrohlichsten Nationalismus und Imperialismus wurde (Ess V, 274 f.).

Selbst in dieser prägnanten Verkürzung liegt keine Klitterung, lebt vielmehr das Bild einer politisierten Bewegung auf, die nach den Niederlagen von Jena und Auerstädt, nach dem Frieden von Tilsit die kühnen intellektuellen Spekulationen ihrer frühen Phase hinter sich gelassen hatte, ihre himmelstürmenden Sehnsüchte von einst vom Kopf auf die Füsse stellte und aus der „transzendentalen Obdachlosigkeit"[45] ihrer ersten Jahre in die sogenannten 'Befreiungskriege' marschierte, – abzulesen an der entsprechenden Lyrik der jüngeren Autoren, an den Gedichten Körners und Arndts, an den Kontrafakturen Schenkendorfs und vieler anderer.

Thomas Mann hat sich für diese politische Romantik im eigentlichen Sinne kaum interessiert, hat in ihr zeitlebens nur die Verhunzung der vorangegangenen, hochfliegenden Phantasien, „die virulente Entartungsform

[45] Georg Lukács: Die Theorie des Romans. Ein geschichtsphilosophischer Versuch über die Formen der grossen Epik [1920], 3. unveränd. Aufl., Neuwied/Berlin, Luchterhand 1965, S. 35.

von Ideen" (Ess V, 160) gesehen, doch hat ihn gerade das befähigt, die verhängnisvolle Wirkungsgeschichte dieser einschneidenden Wendung nachzuzeichnen als Krankheitsgeschichte einer literarischen Epoche und der deutschen Geschichte insgesamt. So nehmen die Diskussionen im XIV. Kapitel des *Doktor Faustus*, die Diskussionen im Winfried-Bund am Vorabend des Ersten Weltkriegs darauf Bezug, wenn Adrian bemerkt: „vielleicht spiegelt nur unsere Geschichte, dass wir ein bisschen verspätet zusammenfanden und ein gemeinsames Selbstbewusstsein ausbildeten, uns eine besondere Jugendlichkeit vor" (VI, 159).

Da klingt Campes frühe Klage an,

> man spricht und lieset vielfach von dem brittischen, französischen, schwedischen, spanischen etc. volke. nur an einem deutschen volke hat es leider gefehlt, und man muss nur hoffen, dass eins aus den trümmern des deutschen reichs einst erstehen werde.[46]

Keine vereinzelte Stimme, vielmehr eine nach 1806 weitverbreitete Klage, die zu einer staunenswerten Kompensationsleistung der deutschen Intelligenz geführt hatte, um im geistigen Bereich zu ersetzen, was im politisch-historischen Felde verlorengegangen war, und ein deutsches Nationalgefühl just in dem Moment zu stiften, als das morsche Gebilde des Reiches zerfallen war.

„was haben wir denn gemeinsames als unsere sprache und literatur", hiess es noch im Vorwort des Grimmschen Wörterbuchs,[47] als die Ideologisierung der 'Verspäteten Nation' (Plessner) längst eingeleitet und mit ihr jener Hunger nach Ganzheit geweckt worden war, der ja, wie Peter Gay beispielhaft herausgearbeitet hat,[48] nicht erst Kultur und Politik der Weimarer Republik bestimmte, sondern bereits das ganze neunzehnte Jahrhundert mit seinen megalomanischen Konstruktionen von Gegenreichen und Gesamtkunstwerken im Stile Wagners, Georges und anderer inmitten der ausdifferenzierten und arbeitsteiligen modernen technisierten Welt des Wilhelminischen Reiches. Als Kompensationsphänomene einer noch immer vaterlandslosen Gesellschaft belegten sie nachdrücklich Max Webers Feststellung aus dem Jahre 1895, Bismarcks „Lebenswerk hätte [...] nicht nur zur äusseren, sondern auch zur inneren Einigung der Nation führen

46 Campe zit. nach Jacob u. Wilhelm Grimm, Deutsches Wörterbuch, Bd. 26, Sp. 464.
47 Jacob Grimm: Einleitung, Deutsches Wörterbuch, Bd. 1, Sp. III.
48 Peter Gay: Hunger nach Ganzheit [1970], in: Michael Stürmer (Hg.): Die Weimarer Republik: belagerte Civitas, Königstein: Verlagsgruppe Athenäum, Hain, Scripto, Hanstein 1980 (= Neue wissenschaftliche Bibliothek 112: Geschichte), S. 224–236.

sollen, und jeder von uns weiss: das ist nicht erreicht",[49] eine Tatsache mit kaum abzusehenden Folgen für den Seelenhaushalt der Deutschen, weil damit – so Deutschlin im *Doktor Faustus* – „die Frage nach der Sinnerfüllung des Daseins und nach würdiger Lebensführung noch genauso offenbleibt wie heute". Deutschlin wird diese Frage mit dem nachdrücklichen Hinweis auf „den rauschhaften Opfertod", charakteristisch für die ideologische Entwicklung der Vorkriegszeit, für ihre geistige Aufrüstung, beantworten (VI, 165).

Hatte sich im Laufe des neunzehnten Jahrhunderts die unerfüllt gebliebene Sehnsucht nach dem Ganzen, dem Absoluten, die Suche nach innerer und äusserer Einheit, nach individueller und nationaler Identität gesteigert bis hin zu einer, der Welt, der Gesellschaft bewusst engegengesetzten Sehnsucht nach dem Tode – Wagners *Tristan* weiss davon ein Nachtlied zu singen –, so war es gegen Ende des Jahrhunderts, zu Beginn des neuen nicht schwer, dieses Einheits- und Ganzheitsverlangen zu manipulieren, zu politisieren im Sinne jener „morbiden Hypertrophie des Willens, jener Art von Willensmanie", die Emile Durkheim mitten im Krieg, 1915, als herausragende Eigenschaft der Deutschen beschrieb,[50] zeitgemäss bestätigt ein Jahr später, als es im Monatsbericht der Deutschen Akademischen Freischar programmatisch hiess: „Man hat auf das grosse Leben verzichtet, wenn man auf den Krieg verzichtet."[51]

Die Gegenparole Thomas Manns aus dem *Zauberberg*, der gesperrte Satz „*Der Mensch soll um der Güte und Liebe willen dem Tode keine Herrschaft einräumen über seine Gedanken*" (III, 686), gewinnt in diesem Kontext ebenso paradigmatische Bedeutung wie das Einmontieren des *Lindenbaums* in die Weltkriegsszenerie des Romanschlusses – ein Kunstgriff, der übrigens bei aller Fiktionalität und aller tieferen Bedeutung auch einen realistischen Bezug aufwies: als Hermann Löns, ein anderer Hans Castorp, im September 1914 in den Krieg zog, da sang, da dichtete er: „Ich weiss einen Lindenbaum stehen / in einem tiefen Tal, / den möcht ich wohl sehen / nur noch ein einzges Mal; […] / O grüner Klee, o weisser Schnee, / – o schöner Soldatentod."[52]

49 Max Weber: Freiburger Antrittsvorlesung vom Mai 1895, in: Gerhard A. Ritter (Hg.): Historisches Lesebuch 2: 1871–1914, Frankfurt/Main: S. Fischer 1967, S. 32.

50 Emile Durkheim: Über Deutschland, hrsg. von Franz Schultheis und Andreas Gipper, Konstanz: Universitätsverlag Konstanz 1995, S. 287 ff.

51 Adolf Allwohn/Ewald König, zit. in: Gudrun Fiedler: Jugend im Krieg. Bürgerliche Jugendbewegung, Erster Weltkrieg und sozialer Wandel 1914–1923, Köln: Verlag Wissenschaft und Politik 1989 (= Archiv der Deutschen Jugendbewegung; Edition; 6), S. 60 f.

52 Hermann Löns: Auf Feldwache, in: Karl Plenzat (Hg.): Ich hörte ein Heldenlied sagen und singen. Deutsche Geschichte in Balladen und Liedern, Breslau: Ferdinand Hirt 1938, S. 309.

4. Therapie

Zu den herkömmlichen Heilmethoden gehört das Gespräch über die Krankheit, zuweilen auch die Gesprächstherapie, gezielt auf die Erkrankung abgestimmt. Sie begründet die grossen Reden Thomas Manns seit Beginn der zwanziger Jahre, allesamt „ein Stück deutscher Selbstkritik“, wie er 1945 formuliert (Ess V, 280), und zugleich fortgesetzte Versuche einer Selbsttherapie.

Doch fragt sich, fragt man, ob es die richtige war:

> Also nicht: hat sich da einer im ganzen wacker geschlagen, sondern: wie hat er, was mit ihm geschah, begriffen, wie hat er sich selbst in diesem Prozess begriffen. Was für ein Instrumentarium hat er besessen, andern und sich selbst klarzumachen, um was es ging.

So noch einmal Walter Boehlich, der zusammenfassend zu Thomas Manns Romanen und politischen Schriften meinte:

> [...] er reagierte mit Vorliebe indirekt auf Politik, löste sie auf in Psychologie oder Literatur [...], er hatte keine politische Theorie und kein Instrumentarium für das Verständnis politischer und historischer Prozesse, er hatte nur seine Aesthetik, literarische Vorbilder, seine bürgerliche Bildung. [...] Er blieb beim Alten, bei seiner Klasse [...] er war auch nicht das Gewissen der Nation, sondern ziemlich genauso verspätet wie diese [...].[53]

Nun könnte man darauf verweisen, dass die Kritik Boehlichs schon einige Zeit zurückliegt – doch feiert sie, häufig nachgedruckt, in neueren Biographien fröhliche Urständ. Schwerer mag der Einwand wiegen, dass Boehlich und jene, die ihm in seiner Argumentation folgten und folgen, einseitig vom Begriff der politischen Geschichte her argumentieren, dass sie die Verfahrensweisen und Ergebnisse der Mentalitätsgeschichte offensichtlich nicht kennen, also die Methoden, die in der französischen Geschichtsschreibung vor allem im Umkreis der *Annales* eines Marc Bloch, eines Lucien Febvre entwickelt wurden als Fragen nach der historischen Subjektivität, nach vergangenem Seelenleben und vergangener, auch subjektiver Befindlichkeit.

Dazu gehört nach Ulrich Raulff

> der Bereich der (kollektiven) Affekte und Sensibilitäten, der Bereich des *Pathos*. Mentalitäten sind [...] nicht nur Vorstellungen, Einstellungen und evtl. Regeln, sie sind nicht zuletzt auch gefühlsmässig getönte Orientierungen, [...] die das Gefühl

53 Walter Boehlich, Zu spät und zu wenig, S. 46, 49 f., 58, 60.

erst in seine (erkennbaren, benennbaren) Bahnen lenken. Mentalitäten umschreiben kognitive, ethische *und* affektive Dispositionen.[54]

Dieser als Anregung zu verstehende Hinweis muss hier genügen, um zu unterstreichen, wieviel da zu gewinnen ist aus den Werken des „Unpolitischen" – für die Mentalitätsgeschichtsschreibung wie für das Verständnis seiner selbst, Thomas Manns – nicht zuletzt auch für uns, seine Leser, die ihn nach Boehlich zum „Lieblingsschriftsteller der Deutschen" gemacht haben.[55]

Damit hängt mein dritter, schwerwiegendster Einwand gegen die skizzierte Kritik zusammen: was immer da eingewandt wurde gegen Zweideutigkeiten und Ambivalenzen, gegen Mystifizierungen und Dämonisierungen, kurz: gegen die „Doppelheit des Ich bei Thomas Mann" – der im übrigen eine sehr fundierte, spannend zu lesende Studie Hans Wisskirchens gilt[56] –: es orientiert sich noch immer in seinen impliziten Wertungen an jenem Begriff von Ganzheit, der im neunzehnten Jahrhundert längst obsolet geworden war, als er in die „morbide Hypertrophie des Willens" umgebogen wurde im Übergang von der „Schwäche für die Macht" zum *Willen zur Macht*, Symptom einer zutiefst verinnerlichten, anscheinend noch immer virulenten Sehnsucht, deren Problematik Thomas Mann gerade deshalb so genau zu beschreiben, zu analysieren verstand, weil er von ihr bis ins Innerste affiziert war, deutlich abzulesen an seinem Verhalten zu Beginn des 'Dritten Reiches', an seinem Tagebucheintrag vom 10. April 1933:

> Aber geht dennoch Bedeutendes und Gross-Revolutionäres vor in Deutschland? [...] – Geheime, bewegte, angestrengte Gedanken. Widrig-Feindseliges, Niedriges, Undeutsches im höheren Sinn bleibt auf jeden Fall bestehen. Aber ich fange an zu argwöhnen, dass der Prozess immerhin vom Range derer sein könnte, die ihre zwei Seiten haben. (Tb 10.4.1933)

Horribile dictu – aber wiederum stand er – wie denn auch – nicht allein: Friedrich Meinecke notierte einen Monat später, „Ich bemühe mich immer wieder, das Positive in dem Neuen zu erkennen. Wie oft wird ein Neues und Fruchtbares in schmerzhaftesten Wehen begonnen."[57]

54 Ulrich Raulff: Mentalitäten-Geschichte, in: Ders.: Mentalitäten-Geschichte, Berlin: Wagenbach 1987, S. 10.

55 Ebd., S. 60.

56 Hans Wisskirchen, Zeitgeschichte im Roman, S. 9.

57 Friedrich Meinecke: Ausgewählter Briefwechsel, Stuttgart: K.F. Koehler Verlag 1962, S. 138.

Nun ist es gewiss richtig, mit Nachdruck darauf zu verweisen, dass mit dem Brief an Korrodi 1936, dann nach der Ausbürgerung im selben Jahr und der Aberkennung des Bonner Ehrendoktortitels, mit dem Antwortbrief an den Dekan der Philosophischen Fakultät in Bonn, der in seiner Schlusswendung „Gott helfe unserem verdüsterten und missbrauchten Lande und lehre es, seinen Frieden zu machen mit der Welt und mit sich selbst!" (Br II, 15) den Schluss des *Doktor Faustus* vorwegnahm, eindeutige, unwiderrufliche Abgrenzungen vorgenommen wurden, schliesslich auch – so Hans Wisskirchen – der „Krieg [...] für Thomas Mann im Bereich der öffentlichen Weltsicht endlich klare Fronten"[58] schuf. Und es spricht gewiss auch kaum etwas dagegen, von da an eine intensivierte Selbsttherapie zu datieren, die in Thomas Manns *Reden an die deutsche Nation* – wie ich seine *Fünfundfünfzig Radiosendungen nach Deutschland* einmal nennen möchte –, zuletzt noch in der Rede *Deutschland und die Deutschen* in einen weit über das eigene Ich ausgreifenden Therapieversuch überführt wurde.

Doch selbst diese Frontenziehung vermochte das eigentliche Problem nicht zu lösen. Hans Mayer hat es im Bericht über die Konzeption der Werkausgabe 1955 noch einmal berührt, als er berichtete, wie sehr Thomas Mann darauf drang, die *Ansprachen an die deutschen Hörer* aufzunehmen, wie sehr er sich aber dagegen wehrte, das Wort „Politik" in die Überschrift dieses letzten, zwölften Bandes der Ausgabe zu setzen: „Die Überschrift habe zu lauten: *'Schriften zum Zeitgeschehen'*."[59] Der „Unpolitische" noch einmal. „Ich bleibe, der Vergangenheit zugewandt, Herzensmonarchist und werde, der Zukunft zugewandt, Vernunftrepublikaner."[60] So der schon zitierte Friedrich Meinecke zu Beginn der Weimarer Republik; von ihm ist das Wort, der Begriff auf Thomas Mann übergegangen – in manchen Artikeln auch als Schimpfwort.

Aber sollte uns das nicht sehr vertraut klingen? Haben wir die Wendung Heines nicht im Ohr, „Aus Hass gegen die Nationalisten könnte ich schier die Kommunisten lieben?"[61], kennen wir nicht seine Haltung als „Vernunftkommunist", also die bei wiederholter Selbsteinschätzung als „Royalist" aus Hass geborene Solidarität mit jenen Gruppen, von denen es

[58] Hans Wisskirchen, Zeitgeschichte im Roman, S. 132.

[59] Hans Mayer: Thomas Mann. Zur politischen Entwicklung eines Unpolitischen, in: Hans Mayer: Der Repräsentant und der Märtyrer. Konstellationen der Literatur, Frankfurt/Main: Suhrkamp 1971, S. 83.

[60] Friedrich Meinecke: Werke II, hrsg. von Hans Herzfeld u.a., Darmstadt: Toeche-Mittler 1958, S. 281.

[61] Heinrich Heine: Sämtliche Schriften, Bd. 5, hrsg. von Klaus Briegleb, München: Hanser, 1974, S. 233.

im *Börne*-Buch heisst, „dass ich, wenn mir das Volk die Hand gedrückt, sie nachher waschen werde",[62] und auf die er gleichwohl setzte:

> heute geben die [...] Vaterlandsretter wieder in Deutschland den Ton an und brüllen mit allerhöchster Erlaubnis. Brüllt nur immerfort, der Tag wird kommen, wo der fatale Fusstritt Euch zermalmt.[63]

In eben diesem *Börne*-Buch hat Heine in den bekannten Passagen über Talent und Charakter ein Erklärungsmodell bereitgestellt, das – so meine ich – auch für Thomas Mann erhellend ist: „Charakter hat derjenige, der in den bestimmten Kreisen einer bestimmten Lebensanschauung lebt und waltet, sich gleichsam mit derselben identifiziert, und nie in Widerspruch gerät mit seinem Denken und Fühlen." Charakter wird denjenigen zugesprochen, die – so Heine mit Blick auf Börne und dessen Ansehen – „gleichsam ihr Lebensprogramm in populärer Sprache ein für allemal auf öffentlichem Markte proklamiert haben". Das Publikum „freut sich dabei über seine eigene Intelligenz, wie bei einer aufgelösten Charade, und jubelt: seht, das ist ein Charakter!"[64]

„Pathos und Extremismus sind in Deutschland immer beliebter gewesen als ironisch gedämpftes und reflektiertes Verhalten."[65] Mit diesen Worten hat Manfred Windfuhr die seinerzeitige Kontroverse kommentiert – und zugleich ihre zeitübergreifende Bedeutung unterstrichen –, den fatalen Anspruch auf, den verinnerlichten Zwang zur Totalität im einzelnen wie im ganzen, bis heute. Hier hätte die Therapie anzusetzen, hier hat sie bei Thomas Mann angesetzt als durative nationale Selbsterforschung. Schwerlich jedenfalls wird man Heine feiern, Thomas Mann aber seine lebenslange Ambivalenz vorhalten können: als „Gesang zwischen den Stühlen", mit Kästner zu sprechen, entwickelt sich das Werk beider – kein schlechter Platz im Deutschland der Extreme.

5. Rekonvaleszenz

Aber gab es die denn? War, was Thomas Mann während der Arbeit an den letzten Kapiteln des *Faustus* aus Deutschland vernahm, der Beginn einer Dauerheilung oder nur das Innehalten vor dem nächsten Rückfall und

62 Heinrich Heine, Sämtliche Schriften, Bd. 4, 1971, S. 75.
63 Heinrich Heine, Sämtliche Schriften, Bd. 5, 1974, S. 234.
64 Heinrich Heine, Sämtliche Schriften, Bd. 4, 1971, S. 130.
65 Manfred Windfuhr: Heinrich Heine. Revolution und Reflexion, Stuttgart: Metzler 1976, S. 177.

dem Beginn des chronischen Stadiums – wer vermochte das 1945 schon zu erkennen?!

Thomas Mann versagte sich in dieser Situation die Prognose, kehrte noch einmal zur Musik, zur Ambivalenz *par excellence* zurück im *Doktor Faustus*, seinem „Parsifal", wie er den Roman bezeichnete (DüD III, 8), in dessen Schlusswendung – Helmut Koopmann hat mit Nachdruck darauf hingewiesen – ein Fragezeichen steht: „ob das [Wunder] eintreten wird, diese Frage entscheidet nicht mehr der Roman".[66]

Über diese so sollte man meinen, ist nun alles gesagt, vom Einfluss Adornos und seiner *Philosophie der Neuen Musik* über die Kantate *Doktor Fausti Weheklag* und die Rücknahme der neunten Symphonie bis zum intensiven Ringen um den Schluss dieser Musik, das Lieselotte Voss nachgezeichnet hat,[67] bevor das letzte Werk Leverkühns Gestalt gewann in der Form „bestimmter Negation als der einzig erlaubten Chiffre des Anderen", um es mit den Worten des kritisch-helfenden Musikphilosophen auszudrücken.[68] Oder vielleicht doch nicht?

Bekannt ist die da angesprochene berühmte Stelle, in der die Instrumentalgruppen – als handelte es sich um eine tragische Variante von Haydns *Abschiedssymphonie* – eine nach der anderen zurücktreten,

> und was übrigbleibt, womit das Werk verklingt, ist das hohe g eines Cellos, das letzte Wort, der letzte verschwebende Laut, in Pianissimo-Fermate langsam vergehend. Dann ist nichts mehr, – Schweigen und Nacht. Aber der nachschwingend im Schweigen hängende Ton, der nicht mehr ist, dem nur die Seele noch nachlauscht, und der Ausklang der Trauer war, ist es nicht mehr, wandelt den Sinn, steht als ein Licht in der Nacht. (VI, 651)

Eine Schlüsselstelle zweifellos, und es kann kaum verwundern, dass man sich immer wieder bemüht hat, gerade auch diesen letzten, nachschwingend im Schweigen hängenden Ton, das hohe g zu identifizieren, – als Anspielung auf die letzten Takte des *Lieds von der Erde*, wie Engländer meinte, als Aufnahme des Cis am Ende von Beethovens op. 111, wie Heim vorschlug, als das hohe g der Geigen aus der *Zweiten Nachtmusik* in Mahlers *Siebter*, wie Adorno mutmasste, als Symbol des Wortes ‘Gnade', wie Heim als andere Möglichkeit zu bedenken gab,[69] oder – so der jüngste

66 Helmut Koopmann: ‘Doktor Faustus' als Widerlegung der Weimarer Klassik, in: Internationales Thomas-Mann-Kolloquium 1986 (= Thomas-Mann-Studien VII), S. 107.

67 Lieselotte Voss: Die Entstehung von Thomas Manns Roman ‘Doktor Faustus', Tübingen: Max Niemeyer 1975, S. 197–202.

68 Theodor W. Adorno: Zu einem Porträt Thomas Manns, Noten zur Literatur III, in: Gesammelte Schriften Bd. 11, Frankfurt/Main: Suhrkamp 1974, S. 341.

69 Gunilla Bergsten: Thomas Manns Doktor Faustus, Tübingen: Niemeyer 1974, S. 257 f.

Deutungsversuch – als „an das Finale von Mahlers *9. Symphonie* erinnernde Gebärde des Verstummens".[70] Das alles durchaus denkbare Erklärungen, keine aber so überzeugend, dass sie allein Bestand hätte.

Bekannt aber ist nicht nur diese Stelle des Romans, sondern auch der darauf bezogene Schluss des *Doktor Faustus*, der in exakter Parallele zu der Frage am Ende des *Zauberbergs*: „Wird auch aus diesem Weltfest des Todes, auch aus der schlimmen Fieberbrunst, die rings den regnerischen Abendhimmel entzündet, einmal die Liebe steigen?" (III, 994) vor dem Gebet des einsamen Chronisten Zeitblom in die Frage mündet: „Wann wird aus letzter Hoffnungslosigkeit, ein Wunder, das über den Glauben geht, das Licht der Hoffnung tagen?" (VI, 676)

Mit einleuchtenden Argumenten hat Hans Rudolf Vaget zuerst im Bayreuther *Götterdämmerungs*-Programmheft 1985, dann noch einmal in seinem Vortrag *Ein Traum von Liebe* bei den Davoser Literaturtagen 1996 für den Schluss des *Zauberbergs* den versteckten Bezug auf das sogenannte Erlösungsmotiv in den Schlusstakten von Wagners *Götterdämmerung* herausgearbeitet: „Es sind nur wenige Details, die der Erzähler ausführt, sie genügen aber, um auf dem Grund des *Zauberberg*-Schlusses die Umrisse des *Götterdämmerungs*-Finales zu erkennen."[71] Im Blick auf Thomas Manns umfassende Wagner-Kenntnis und -adaptation erscheint das als durchaus überzeugende Argumentation, die Vaget zudem geschickt mit dem zentralen Liebes-Thema Wagners in der *Walküre* zu verbinden weiss, mit der „ersten, mitleidvollen Blickbegegnung Siegmunds und Sieglindes; aus dem an dieser Stelle intonierten Cello-Motiv entwickelt sich die ganze, blühende Liebesmotivik der Tetralogie".[72]

Doch – die Frage sei erlaubt – eine solche Umriss-Reminiszenz, wie sie Vaget allein aus dem Wort „Liebe" am Schluss des *Zauberbergs* extrapoliert – könnte, ja müsste sie nicht gerade auch am Schluss des zweiten Epochenromans, damit aber zugleich am Schluss der historischen *Götterdämmerung* stehen, auf den das Romanende als das letzte Stadium der deutschen Krankheit zum Tode vorausweist? Und zeigen nicht die zitierten, parallel zu lesenden, parallel komponierten Schlussfragen des *Zauberbergs* und des *Doktor Faustus*, dass sich der Autor, wenn es denn nötig schien, durchaus nicht zu fein war, sich zu wiederholen?

70 Volker Scherliess: Zur Musik im Doktor Faustus, in: „...und was werden die Deutschen sagen??" Thomas Mann *Doktor Faustus*, hrsg. von Hans Wisskirchen und Thomas Sprecher, Lübeck: Dräger Druck 1998, S. 113–151, 142.

71 Hans Rudolf Vaget: „Ein Traum von Liebe". Musik, Homosexualität und Wagner in Thomas Manns 'Der Zauberberg', in: Auf dem Weg zum 'Zauberberg'. Die Davoser Literaturtage 1996, hrsg. von Thomas Sprecher, Frankfurt/Main: Vittorio Klostermann 1997, S. 132.

72 Ebd., S. 134.

Tatsächlich muss sich eine entsprechende Analyse der beiden erwähnten Stellen des *Faustus*, also des Schlusses der Kantate wie des Romans, nicht wie im Schlüsselwort 'Liebe' des *Zauberberg*-Schlusses allein auf den semantischen Aspekt beschränkt sehen, oder muss sich – das ist der Fall aller bisherigen Mutmassungen zum hohen g der Kantate – sieht man von Heims Übersetzung als „Gnade" ab – mit rein musikalischen, irgendwie auch wieder zufällig wirkenden Assoziationen begnügen. Beides, die Verbindung von semantischem und musikalischem Aspekt kann zudem mühelos auch in der strukturellen Anlage des Romanganzen verankert werden.

Die in der Musikliteratur zuweilen auch „Wundermotiv" genannte Melodie – so Pahlen[73] – erklingt zum erstenmal im *Ring* im dritten Akt der *Walküre*, als Sieglinde von Brünnhilde erfahren hat, dass sie Siegfried gebären wird. Zu den Worten „O hehrstes Wunder" entfaltet sich über fünf Takte hinweg ein Motiv, dessen tonales Zentrum nichts anderes ist als – ein hohes g, ein zweigestrichenes g, das in dieser, in G-Dur gesetzten Passage der *Walküre* fünfmal als Notenwert wiederkehrt und dabei – nicht unwichtig – die bedeutungstragenden ersten Silben der beiden zentralen Wörter „hehrstes Wunder" bestimmt:

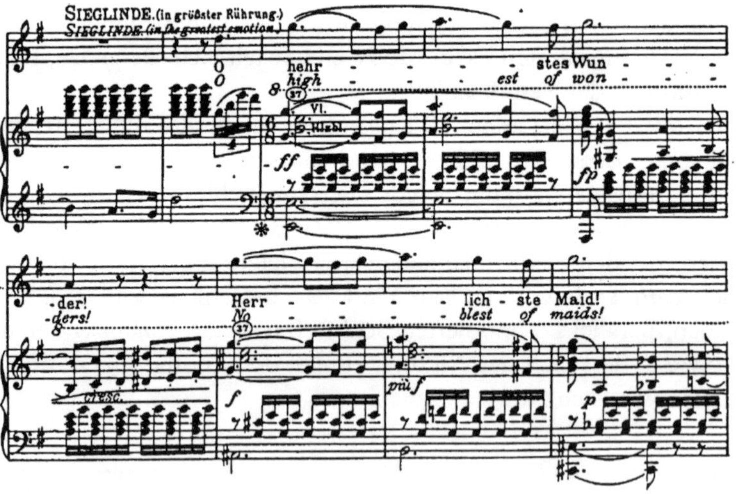

73 Kurt Pahlen (Hrsg.): Richard Wagner: Die Walküre, München: Goldmann 1982, S. 156.

Mit seiner nachgestellten Erläuterung „das hohe g eines Cellos, das letzte Wort“ hat Thomas Mann nun über die musikalische Identität hinaus ausdrücklich auch den semantischen Bezug angesprochen, an dieser Stelle, am Schluss des XLVI. Kapitels des *Doktor Faustus* jedoch nicht erläutert. Versuchen wir es einmal probeweise zu tun mit dem Begriff, der im Zentrum des im dritten Akt der *Walküre* auftretenden Motivs steht, mit dem vom hohen g getragenen Wort „Wunder“, dann wird der Bezug zum Schluss des ganzen Romans, zur letzten Frage Zeitbloms „Wann wird aus letzter Hoffnungslosigkeit, ein Wunder, das über den Glauben geht, das Licht der Hoffnung tagen?“, offensichtlich.

Offensichtlich aber auch – und das sei als drittes, strukturthematisches Argument angeführt –, dass Thomas Mann seiner Bezugsperson Wagner über die Aufnahme des zentralen Tons g und die Wiederaufnahme des Wortes „Wunder“ hinaus auch in der konstruktiven Anlage des Romans folgt: denn in Wagners *Ring* taucht dieses Motiv – von Leitmotiv wird man kaum sprechen können – lediglich zweimal auf, nämlich in der erwähnten 1. Szene des 3. Akts der *Walküre* und – ganz am Ende, in der *Götterdämmerung*, dem letzten Werk der *Ring*-Tetralogie, deren allerletztes Motiv es ist: „Eine“, so hat man gemeint, „auffällig sparsame Oekonomie, die das strategische Gewicht des Motivs unterstreicht“.[74] Dieser sparsamen Ökonomie folgt aus den gleichen Gründen auch Thomas Mann mit der zweimaligen Wagner-Anspielung, dem zweimaligen Rückbezug aufs 'Wundermotiv' der *Walküre* in der Beschreibung des Schlusses der Faust-Kantate und in der letzten Frage Zeitbloms am Ende des Romans.

Was danach bei Wagner in den Schlusstakten der *Götterdämmerung* noch kommt, das hat Pahlen im Blick auf die letzten Takte der gesamten *Ring*-Komposition als Abgesang beschrieben: „das Erlösungs-Motiv mündet schliesslich in einen zweitaktigen Abgesang“.[75] Auch für Thomas Manns Schluss, „Ein einsamer Mann faltet seine Hände und spricht: Gott sei euerer armen Seele gnädig, mein Freund, mein Vaterland“ (VI, 676), ist der Begriff „zweitaktiger Abgesang” gewiss keine unpassende Beschreibung.

Was wäre daran jenseits aller literaturwissenschaftlichen, aller musikwissenschaftlichen Philologie zu erkennen, wenn nicht erneut die alles bestimmende Ambivalenz: die Ambivalenz der zeitlebens gehegten Hass-Liebe Thomas Manns zu Wagner – und die Ambivalenz von dessen Musik, die im *Zauberberg* den Schrecken intonierte, um „die Welt damit zu

74 Hans Rudolf Vaget, Ein Traum von Liebe, S. 133.

75 Kurt Pahlen (Hrsg.): Richard Wagner: Götterdämmerung, München: Goldmann 1983, S. 210.

unterwerfen" oder, wie es – erneut parallel – am Ende des *Faustus* heisst, „die Welt zu gewinnen" (VI, 676). Musik aber auch, die in diesem Roman, dem *Doktor Faustus* nach dem „Ausklang der Trauer steht als ein Licht in der Nacht" – beides Musik, „die man erlebt, erkannt haben muss, wenn man von unserer Zeit irgend etwas verstehen will" (Ess I, 67): Verhängnis und Versprechen in einem.

Dass auch der Aktionsbefehl der Attentäter des 20. Juli 1944 den Codenamen *Walküre* trug,[76] hat Thomas Mann wohl nicht wahrgenommen. Dem Historiker mag auch das noch einmal die ganze Zweideutigkeit der Seelenzauberkunst, des Seelenzauberkünstlers, der repräsentativen Epochen-Phänomene bestätigen – Phänomene, mit deren Analyse Thomas Mann denn doch nicht so falsch lag, wie Hannah Arendt in ihrem, allein auf Realpolitik ziehenden Statement gemeint hatte.

Und wenn mit dem Blick auf den Chronisten des *Faustus*, mit dem Blick auf Zeitblom zurecht die antiklassische Tendenz des Romans betont worden ist – „Mit dem Humanismus, dem weltüberwindenden, ist es nicht weit her", hat Helmut Koopmann gemeint[77] –, dann ist dem nur hinzuzufügen, dass der Roman – wenn ich recht sehe – nicht bei der Kritik „Karikatur des Humanismus" (VI, 289) stehenbleibt. Das Werk als Ganzes, das Schreiben selber – und das meint das Beschreiben der Ohnmacht dieses Humanismus, des „weltüberwindenden", wie die Beschreibung der Krankheit, vor der er versagt – enthüllt sich schliesslich als die einzig noch mögliche Form humaner Haltung – ganz so wie Theodor W. Adorno sie an einer versteckten Stelle seiner musikalischen Schriften – für ihn erstaunlich wenig apodiktisch, vielmehr sensibel und tastend – formuliert hat: „Vielleicht aber ist Humanität nichts anderes, als dass sie das Bewusstsein des Schreckens wachhält, dessen, was nicht mehr sich gutmachen lässt."[78] In Thomas Manns Werk gehört zu solchem Bewusstsein das lebenslang bewahrte Erschrecken darüber, dass die „Fülle des Wohllauts" beides bereithielt, das Wunder und den Schrecken – „Seelenzauber" gleichermassen.

[76] Christian Zentner: Illustrierte Geschichte des Zweiten Weltkriegs, München: Südwest Verlag 1983, S. 303.

[77] Helmut Koopmann, 'Doktor Faustus' als Widerlegung der Weimarer Klassik, S. 107.

[78] Theodor W. Adorno: Quasi una fantasia, Musikalische Schriften I-III, in: Gesammelte Schriften, Bd. 16, Frankfurt/Main: Suhrkamp 1978, S. 281.

Thomas Sprecher

Ehe als Erlösung?

In der Thomas-Mann-Forschung ist ein Pendelausschlag, sind vielleicht sogar die ersten Schwalben eines Paradigmawechsels zu beobachten.[1] Nachdem in den letzten beiden Jahrzehnten immer wieder der „kalte Künstler" beschrieben worden ist, gehört das Interesse zunehmend auch dem „warmen" oder, um es zurückhaltender zu sagen: einem Menschen, der nicht *nur* „kalt" war. Es hängt dies wohl auch mit der Aufwertung zusammen, die seit einigen Jahren die *Josephs*-Tetralogie zu Recht erfahren hat. Seminare werden gehalten und Arbeiten kündigen sich an,[2] die der Lebens- und Menschenfreundlichkeit Thomas Manns gelten, seiner Humanität und Religiosität, seinem Humor. Dass dies ein Defizit der bisherigen Forschung darstellt, ist mit Händen zu greifen, und sie wird sich nur hüten müssen, in unbedachtem Eifer die eine Einseitigkeit gegen die andere einzutauschen.

Sucht man auf der biographischen Ebene nach dem „Positiven", so fällt der Blick bald auch auf den Ehe- und Familienmann. Immerhin ist durch den Eheschluss eine Einsamkeit in ein Verhältnis der Zweisamkeit getreten, und diese Zwei haben sich durch sechs Kinder zahlenmässig vervierfacht, was nur schon im Lichte der Mengenlehre fraglos ins Positive fällt. Im folgenden seien die Zeit vor 1905, Thomas Manns Heiratsjahr, und dann die Umstände der Eheschliessung etwas näher betrachtet. Sodann gilt die Aufmerksamkeit dem halben Jahrhundert, das diese Ehe

1 Zitiert wird nach:
- Thomas Mann: Gesammelte Werke in dreizehn Bänden, 2. Aufl., Frankfurt/Main: S. Fischer 1974. [Band, Seite]
- Thomas Mann: Essays, Bd. 1–6, hrsg. von Hermann Kurzke und Stephan Stachorski, Frankfurt/Main: S. Fischer 1991–1992. [Ess I–VI, Seite]
- Thomas Mann: Briefe 1889–1936, 1937–1947, 1948–1955 und Nachlese, hrsg. von Erika Mann, Frankfurt/Main: S. Fischer 1962–1965. [Br I–III, Seite]
- Thomas Mann – Heinrich Mann: Briefwechsel 1900–1949, hrsg. von Hans Wysling, 3., erw. Ausgabe, Frankfurt/Main: S. Fischer 1995 (= Fischer Taschenbücher, Bd. 12297).
- Dichter über ihre Dichtungen, Bd. 14/I–III: Thomas Mann, hrsg. von Hans Wysling unter Mitwirkung von Marianne Fischer, München: Heimeran; Frankfurt/Main: S. Fischer 1975–1981. [DüD I–III, Seite]

2 Vgl. den – unterdessen erschienenen – Band XIX der Thomas-Mann-Studien: Wolfgang Schneider: Lebensfreundlichkeit und Pessimismus. Thomas Manns Figurendarstellung, Frankfurt/Main: Vittorio Klostermann 1999.

währte.[3] Dargestellt werden soll nicht in erster Linie die konkrete, überaus vielschichtige Beziehung in all ihren Schattierungen; vielmehr wird versucht, die Konturen und die Wandlungen von Thomas Manns Eheverständnis als solchem (das allerdings natürlich nicht unberührt von persönlichen Erfahrungen blieb) zu beleuchten.

*

Glückliche Eheleute sucht man unter dem Personal der frühen Erzählungen Thomas Manns vergebens. Es herrscht vielmehr Ehefeindlichkeit, die zynische Darstellung kalter Vernunftehen. Die Erzählung *Luischen* von 1900 beginnt mit dem Satz (VIII, 168): „Es gibt Ehen, deren Entstehung die belletristisch geübteste Phantasie sich nicht vorzustellen vermag." Auch der erste Roman singt nicht das hohe Lied der Ehe. Als Konsul Buddenbrook nach der ersten Heirat seiner Tochter Tony mit Bendix Grünlich von seiner Gattin gefragt wird, ob Tony nun glücklich sei, antwortet er[4]: „'[S]ie ist zufrieden mit sich selbst; das ist das solideste Glück, das wir auf Erden erlangen können.'" Das tönt resigniert genug. Von Liebe ist nicht die Rede. Später gab Thomas Mann offen zu, dass in *Buddenbrooks* „in einem recht pessimistischen Sinn und Geist" von Ehe und Vaterschaft gehandelt sei (Ess II, 274 f.). Thomas Buddenbrook sei ein „Sterbende[r]", ein „Flüchtling der Lebenszucht und -sittlichkeit", ein „Dionysier des Todes".

Ehe- und Familienfeindlichkeit galten freilich nicht für Thomas Mann allein; ganz allgemein erschien die traditionelle Familie jungen Künstlern „als Bewahrerin von Traditionen, die ihrer kreativen Entfaltung entgegenstehen"[5]. In Gerhart Hauptmanns Drama *Einsame Menschen* von 1890 – zu diesem Zeitpunkt war Hauptmann verheiratet und Vater dreier Kinder – wird die Frage, ob Ehe und Familie für kreative Menschen überhaupt möglich seien, negativ beantwortet. Diese Haltung rührte wohl massgeblich von der Ehefeindlichkeit Schopenhauers und Nietzsches her. Nietzsche bezeichnete die Ehe in *Unschuld des Werdens* als „die verlogenste Form

[3] Die Ehe war wohl der längste Vertrag, den Thomas Mann je eingegangen ist, abgesehen vom Pakt mit dem Verlag S. Fischer, wobei dort, rechtlich gesehen, verschiedene Vertragsbeziehungen einander ablösten.

[4] I, 167. Um 1900 streicht sich Thomas Mann ferner in Pasquale Villaris Savonarola-Biographie den Satz an: „Wer sich verheirathet sündigt nicht; doch wird er Trübsal haben." (Villari, 1868, 1. Buch, S. 330; Signatur TMA: Thomas Mann 4852.)

[5] Herbert Lehnert: Familienfeindlichkeit. Über ein literarisches Motiv der Wende zum zwanzigsten Jahrhundert, in: Thomas Mann Jahrbuch 9, 1996, S. 55–72, 67.

des Geschlechtsverkehrs". Im *Zarathustra* heisst es:[6] „Dieser gieng wie ein Held auf Wahrheiten aus und endlich erbeutete er sich eine kleine geputzte Lüge. Seine Ehe nennt er's." Auch in *Tonio Kröger* (1903) bleibt der Protagonist, ein Künstler, kategorisch einsam und vom Leben getrennt. Einen wirklichen Künstler, sagt er selbst, ersehe man „mit geringem Scharfblick aus einer Menschenmasse" (VIII, 297). „Das Gefühl der Separation und Unzugehörigkeit" sei in seinem Gesicht zu lesen. Das war eine Selbstaussage Thomas Manns. Im Brief vom 5. Dezember 1903 an Walter Opitz[7] heisst es dann direkt: „Man führt, möchte ich sagen, ein symbolisches, ein repräsentatives Dasein [...]."

Es fragt sich allerdings, weshalb er in seinem ersten Roman ausgerechnet eine Familiengeschichte erzählte und darin Thomas Buddenbrook die Meinung vertreten liess, „[a]lles Junggesellentum" habe „einen Beigeschmack von Isoliertheit und Bummelei". Und weiter sagt der Konsul (I, 303): „ich besitze einigen Ehrgeiz [...]. [...] das rechte Vertrauen der Welt gewinnt man erst, wenn man Hausherr und Familienvater ist." Dies war ganz offenkundig auch Thomas Manns eigene Meinung. Keineswegs zufällig wurde er Hausherr und Familienvater; seine Hochzeit ist, wenn auch von so etwas wie „*Buddenbrooks*-Naivität" nicht ganz frei, doch das Werk energischer Zielstrebigkeit. Später hat er bei Hegel gelesen, dass dieses Vorgehen gutzuheissen sei:

> Hegel hat gesagt, der sittlichste Weg zur Ehe sei der, bei dem zuerst der Entschluss zur Verehelichung stehe und dieser dann schliesslich die Neigung zur Folge habe, so dass bei der Verheiratung beides vereinigt sei. Ich habe das mit Vergnügen gelesen, denn es war mein Fall [...]. (Ess II, 276)

*

„Mein Fall", von näher: Seit 1894 in München, bezieht der neunzehnjährige Thomas Mann rasch wechselnde Logis, insgesamt nicht weniger als acht Junggesellenwohnungen. Hinzu kommen längere Italien-Aufenthalte. Seine Börse ist knapp. Er ist ein Aussenseiter und Einzelgänger. Aus seinen Notizbüchern und Briefen wissen wir, dass er am Leben der Grossstadt aber doch neugierig teilnimmt. Er schreibt und kann die eine und andere Erzählung auch veröffentlichen. 1901 erscheint *Buddenbrooks*. Der Roman setzt sich zunächst zögerlich ab. Der Verlag entschliesst sich zu

6 Nietzsche, Sämtliche Werke, Bd. 4, S. 91.
7 DüD I, 238. So auch im Brief an Heinrich Mann vom gleichen Tag.

einer einbändigen 5-Mark-Ausgabe, und nun, schreibt Thomas Mann (XI, 114, 116),

> begannen die Auflagen einander zu jagen. Es war der Ruhm. Ich wurde in einen Erfolgsstrubel gerissen [...]. Meine Post schwoll an, Geld strömte herzu, mein Bild lief durch die illustrierten Blätter, hundert Federn versuchten sich an dem Erzeugnis meiner scheuen Einsamkeit, die Welt umarmte mich unter Lobeserhebungen und Glückwünschen... [...] Der erstaunliche Siegeszug des Familienromans konnte nicht verfehlen, ändernd auf meine Lebensumstände einzuwirken. Ich war nicht mehr der völlig im Dunkel lebende junge Mensch von einst. [...] Ich war bewiesen, [...] die Gesellschaft nahm mich auf – soweit ich mich aufnehmen liess; die Gesellschaft ist in diesen Bestrebungen nie sehr erfolgreich gewesen. Immerhin begann ich in ein paar Münchener Salons von literarisch-künstlerischer Atmosphäre zu verkehren [...].

In unmittelbarem Zusammenhang mit dem literarischen, gesellschaftlichen und wirtschaftlichen Erfolg entschliesst Thomas Mann sich zur „bürgerlichen Befestigung“ seiner Existenz.[8] Er nennt das „sich eine Verfassung geben“. Wie kommt es zu diesem Entschluss? Man muss sich auch hier davor hüten, ein biographisches Datum, zumal eines von dermassen grosser Tragweite, aus *einem* Punkte erklären zu wollen. Was für Thomas Manns Werk gilt, gilt auch für sein Leben: Einfach motiviert ist sozusagen nichts.[9]

Dahinter steckt einmal der Wille zu einem „bürgerlichen“ Künstlertum, zu einem Künstlertum, das den äusseren Erfolg, gesellschaftlichen Aufstieg, Anerkennung durch das „Volk“ und damit Repräsentativität zuliess, ja darauf ausgerichtet war.[10] Nicht wer heiratete, sondern wer Junggeselle blieb, war verdächtig und hatte sich vor der bürgerlichen Gesellschaft zu

8 Ess II, 276. Schon im Frühjahr 1901 war es beinahe zu einer „ehelichen Befestigung“ gekommen, nämlich des Verhältnisses zu Mary Smith, die Thomas Mann in einer Florentiner Pension kennengelernt hatte. „Was mich schliesslich zurückhielt, war das Gefühl, es möchte zu früh sein, es waren auch Bedenken, die die fremde Nationalität des Mädchens betrafen. Ich glaube, die kleine Britin empfand ähnlich, und jedenfalls löste die Beziehung sich in nichts auf.“ (XI, 117 f.) Die Beziehung war möglicherweise das autobiographische Vorbild für die Marie-Godeau-Episode im *Doktor Faustus*.

9 Hans Wysling führt als Gründe für Thomas Manns „umfassenden Versuch der Neuorientierung“ von 1904/05 an (Narzissmus und illusionäre Existenzform, 2. Aufl., Frankfurt/Main: Vittorio Klostermann 1995 [= Thomas-Mann-Studien V], S. 73): „Er wollte sich von *décadence* und Erkenntnisekel befreien. Er wollte sich neue artistische und ästhetische Möglichkeiten erschliessen – nicht zuletzt die der Naivität. Er wollte sich psychisch regenerieren, gesellschaftlich integrieren. Er wollte sich von seinen homoerotischen Neigungen (Timpe, Martens, Ehrenberg) befreien – sie hatten seine Einsamkeit eher verschärft als gemildert.“

10 Vgl. dazu Verf.: Bürger Krull, in: Blätter der Thomas Mann Gesellschaft Zürich, Nr. 27, 1998, S. 5–25.

rechtfertigen.[11] Die Ehe war ein Akt der Anpassung sowohl an eine gesellschaftliche Konvention als auch an das Muster der von Goethe (und Wagner) vorgelebten Künstlervita. Thomas Mann entschied sich zugleich gegen ein Bohémiendasein, wie es Schwabing auf Schritt und Tritt vor Augen führte. 1907, mit ein paar Jahren Distanz, zog Thomas Mann in der Skizze *Im Spiegel* (mit etwas verquälter Ironie) Bilanz[12]: „Ich hocke verglasten Blicks und einen wollenen Schal um den Hals mit anderen verlorenen Gesellen in einer Anarchistenkneipe? Ich liege in der Gosse, wie mir's gebührte? Nein. Glanz umgibt mich. Nichts gleicht meinem Glücke."[13]

Familiengeschichtlich bedeutete die Verheiratung die Wiederaufnahme des Lebensform der Väter, die Bewahrung der Familientradition. Insofern war der soziale Aufstieg ein *Wieder*aufstieg auf die Höhe des gesellschaftlichen Ansehens des Vaters, im Sinne Felix Krulls eine „Richtigstellung"[14]. Gegenüber dem Vater bedeutete sie eine Wiedergutmachung und Rechtfertigung des Abgleitens vom Kaufmannsdasein in die Schriftstellerei. In seinem Brief vom 8. Januar 1904 an Heinrich Mann braucht Thomas Mann das Kompositum „Lübeckisch-Familiär-Menschlich": In den guten Stunden ruhe man sich vom Geiste aus und kehre zum „Lübeckisch-Familiär-Menschlichen" zurück. Das war, was der Vater repräsentierte. Der Sohn versagte und bestand vor ihm, wenn er im Menschlichen, im „Lebensbürgerlichen" versagte und bestand. Indem er sich eine „Verfassung" gab, wurde Thomas Mann dem väterlichen Anspruch gerecht; er kehrte zurück zur patrizischen Lebensform des Vaters, er lebte dessen Leben weiter. Mit ihm brach die Linie nicht ab, er war es nicht,

11 Thomas Mann hat später das Junggesellentum wiederholt mit Egoismus konnotiert (vgl. etwa Tb, 27.3. und 25.5.1920); wobei er freilich nie seinen eigenen, von der Ehe prinzipiell nicht eingeschränkten Künstleregoismus geleugnet hat.

12 Ess I, 100. Die Angst zu „proletarisieren" begleitete Thomas Mann wiederholt in Krisenzeiten, so nach Ende des Ersten Weltkriegs („Ich wünsche, nicht zu verarmen"; Tb, 21.10.1918) und in der ersten Phase seines Exils (vgl. Tb, 3.5.1933). Sie bezog sich ziemlich exakt auf jene Situation, in der sich Hermann Hesse bei seinem Einzug 1919 in Montagnola fand (Beim Einzug in ein neues Haus, in: H.H.: Beschreibung einer Landschaft, Frankfurt/Main: Suhrkamp 1992 [= suhrkamp taschenbuch 1970], S. 39 f.): „[I]ch war kein Hausherr und Familienvater mehr, der ein Haus und Kinder und Dienstboten hat, seinem Hunde ruft und seinen Garten pflegt; ich war jetzt ein kleiner abgebrannter Literat, ein abgerissener und etwas verdächtiger Fremder, der von Milch und Reis und Makkaroni lebte, seine alten Anzüge bis zum Ausfransen austrug und im Herbst sein Abendessen in Form von Kastanien aus dem Walde heimbrachte."

13 In diesem Satz liegt insofern ein (wohl nicht intendierter) Doppelsinn, als er auch aussagt, dass Thomas Manns Glück ein individuelles, höchstpersönliches Glück sei.

14 Vgl. Notizblatt 614 zu den *Krull*-Notizen (Thomas-Mann-Studien V, 495): „Genuss des neuen Namens, vom Adel abgesehen, den er als richtigstellend u. ihm leiblich zukommend betrachtet."

nach dem im Sinne des bekannten Ausspruchs Hanno Buddenbrooks „nichts mehr kam" (vgl. I, 523).

Im Aufsatz *Die Ehe im Übergang* von 1925, von dem noch ausführlicher die Sprache sein muss, betonte Thomas Mann, dass nur die Ehe die Geschlechterfolge, die „Geschlechtsverewigung" ermögliche. „Geschlechtsverewigung": Das ist mythisch gedacht (*1925* – doch 1905 auch wohl schon mythisch „empfunden"); „verewigt" wird die Familie, aber auch das Menschengeschlecht. Was die Übernahme und Weiterführung der Tradition in der Kunst ist, das Fortschreiben, ist im Leben das Fortpflanzen.[15] Die Ehe ist die Voraussetzung, welche das mythische In-Spuren-Gehen ermöglicht. Der Sohn geht in Spuren, indem er Vater wird. Er gehorcht so dem Leben, dem Menschlich-Menschheitlichen, dem humanen Gesetz und Mysterium.

Es handelte sich schliesslich und vielleicht vor allem um den Versuch, von den homoerotischen Neigungen loszukommen, die er in sich erkannt hatte.[16] Das Problem der Ehe ist das Problem der Homosexualität ist das Problem des Lebens. Auf das Verhältnis zu Armin Martens (1889/90) und Willri Timpe (1890/92) muss nicht eingetreten werden, und es reicht auch, bloss zu erwähnen, dass Thomas Mann von ungefähr 1899 an in einer leidenschaftlichen Beziehung zu dem Maler Paul Ehrenberg befangen war. Die Verheiratung ist nicht nur versuchte Korrektur der als zukunftslos erkannten Homosexualität,[17] sondern auch positive Umsetzung des Drangs zur Repräsentanz, des Ehrgeizes zur „Grösse".[18] Homosexualität

15 Vgl. dazu X, 67 und IX, 493.

16 Welcher Terminus – Homosexualität, Homoerotik, Homophilie – im Falle Thomas Manns am Platze ist, ist nicht einfach zu entscheiden. Fortschritte an Genauigkeit der Benennung scheinen noch möglich. Vgl. dazu Heinrich Detering: Das offene Geheimnis. Zur literarischen Produktivität eines Tabus von Winckelmann bis zu Thomas Mann, Göttingen: Wallstein 1994, S. 15 ff.

17 Vierzig Jahre später fand dieses Motiv zur literarischen Gestaltung im *Doktor Faustus*, wo Zeitblom über Adrian Leverkühns Hochzeitsplan sagt (VI, 560): „Mir selbst verbarg ich nicht die Freude darüber, dass sein Vorhaben die Lösung aus der elbischen Bindung an Schwerdtfeger bedeutete, und gern wollte ich es als bewusstes Mittel dazu verstehen." Zur Ehethematik im *Faustus* (ursprünglich sollte sich der Künstler „dicht vor der Hochzeit" erschiessen; Notb II, 107) vgl. auch VI, 197, 250.

18 27.3.1901 an Heinrich Mann. Die von Thomas Mann beschworene „Wirklichkeitsreinheit" war ein Traum, mit dem sich eine entschiedene Lebensführung sehr wohl verbinden liess. Einer, der den „Sieger Napoléon" auf den Schreibtisch stellt (25.10.1898 an O. Grautoff), ist *nicht* Hanno Buddenbrook. Thomas Mann war schon als Schüler kein melancholisch-lebensuntauglicher Träumer. Er protestierte gegen die Schule, statt einfach in sich hinein zu sinken, gründete eine Schülerzeitschrift, entwickelte eine aggressive Ironie. Die bekundete vitale Zähigkeit, Beständigkeit, Lebensbeharrlichkeit war nicht nur Errungenschaft, sondern auch Anlage. In seinem Testament schreibt der Vater über den 16jährigen Thomas: „Mein zweiter Sohn ist ruhigen Vorstellungen zugänglich, er hat ein gutes Gemüth und wird sich in

stellte ein Hindernis dar auf dem Weg zum Nationaldichter: Der „Traum von der Loorbeerkrone“ hätte sich mit einer öffentlich bekannten homosexuellen Beziehung nicht verbinden lassen – der Fall des als „Hermine Bang“ verspotteten Hermann Bang führte dies mit abschreckender Klarheit vor Augen. Die Verwirklichung dieses Traums stand also unter der Bedingung, sich auch gegenüber der eigenen geschlechtlichen Veranlagung durchzusetzen. Sie bedeutete Auflehnung gegen das sexuelle Fatum, Selbstüberwindung, und war insofern nicht nur Goethe-, sondern paradoxerweise auch Nietzsche-Nachfolge, war sozusagen Goethe-*imitatio* mit nietzscheschen Mitteln.

*

Über seine Bestrebungen, der Sphäre der Ästhetik ein Gegengewicht an die Seite zu setzen – „Ach, die Litteratur ist der Tod!“ (13.2.1901 an Heinrich Mann) –, den Absolutheitsanspruch der Kunst zurückzuweisen und Fuss auch in Leben und Gesellschaft zu fassen, erfährt man aus vielen Briefen. Am 14. März 1902 schreibt Thomas Mann an Hilde Distel, die Halbschwester Paul Ehrenbergs, seit dem letzten Zusammensein sei er „als Mensch doch noch ein wenig zurechtgewachsen“, insofern zum Beispiel, als Geselligkeit ihn nicht mehr unbedingt melancholisch mache. Paul Ehrenberg habe ihn „ein bischen menschlicher gemacht“. Mit Blick auf spätere Äusserungen zu bemerken ist, dass hier die Liebe als solche „vermenschlicht“, nicht allein die Frauenliebe.

Ein wichtiger Briefpartner und enger Vertrauter war Kurt Martens, mit dem Thomas Mann ab 1904 per Du verkehrte, was bei ihm selten genug vorkam. Ihm schreibt er am 2. Juni 1902: „Gearbeitet habe ich nicht diesen Winter, sondern nur erlebt, sehr menschlich erlebt und mein Gewissen damit besänftigt, dass ich mein Notizbuch voll Beobachtungen schrieb.“ Martens war fünf Jahre älter und schon verheiratet.[19] Darauf nimmt Thomas Mann dann im Brief vom 12. Juli 1902 Bezug, wo es heisst[20]: „Ob auch wohl mir Fliegendem Holländer einmal eine ‘Erlösung’

einen praktischen Beruf hineinfinden.“ (Peter de Mendelssohn: Der Zauberer, 2. Aufl., Frankfurt/Main: S. Fischer 1996, S. 198)

19 Martens’ Ehe galt seinem Werk: „Ruhe und häusliches Behagen gewährleistete fruchtbare Arbeit; denn meine Arbeit stand jetzt und blieb unter allen meinen Interessen an erster Stelle.“ (Kurt Martens: Schonungslose Lebenschronik, Bd. I, Wien: Rikola 1921, S. 238)

20 Thomas Mann Jahrbuch 3, 1990, S. 205.

gleich der Ihren[21] zutheil werden wird?“ Dieser Satz, dem die Noten für das Motiv „Fänd er ein Weib...“ folgen, fällt in mehrfacher Hinsicht auf. Ausgedrückt wird ein Wunsch, der sich in eine rhetorische Frage kleidet, der Wunsch nach Heirat und, damit gleichgesetzt, „Erlösung“. Er kleidet sich aber auch in ein Zitat, was es ermöglicht, von dem Schweren leicht zu reden. Das Zitat – es stammt aus Wagners romantischer Oper *Der fliegende Holländer* (2. Akt, Senta-Ballade) – weist zudem darauf hin, dass sich Thomas Mann nicht nur einfach *en passant* eines Musters bedient, sondern dass er auch in dem Muster denkt und sein Leben nach ihm zu gestalten sucht.

Im Brief vom 16. Oktober 1902 berichtet Thomas Mann von der Bekanntschaft mit Richard Schaukal. Dieser sei ihm „ungemein sympathisch. Jedenfalls kein Litterat sondern ein Dichter [...] manierlich, gut angezogen, bescheiden aus Bildung und wohlthuend bürgerlich.“ Schaukal und Martens stellen jenes Dichtertum dar, das Thomas Mann nicht vom Format und geistigen Anspruch, aber vom Habitus her für sich selbst vorschwebt. „Man ist als Litterat innerlich immer Abenteurer genug“, heisst es in den Notizen zu *Tonio Kröger* von 1902 oder 1903 (Notb II, 71). „Äusserlich soll man sich gut anziehen, zum Teufel, und sich benehmen wie ein anständiger Mensch!“

*

Ist der Entschluss zur Verehelichung sittlich, wie wäre dann seine Verwirklichung zu nennen? Gemäss der massgeblich von dem amerikanischen Ökonomen und Nobelpreisträger Gary Becker entwickelten *New Home Economics* müsste eine rationale Partnersuche wie folgt ablaufen.[22] Will jemand seinen Junggesellenstatus hinter sich lassen, so startet er einen Suchprozess, der eine extensive und eine intensive Komponente kennt. Während der extensiven Phase wird ein möglichst grosses Spektrum an potentiellen Partnern gesichtet, aus dem dann in der intensiven Phase wenige vorausgewählte Kandidatinnen einer genauen Prüfung unterzogen werden. Da die Partnersuche nicht gratis ist, wird der heiratswillige Junggeselle solange nach einer geeigneten Partnerin suchen, als die zusätzlichen Kosten dieser Suche (Grenzkosten) geringer sind als der zusätzlich entstehende Ertrag (Grenzertrag), den er sich durch die Suche nach weiteren

21 Martens verfügte ebenfalls über homoerotische Erfahrungen, wie Thomas Mann wusste. Das machte ihn neben Otto Grautoff zu einem besonders intimen Gesprächspartner. Vgl. Heinrich Detering, Das offene Geheimnis, S. 412 Anm. 66.

22 Gary Becker: A Theory of Marriage, in: Journal of Political Economy, 81, 1973, p. 813–846; vgl. Mathias Binswanger: Ineffiziente Partnermärkte und geringe Opportunitätskosten: Warum die Ehe überleben wird!, in: Schweizer Monatshefte, Jg. 78, April 1998, H. 4, S. 25–28.

möglichen Partnern verspricht. Hat er sich erst einmal einen Überblick über den Markt verschafft, werden die in Frage kommenden Heiratskandidatinnen in der intensiven Phase auf ihre Eigenschaften hin geprüft. Gewählt wird dann die Partnerin, bei welcher der Ertrag der Partnerschaft im Vergleich zum entgangenen Nutzen (den Opportunitätskosten) des Junggesellendaseins am grössten ist. Haben sich zwei Individuen nach diesem rationalen Auswahlverfahren gefunden, dann sollten sie eigentlich glücklich bis an ihr Lebensende zusammenbleiben. Zwar kommt der Fall vor, dass ein ehemals optimaler Partner ins Suboptimale absinkt, da sich Eigenschaften und Bedürfnisse mit der Zeit verändern. Doch ein wirklich rationales Individuum sollte auch das Transitorische solcher Aktiven bereits antizipieren und einbeziehen in seinen Entscheid. Ist beispielsweise das Aussehen ein wichtiges Kriterium, dann müssten die zu erwartenden Verwelkungserscheinungen über die voraussichtliche Dauer der Ehe auf den Zeitpunkt der Wahl abdiskontiert werden, was jüngere und langsam alternde potentielle Partner bevorzugen würde.

So also verhielte sich ein idealtypisch-rationaler Junggeselle. Von diesem Modell aber ist die westeuropäische Wirklichkeit so meilenweit entfernt, wie sie es schon Anfang des Jahrhunderts war. Wer nicht ausserordentlich gut aussieht, ausserordentlich prominent oder reich ist, kommt gar nicht in die Lage, aus einer Vielzahl potentieller Partner rational auswählen zu können. Für ihn ist, anders gesagt, der Partnermarkt mehr oder weniger illiquid, und der Zufall muss weite Bereiche rationalen Vorgehens ersetzen. Immerhin, ein rationaler Anteil bleibt meistens, und er sollte dort um so beträchtlicher sein, wo der Entschluss zur Ehe dem Suchen des Ehepartners bewusst vorausgeht.

Nun, wie sich das bei Thomas Mann genau abgespielt, unter welchen Erreichbarkeiten er sich alles umgetan hat, wissen wir nicht. Was wir wissen, ist, dass zu den Salons, in denen Thomas Mann in München verkehrt, seit 1903 das Pringsheim'sche Haus an der Arcisstrasse gehört. Hier nun findet er ein Weib, jung, schön und reich, und er findet auch dessen ihm gutgesinnte Mutter. „Die Hausfrau“, heisst es im *Lebensabriss* (XI, 117), „voller Sinn für meine Existenz und meine jugendliche Leistung, war der leidenschaftlichen Neigung nicht entgegen, die für die einzige Tochter des Hauses in mir keimte und die vor irgend jemandem zu verbergen meine Einsamkeit mich nicht gelehrt hatte.“ Dieser *Lebensabriss* steht grundsätzlich unter Stilisierungsverdacht. Jeder Nachprüfung stand aber hält, dass Thomas Mann eine ganze Anzahl von Korrespondenten über alle Vorfälle auf dem laufenden hielt. Der erste, der davon erfährt, ist am 29. August 1903 Otto Grautoff: „Wenn du wüsstest, was für Wunder und wilde Mären ich mir in diesen Tagen – und Nächten – habe träumen lassen…" Er täte besser daran, „sich auf die Hosen zu setzen und etwas Gutes zu arbeiten, anstatt solchen Zaubermärchen nachzuhangen". „Wunder", „wilde Mären", „Zaubermärchen" – auch an dieser Wortwahl zeigt sich, wie Thomas Mann seine Lage als märchenhaft erlebt. Er, „der ich sonst von einer wahrhaft indischen Passivität bin", legt „in Wort und That eine unglaubliche Initiative an den Tag"[23] und verfolgt sein Ziel mit grösster Entschlossenheit. Er braucht sie auch, denn Katia Pringsheim ist zunächst wenig erfreut, sich auserwählt zu sehen. Sie steht in ihrem zwanzigsten Jahr und kann sich durchaus nicht entschliessen. Sie fühlt sich zu jung, weiss weder, ob sie überhaupt schon, noch, ob sie *diesen* Bewerber heiraten soll. Und jedermann schaut hin. Am 5. Dezember 1903 – *Buddenbrooks* hatte die 13. Auflage erreicht – heisst es in einem Brief an Walter Opitz: „Nun sitzt man nicht mehr einsam, frei und verpflichtungslos in seinem Kämmerlein und dichtet so l'art pour l'art vor sich hin. Nun fühlt man sich im Lichtbereich eines ungeheuren Schweinwerfers, in ganzer Figur sichtbar der Öffentlichkeit […]." „In ganzer Figur sichtbar", das heisst nun eben nicht nur als Künstler, sondern auch als Mensch und Mann.

Kurt Martens riet dazu, Thomas Mann solle Katia endlich vor die Entscheidung stellen. Dieser lehnte ab:

> Das Mädchen jetzt mit männlicher Energie vor die Entscheidung stellen, hiesse ihr, uns beiden zum Leid, das Nein abpressen; denn das Ja kann sie sich […] jetzt noch nicht abgewinnen. Desswegen den gekränkten Herrn zu spielen und voller Würde das Ganze im Stich zu lassen, muss mir als der Gipfel der Abgeschmacktheit erscheinen […]. Was aber die Leute betrifft, so ist es ihnen zu gönnen, dass sie endlich, endlich etwas über mich reservirten Sonderling zu schwatzen haben, der ihnen bislang so gar keinen Stoff zur Colportage gegeben hat.

Das war am 13. Juni 1904. Vier Tage zuvor hatte Thomas Mann Martens mitgeteilt, er könne derzeit keine Reise machen: „'Ich kann nicht fort, hieher bin ich gebannt…'" Dem Zitat – es stammt diesmal aus *Lohengrin* (I. Szene, 2. Akt) – fügt sich der noch opern- und märchenhaftere Satz an: „Schliesslich muss Alles gut werden."

23 27.3.1904 an Heinrich Mann. Zu der dabei ostentiv betonten „Männlichkeit" – „ich wunderte mich den ganzen Tag, was ich da im wirklichen Leben angerichtet hatte, ordentlich wie ein Mann" (18.2.1905 an Heinrich Mann), heisst es dann nach der Hochzeit – vgl. auch den gleich folgend zitierten Brief vom 13.6.1904 an Kurt Martens und sodann Karl Werner Böhm: Zwischen Selbstzucht und Verlangen. Thomas Mann und das Stigma Homosexualität. Untersuchungen zu Frühwerk und Jugend, Würzburg: Königshausen & Neumann 1991, S. 222 f.

1904 ist das eigentliche Werbejahr. Am 27. Februar berichtet Thomas Mann seinem Bruder Heinrich von dem Antrittsbesuch im Hause Pringsheim: „Pringsheims sind ein Erlebnis, das mich ausfüllt. [...] Katja [...] [ist] ein Wunder, [...] ein Geschöpf, das durch sein blosses Dasein die kulturelle Thätigkeit von 15 Schriftstellern oder 30 Malern aufwiegt...

Dies spricht der Rausch; aber es ist diesmal einer, der, wenn ich in ihm handle, unermessliche Folgen der verschiedensten Art haben kann." Handeln heisst Verwirklichen des Traums.[24]

„Zum ersten Mal seit den 18 Auflagen [von *Buddenbrooks*]", fährt er fort, sei er „in grosser Gesellschaft" gewesen. Er habe „in der anstrengendsten Weise zu repräsentiren" gehabt. „Ich glaube, ich habe mich nicht übel gehalten. Ich habe im Grunde ein gewisses fürstliches Talent zum Repräsentiren, wenn ich einigermassen frisch bin..."

Thomas Mann vergleicht sich mit einem Fürsten, bezeichnenderweise aber auch mit einer Märchenfigur, mit Klumpe-Dumpe aus Hans Christian Andersens Märchen *Der Tannenbaum*: „Klumpe-Dumpe fiel die Treppe hinunter und erhielt dennoch eine Prinzessin zur Frau. Und ich, Brust heraus, ich bin mehr, denn Klumpe-Dumpe!" Also muss er erst recht seine Prinzessin, und zwar eben „zur Frau" bekommen - von allem Anfang an zielte Thomas Mann auf Heirat.

Es folgt das Bekenntnis, dass er die „furchtbar complicirte" Sache am liebsten mündlich mit Heinrich durchsprechen würde.

Das sage ich gleich: Es ist müssig, zu fragen, ob es mein 'Glück' sein würde. Trachte ich nach dem Glück? Ich trachte nach dem Leben; und *damit* wahrscheinlich 'nach meinem Werke'.[25] Ferner: ich fürchte mich nicht vor dem Reichthum. Ich habe niemals aus Hunger gearbeitet, habe mir schon in den letzten Jahren nichts abgehen lassen und habe schon jetzt mehr Geld, als ich im Augenblick zu verwenden weiss.

Thomas Mann wehrt sich da offenbar präventiv gegen Bedenken, die er von seinem Bruder erwartet, etwa dem Vorwurf der Mitgiftjägerei.[26] Vor

24 Später betonte Thomas Mann immer wieder das Traumhafte dieser Verwirklichung, dieses „Abenteuers im Wirklichen" (Ess II, 277). Sonst schlage ihm der Traum nur zum Werke aus, es sei eigentümlich gewesen, zu sehen, wie der Traum einmal auch in Ehe und Familie ausschlug.

25 So fast wörtlich auch am 28.3.1906 an Kurt Martens.

26 Nicht näher betrachtet werden kann hier der äusserst heikle Komplex Judentum. Auch in dieser Hinsicht wird der mögliche Vorwurf Heinrich gegenüber vorweg zu entkräften versucht: „Kein Gedanke an Judenthum kommt auf, diesen Leuten [Pringsheims] gegenüber; man spürt nichts als Kultur."

allem aber galt Heinrich zu diesem Zeitpunkt für ihn als einer, der sich für die Kunst und damit gegen Ehe und Familie entschieden hatte.[27] Thomas Mann stand nun zwar im Begriff, sich von Heinrichs „Absolutheit" wegzubewegen. Aber er tat dies nicht ohne schlechtes Gewissen, denn dieser Schritt trug auch Züge eines Abfalls. Er musste sich gegen den in ihm selbst laut werdenden Vorwurf verteidigen, er verrate seine Kunst und verkaufe sie an das „Glück". Sein Gegenargument war: Indem er heirate, trachte er nach dem Leben. Damit aber diene er im Grunde dem Werk.

*

Viele Briefe gingen an die Braut selbst. Einer von Ende Mai 1904 lässt wieder erkennen, welche überragende Rolle die Phantasie unter den Kräften spielt, welche Thomas Mann werben lassen[28]:

> Es *giebt* [...] eine Phantasie, so intensiv, eine Vorstellung, so inbrünstig, dass sie absolutes Leben [...] gewinnt. [...] Zuweilen [...] sehe ich Sie, Katja, wirklich in einer Klarheit und visionär-detaillirten Lebendigkeit vor mir, wie kein noch so vortreffliches Bild sie haben könnte [...].

Diese Frau scheint in der Zuspitzung dieser Formulierung geradezu ein Produkt der männlichen Phantasie zu sein, Wille und Vorstellung, eine Fiktion.[29] Offenbar hat Katia dagegen Einspruch erhoben und befürchtet, Thomas Mann könne zuviel in ihr sehen, zuviel aus ihr machen. Denn in einem Brief von Ende Juni heisst es abwehrend: „Was ich mir 'aus Ihnen mache', die Bedeutung, die ich Ihnen gebe, die Sie für mein Leben haben und haben werden, ist doch meine Sache [...]!"

Darüber, welche Rolle die Braut für den Bräutigam spielen soll, lässt sich dann der vielzitierte Brief von Anfang Juni aus (Br I, 45 f.):

> Sie wissen, welch kaltes, verarmtes, rein darstellerisches, rein repräsentatives Dasein ich Jahre lang geführt habe; wissen, dass ich mich Jahre, *wichtige* Jahre lang als Menschen für nichts geachtet und nur als Künstler habe in Betracht kommen

27 Vgl. 19.8.1904 an Ida Boy-Ed: „Der dualistische Bruch zwischen Kunst und Leben ist bei mir so gut vorhanden, wie bei ihm, – nur dass es bei mir noch mehr Problem und Leidenschaft und bei ihm dies eben nicht mehr ist. Er hat sich entschieden; und zwar für die Kunst."

28 Vielleicht erleichterte dies auch auch die Lösung von der Homoerotik, die Übertragung der „Liebe" auf ein heterosexuelles Objekt. Diese These wird indirekt bestätigt vom Tagebuch-Eintrag vom 24.1.1946: „Das Illusionäre der Liebe in der Homoerotik ungeheuer verstärkt." Eine in der Homoerotik genügende Phantasie muss also auch auf heterosexuellem Gebiet hinreichen.

29 Im Brief vom 29.8.1903 an Otto Grautoff spricht Thomas Mann – allerdings in Anführungszeichen – auch vom „Objekt".

wollen... Sie begreifen auch, dass dies kein leichtes, kein lustiges Leben sein und selbst bei starker Antheilnahme der Aussenwelt kein gelassenes und keckes Selbstvertrauen zeitigen kann. Eine Heilung von dem Repräsentativ-Künstlichen, das mir anhaftet, von dem Mangel an harmlosem Vertrauen in mein persönlich-menschliches Theil ist mir durch Eines möglich: durch das Glück; durch *Sie*, meine kluge, süsse, gütige, geliebte kleine Königin!... Was ich von Ihnen erbitte, erhoffe, ersehne, ist Vertrauen, ist das zweifellose Zumirhalten selbst einer Welt, *selbst mirselbst* gegenüber, ist etwas wie Glaube, kurz - ist *Liebe*... [...] Seien Sie meine Bejahung, meine Rechtfertigung, meine Vollendung, meine Erlöserin, meine – Frau!

Die Adressatin soll den Repräsentanten aus der seelischen Verödung retten. Sie soll ihn durch ihre Liebe heilen, erlösen,[30] zum Leben befreien, ihn erst zum Menschen machen. Er soll normal, gesund, soziabel werden. Bei allem konfiterischen Ernst ist dieser Brief hochgradig rhetorisch (vielleicht etwas *zu* rhetorisch und „glänzender Brief" [Notb II, 112]), er markiert ein Rollenspiel. Es schreibt: ein Prinz, und er schreibt an eine Prinzessin, die *seine* Prinzessin und „kleine[31] Königin" werden soll.

So wie Thomas Mann im Hause Pringsheim die Umstände seiner Kindheit wiedererkannte (XI, 117), so glaubt er im Brief von Mitte September 1904 – es handelt sich um den Versuch, Katias Einwand zu entkräften, sie hätten zuwenig Gemeinsamkeiten – nun auch solche auf individueller Ebene, bei sich und Katia zu finden:

Wissen Sie, warum wir so gut zu einander passen? Weil Sie weder zum Bürger- noch zum Junkerthum gehören; weil Sie, auf Ihre Art, etwas Ausserordentliches, – weil Sie, wie ich das Wort verstehe, eine *Prinzessin* sind. Und ich, der ich immer [...] eine Art Prinz in mir gesehen habe, ich habe, ganz gewiss, in Ihnen meine vorbestimmte Braut und Gefährtin gefunden...

Nicht erst seit der Zeit seiner Werbung um Katia Pringsheim spricht Thomas Mann von seinem Leben in den Kategorien des Märchens, deutet

30 Der Arbeitstitel dieses Versuchs trug anstelle von „Erlösung" noch das Wort „Therapie". Es wurde ersetzt, weil Thomas Mann selbst, wie dargestellt, wiederholt von Erlösung spricht und weil der Vorgang seiner Verehelichung zwar auch medizinische, mehr aber noch religiös-märchenhafte Züge trägt.

31 Das Attribut „klein" begegnet dann auch in den folgenden Briefen. Ende Juni 1904 wird Katia Pringsheim „meine wunderbare kleine Königin" genannt und zweimal auch „dumme kleine Katja". Ende August 1904 spricht Thomas Mann von einem „kindlich bekritzelten Bogen" Katias. Dieses Epitheton wird beibehalten. Vgl. Tb, 24.7.1919: „Geburtstag meiner armen kleinen K.". – Auch Katias Zwillingsbruder (14.7.1904 an K. Martens) und sodann Mary Smith (XI, 117) bekommen das Attribut „klein".

und gestaltet es als Märchen.[32] Seit langem schon hat er sich selbst als „Königliche Hoheit“ definiert. Diese Grössenphantasie ist unterdessen ein Lebensmythos geworden. Als Kind hat sich Thomas Mann eingebildet, ein Prinz namens Karl zu sein (XI, 328); später wird er dieses Spiel auf Felix Krull übertragen (VII, 272). Nun geht es darum, „wie der Prinz seine Prinzessin bekommt“ (XI, 579), um das Spiel von der märchenhaften Erlösung durch Heirat. Katia Pringsheim avanciert zur „Märchenbraut“ – dies Thomas Manns Wort noch von 1930.[33]

*

Am 3. Oktober 1904 endlich kommt es zur Verlobung. Wider Erwarten wird nicht alles gut. Die Briefe, welche den Erfolg in die Welt hinaustragen, sprechen stets auch von den „Gewissensskrupeln“, die den so wil-

[32] Oder: als Roman. So weiss man im Brief von Ende Juni 1904 an Katia Pringsheim nicht, ob vom Leben oder vom Werk gesprochen wird: „Ach, die Widerspenstigkeit des Lebens, des Stoffes, der Materie könnte einen manches Mal in 'Raserei' oder in Apathie versetzen. [...] alles widerstrebt, staut sich, stockt, stellt schwierige Détails entgegen, verlangt Zugeständnisse und Verzicht-Leistungen. Alles ist so schwer, schwer und störrig und will langsam, langsam, mit übermenschlicher Geduld und Zähigkeit bezwungen sein.“ Explizit dann im Brief von 18.2.1905 an Heinrich Mann: „Aber nun ist es wahrhaftig dahin gekommen, dass ich von einem 'Roman meines Lebens' sprechen kann, wie ich es in Lübeck, nach der Vorlesung, bei Tische that, als ich mit ganz aufrichtig bewegter Stimme sagte. 'Einige von Ihnen wissen, dass ich an einem bedeutsamen Wendepunkte meines äusseren und menschlichen Lebens stehe. Bis Berlin hat mich das Mädchen begleitet, das eingewilligt hat, meine Frau zu sein, und ein ganz neues Kapitel in dem Roman meines Lebens soll beginnen, ein Kapitel, das in schönem Rausch concipirt ward und das nun mit Liebe, Kunst und Treue aufgebaut sein will...'“ – Vgl. auch X, 51 f.

[33] XI, 118. Metaphorik des Märchenspiels auch anderswo. Ein Bogen von Katia erscheint als „Gralswunder und Zeichen des Heils“ (Ende August 1904 an Katia Pringsheim). – Spätherbst 1904 an H. Distel: „Die Sache [...] ist nun zu einem Abschluss gelangt, der meines Lebens Krone ist [...].“ – 4.10.1904 an C. Ehrenberg: „Bei der Hochzeit werde ich 'Königsohns Brautfahrt' spielen lassen.“ Es handelt sich dabei um eine Anspielung auf den so bezeichneten Satz aus Carl Ehrenbergs Orchestersuite *Aus deutschen Märchen*, erschienen unter dem Titel *Romantische Suite*. – Brief von etwa März 1905 an Unbekannt (Reg N 05/2): Das Ehebett warte; es sei „nicht sicher, ob der Prinz schon in die Wege geleitet ist“. – Ess I, 100 (*Im Spiegel*, 1907): „Ich bin vermählt, ich habe [...] eine Prinzessin von Frau“. Im *Gesang vom Kindchen* (1919), der von Thomas Manns jüngster Tochter Elisabeth handelt, heisst es (VIII, 1087):

Wisse, du bist im Osten gezeugt. Es zeugte im Märchen
Nordisches Seefahrerblut dich [...].

Im Gewande des orientalischen Märchens zeigt sich auch die Begegnung mit Katia Pringsheim, der „Prinzessin des Ostens“, von der gesagt wird: „Und im Wirklichen führte ich heim sie, wie ich es wünschte.“ – Es war dies aber nicht völlig Privatmetaphorik Thomas Manns. Prinzenspiele waren auch bei Pringsheims bekannt, und „Prinzessin“ wurde Katia Pringsheim auch von anderen Männern genannt, etwa von Ludwig Derleth (vgl. Peter de Mendelssohn, Der Zauberer, S. 897, 923, 948). Elsa Bernstein, die Vermittlerin zwischen Thomas Mann und Katia Pringsheim, hatte zudem 1894 ein Märchendrama *Königskinder* verfasst, das, als Oper um die Jahrhundertwende erfolgreich, dem Brautpaar zweifellos bekannt war.

lensstark angestrebten Schritt begleiten.[34] Am 7. Oktober klagt Thomas Mann der mütterlichen Freundin Ida Boy-Ed über das „moralistisch-asketische Misstrauen des Künstlers gegen das 'Glück'". Am 30. Oktober sodann heisst es im Brief an Philipp Witkop: „Auch kommt das Gewissen nicht zur Ruhe, denn meine Furcht vor dem 'Glücke' ist nicht klein, und ich stehe noch immer in Zweifel, ob meine Hingabe an das 'Leben' eigentlich etwas hoch Moralisches oder eine Art Liederlichkeit ist."[35] Am ausführlichsten ist die Stellungnahme nicht unerwartet Heinrich Mann gegenüber, der mit seiner Skepsis die eigenen Zweifel sowohl objektivierte als – vielleicht – auch verstärkte. Für Heinrich Mann barg die Verehelichung des Bruders die Gefahr künstlerischer Verarmung. Vermutlich dachte er dabei auch an das kreative Potential der im Illusionären gehaltenen und insofern unerfüllten Homosexualität bei Thomas Mann.[36] Erst fast ein Vierteljahr *post festum*, am 23. Dezember, teilt dieser ihm die Verlobung mit. Die Zwischenzeit will ihm bestätigt haben, dass Zweisamkeit nicht Liederlichkeit, kein „Sich-Verliegen" bedeute:

Das Glück ist etwas ganz und gar etwas Anderes, als diejenigen, die es nicht kennen, sich darunter vorstellen. Es ist schlechterdings nicht geeignet, Ruhe und Behagen und Skrupellosigkeit ins Leben zu bringen, und ich bestreite ausdrücklich, dass es zur Erleichterung und Erheiterung beizutragen mag. Ich habe das gewusst. Nie habe ich das Glück für etwas Leichtes und Heiteres gehalten, sondern stets für etwas so Ernstes, Schweres und Strenges wie das Leben selbst – und

34 Die Angst, sich vom äusseren Erfolg einlullen zu lassen, war schon in *Gabriele Reuter* angesprochen worden (1904; XIII, 388): „Sei es denn, dass der verblüffte Künstler sich von Glück überwältigen, vom Erfolge einhüllen lässt, das er sich mit Geld und Ruhm inmitten des Volkes, das ihn verehrt, behaglich einrichtet, zufrieden, gewöhnlich und dumm wird". Dagegen will sich in *Königliche Hoheit* auch Klaus Heinrich vorsehen: „'Ich will nun, wo ich das Glück gefunden habe, nicht bequemen Sinnes werden, sondern Ihnen [Doktor Überbein] treu bleiben und mir und meinem hohen Beruf..." (II, 275).

35 Vgl. auch Spätherbst 1904 an H. Distel: „Der Künstler, der obendrein auch noch mit dem 'Leben' eine Liebschaft hat, ist der angestrengteste Mann der Welt!" Und sodann Notb II, 122: „*Maja*: der 'verkommende Schriftsteller mit seiner jungen Frau. Sie hat nie verstanden, obgleich sie Einverständnis prätendirt, dass ihm das 'Glück' verboten ist, will aber doch, aus Liebe, Ehrgeiz, Weiblichkeit, hören, dass er glücklich sei. Wie er es ihr, nachdem er sich lange moralistisch gewehrt, endlich zum ersten Mal bestätigt: die weiche Wollust (mit Entsagungs- und Verbummelungsgefühl) des halb wahren Geständnisses 'Ich bin glücklich.'"

36 Vgl. Hans Rudolf Vaget: Ein Traum von Liebe, in: Auf dem Weg zum *Zauberberg*. Die Davoser Literaturtage 1996, hrsg. von Thomas Sprecher, Frankfurt/Main: Vittorio Klostermann 1997 (= Thomas-Mann-Studien XVI), S. 218. – In *Königliche Hoheit* lässt Thomas Mann dann Albrecht Klaus Heinrichs Eheschliessung billigen, indem der Bruder in Imma einen stützenden Faktor gegen den Verlust der Haltung erkennt (II, 347): „'Ich wünsche dir Glück, Klaus Heinrich, – aber nicht allzu viel, und dass du nicht allzu wohlig in der Liebe des Volkes ruhen mögst [...]. Das Mädchen deiner Wahl ist recht fremdartig, recht wenig hausbacken [...]. Das ist vielleicht gut. Mit einer solchen Gefährtin läufst du vielleicht weniger Gefahr, bequemen Sinnes zu werden.'"

vielleicht *meine* ich das Leben selbst. Ich habe es mir nicht 'gewonnen', es ist mir nicht 'zugefallen', – ich habe mich ihm *unterzogen*: aus einer Art Pflichtgefühl, einer Art von Moral, einem mir eingeborenen Imperativ, den ich, da er ein Zug vom Schreibtische *weg* ist, lange als eine Form von Liederlichkeit fürchtete, den ich aber mit der Zeit doch als etwas Sittliches anzuerkennen gelernt habe. Das Glück ist ein Dienst – das Gegentheil davon ist ungleich bequemer; und ich betone das, nicht, weil ich irgend etwas wie Neid bei Dir voraussetze, sondern weil ich argwöhne, dass Du im Gegentheile sogar mit etwas Geringschätzung auf mein neues Sein und Wesen blickst. Thu das nicht. Ich habe es mir nicht leichter gemacht. Das Glück, *mein* Glück ist in zu hohem Grade Erlebnis, Bewegung, Erkenntnis, Qual, es ist zu wenig dem Frieden und zu nahe dem Leide verwandt, als dass es meinem Künstlerthume dauernd gefährlich werden könnte... Das Leben, das Leben! Es bleibt eine Drangsal. Und so wird es mich denn wohl auch mit der Zeit noch zu ein paar guten Büchern veranlassen.

Thomas Mann gibt hier eine Definition seines Glückes. Glück heisst: dem Leben recht geben, ohne das Künstlertum zu verraten. Im Roman *Königliche Hoheit* wurde dafür die Formel „ein strenges Glück" gefunden; sie wurde zur Formel auch für den eigenen Lebensentwurf. Aber wie sie sich in die Praxis überführen lassen würde, war Thomas Mann zu diesem Zeitpunkt selbst nicht klar.

*

Am 11. Februar 1905 wird geheiratet.[37] Die Ehe, lautet ein Aphorismus von Tristan Bernard, ist ein Bankett, das mit dem Dessert beginnt. Aber schon bald musste Thomas Mann die Richtigkeit dessen erkennen, was Goethe am 5. Juli 1802 an Schiller geschrieben hatte, nämlich man denke „wunder, was man zu Stande gebracht habe, wenn man kopuliert ist, und nun geht der Teufel erst recht los". Am 18. Februar berichtet der junge Ehemann dem Bruder von der Hochzeitsreise in die Schweiz und seinem Leben „auf grösstem Fusse" im Zürcher Hotel Baur au Lac. Er bricht ab mit dem Ausruf:

37 Trotz mehrfacher Einladung nahm Heinrich Mann an dem Fest nicht teil. Vgl. Brief vom 23. Dezember 1904: „Aber zur Hochzeit kommst Du doch sicher! [...] Also nochmals, zur Hochzeit musst Du unbedingt kommen." Dazu Katia Mann am 14. Januar 1971 (Dorothea Ludewig-Thaut: „Königliche Hoheit". Autobiographische Züge in Thomas Manns Roman, Bonn: Bouvier 1975 [= Abhandlungen zur Kunst-, Musik- und Literaturwissenschaft, Bd. 180], S. 124): „Das Verhältnis zu Heinrich war immer äusserst kompliziert. – Es war auch distanziert, selbst bevor es schlecht wurde... Heinrich war von Hause aus wesentlich steifer als Thomas Mann: sehr formell. Wir haben uns Zeit unseres Lebens gesiezt!" Zu der Distanz trugen damals wohl Ressentiments gegen den literarischen Erfolg des jüngeren Bruders bei. Ausserdem bedeutete Thomas Manns Schritt auch einen Vorwurf an Heinrich. Dazu gleich nachfolgend.

Übrigens kein Glücksrenommistereien! Ich habe, trotz der Versicherungen von allen Seiten über die hygienische Förderlichkeit der Ehe, nicht immer einen guten Magen und darum auch nicht immer ein gutes Gewissen bei diesem Schlaraffenleben und sehne mich nicht selten nach ein bischen mehr Klosterfrieden und... Geistigkeit.

Nachdem er über die Schwierigkeiten mit dem eben fertiggestellten Stück *Fiorenza* berichtet hat, wendet sich der Briefschreiber dem Bruder zu – und wendet sich *gegen* ihn:

Und Du selbst? Es scheint zu strömen bei Dir. [...] Du weisst, ich glaube, dass Du Dich ins andere Extrem verloren hast, indem Du nachgerade nichts weiter mehr, als nur Künstler bist, – während ein Dichter, Gott helfe mir, *mehr* zu sein hat, als bloss ein Künstler.

Was Thomas Mann hier vorführt, ist Verteidigung in Form des Angriffs. Der Spiess wird umgekehrt: Nicht wer seinen Fuss ins Leben setzt, versündigt sich an seinem Künstlertum und hat sich zu rechtfertigen. Dies muss vielmehr tun, wer sich dem Leben entzieht und unverheiratet bleibt. Das Modell Thomas wird auch und gerade *sub specie artis* über das Modell Heinrich gestellt.

Diese Position wird fortan beibehalten. Verfolgen wir noch den einschlägigen brieflichen Austausch der Brüder im ersten Halbjahr 1906. Am 17. Januar bezieht sich Thomas Mann auf den Rückzug der Novelle *Wälsungenblut*, die in der bereits gedruckten Januar-Ausgabe der Neuen Rundschau hätte erscheinen sollen und deren Veröffentlichung die Familie seiner Frau kompromittiert hätte:

[...] ich muss anerkennen, dass ich menschlich-gesellschaftlich nicht mehr frei bin.[38] [...] Ein Gefühl von Unfreiheit, das in hypochondrischen Stunden sehr drückend wird, werde ich freilich seither nicht los. Aber Du hast gut reden. Du bist absolut. Ich dagegen habe geruht, mir eine Verfassung zu geben.

Und dann, am Schluss: „Dir geht es doch gut? Es war mir eine Freude, zu hören, dass jetzt Freundschaft und Familienverkehr Dein Leben erwärmen. Sicher wird das auch in Deinen Produktionen zu spüren sein [...]. Und eines Tages, pass auf, giebst Du Dir auch die 'Verfassung'."

Verteidigte Thomas Mann gegenüber dem Bruder das Menschlich-Familiäre, so hob er im Brief vom 28. März 1906 an Kurt Martens wieder-

38 Das galt schon 1904. Vgl. 13.6.1904 an Heinrich Mann: „'Beim Propheten' habe ich nun zur Sicherheit der Frau Prof. P.[ringsheim] vorgelegt und kann nicht glauben, dass sie mir ob der harmlosen Huldigung gram sein wird."

um das Asketische seiner Lebensform hervor, wobei er sich implizit auf seine am 27. Februar 1904, also vor Verlobung und Heirat, gegenüber Heinrich Mann gemachten Ausführungen bezog.

> Ich bin Asket, insofern mein *Gewissen* mich auf die Leistung im Gegensatze zum Genuss und zum 'Glück' verweist [...]. Ich bin also kaum in einem anderen Sinne Asket als in dem Sinne des Wortes: 'Trachte ich nach dem Glück? Ich trachte nach meinem Werke!' Ich misstraue dem Genuss, ich misstraue dem Glück, ich halte es für unproduktiv. Ich glaube, dass man heute nicht beiden Herren dienen kann, dem Genuss und der Kunst [...].

Das bedeutete: Die Ehe war kein „Genuss" und kein „Glück", sie liess das voreheliche innere Asketentum unverändert, sie war für die Kunst keine Gefahr.

Noch im Hochzeitsjahr war das erste Kind, die Tochter Erika, zur Welt gekommen. Das erleichterte die Arbeitsbedingungen nicht. Aus Thomas Manns Schreiben vom 7./8. Juni 1906 an Heinrich Mann geht hervor, wie sehr er ein Ehemann mit schlechtem Gewissen war:

> Ich sage es niemandem von meiner Umgebung, wie schlecht und erschöpft und abgenutzt und fertig ich mich fühle. Ohne Frau und Kind und Anhang wäre mir wohler und wurstiger. Mich quält der Gedanke, dass ich mich nicht hätte menschlich attachiren und binden dürfen. Ich hatte schon damals den Verdacht, dass es ein *Rest* von Kraft sei, mit dem ich mir das aeussere Glück eroberte. Genug! Ich glaube, Du hörst dergleichen nicht gern und hast auch ein Recht, es abzulehnen. Du hast Deinem Künstlerthum strenger und treuer gedient, und Dein schöpferischer Egoismus braucht nicht zu wissen, dass ich, der scheinbar Glücklichere, es längst unvergleichlich schwerer habe, als Du.

In seinem (nicht erhaltenenen) Antwortbrief berichtet Heinrich Mann dann von der eigenen Verlobung, und Thomas Mann schreibt am 11. Juni zurück:

> Ich sehe hier viel Glücksmöglichkeit – auch für mich; denn es wäre doch nicht ausgeschlossen, dass Du wenigstens einen Theil des Jahres mit Deiner Frau in München lebtest, und das könnte dann ein schönes und behaglich anregendes Zusammenleben ergeben, wie ich es mir träume, wenn ich die Eindrücke vonseiten der Familie meiner Frau wieder einmal fremd, grässlich, demüthigend, entnervend, entkräftend finde.

Andererseits setzte Thomas Mann zum Beruf von Heinrichs Verlobten – Sängerin – und dem damit verbundenen „Wanderleben" ein Fragezeichen: „Denn so sehr ich eine gewisse Bewegtheit, Freiheit, Rastlosigkeit, Unsicherheit wünschenswerth finde und für mich selbst Fäulnis und Stagnation und Verweichlichung durch ein bequemes Luxus-Bourgeois-Dasein fürchte", glaube er doch zu wissen, dass Heinrich „eine ganze Portion Sesshaftigkeit und Bedürfnis nach bürgerlichem Behagen" in sich habe. „Ich bin jedenfalls gebunden und habe eine goldene Kugel an jedem Bein, – das mag nun gut oder schlecht für mich sein."

Nirgendswo teilt sich mit, dass der siebte Himmel erreicht und es zu der so emphatisch erhofften „Erlösung" gekommen sei. Die klagende Unsicherheit darüber, ob er wirklich das Richtige getan habe, wird aber übertönt durch das trotzige Bestehen darauf. Dem Entschluss zur Ehe galt noch vieles Nachdenken – auf ihn zurück kam Thomas Mann nie. Trotz aller Vorbehalte gehört die „Verfassung" seit 1905 bis zuletzt entscheidend zu seinem künstlerischen Selbstverständnis.

*

Die Verheiratung zeitigte Folgen verschiedenster Art. Mit ihr verband sich der Abschied von der äusserlich ungehinderten Einsamkeit und der (Wieder-)Eintritt in die Grossbürgerlichkeit, in die soziale und in gewisser Weise überhaupt in die physische Existenz.[39] Mit ihr verbanden sich gesellschaftliche Ehren und familiäre Pflichten. Der junge Ehemann gehörte nun mehr als einer Familie an; daraus entstanden, wie es so geht, Probleme hüben und drüben.

Dass Thomas Mann die Eindrücke bei Pringsheims immer wieder „fremd, grässlich, demüthigend, entnervend, entkräftend" fand, wurde schon erwähnt. Da war das Judentum, das trennte (und also Überbrükkungsenergien absorbierte); da war der zermürbende Kampf des jungen Schriftstellers um die Anerkennung des rettungslos reichen Schwiegervaters und auch der über das „Tommy-Männchen" spöttelnden Schwiegermutter.[40]

Rache für die dabei erlittenen Verletzungen und Demütigungen nahm Thomas Mann mit seinen Mitteln, in der schon genannten Erzählung *Wälsungenblut*.[41] Die Erzählung, in der das Haus Pringsheim sich verarbeitet

39 „Es gilt […] zu 'sein'", heisst es am 23. Dezember 1904 an Heinrich Mann, „während man früher nur repräsentirte."

40 Thomas Manns Schwiegermutter Hedwig Pringsheim hielt ihren Schwiegersohn für einen „rechten Pimperling", „der nicht viel verträgt" (Hedwig Pringsheim am 8.3.1907 an Dagny Langen, in: Thomas Manns Schwiegermutter erzählt oder Lebendige Briefe aus grossbürgerlichem Hause. Hedwig Pringsheim-Dohm an Dagny Langen-Sautreau, transkribiert, erläutert und hrsg. von Hans-Rudolf Wiedemann mit einem Geleitwort von Golo Mann, 3. Aufl., Lübeck: Graphische Werkstätten 1988, S. 26).

41 Und dann auch in *Königliche Hoheit*.

und kompromittiert empfinden musste, belastete das Verhältnis dauerhaft.[42]

Dass die Familie seiner Frau, in die Thomas Mann aufgenommen wurde, jener glich, der er entstammte (und die allerdings nach dem Tod des Vaters einen jähen Absturz hatte erleiden müssen), betonte Thomas Mann im Rückblick von 1930 selbst. „Die Atmosphäre des grossen Familienhauses, die mir die Umstände meiner Kindheit vergegenwärtigte, bezauberte mich. Das im Geiste kaufmännischer Kultureleganz Vertraute fand ich hier ins Prunkhaft-Künstlerische und Literarische mondänisiert und vergeistigt."[43] Das Wiedererkennen der eigenen Familie begünstigte, dass es hier wie da gleich viele Kinder gab – „es waren fünf wie bei uns" (XI, 117). Diese Betonung der Vertrautheit hat etwas Inzestuöses. Es geht über die Beteuerung hinaus, hier sei von gleich zu gleich geheiratet worden, hier hätten sich sozial ebenbürtige Partner gefunden und gebunden. Das liess sich 1930 von einem Nobelpreisträger recht gelassen behaupten; in der Werbezeit verfügte sich der lübische Einzelgänger nach den lichterfüllten Empfängen bei Pringsheims wieder in seine Junggesellenbude, seinen „Dachsbau" (ca. 7.5.1904 an W. Opitz) an der Konradstrasse 11, wo der Glanz vorläufig noch ganz auf das Gleichnis der Schrift beschränkt war. Je mehr aber die beiden Familien zur Deckung gebracht werden, desto mehr sind es nicht Braut und Bräutigam, sondern Schwester und Bruder, die einander heiraten. Kommt dazu, dass es nicht *irgendwelche* „Kinder" sind. „Wissen Sie, warum wir so gut zu einander passen?" hat Thomas Mann Mitte September 1904 Katia Pringsheim gefragt und gleich selbst zur Antwort gegeben: weil sie ebenfalls „etwas Ausserordentliches" sei.

Geschwisterliebe ist eine Spielart der Selbstliebe. Im *Erwählten* steht dafür das Wort „Ebenbürtigkeitswonne" (VII, 253, 28): „Denn unser beider ist niemand wert, weder deiner noch meiner, sondern wert ist eines nur des anderen, da wir völlig exceptionelle Kinder sind, von Gebürte hoch [...]". Das Motiv kommt bei Thomas Mann immer wieder vor, in den Fragmenten zur „Fürsten-Novelle", trotz Abschwächung dann auch in *Königliche Hoheit*, in *Wälsungenblut*, im frühen *Krull* und eben im *Erwählten*.[44] In *Wälsungenblut* gibt zweifellos das Zwillingspaar Katia und Klaus Prings-

42 Vgl. Horst Fuhrmann: Vom Reichtum des Alfred Pringsheim, in: Hanno-Walter Kruft: Alfred Pringsheim, Hans Thoma, Thomas Mann. Eine Münchner Konstellation, München: Bayerische Akademie der Wissenschaften 1993, S. 18 ff. – *Königliche Hoheit* kann insofern vielleicht auch als Entlastungsversuch verstanden werden.

43 XI, 117. Auch der Name Pringsheim war Thomas Mann aus Lübeck vertraut, er begegnet bekanntlich schon in *Buddenbrooks*.

44 Es kommt, wohl nicht zufällig, auch bei Heinrich Mann vor. So ist in der *Jagd nach Liebe* die Bindung von Ute Ende und Claude Marehn inzestuös.

heim den autobiographischen Hintergrund ab, später mag es abgelöst worden sein durch Thomas Manns älteste Kinder Erika und Klaus Mann, die oft für Zwillinge gehalten wurden, wogegen sie sich nur wenig wehrten. Für *Königliche Hoheit* hat Hans Wysling an die enge Bindung Thomas Manns an seine Schwester Julia gedacht;[45] ebenso wahrscheinlich scheint die erläuterte „Verschwesterung" Katias, die Umdeutung der Ehe zur Geschwisterverbindung. Es ist daran zu erinnern, dass in der Karriere von Thomas Manns Grössenphantasie der Prinz zuletzt, im *Erwählten*, Papst wird, ein Papst, mit dessen Erwähltheit der Inzest untrennbar verbunden ist. Das muss, da der Papst kein anderer als der Prinz ist, schon für diesen gelten. Diese Zusammenhänge waren Thomas Mann 1906, bei Beginn der Niederschrift von *Königliche Hoheit*, noch nicht aus der psychoanalytischen Forschung bekannt, Freuds Aufsatz *Totem und Tabu* (1912/13) hat er erst 1925/26 gelesen. Es wäre dies aber nicht das einzige Beispiel, dass er psychoanalytische Erkenntnisse durch Introspektion antizipiert hätte.

Die Familie, die Thomas Mann gründete, konnte nicht jene ersetzen oder auch nur verblassen lassen, der er entstammte und deren Geschichte er vor wenigen Jahren erzählt hatte. Lange träumte er im Gegenteil davon, als Fortsetzung „die Geschichte von uns fünf Geschwistern" zu schreiben.[46] Er hing an der Vorstellung von der „Gemeinschaft der Geschwister", sie gehörte zum „Traumbesitz der Kindheit" (Hans Wysling) und konnte deshalb auch durch die Verehelichung nicht gefährdet werden. Es zeigt sich dies an verschiedenen Wendungen in Briefen an den Bruder. In jenem vom 15./17. Oktober 1905 – wir stehen also noch im Hochzeitsjahr – fällt unvermittelt der Satz: „*Ich bin durchdrungen von der Nothwendigkeit, dass wir zusammenhalten.*" Am 27. Mai 1907 teilt Thomas Mann mit, beim Lesen von Heinrich Manns Roman *Zwischen den Rassen* fühle sich sein „Familien-Ehrgeiz sehr befriedigt". „Ich finde immer, Geschwister sollten sich garnicht überwerfen können", heisst es am 1. April 1909 als Kommentar auf einen Streit zwischen Heinrich und Julia Löhr-Mann, die sich schlecht mit Heinrichs Verlobten Ines Schmied vertrug. „Sie lachen sich aus oder schreien sich an, aber sie nehmen nicht schaudernd von einander Abschied. Denke doch an die Beckergrube No. 52 [wo die Familie Mann 1883–1891 wohnte]! Alles Übrige ist sekundär!" Am deutlichsten wird Thomas Mann im Brief vom 4. August 1910, nach dem Suizid der Schwe-

45 Hans Wysling, Narzissmus und illusionäre Existenzform, S. 100 ff., 101.

46 11.11.1913 an Heinrich Mann. Vgl. Tb, 3.4.1920: „In Feldafing hatte ich Stunden, wo ich die beiden Romane als spielerisch empfand im Vergleich mit dem wahren, dem Lebensstoff der grossen Geschichte von Heinrich, mir, Lula und Carla. Vikko wäre heitere Figur. Mama sehr menschlich. Auch die Familie Pr. müsste hinein." Die neue Familie wäre also ganz selbstverständlich (der Geschichte) der alten einverleibt worden.

ster Carla. Er empfindet ihn als Verletzung des „geschwisterlichen Solidaritätsgefühls". „Sie hatte bei ihrer That kein Solidaritätsgefühl, nicht das Gefühl unseres gemeinsamen Schicksals. Sie handelte sozusagen *gegen eine stillschweigende Abrede.*" Noch im *Lebensabriss* von 1930 tadelt er den fatalen Akt als „Verrat an unser geschwisterlichen Gemeinschaft", als Untreue gegenüber „unserer wirklichkeitsreinen Jugend", der er „den Wirklichkeiten des Lebens im letzten als ironisch übergeordnet" empfunden habe (XI, 121).

Was heisst dies nun für die Ehe? Es heisst, dass sie – der gegenteiligen Aussage: „dieselbe Untreue" (XI, 121) zum Trotz – *nicht* als Untreue gegenüber der „Gemeinschaft der Geschwister", der Abgeschiedenheit der „Beckergrube No. 52", *nicht* als Verrat an der Intimität der Brüderlichkeit angesehen wird. Auch in dieser Hinsicht ist die „Verschwesterung" der Braut hilfreich. Denn durch sie wird die „Gemeinschaft der Geschwister" mit der Heirat nicht wirklich verlassen, der Kokon des Kindheitstraums nicht zerrissen, man bleibt unter sich. Der Bräutigam tritt nicht nach aussen in Welt und Leben, vielmehr nimmt er die – „vorbestimmte"[47] – Braut in den Traum auf.

*

Es erstaunt nicht, dass Katia Pringsheim sogleich, als sie in das Leben Thomas Manns tritt, dessen Novellen beeinflusst. In der Erzählung *Beim Propheten* (1904) „versteckt" sich der Autor hinter der Maske eines „sorgfältig gekleideten Novellisten" (VIII, 364), der anlässlich von steilen Proklamationen eines „Propheten" mit einer reichen Dame plaudert, deren Tochter er seit längerem verehrt. Dies – und ein Buch aus seiner Feder, das in bürgerlichen Kreisen gelesen wird – erlauben ihm, sich ein „gewisses Verhältnis zum Leben" (VIII, 363) zuzuschreiben.

In *Schwere Stunde* wird Friedrich Schiller als Ehemann dargestellt: der Künstler zwischen Welt und Werk. Die Schiller-Novelle, unmittelbar nach der Rückkehr von der Hochzeitsreise im März 1905 entstanden, ist der Entwurf eines Künstlerlebens unter der Bedingung der Ehe. Der Dichter steckt in einer schweren Arbeitskrise. Er fragt sich, ob es richtig gewesen

47 Vgl. den – vorne auszugsweise zitierten – Brief von Mitte September 1904 an Katia Pringsheim. Dazu passte biographisch, dass Thomas Mann schon als Sekundaner in Lübeck eine Reproduktion von Friedrich von Kaulbachs *Kinderkarneval* (1892) besass, auf welchem Bild Katia als Pierette nebst ihren vier Brüdern abgebildet war. Vgl. XI, 523, 468: „Und so habe ich meine zukünftige Frau schon als Schuljunge, in ahnungslosem Wohlgefallen, dauernd vor Augen gehabt."

war zu heiraten. Wenn auch „im Menschlichen bettelarm" (VIII, 373), so hatte er früher immerhin künstlerische Siege erlebt (VIII, 374):

> Die Jahre der Not und der Nichtigkeit, die er für Leiden und Prüfungsjahre gehalten, sie eigentlich waren reiche und fruchtbare Jahre gewesen; und nun, da ein wenig Glück sich herniedergelassen, da er aus dem Freibeutertum des Geistes in einige Rechtlichkeit und bürgerliche Verbindung eingetreten war, Amt und Ehren trug, Weib und Kinder besass, nun war er erschöpft und fertig. Versagen und verzagen, das war's, was übrigblieb.

Wo blieb Raum für den „Künstleregoismus, jene Leidenschaft für sein Ich" (VIII, 376), wenn er sich dem „Menschenglück" ergeben hatte, „dieser weichen und holden Verpflichtung..." (VIII, 378 f.)? Der Dichter wechselt vom Arbeits- ins Nebenzimmer und betrachtet seine schlafende Frau (von der übrigens gesagt wird, sie habe „kindliche Lippen"). Der innere Monolog geht weiter:

> Mein Weib! Geliebte! Folgtest du meiner Sehnsucht und tratest du zu mir, mein Glück zu sein? [...] Bei Gott, bei Gott, ich liebe dich sehr! Ich kann mein Gefühl nur zuweilen nicht finden, weil ich oft sehr müde vom Leiden bin und vom Ringen mit jener Aufgabe, welche mein Selbst mir stellt. Und ich darf nicht allzusehr dein, nie ganz in dir glücklich sein, um dessentwillen, was meine Sendung ist...

Und dann heisst es: Er „trennte sich von der lieblichen Wärme ihres Schlummers, sah um sich, kehrte zurück" – zurück zum Werk, das dann endlich doch fertig wird. Das Glück, von dem hier hart am Rande des Kitsches die Rede ist, hört dort auf, wo es „Leiden und Grösse" stören könnte. Der Künstler bleibt nicht bei der Frau, sondern kehrt zurück zur Arbeit. Nicht nur die „Stunde", das ganze Leben ist „schwer" und muss es sein. Das „Menschenglück" wird durch ein „strenges Glück" ersetzt. Das ist Werkglück, umfasst von einem künstlermöglichen „Restmenschenglück". Autobiographisch erscheint dieser Schluss wahrhaft.

*

Thomas und Katia Mann waren über fünfzig Jahre verheiratet; die Ehe wurde durch den Tod gelöst. Ihre Geschichte ist noch ungeschrieben, wie ja bedauerlicherweise auch eine Biographie Katia Manns fehlt. Soviel aber lässt sich sagen: Es sind keinerlei Zeugnisse dafür bekannt, dass an eine Scheidung oder Trennung je gedacht worden wäre. Alles in allem scheint die Ehe das Erwartete oder jedenfalls für beide Seiten stets mehr gebracht zu haben, als dass man ihre Auflösung hätte in Betrachtung ziehen wollen.

Aus Thomas Manns Sicht sind zur Erklärung dieser Stabilität einige Faktoren zu nennen, die mit der Person der Ehefrau nur mittelbar zu tun haben, etwa sein schon erwähnter Sinn für Treue, das Bedürfnis nach einer festen äusseren Ordnung,[48] sein ebenso ausgeprägtes Bedürfnis nach Wahrung der Einheit des Lebens – Scheidung hätte als Eingeständnis eines Fehlentscheides und biographischer Bruch betrachtet werden müssen –, das Nichtauftreten von valablen Alternativen und anderes mehr. Es ist dies hier nicht weiter zu erörtern. Hervorzuheben aber ist, dass die Ehe für ihn während all ihrer Dauer unvermindert problematisch blieb. Zeugnis davon geben immer wieder Brief- und Tagebuchstellen, gibt immer wieder das Werk.

Ein Jahr nach der Heirat begann, auf der Grundlage der zuvor entstandenen Fragmente zu der „Fürsten-Novelle", die Arbeit an *Königliche Hoheit.* Auf das autobiographische Substrat der Geschichte, die er stets dem Hochzeitsjahr zurechnete,[49] hat Thomas Mann allezeit grossen Wert gelegt. „[W]arum sollte ich nicht einmal ein Märchen erzählen", schrieb er am 28. Januar 1910 an Ernst Bertram, „wenn ich autobiographisch dazu berechtigt war?" (Wie erlangt man „autobiographische Berechtigung, ein Märchen zu erzählen"? Doch nur, indem man selbst aus seinem Leben ein Märchen gemacht hat.) Im gleichen Jahr staunte er über die Kritiker, die sich den Kopf darüber zerbrachen, „wie in aller Welt ich wohl auf diesen entlegenen und spröden Stoff verfallen sein möge, – gerade, als ob ich es je mit einem anderen 'Stoff' zu tun gehabt hätte als mit meinem eigenen Leben" (XI, 571).

Wohl bestärkt durch seine Erfahrungen mit Rezensenten, die dies nicht so klar erkannt hatten, vertrat Thomas Mann später die Ansicht, „alle Kritik" solle „biograpisch sein. Das Biographische" sei „das eigentliche humane Element der Kritik; und gerade der Kritiker von 'Königliche Hoheit'" werde „den biographischen Gesichtspunkt kaum entbehren können" (XI, 574). Das ist wohl richtig. Der Kritiker muss aber auch die Grenze dieses Gesichtspunkts sehen. Wer auf die autobiographische Grundierung einer Erzählung abstellt, hat sich stets in Hut nehmen zu

48 Man kann sich hier des Ausrufs der schrecklichen Weltenmutter in *Die vertauschten Köpfe* (1943; VIII, 764) erinnern: „'Ich bin zwar die Unordnung, aber gerade deshalb muss ich mit aller Entschiedenheit auf Ordnung halten und mir die Unverletzlichkeit der Ehe-Einrichtung ausbitten'". Serenus Zeitblom begründet seine Verehelichung mit einem „Ordnungsbedürfnis und de[m] Wunsch nach sittlicher Einfügung ins Menschenleben" (VI, 18), und schon Adrian Leverkühn hatte bekannt (VI, 64): „'Ordnungsbeziehungen anzuschauen ist doch schliesslich das Beste. Die Ordnung ist alles.'"

49 XI, 575, 577 f. Vgl. Tb, 13.4.1955: „Spaziergang zu dritt mit Fiedler, der eine Torte zur Goldenen Hochzeit brachte ('Ein strenges Glück')."

nehmen vor psychologistischen und biographistischen Reduktionen. Die poetische Ausformung kann aus der Psyche und der Lebensgeschichte des Autors heraus teilweise erklärt, aber sie darf mit ihnen nicht als identisch gesetzt werden.[50] Dies voran- und vorausgesetzt, darf nun doch auf einige der unzähligen Übernahmen aus der Lebens- in die Kunstgeschichte hingewiesen werden. Sie betreffen zunächst die Analogien zwischen dem Protagonisten und dem Autor.

Von sich spricht Thomas Mann fast in jedem Satz, der Klaus Heinrich gilt. Dieser kommt, wie er selbst, Anfang Juni zur Welt (II, 14). Er ist der zweite Sohn und steht so (zunächst) nicht unter dem Anspruch, „die Firma" übernehmen zu müssen. Er ist, wie der Künstler, ein Aussenseiter und gesellschaftlicher Sonderfall. „Wie ermüdend sein Leben war", ruft der Erzähler aus, „wie anstrengend! Zuweilen erschien es ihm, als habe er beständig mit grossem Aufgebot an Spannkraft etwas aufrecht zu erhalten, was eigentlich nicht, oder doch nur unter günstigen Bedingungen aufrecht zu erhalten war. Zuweilen schien sein Beruf ihm traurig und arm, obgleich er ihn liebte und jede Repräsentationsfahrt gern unternahm." (II, 163) Zu Hause liest der Prinz dann „die Zeitungsberichte über seine Fahrten" (II, 167; vgl. Notb II, 90). Das erinnert an Thomas Manns „Kunst- und Virtuosenfahrt[en] […], wie ich sie von Zeit zu Zeit nicht ungern unternehme" (VIII, 416). Dann die Bemerkungen über die „schöne Täuschung der Sachkenntnis und ernsten Vorliebe" (II, 162): „Überhaupt bedurfte er zu seiner Berufsausübung gewisser sachlicher Kenntnisse, die er sich von Fall zu Fall verschaffte, um sie im rechten Augenblick und in ansprechender Form zu verwenden. Sie betrafen vorwiegend die auf den verschiedenen Gebieten menschlicher Tätigkeit gebräuchlichen Kunstausdrücke […]." Zu Knüppelsdorf hält Klaus Heinrich eine Rede, „in der alles untergebracht war, was er sich über Knüppelsdorf notiert hatte, und die allerseits den schönen Eindruck hervorrief, als habe er sich zeit seines Lebens vornehmlich mit den historischen Schicksalen dieses Mittelpunktes beschäftigt" (II, 162). Da wird Thomas Manns eigenes „Aneignungsgeschäft" (XI, 63), sein Bemühen um Realisierung des schönen Scheins beschrieben.

Wie sehr Thomas Mann das eigene Programm dem Roman einschreiben wollte, sieht man daran, dass er sich die Briefe, die er während des Werbejahres an Katia Pringsheim geschrieben hatte, von dieser wieder erbat und im Hinblick auf *Königliche Hoheit* auszugsweise daraus exzerpierte. Man kann sagen, er beutete sein eigenes Leben aus – und jenes der

50 Vgl. Bernd Hamacher: Poetologische Funktionen des Märchens bei Thomas Mann, in: Thomas Eicher (Hrsg.): Märchen und Moderne. Fallbeispiele einer intertextuellen Relation, Münster: Lit 1996 (= Literatur im Kontext, Bd. 2), S. 69–113, 83.

sofort einbezogenen Katia. Man kann es aber auch so sehen und drehen, dass Thomas Mann „[i]n den Briefen an die Braut [...] insgeheim schon an seinem Roman" arbeitete.[51] Aus dieser Perspektive wird nicht erst das vergangene Leben zum Material gemacht, sondern das Leben hat von vornherein seinen Daseinsgrund darin, zum Material für das Werk zu werden.[52] Es wird zur Inszenierung im Hinblick auf das Werk. Der es führt, ist, mit Schopenhauer gesprochen, der „Theaterdirektor seiner Träume".

*

Dass in Imma Spoelmann Katia Pringsheim stecke, hat Thomas Mann selbst immer wieder unterstrichen.[53] Die Parallelen sind ja auch nicht zu übersehen. Von Katia hat Imma die teerschwarzen Augen.[54] Sie ist ein Mischblut mit jüdischem Einschlag (II, 341, 265). Sie beschäftigt sich mit Algebra (II, 242 f.); schon Katia Pringsheim war eine „algebraische Tochter" (II, 153). Sie studierte aus Liebe zum Vater Mathematik: Differential- und Integralrechnung, Funktionentheorie, nebenher Physik bei Conrad Röntgen. Klaus Heinrich will, dass Imma die Algebra beiseite lasse (II, 308). So auch Thomas Mann an Katia (Ende April 1904): Er wolle es ihr „doch nur einmal gestehen, dass ich im Grunde ein bischen eifersüchtig auf die Wissenschaften bin und heimlich eine teuflische Freude habe, wenn Sie sie recht gründlich vernachlässigen".

Auch die Werbung um Katia findet bis in den Wortlaut hinein ihre Entsprechung im Roman. Wie Thomas Mann spricht Klaus Heinrich „von dem kalten, strengen und armen Dasein, das er bis dahin geführt" (II, 308), und ersehnt sich von der Braut „Vertrauen" (II, 305) und

51 Hans Wysling/Yvonne Schmidlin: Thomas Mann. Ein Leben in Bildern, Zürich: Artemis 1994, S. 172.

52 Vgl. auch X, 66: „Der Literat drückt aus, indem er erlebt, er erlebt, indem er ausdrückt, und er erlebt, um auszudrücken." – Hans Wysling: Königliche Hoheit, in: H.W.: Ausgewählte Aufsätze 1963–1995, hrsg. von Thomas Sprecher und Cornelia Bernini, Frankfurt/Main: Vittorio Klostermann 1996 (= Thomas-Mann-Studien XIII), S. 220: „Der Eindruck ist gespenstisch: In diesem Werk drückt einer nicht aus, was er erlebt hat; er erlebt, um auszudrücken."

53 Als Kurt Martens die Figur Imma kritisiert, nahm ihm Thomas Mann diese Kritik, welche „entschieden persönlichen Charakter" trage, sehr übel (7.3.1910): „Denn dass Du die Figur dieser kleinen Einsamen, deren Stachlichkeit doch sehr sympathisch motiviert ist [...], – so garnicht solltest verstanden haben, kann ich mir bei Deinem sonstigen Feinsinn unmöglich denken. Ein freches, unfreiwillig komisches Persönchen minderer (?) Rasse konntest Du sie unmöglich nennen, ohne dass es Dir persönlich am nötigen guten Willen zum Verständnis fehlte [...]." – Böhm, S. 174, weist unter dem Titel „Die erreichbare Aussenseiterin" auf Figuren im frühen Werk Thomas Manns hin, in denen Katia Pringsheim „als Utopie [...] schon lange vor ihrem Auftreten [...] gegenwärtig" sei: Ada von Stein, die Mutter der kleinen Asuncion, die Nackte im *Kleiderschrank*, das Ladenmädchen Anna, Gabriele Klöterjahn.

54 Wie auch Rahel und Marie Godeau; vgl. Notb II, 97.

„Heilung" (II, 308). Auch er muss dafür an sich arbeiten. Er muss Fortschritte im Menschlichen machen, damit sie ihrerseits „Fortschritte" machen kann „im Vertrauen zu ihm" (II, 308). Auch Klaus Heinrich ist eine Wartefrist auferlegt. Imma hat „Entschliessungsangst" (II, 308) so gut wie Katia (14.7.1904 an K. Martens). Sie möchte nicht unbedingt, nicht unbedingt *ihn* heiraten. In ihrer Bibliothek willigt sie in die Verbindung ein. „'Wollen Sie mir Ihre Bücher zeigen?'" fragt Klaus Heinrich[55] – „[i]hre Bücher gezeigt" hatte aber auch schon Katia Pringsheim.[56]

Es wurde schon erwähnt, dass das Inzest-Motiv im Roman gegenüber der „Fürsten-Novelle" nicht wegfällt. Es wird nur dezenter eingesetzt. Man kann sagen, dass weniger die Schwester durch die Braut ersetzt als die Braut zur Schwester gemacht wird. In der Lebensgeschichte Klaus Heinrichs übernimmt Imma die Rolle Ditlindes.[57] Zuerst „stöbert" er mit der Schwester, dann mit Imma, die er wörtlich auch „kleine Schwester" nennt.[58] Imma ist „klein und kindlich" (II, 332), hat eine „kindlich[e] [...] Schrift" (II, 242) und „kindliche Gestalt" (II, 217), spricht wie ein Kind (II, 218), die Augen in ihrem „kindlich geprägten" „Köpfchen" (II, 204), ihrem „Gesichtchen" (II, 201) gleichen jenen eines Kätzchens (II, 209). Sie wird, wie die „kleine Königin" Katia, in einem erhöht und infantilisiert. Beides drängt die weibliche Geschlechtlichkeit zurück, beides reduziert tendenziell zu einer geschlechtslosen Weiblichkeit. Ausserdem werden Imma „männliche" Attribute zugeschrieben: die Resolutheit, mit der sie sich gegen die Soldaten durchsetzt (II, 201), ihre „Stachlichkeit", die „Herrenhaftigkeit" ihrer Zimmereinrichtung (II, 283), ihr Flair für Mathematik. Wenn Imma und Klaus Heinrich miteinander spielen und gegeneinander kämpfen (II, 270, 272), wenn sie ein „gemeinsames Studium" beginnen (II, 328), so atmet das alles viel Geschwisterlichkeit. Gemeint ist die Erfahrung, dass es zwischen Menschen ein Verhältnis völligen Vertrauens geben kann. Am Abend der Verlobung nickt Imma Klaus Heinrich zu – nicht wie eine Geliebte und Braut, sondern „wie ein Kamerad" (II, 332). Schliesslich bietet ihr Ditlinde „Freundschaft und Schwestern-

55 II, 282. Vgl. II, 297, 328; Notb II, 47.

56 Vgl. Brief von Ende September 1904 an Katia Pringsheim; Peter de Mendelssohn, Der Zauberer, S. 947.

57 Von Klaus Heinrichs leiblicher Schwester wird gesagt (II, 51 f.): „[...] dass sie erschien, war ein Glück für ihn. Sie war anfangs befremdend klein und verletzlich, aber bald ward sie ihm gleich, holte ihn ein und war bei ihm den ganzen Tag. Mit ihr lebte er, mit ihr schaute, erfuhr, begriff er, im Zwiegefühl mit ihr empfing er die gemeinsame Welt." Das alles lässt sich auch für Imma sagen. Sie lebt am Schluss auf jenen „Höhen" (II, 363), auf denen Klaus Heinrich in seiner Kindheit mit Ditlinde gelebt hatte (II, 52).

58 II, 267; vgl. 25.7.1909 an H. v. Hofmannsthal.

schaft“ an (II, 356) und nimmt sie ihrerseits auf in die Gemeinschaft der Geschwister.

Kommt dazu, dass Imma und Klaus Heinrich, wie es sich beim Inzest gehört, „Ebenbürtigkeit“,[59] d.h. Aussergewöhnlichkeit und Exklusivität zugesprochen werden. Auch Imma ist eine schwierige Natur, die es „schwer hat“ (II, 266). Auch sie lebt einsam und abgesondert (II, 225) und führt dabei „ein etwas vorgeschobenes und der Erörterung ausgesetztes Dasein“ (II, 256). Zum Volk gehören kann sie schon ihrer ungeheuren Erbanwartschaft wegen nicht. „Man spielt in den Lüften, sozusagen, oder schon ausserhalb der Luft, in staubfreier Gegend jedenfalls“, sagt sie einmal zu Klaus Heinrich (II, 227 f.), der erkennt, dass sie gleichfalls der Wirklichkeit entfremdet ist. Dies macht sie, wie er sagt, zu „meinesgleichen“ (II, 274).

*

Es ist der Romanschluss, der entscheidet, ob man bei *Königliche Hoheit* von einer „Erlösungsgeschichte“ sprechen darf.[60] Als solches hat Thomas Mann sie interpretiert. Er nennt den Schluss eine „Wendung von leerer Form und melancholischer Repräsentativität zum Leben und zur Gemeinschaft“ (XI, 575; 1939). „[D]er junge Prinz […] wird durch die Liebe und durch eine Heirat, die sein Land rettet, aus der Unwirklichkeit zur Wirklichkeit und zum Leben erlöst. Die Möglichkeit einer Vereinigung von Hoheit und Lebensglück wird optimistisch statuiert“ (*On Myself*, 1940; DüD I, 272 f.).

Dieser Optimismus wurde dem Roman in der Kritik vorgeworfen.[61] Thomas Mann rechtfertigte ihn hauptsächlich mit seinem jungen Ehestand: Die Geschichte sei „unter dem Einfluss privater Umstände […] ins Optimistische gewendet“ (DüD I, 272; XI, 118). Diese Wendung habe „für den Augenblick […] ihre Gefühlswahrheit“ gehabt. Aber diese Begründung trägt nicht weit. Die Geschichte selbst muss ihren Schluss legitimieren; der werktranszendente Rekurs auf die privaten Umstände des

59 II, 52; vgl. VII, 27. Die Gleichheit von Klaus Heinrich und Imma zeigt sich erzählerisch auch in der Analogie der Struktur ihrer Einführung, des ersten Auftritts, der beide Male sofort den Sonderfall sichtbar macht. Vgl. dazu Sigrid Zöller: Der Begriff der „Haltung“ als literarisches Gestaltungsprinzip bei Thomas Mann, Frankfurt/Main u.a.: Peter Lang 1996 (= Europäische Hochschulschriften, Bd. I/1567), S. 132 ff.

60 Eine Übersicht über die Deutungen des Schlusses von *Königliche Hoheit* findet sich bei Zöller, S. 142–165.

61 So sprach Kurt Martens von einem „Abstieg ins Flachland des Optimismus“ (vgl. 7.3.1910 an K. Martens).

Autors kann nicht weiterhelfen. Dieser wusste es selbst. 1908 sprach er denn auch von einem „opernhaften Ende" (10.11.1908 an Heinrich Mann; DüD I, 244), und 1910 räumte er ein, der Schluss sei „wohl [...] ein bisschen populär verlogen" (28.1.1910 an E. Bertram). Worin aber bestünde die „Verlogenheit"?

Sie liegt einmal in der Überhöhung einer individuellen Erlösung zu einem Märchen der Volkserlösung. Der Roman bleibt insofern den „alten" antinomischen Kategorien Thomas Manns verpflichtet, als er Hoheit von der Gewöhnlichkeit, den Hof vom Bürgergarten abhebt. Es gibt die Vornehmen und Schwierigen, und es gibt das gesunde Volk, eine im wesentlichen nicht interessierende, kulissenhafte Masse von Untertanen, die sich mit Jubeln und Jauchzen beschäftigen und sofort ins Schwitzen kommen, nimmt man sie ernst. Sie ziehen wenig Nutzen daraus, dass ihr schwieriger Repräsentant allenfalls etwas weniger schwierig wird. Was sollte sich im Lande ändern? Die politischen und sozialen Verhältnisse bleiben unverändert, die Konventionen auch, die marionettenhafte Rolle des Prinzen auch.

Doch nicht erst der Anspruch, dass der bankrotte Kleinstaat allein durch das Geld der Milliardärstochter dauerhaft seine Finanzen zu sanieren vermöge,[62] sondern schon die individuelle Erlösung selbst ist mit etwelchen Fragwürdigkeiten behaftet. Zweifelhaft ist, ob eine Sozialisierung der „formalen Existenz" und ihr Glück mit der Heirat allein gesichert werden könnte, ja zweifelhaft ist schon, ob sie dadurch überhaupt erreicht werden. Es fragt sich, ob Imma – ein Typus, ein ästhetisches Prinzessinnen-"Wesen" (II, 295), ein „Geschöpf" (II, 237) –, ob ausgerechnet diese Märchenfigur in der Lage ist, den Märchenprinzen auf den Boden des Lebens zu bringen, ob sie ihrem Prinzen das Leben erschliessen kann, vom dem sie selbst nichts weiss.[63] „[D]ass zwei Einsamkeiten sich zusammentun, das Leben zu gewinnen", ist in der Tat eine „wunderliche Erscheinung" (XI, 581). Eine Verbindung zweier Stigmatisierter, die belastet ist auch mit der (weniger im geschlechtlichen als im symbolischen Sinne zu verstehenden) Inzestproblematik, lässt Erlösung vom narzisstischen Solipsismus glaubwürdigerweise nicht erwarten. Klaus Heinrich bleibt „auf

62 Joachim Rickes spricht unter Verweisung auf II, 353 f. davon, „die positiven wirtschaftlichen Auswirkungen dieser Verlobung" seien „unübersehbar" (Politiker – Parlamente – Public Relations. Thomas Manns Roman *Königliche* Hoheit als Spiegel des aktuellen politischen Geschehens, Frankfurt/Main u.a.: Peter Lang 1994, S. 45). Ob aber die Krippenreuther und Knobelsdorff aus all dem Segen ihre Lehren ziehen und über Nacht zur Verwaltung der Staatsfinanzen tauglich werden, steht dahin.

63 Auch die Ehefrau von Felix Krull in dem geplanten Ehe-Kapitel wäre eine dem Ehemann ähnliche, schwebende Existenz gewesen. Vgl. Hans Wysling: Narzissmus und illusionäre Existenzform, S. 92.

der Menschheit Höhen" (II, 363), nur dass jetzt eine Prinzessin sein Alleinsein teilt. Er wird nicht *ins* Leben, sondern *vom* Leben erlöst (und spielt also doch die Spiele aus der „Fürsten-Novelle" weiter), denn Imma *vermittelt* nicht Welt, sondern hält sie fern.[64]

Das Problem des Romanschlusses deckt sich weitgehend mit dem Problem des Glücksbegriffes. Über das Glück, das der Roman für sein Ende behauptet, hat sich Thomas Mann wiederholt geäussert. Es sei keineswegs „ganz platt und eudämonistisch gemeint". Vielmehr habe hier ein junger Ehemann „über die Möglichkeit der Synthese von Einsamkeit und Gemeinschaft, Form und Leben, über die Aussöhnung des aristokratisch-melancholischen Bewusstseins mit *neuen* Forderungen" fabuliert.[65] Man findet die Formulierung in zahlreichen Abwandlungen wieder: „Compromiss von Hoheit und Leben" (3.6.1909 an Heinrich Mann); „Ausweg aus der Hoheit ins Leben" (25.7.1909 an H. v. Hofmannsthal); „Synthese von Hoheit und Glück" (28.1.1910 an E. Bertram); „Versöhnung mit der 'Menschlichkeit'" (XII, 96); „Pakt mit dem 'Menschenglück'" (XII, 97); „Pakt der Einsamkeit mit dem Glück" (XI, 579); „Versöhnung von Strenge und Glück" (XI, 575); „Versöhnungswillen, der auf den menschlichen Ausgleich einseitiger Prinzipien, des individualistischen und des sozialen, zielt" (XI, 577); „Vereinigung von Hoheit und Lebensglück" (DüD I, 272). Auf der einen Seite also stehen mehr oder weniger synonym Hoheit, Einsamkeit, Strenge, auf der anderen Seite Liebe, Leben, Glück, Menschlichkeit, Gemeinschaft. Beides kommt zusammen in einem Kompromiss, Ausweg, Pakt, in einer Versöhnung, Vereinigung, Synthese.

„Hoheit und Liebe" (II, 362), heisst es am Ende des Romans. „Hoheit" stellt sich nach Doktor Überbein dar in „erlesene[n] und schwermütig isolierte[n] Lebensformen, denen man sich gefälligst mit der zartesten Teilnahme zu nahen hat" (II, 87). Es meint recht genau das, was Hans Wysling unter Thomas Manns (frühen) Narzissmus gefasst hat: Einsamkeit, Distanz zur Welt, zur Gesellschaft, Menschlichkeit, Gemütlichkeit; Haltung, Bewahrung der Form, asketische Strenge, Leistungswillen, hoher Anspruch gegen sich selbst; Entsagung, Verzicht auf die „Wonnen der Gewöhnlichkeit", auf Spontaneität; aristokratische Exklusivität und

64 So auch Beate Hansel (Liebesbeziehungen des Helden im deutschen Bildungsroman und ihr Zusammenhang mit der bürgerlichen Konzeption von Individualität, Frankfurt/Main: Lang 1986 [= Europäische Hochschulschriften: Reihe 1, Deutsche Sprache und Literatur; 901], S. 181 f.): „Nach wie vor steht Klaus Heinrich eine Etage über dem Leben, nur steht er nicht mehr alleine dort. [...] Klaus Heinrichs Beziehung zu Imma symbolisiert nicht den neugewonnenen Kontakt zum Leben, sie ersetzt ihn, sie ist seine 'Liebschaft mit dem Leben'".

65 XI, 118. Vgl. 28.1.1910 an E. Bertram: Es komme immer noch darauf an, „was man unter 'Glück' und zumal unter einem 'strengen Glücke'" verstehe.

Feinheit, Abgehobenheit vom „Volk"; Leidensvertrautheit, Krankheitsanfälligkeit und einiges andere mehr.

Was aber meint „Liebe"? Der Liebesbegriff in *Königliche Hoheit* ist wohl noch problematischer als der Glücksbegriff, denn es ist offensichtlich, dass Klaus Heinrichs Werbung vollkommen egozentrisch ist[66] und von daher mit Liebe zu einem Du wenig zu tun hat (von Liebe ist erst auf der zweitletzten Zeile des Romans die Rede[67]). Imma wird funktionalisiert, ihr wird die Aufgabe zugewiesen, das prinzliche Lebensglück zu sichern. Weshalb denn willigt sie in die Heirat ein? Sie glaubt, wie sie ihrem Vater erklärt, „sich liebend nützlich [...] machen" (II, 344) zu können. Eine auffällige Begründung. Wem gilt der Nutzen? Einmal dem Ehemann, aber auch dem Land. Jedenfalls heiratet Imma uneigennützig, oder sagen wir: nicht nur eigennützig, da dieses Sich-nützlich-machen-Wollen wohl auch auf die Befriedigung eigener psychischer Bedürfnisse zielt. Die Heirat befreit sie - vielleicht - aus dem bisherigen „langweilige[n] und einfältige[n] Leben" (II, 255 f.). Ihre Liebe ist offensichtlich weniger erotischer als karitativer und therapeutischer Art, und sie scheint sich in erster Linie nicht auf den Prinzen, sondern auf die öffentliche Wohlfahrt zu beziehen. Auch auf ihrer Seite lässt sich konstatieren, dass die „Erlösung durch Liebe" nicht stattfindet.[68] Die „Erlösung" ist utopisches Programm, Velleität, und als solche vielleicht sogar nur der Reflex eines ethischen Impulses: Heirat als Versuch der Selbsterziehung oder Selbsttherapierung.

*

Man gerät damit wieder auf die Ebene der Biographie. Auch von ihr aus gesehen birgt das Romanende eine „Verlogenheit". Ohne die lebensgeschichtliche Wahrheit des Autors positiv festzulegen, darf man doch sagen, dass das Romanende von ihr abweicht. Denn die Sozialisierung des

66 Sylvia Wallinger meint zur Werbung Klaus Heinrichs („Und es war kalt in dem silbernen Kerzensaal, wie in dem der Schneekönigin, wo die Herzen der Kinder erstarren". Gesundete Männlichkeit und gezähmte Weiblichkeit in Thomas Manns Königliche Hoheit und Wälsungenblut, in: Der Widerspenstigen Zähmung. Studien zur bezwungenen Weiblichkeit in der Literatur vom Mittelalter bis zur Gegenwart, hrsg. von S.W. und Monika Jonas, Innsbruck: Institut für Germanistik 1986 [= Innsbrucker Beiträge zur Kulturwissenschaft, Germanistische Reihe, Bd. 31], S. 235–257, 243): „Es fehlt jegliche überzeugende psychologische Motivation."

67 Bei der Beschreibung der – von jener des Autors nicht ganz unabhängigen – Hochzeit Josephs heisst es dazu (V, 1526): „Selbstverständlich steht bei einer solchen von anderen beschlossenen Staatsheirat die Liebe nicht am Anfang der Dinge; sie hat sich zu finden und findet sich mit der Zeit zwischen gut gearteten Wesen." Dass auch in Rahel Katia steckt, verdient hier vielleicht in Erinnerung gerufen zu werden.

68 So bündig schon Hansel, S. 201.

Prinzen, der Künstler-Allegorie, die „Erlösung" zum sozialen Leben hin, die Gesundung im Menschlichen, der Öffnung einem Du gegenüber[69] ist biographisch ja nicht der letzte Zweck der Heirat. Zweck der „Verfassung" ist es, die künstlerische Produktivität zu sichern und „auf eine verlässlichere biographische Grundlage zu stellen"[70]. Das Lebensziel Thomas Manns war es nicht, (ein möglichst guter) Ehemann zu werden, sondern (ein möglichst grosser) Künstler; die Kunst stand zeitlich und „sachlich" vor der Ehe. Diese ersetzte das Künstlertum nicht, sie wurde vielmehr in das Künstlertum integriert und ihm dienstbar gemacht.[71]

Der Künstler tritt mit der Ehe nicht zwangsläufig auch ins Leben ein. Man könnte im Gegenteil sagen, er halte es sich so zuverlässiger und bürgerlich unbeanstandbar vom Leibe. Die Ehe lässt „Hoheit", die gewohnte Askese und Kunstausübung weiterhin zu. Im Roman löst Thomas Mann das Problem des Endes, indem er zu dem traditionellen Lustspielschluss greift. Heirat bedeutet Beendigung sämtlicher Konflikte. Alle sind glücklich, Vorhang fällt. Die Illusion der Konfliktauflösung trägt aber nur auf der Bühne der Fiktion; im Leben fällt der Vorhang nicht.

Dass der Schluss zu schön ist, um lebensgeschichtlich wahr zu sein, war Thomas Mann bewusst. Er gestand sich ein, dass das Glück des schlichten Helden nicht dem eigenen Glück entsprechen konnte. So recht mochte er an die postulierte Synthese schon 1910 nicht mehr glauben. Wer schon vor *Königliche Hoheit* geplant habe, einmal den Lebensroman Friedrichs des Grossen zu schreiben, meinte er sogar, der habe wohl überhaupt nie so ganz an ein „strenges Eheglück" geglaubt. Im Grunde also habe Überbein mit seiner Verneinung der Möglichkeit einer Verbindung von „Hoheit" und Liebe, dem *tertium non datur* recht.[72] In der Tat

69 Vgl. Notb II, 112: „*Völlig* darf ich mich ihr ja doch nicht mittheilen. [...] Ich liebe nicht, was gleich mir ist oder was mich auch nur versteht."

70 Bernd Hamacher: Thomas Manns letzter Werkplan „Luthers Hochzeit", Frankfurt/Main: Vittorio Klostermann 1996 (= Thomas-Mann-Studien XV), S. 330.

71 Sylvia Wallinger („Und es war kalt...", S. 257) formuliert mit feministischer Schärfe: „Somit leistet die dichterfürstliche monogame 'Liebesehe' all das, wozu sie als Institution im Patriarchat für den Mann konstruiert worden war: – sie stabilisiert freiflottierende erotische Energien in der ehelichen Monotonie [dies traf in Thomas Manns Fall allerdings gerade nicht zu, der Verf.] – verwandelt Frustrationen in Leistungen – sublimiert verbotene Triebregungen ins Kulturell-Schöpferische – schafft dem Mann eine solide Basis für gedankliche Höhenflüge [...]."

72 Vgl. 26.1.1910 an Heinrich Mann: „Auch die Wohlwollendsten bezweifeln den Lustspielschluss [...]. Nachgerade glaube ich selbst nicht mehr daran. [...] Im Grunde hat natürlich Überbein recht; und wer schon vor K[önigliche] H[oheit] einen 'Friedrich' plante, hat wohl nie so ganz innerlich an ein 'strenges Eheglück' geglaubt. Was nicht hindert, dass man praktisch daran glauben kann." – 28.1.1910 an E. Bertram: „Den Schluss opfere ich gern. Er ist wohl ein bischen demagogisch, ein bischen populär verlogen. [...] Ihr Korreferent hat Recht, wenn er sagt, dass 'man' in diesem Falle an die Synthese von Hoheit und Glück ernsthaft glauben soll;

hatte Thomas Mann schon am 17. Januar 1906 an Heinrich Mann geschrieben: „'Friedrich…' Mir zappelt das Herz, wenn ich nur daran denke. […] Ich bin noch nicht frei dafür. 'Kgl. Hoheit' will noch gemacht sein." Das Herz also „zappelte" bei der Einsamkeit, nicht bei der Liebesgeschichte, die – in Befolgung welcher Pflichten? – „noch gemacht sein" wollte. Die Formulierung lässt etwas Uninteressiertes, ja Resigniertes erkennen. Ein Dienst, wie die Ehe selbst? Insofern wäre nicht nur der Schluss von *Königliche Hoheit*, sondern der ganze Roman biographisch „ein bischen verlogen".[73]

Was bleibt vom „strengen Glück", ist im wesentlichen die Strenge. „Streng" bedeutet, dass die „Hoheit" beibehalten wird. Dass sie beibehalten werden kann, auch unter den Bedingungen der Ehe, darin liegt vielleicht das Glück; sicher liegt es nicht in der Frauenliebe.[74]

Autobiographisch „verlogen" ist das Romanende allerdings nur, wenn man es tatsächlich als „Erlösung" liest. Man kann es aber auch als ihr Gegenteil lesen, nämlich als Darstellung der Einsicht, dass es so etwas wie „Erlösung" im Leben nicht gibt, für den Künstler nicht dauerhaft geben kann. Thomas Mann müsste aus seiner Haut gefahren und gänzlich ein anderer geworden sein, führte er nichts als Harmonie vor. Und in der Tat: Die Emphase ist nicht rein, das Harmoniemodell nur vordergründig. Dahinter stehen Vorbehalt, Skepsis, Zurücknahme, Absage. Thomas Mann hat mehrmals betont, mit dem gesellschaftlichen und physischen Untergang Doktor Überbeins gingen nicht auch seine Ideen unter. „[F]ür so gemein […] darf man mich nicht halten", schrieb er in den *Betrachtungen eines Unpolitischen*, „dass ich im 'Glücke' ein Argument und im Zugrundegehen [Überbeins] eine Widerlegung erblickte" (XII, 98).

Auf die Vorbehalte, die der Roman selbst gegen seinen Erlösungsschluss erhebt, hat schon 1909 Thomas Manns Freund Ernst Bertram

aber damit ist noch nicht bewiesen, dass *ich* im Grunde daran glaube. […] Unter uns […]: mein *unverschämter* Plan, einmal den Lebensroman Friedrichs des Grossen zu schreiben, datiert hinter 'Königliche Hoheit' zurück. Mit einem solchen Plan im Herzen glaubt man offenbar nicht sehr innerlich an die obgenannte Synthese. Übrigens wird in 'K.H.' sehr ausdrücklich zwischen Hoheit und Grösse unterschieden. Und schliesslich kommt es immer noch darauf an, was man unter 'Glück' und zumal unter einem '*strengen* Glücke' versteht." – „[Das Buch] hatte zum Gegenstand den Pakt der Einsamkeit mit dem Glück und wehrte sich optimistisch gegen das 'Non datur', das 'Gibt's nicht', das die Möglichkeit dieses Paktes verneinen will und ihm auch wohl in der eigenen Brust widersprach." (XI, 579)

73 Vgl. Tb, 19.2.1938: „Bei Tische stellten wir die 33 Jahre unseres Verheiratetseins fest. Das Erschrecken, der Schwindel dabei: Das Leben – ich sagte, ich möchte es nicht wiederholen, das Peinliche habe zu sehr überwogen. Fürchte K. weh getan zu haben."

74 Nach Herbert Lehnert (Thomas Mann. Fiktion, Mythos, Religion, Stuttgart u.a.: Kohlhammer 1965, S. 88) liegt das Glück in dem „Selbstbewusstsein, auch als Aussenseiter in der Repräsentation eine soziale Funktion zu haben".

hingewiesen. Der Märchenstil sei zu deutlich, „als dass hier etwas wie eine Lösung des Nichtzulösenden psychologisch gemeint wäre". Es liege vielmehr „eine allerletzte heimliche und trübe Selbstironie in diesem Unwirklichkeitsschluss".[75] Georg Lukács befand später, die Menschen in dem Roman seien „dekadenter gesehen, als dass man sich so einfach in ein Glück, in die Perspektive eines Glücks hineinfinden könnte".[76] Man muss dieser Aussage recht geben. Klaus Heinrich und Albrecht sind *décadents*, und Zeichen der Dekadenz finden sich auch überall im Land: absterbender Wald, fehlernährte Bevölkerung, Verfall der Staatsfinanzen, *mésalliance* eines Mitglieds des Herrscherhauses usw. Es herrscht eine melancholische Gesamtstimmung in dem Kleinstaat. Die Heirat, die einen Neuanfang markieren soll, findet nicht im Frühjahr statt (wie beim Verfasser), sondern im Herbst. Klaus Heinrich heiratet eine Frau, aber wer in ihm die „Ahnung [...] einer unerlaubt herrlichen Menschlichkeit" (II, 93) auslöst, ist ein Mann, der Schulkamerad Anselm Schickedanz.[77] Vom Prinzip Hoheit, Prinzip Überbein kommt Klaus Heinrich nicht los. Er wahrt seinem Erzieher ein „ehrendes, ja inniges Andenken" (II, 352). Und Imma, die Überbein früher als „unseligen Menschen" (II, 261) bekämpft hatte, unterstellt sich am Schluss gar seinen Lehren und zitiert ihn (II, 363): „Aber wir sind so dumm und alleine, Prinz, auf der Menschheit Höhen, wie Doktor Überbein immer gesagt haben soll, und wissen gar nichts vom Leben!" Nicht ein Frage-, ein Ausrufezeichen schliesst diesen Satz ab. Überbein siegt, seine Lehren gelten auch in der Ehe fort.[78]

*

Im folgenden Essay über *Chamisso* (1911) wird zunächst noch einmal der Schritt in die „Verfassung" verteidigt, wenn es heisst (IX, 57; vgl. VIII, 456):

> Es ist die alte, gute Geschichte. Werther erschoss sich, aber Goethe blieb am Leben. Schlehmil stiefelt ohne Schatten, ein 'nur seinem Selbst lebender' Naturforscher, grotesk und stolz über Berg und Tal. Aber Chamisso, nachdem er aus seinem Leiden ein Buch gemacht hat, beeilt sich, dem problematischen Puppen-

75 Ernst Bertram: Thomas Manns „Königliche Hoheit", in: Mitteilungen der literarhistorischen Gesellschaft Bonn Jg. 4, Nr. 8, 1909, S. 195–217, 214.

76 Georg Lukács: Thomas Mann, 5. Aufl., Berlin: Aufbau 1957, S. 127.

77 II, 93. An die Schickedanz-Episode erinnern das Hippe-Erlebnis sowie die Sonnenmenschen im „Schneetraum"-Abschnitt des *Zauberberg*.

78 Insofern bestünde zwischen Leben und Werk sowenig ein Widerspruch wie zwischen Werk – *Buddenbrooks* – und Leben, will sagen, zwischen dem Umstand, das jemand den „Verfall einer Familie" beschreibt und dann daran geht, selbst eine Familie zu gründen.

stande zu entwachsen, wird sesshaft, Familienvater, Akademiker, wird als Meister verehrt. Nur ewige Bohemiens finden das langweilig. Man kann nicht immer interessant bleiben. Man geht an seiner Interessantheit zugrunde oder man wird ein Meister.

Kaum war dies geschrieben, begann, im Juli 1911, die Arbeit am *Tod in Venedig*. Darin ging es um einen Meister. Es ging aber auch um die Liebe eines einsamen Dichters zu einem schönen Knaben. Auch hier stehen wir vor so subtiler wie akribischer Autobiographie. Was wird nun über die Familienverhältnisse des Dichters gesagt? „Die Ehe, die er in noch jugendlichem Alter mit einem Mädchen aus gelehrter Familie eingegangen war, wurde nach kurzer Glücksfrist durch den Tod getrennt. Eine Tochter, schon Gattin, war ihm geblieben. Einen Sohn hatte er nie besessen."[79] Das sind klare Verhältnisse. „Nach kurzer Glücksfrist" lässt der Autor die Frau an der Seite des Künstlers wieder sterben. Psychologisch handelt es sich um die Wiederkehr des Verdrängten, der unsterblichen „Hunde im Souterrain" (17.2.1896 an O. Grautoff), um die Insistenz der Homosexualität, deren Zurückdrängung sich als nicht irreversibel erwiesen hatte.[80] Der *Tod in Venedig* ist (ganz ungeachtet des baldigen Abscheidens der Frau Aschenbach) nicht die Rücknahme von *Königliche Hoheit*; er ist Ergänzung und Fortführung des „Erlösungs"-Romans. Er widerspiegelt, dass auf der biographischen Ebene Familiensinn und Homoerotik eine zwar höchst spannungsgeladene und reizbare, dabei aber dauerhafte antagonistische Koexistenz eingegangen sind. Während die Ehe selbstbestimmt ist – zu ihr führt ein Entschluss –, bricht die homoerotische Leidenschaft als metaphysisch-dionysisches Ereignis herein, und zwar unabhängig von und trotz der Ehe, welche kein *remedium concupiscentiae* sein kann,[81] insofern es sich um homosexuelle Begierde handelt. Die Aschenbachsche Liebe wird „unmöglich [...], absurd, verworfen, lächerlich" genannt, aber auch „ehrwürdig" und gar „heilig" (VIII, 498). Diese Heiligsprechung bedeutet, nebenbei, auch eine Entköperlichung. Sie ist „unmöglich" nicht nur gesellschaftlich, sondern auch körperlich; was biographisch wiederum die Existenz als Familienvater sichert.

79 VIII, 456. Vgl. dazu und generell zum vorliegenden Thema Eckhard Heftrich: Vom Verfall zur Apokalypse. Über Thomas Mann, Frankfurt/Main: Vittorio Klostermann 1982 (= Das Abendland, N.F. 14), S. 114–128, 115; Manfred Dierks: Doktor Krokowski und die Seinen, in: Das „Zauberberg"-Symposium 1994 in Davos, S. 180.

80 Es ist nicht ausgeschlossen und sogar lebenswahrscheinlich, dass Thomas Mann diese Erfahrung schon *vor* 1911 und der Venedig-Reise gemacht hat.

81 Im *Zauberberg* teilt Naphta mit, die Ehe sei „verliehen einzig zur Einschränkung der sinnlichen Begierde und der Unmässigkeit" (III, 816 f.). Er nimmt das Wort Pauli auf: „Heiraten ist besser als brennen" (1. Kor. 7,9).

Dass die *vor*eheliche „Unberührbarkeit" oder Askese des Künstlers durch Ehe und „Verfassung" nicht abgelöst worden ist, sondern sich bloss zu einer *inner*ehelichen verändert hat,[82] zeigt sich auch in den Tagebüchern, welche ab 1918 vorliegen. Am 22. Mai 1919 notierte sich Thomas Mann in Feldafing, wo er seit mehreren Tagen ohne Familie weilte:

> Es ist lange her, dass ich so lange allein war. Ich nannte es heute unterwegs meine Tonio Kröger-Einsamkeit. [...] Über Einsamkeit und 'Weib und Kinder' wäre manches zu sagen, d.i. über ihre Würdigkeit, Ratsamkeit, Zuträglichkeit, ihre inneren Wirkungen. Die entscheidende Erwägung und Sicherheit bleibt mir, dass ich mich meiner Natur nach im Bürgerlichen bergen darf, ohne eigentlich zu verbürgerlichen.

Weiterhin ist es das Künstlertum, das Ehe und Familie den Massstab gibt. Dass sie ihm förderlich seien, will Thomas Mann in diesem Moment offenbar nicht bejahen. Immerhin weiss er sich beruhigt, dass sie das Künstlertum im Kern nicht zu gefährden vermögen.

*

Auffällig häufig werden in der Weimarer Republik die Homosexualität und ihr Antagonismus zur „Verfassung" zum Thema gemacht.[83] „Ich bin Familiensohn und Familienvater von Instinkt und Überzeugung", heisst es in dem vielzitierten Brief vom 4. Juli 1920 an Carl Maria Weber. „Soll nun aber vom Erotischen, vom unbürgerlichen, geistig-sinnlichen Abenteuer die Rede sein, so stellen die Dinge sich doch ein wenig anders dar." Wiederholt wurde nun, was schon die *Betrachtungen eines Unpolitischen* ausgesprochen hatten: Zwischen Leben und Geist – als „Ehe" und „Homoerotik" – gebe es „keine Vereinigung, sondern nur die kurze, berauschende Illusion der Vereinigung und Verständigung, eine ewige Spannung ohne Lösung". Da war es wieder, das Überbeinsche *tertium non datur.*

Auch die Rede *Von deutscher Republik* (Oktober 1922) handelt von der Homoerotik, welche dabei diskursiv aufgewertet, als staatsbürgerlich wertvoll und also gesellschaftlich salonfähig erklärt wird (Ess II, 160 f.):

82 Vgl. dazu auch Gerhard Härle: Männerweiblichkeit. Zur Homosexualität bei Klaus und Thomas Mann, Frankfurt/Main: Athenäum 1988, S. 218: „So stellt sich für Thomas Mann die Ehe [...] nicht als Spielfeld der Leidenschaften dar, sondern als Bewährungsraum der Disziplin, der Askese."

83 Ausser Betracht bleiben müssen hier der *Protest der Prominenten gegen die geplante Beibehaltung und Verschärfung des § 175* (1930) und *August von Platen* (1930). Vgl. auch XI, 52.

Ich will es wagen, in diesem Zusammenhange [...] mit aller gebotenen Behutsamkeit und Ehrerbietung von dem besonderen Gefühlsbezirk zu reden [...]: ich meine jene Zone der Erotik, in der das allgültig geglaubte Gesetz der Geschlechtspolarität sich als ausgeschaltet, als hinfällig erweist, und in der wir Gleiches mit Gleichem, reifere Männlichkeit mit aufschauender Jugend, in der sie einen Traum ihrer selbst vergöttern mag, oder junge Männer mit ihrem Ebenbilde zu leidenschaftlicher Gemeinschaft verbunden sehen.

Die Gesellschaft beginne allmählich, diese Erscheinung ruhig ins Auge zu fassen. Es sei unmöglich, diesen Gefühlskomplex, der „Heiligstes und kulturell Fruchtbarstes" in sich schliessen könne, der Sphäre des Verfalles zuzuweisen. Diese Empfindungssphäre könne „ohne jeden Zweifel staats- und kulturwichtige Elemente" bergen.

*

1924 erscheint *Der Zauberberg*. Auch hier bringt Thomas Mann seine eigene Ehe zur Darstellung, und zwar sowohl in der Zeichnung der Rollen bei der Werbung wie auch in der Abkühlung der Beziehung.[84] Wieder trägt eine Figur Züge *Katia* Manns: *Clawdia* Chauchat.[85] Katia Manns jüdische Abstammung kehrt bei ihr als slawische wieder. Mme Chauchat hat ebenfalls breite Backenknochen, kaut ebenfalls ihre Nägel. Das Verhältnis zu Hans Castorp schwingt sich nur teilweise zu einer Liebesgeschichte auf. Mme Chauchat ist in ihren Liebhaber nicht verliebt, sie lässt ihn vielmehr einfach gewähren. Auf diese seine einzige Erfahrung, „'wie sehr sie [die Frauen] in ihrem Verhalten zum Manne abhängig sind von dem Verhalten des Mannes zu ihnen'", baut Castorp später im Gespräch mit Mynheer Peeperkorn eine ganze Theorie auf:[86]

'Die Frauen, so möchte ich mich ausdrücken, sind reaktive Geschöpfe, ohne selbständige Initiative, lässig im Sinne von passiv... [...] Die Frau [...] betrachtet sich in Liebesangelegenheiten primär durchaus als Objekt, sie lässt es an sich her-

[84] In *Die Ehe im Übergang* fällt das Wort von der „geschlechtlichen Erkaltung" (Ess II, 281). Nach der Lebenswahrscheinlichkeit und auch nach den vorhandenen Quellen (Briefe, Tagebücher) erfolgte die Abkühlung der ehelichen Gefühle allerdings nicht erst in der Zeit der Entstehung des zweiten Teils des *Zauberberg*.

[85] Vgl. Notb II, 254; Hans Wysling: *Der Zauberberg* – als Zauberberg, in: Das „Zauberberg"-Symposium 1994 in Davos, S. 49. – Dies scheint übrigens auch für Adriatica von Mylendonk, in mehrfacher Hinsicht Gegenfigur zu Mme Chauchat, zu gelten.

[86] III, 835, 828 f., 845. Diese Aussage Hans Castorps ist mehrfach konnotiert. Wie sehr auch Nietzsche beteiligt ist, hat Erkme Joseph gezeigt: Nietzsche im „Zauberberg", S. 97 f., 258 f. Eckhard Heftrich hat schon früher (Zauberbergmusik. Über Thomas Mann, Frankfurt/Main: Vittorio Klostermann 1975, S. 248) auf den Anklang an *Faust* V. 9393 aufmerksam gemacht: „Fraun, gewöhnt an Männerliebe, / Wählerinnen sind sie nicht, / Aber Kennerinnen."

ankommen, sie wählt nicht frei, sie wird zum wählenden Subjekt der Liebe erst auf Grund der Wahl des Mannes, und auch dann noch [...] ist ihre Wahlfreiheit [...] beeinträchtigt und bestochen durch die Tatsache, *dass* sie gewählt wurde.'

Die Frau als „Objekt" des Mannes – das reflektiert bis in die Wortwahl hinein Thomas Manns eigene Geschichte: Seine Ehe war fraglos der „Wahl des Mannes" zuzuschreiben, Katia liess sich schliesslich „bestechen".[87]

Nach der einen Liebesnacht mit Hans Castorp reist Mme Chauchat ab. Ihre Rückkehr wie auch, dass sie in Begleitung eines anderen Liebhabers erscheint, wird von Castorp gelassen hingenommen. Keine hahnenmässige Kämpfe mit Peeperkorn, ganz im Gegenteil treten die beiden auf den Duzfuss und schliessen einen „Bruderbund" (III, 849), nachdem Castorp schon mit Mme Chauchat „Freundschaft" und ein „Bündnis" (III, 830) geschlossen hat. Deren einst zwingende Attraktivität hat ihre Wirkung eingebüsst.

Das Bündnis kann nur unter der Bedingung des Verzichts auf geschlechtliche Liebe zustande kommen. (Das wird dann auch im *Doktor Faustus* gelten, und es gilt schon in *Königliche Hoheit*: Die Imma, die zum „strengen Glück" antritt, ist die Clawdia der zweiten *Zauberberg*-Hälfte. Sie löst keine erotische Leidenschaft aus.)

Erkennbar spielt im *Zauberberg*, der ja zuerst eine Kontrafaktur zum *Tod in Venedig* werden sollte, nicht nur die Homosexualität eine bedeutende Rolle (Hippe-Komplex, Männerbünde etc.), erkennbar kehrt auch die frühere Eheskepsis wieder. Die meisten Protagonisten sind unverheiratet (Castorp, Ziemssen, Settembrini, Naphta, Krokowski) oder verwitwet (Behrens). Mme Chauchat ist zwar verheiratet, tritt ihre Ehe aber mit Füssen.

Dasselbe gilt für Frau Stöhr, die sich mit Hauptmann Miklosich amüsiert. „Ihr Mann wartete in Cannstatt auf sie" (III, 212), bemerkt der Erzähler lakonisch. Und vom Ehepaar Magnus weiss er, Frau Magnus habe nach dem Trinken von Champagner gestanden, „sie fühle, wie Leben sie durchrinne, was aber Herrn Magnus nicht lieb zu sein" geschienen habe (III, 790).

Eine gar merkwürdige „Ehe" begegnet im Abschnitt „Fragwürdigstes". Auch in der spiritistischen Sitzung spiegeln sich Thomas Manns eigene Probleme mit Ehe und Vaterschaft, sein Weg zur „Mannesschaft". Geschildert wird ein symbolischer Gebärakt, wobei autobiographisch an die

87 Katia Mann „wäre nicht auf den Gedanken gekommen, ihn zu heiraten. Es ging von ihm aus" (Meine ungeschriebenen Memoiren, Frankfurt/Main: S. Fischer 1975, S. 25).

schwere Geburt Erika Manns erinnert wird.[88] Der „Vater" ist Hans Castorp, die „Mutter" das Medium Ellen Brand und das „Kind" Joachim Ziemssen. Dieselbe Konstellation hatte Thomas Mann schon im Essay *Okkulte Erlebnisse* beschrieben. Mit Hermann Kurzke ist zu bemerken, dass dort die „Mutter" ein Mann war, das kreissende Medium Willi Sch., während im Roman die „Mutter" kein rechter Mann mehr ist, allerdings auch keine rechte Frau. Sie ist ein Zwitter; ihr „spirit" ist Holger, ein junger Mann und Dichter. Er bringt die Erscheinungen hervor. Bevor dies geschieht, kommt es zur „Hochzeit": Elly flüstert in Hansens Ohr ein heisses „Ja!".[89]

Die Hochzeit ist der notwendige Durchgang zur Geburt. Notwendig ist er nicht (erst) aus bürgerlichen, sondern (schon) aus metaphysischen Gründen. Das Ja, das beim verwirrten Castorp Rührung und Erschütterung hervorruft, bedeutet – durch alle Verhunzung hindurch – Annahme seiner selbst. Bejaht wird der Mann, und zwar als Ganzes, als das, was er ist. Bevor sein „Kind" auf die Welt kommt, wird er gewissermassen selbst geboren. Ehe meint hier die Vereinigung als Bedingung der Zeugung (die der seltsame Akt ja *auch* ist). Es muss sich übrigens nicht um eine heterosexuelle Vereinigung handeln (die Verbindung Hans Castorps mit Elly/Holger ist es ja auch nicht so recht): Die *conceptio*, die dann zu einem Werk führt,[90] kann vielmehr auch homo- oder autoerotischen Ursprungs sein.

*

Im Juli/August 1925 entstand, auf Anregung Graf Hermann Keyserlings,[91] der Aufsatz *Die Ehe im Übergang*. Darin wurde die Ehe, eine „hinlänglich problematische Sache" (Ess II, 267), der Homosexualität gegenübergestellt und die bisherige Theorie weiterentwickelt. Sie war für Thomas Mann

88 Vgl. Michael Maar: Geister und Kunst. Neuigkeiten aus dem Zauberberg, München: Hanser 1995, S. 213 ff.; Hermann Kurzke: Auf dem Weg zum *Zauberberg*. Timpe und Schrenck: zwei Studien, in: Auf dem Weg zum *Zauberberg*, S. 89 f.

89 III, 938. Auf das Geschwisterlich-Inzestuöse auch dieser Beziehungen hat Maar, S. 214 f., aufmerksam gemacht.

90 Thomas Mann hat für Aussagen über seine Arbeit regelmässig Metaphern aus der Sphäre Ehe/Zeugung/Geburt benutzt. Einige Beispiele: 22.3.1944 an A.E. Meyer: Der *Doktor Faustus* mache ihm Sorge. Nach den „Flitterwochen" der ersten Kapitel sei er nun „schon wieder lange verheiratet damit"; 12.10.1946 an H. Hesse: „reichlich übertragenen Roman"; X, 19: „Dass alles Gestalten [...] kreissende Qual [ist], man weiss es vielleicht".

91 Vgl. Das Ehe-Buch. Eine neue Sinngebung im Zusammenklang der Stimmen führender Zeitgenossen angeregt und herausgegeben von Graf Hermann Keyserling, Celle: Niels Kampmann 1925. Das Buch enthielt Beiträge unter anderem auch von Ricarda Huch, Jakob Wassermann und C.G. Jung.

selbst durchaus wichtig und wahr,[92] auch wenn er seinen artistischen Tanz auf „glättestem Glatteis" (Ess II, 267) als Gelegenheitsschrift camouflierte.[93] Der Text erstreckt die Wandlung vom „unpolitischen Ästheten" zum „Vernunftrepublikaner" vom politischen auf das sexuelle Gebiet; dies hatte sich allerdings schon in *Von deutscher Republik* selbst angebahnt. Was den Autor argumentativ von der gleichgeschlechtlichen Liebe zur heterosexuellen Ehe führt, ist die In-Analogie-Setzung von Ehe und Kunst. Beide, Ehe und Kunst, seien „ein Sakrament, ein Geistiges, gegründet im Fleischlichen" (Ess II, 282). Nun wird also auch die Ehe sakralisiert. Nur ihr wird der „Segen der Natur und des Lebens" zugebilligt. Der „ungeheure moralische Vorzug der naturgebotenen, ehelich möglichen, zeugenden Liebe" sei die Treue. Homosexualität hingegen sei „'freie' Liebe im Sinne der Unfruchtbarkeit, Aussichtslosigkeit, Konsequenz- und Verantwortungslosigkeit. Es entsteht nichts aus ihr, sie legt den Grund zu nichts […]." Sie sei „nicht gründend, nicht familienbildend und geschlechterzeugend". „Alles, was die Ehe ist, nämlich Dauer, Gründung, Fortzeugung, Geschlechterfolge, Verantwortung", das sei die Homoerotik nicht. Zwar neige alles Künstlertum zu homoerotischem Ästhetizismus. Aber „Lebensfreundlichkeit, Lebensgutwilligkeit bilden doch auch einen der Grundinstinkte des Künstlers; ein gewisser Einschlag von Lebensbürgerlichkeit und Ethik macht ihn jedenfalls […] unter Menschen erst möglich […]." Der Künstler sei „zur sittlichen Güte bestimmt". „Ein Künstler ohne Lebenssittlichkeit ist nicht möglich; der Werkinstinkt selbst ist ihr Ausdruck" (Ess II, 275). In tabellarischer Form präsentieren sich die Attribute, welche Thomas Mann antagonistisch zuordnet, wie folgt:[94]

92 Weshalb auf ihn die Aussage Bernhard Shaws, der die Mitarbeit an Graf Hermann Keyserlings *Ehe-Buch* ablehnte, nicht zutrifft: „No man dare write the truth about marriage while his wife lives."

93 Vgl. Heinrich Detering, Das offene Geheimnis, S. 285 ff.

94 Vgl. Hermann Kurzke: Thomas Mann. Epoche – Werk – Wirkung, 2. Aufl., München: Beck 1991, S. 187; Claus Tillmann: Das Frauenbild bei Thomas Mann. Der Wille zum strengen Glück: Frauenfiguren im Werk Thomas Manns, Wuppertal: Holger Deimling 1991 (= Deimling wissenschaftliche Monographien; Bd. 2, Literaturwissenschaften), S. 29. Von ferne erinnert die Liste an Franz Kafkas „Zusammenstellung alles dessen, was für und gegen meine Heirat spricht" (Franz Kafka: Tagebücher. In der Fassung der Handschrift, hrsg. von Hans Gerd Koch, Michael Müller und Malcolm Pasley, Frankfurt/Main: S. Fischer 1990, S. 568).

Heterosexuelle Ehe	**Homoerotik**
Bürgerlichkeit	Ausserbürgerlichkeit, Künstlertum
Gesellschaftsfähigkeit, Geselligkeit, Familiensinn	Einsamkeit
Leben	Geist, Kunst, Tod
Unvollkommenheit	Vollkommenheit, Schönheit, Absolutheit
Ethik, Moral, Nutzen, Verantwortung, sittlich	Ästhetik, aussermoralisch, Nutzlosigkeit, unverantwortlich, unsittlich
Optimismus, Lebensbefehl, kategorischer Imperativ, Lebensgutwilligkeit	Melancholie, Hoffnungslosigkeit, „Aussichtslosigkeit“
Treue, Bindung, Dauer, Pflicht	Wechsel, „freie Liebe“, „Wurzellosigkeit“, „Mangel an Zusammenhang“, Zigeunertum, Libertinage, Leidenschaft, Individualismus
Repräsentanz (Grösse, Goethe-Nachfolge)	Aussenseitertum
Verwirklichung, Gründung, Fruchtbarkeit, Fortzeugung, Vaterschaft, Geschlechterfolge, „Segen der Natur“	keine Verwirklichung, Unfruchtbarkeit, „Unsegen“, „Fluch“, „Mangel an Sesshaftigkeits- und Verewigungsinstinkt“
real	ideal
„naturgeboten“	widernatürlich
apollinisch	dionysisch
Epik	Lyrik[95]

[95] Getreu Theodor Gottlieb von Hippels Ansicht, in der Ehe sei gesunde Prosa immer besser als Poesie, hat Thomas Mann Gedichte fast nur für Männer, insbesondere für Armin Martens und Paul Ehrenberg gemacht. Vgl. Tb, 16.7.1950: „Der erste Gegenstand, Armin, wurde zum Trinker nach dem Verfall seines Zaubers durch die Pubertät, und starb in Afrika. Auf ihn meine ersten Gedichte. Er lebt im 'T.K.'.“ Zur Festlegung der Lyrik als einer an Homosexualität gebundenen Dichtungsform vgl. auch Ess III, 252; Oswald Brüll: Thomas Mann, in: Nord und Süd, Jg. 37, 1913, S. 312–335; Böhm, Zwischen Selbstzucht und Verlangen, S. 17.

Ehe im Übergang hebt aber nicht nur die heterosexuelle Ehe von der Homosexualität ab, der Essay beschreibt auch Veränderungen in den Beziehungen zwischen den Geschlechtern. Thomas Mann konstatiert einen Abbau der stereotypen Geschlechterrollen. Er plädiert für einen „Ausgleich zwischen den Geschlechtern" (X, 194). Dies würde eine „beiderseitige Vermenschlichung" bedeuten, als Schritt zu einer wahren „Sexualkameradschaft" (X, 194). Wenn er nun „das Ewig-Menschliche" anspricht (X, 206), so in bewusster Antwort auf *Faust* und auf *Götterdämmerung*, deren Schluss jeweils „nur" das Ewig-Weibliche evoziert, worauf Thomas Mann schon 1903 hingewiesen hatte.[96]

Die Theorie des Ehe-Essays lässt sich im *Zauberberg* wiederfinden.[97] Mme Chauchat ist ungebunden, frei, verantwortungslos, pflichtvergessen, todverbunden, kinderlos-unfruchtbar – im Lichte des Aufsatzes müsste sie ein Mann sein. Sie steht denn auch für einen Mann, für Hippe. Im zweiten Teil des Romans aber wechselt Mme Chauchat gewissermassen die Seite.[98] Sie fühlt sich Peeperkorn verpflichtet und bekundet sogar Treue. Sie macht sich für ihn nützlich. Sie übernimmt, mit einem Wort, den Part der Ehefrau. Aus Eros wird Caritas. Der Hippe-Vergleich verblasst. Es ist doppeldeutig, wenn Hans Castorp, von Settembrini zur Eifersucht aufgefordert, „hahnenmässige" Männlichkeit (III, 831) von sich weist. Autobiographisch wäre Eifersucht möglich auf Hippe, nicht aber auf die „Ehefrau" Chauchat. Im Roman wird „hahnenmässige" Männlichkeit durch „Menschlichkeit" ersetzt. Castorp wird in Mme Chauchats Augen von einem „verlorenen Menschen" (III, 823) zu einem „guten Menschen" (III, 831); Peeperkorn zu einem „Bruder" (III, 849).

Von Liebe ist in dem Ehe-Essay recht wenig die Rede. Ehe ist keine erotische Veranstaltung, nicht Liebesbund. Sie ist „Lebens- und Schicksalsgemeinschaft" (Ess II, 281). Das Verhältnis von Mann und Frau laufe wie erwähnt auf „Kameradschaft" und „Sexualkameradschaft" (Ess II, 270 f.) hinaus. Mit der – schon in *Königliche Hoheit* vorgenommenen – Verka-

96 Die Rezension *Das Ewig-Weibliche* von 1903 bezeichnet den Beginn von Thomas Manns Auseinandersetzung mit Fragen der Geschlechterrollen und der sexuellen Identität (vgl. Heinrich Detering, Das offene Geheimnis, S. 316–320). Anlass war ein heute vergessener Roman der Schriftstellerin Toni Schwalbe, *Die Hochzeit der Esther Franzenius*. Thomas Mann nahm ihn zum Anlass, ein „weibliches Kultur- und Kunstideal" zu propagieren, wobei er sich auf den Schluss des *Faust* und auf jenen des *Ring* bezog. Beide Weltgesänge werden durch das Erlösung verheissende Liebesmotiv beschlossen.

97 Böhm, Zwischen Selbstzucht und Verlangen, S. 352, 361 ff.; Kurzke, Thomas Mann, S. 189 f.

98 Möglicherweise war dies auch der Grund dafür, dass Thomas Mann sie überhaupt zurückkehren liess, nachdem er im Frühjahr 1921 noch das Gegenteil erwogen hatte (vgl. Tb, 26.4. und 26.5.1921).

meradschaftlichung des Verhältnisses von Mann und Frau wird zweierlei erreicht. Einmal wird im Schatten einer „idealisierten Bisexualität" (Karl Werner Böhm) die Differenz zwischen Hetero- und Homosexualität eingeebnet.[99] Beide gleichen sich an. Das war offenkundig *pro domo* gesprochen. Es war der Versuch, die eigene Homoerotik zu emanzipieren, zu legitimieren und in ein wenn nicht bürgerliches, so menschliches Mass zu bringen und dadurch das menschliche Mass zu einem bürgerlichen zu machen.[100] Zugleich aber wird der Anspruch an die Ehe entidealisiert. Das Wort führen im Umgang der Ehegatten miteinander nicht Rausch und Leidenschaft, auch nicht Reizbarkeit und Ungeduld, sondern eben gelassene Kameradschaftlichkeit. Mit dem englischen Soziologen Anthony Giddens gesprochen: Die Entwicklung von Vertrauen, „commitment", der „pursuit of intimacy" ist wichtiger als der „pursuit of sexual happiness". Das entsprach sehr genau der Lebenserfahrung des Autors, aber war diese auch repräsentativ? Oder war die Rede von der Verkameradschaftlichung zugleich ein – wider „Nervenqual und verzweifelte Gereiztheit"[101] errichtetes – Postulat, und Thomas Mann seiner Zeit damit voraus?[102] Wer kann wissen, was der ewige Prozess der Auseinandersetzung der Geschlechter noch alles bringen wird.

*

[99] Von der Geschlechtsangleichung und -vermischung als psychosexuellem Phänomen der Moderne erzählt auch *Unordnung und frühes Leid* (1926): „Die Jugend tanzt eifrig [...]. Hie und da tanzen zwei junge Mädchen zusammen, zuweilen sogar zwei junge Männer; es ist ihnen alles einerlei."

[100] Thomas Mann hat das Bürgerliche wiederholt und auch ganz beiläufig mit dem Menschlich-Natürlichen gleichgesetzt. Vgl. etwa VIII, 619: „nach bürgerlichem und nicht unnatürlichem Herkommen"; VII, 457.

[101] Ess II, 279. Ebendort führte Thomas Mann auch aus: „Wirklich kann man, bei einigem ‚bösem Blick', sehr leicht den Eindruck gewinnen, dass heute 90% aller Ehen ungücklich sind [...]." Diese Skepis wurde auch von andern Autoren in Keyserlings *Ehe-Buch* geteilt. Vgl. Maria Prigge-Kruhoefer: Die neue Ehe, in: Frankfurter Zeitung, Jg. 59, Nr. 15, 11.4.1926: „Trotz aller historischen Begründung und ethischen Befürwortung der Eheinstitution geht durch das ganze Buch ein Zug von *Pessimismus* und Misstrauen gegen eine Einrichtung, die sich anmasst, ein so zur Freiheit geborenes Gefühl wie die Liebe zu einem gewohnheitsmässigen, dauernden Dasein herabzuwürdigen. Immer wieder klingt es bei diesem und jenem Mitarbeiter des Buches heraus, dass die Ehe ein Kompromiss sei."

[102] Andererseits hat schon Montaigne ähnliche Vorstellungen entwickelt (Essais, 3,5): „Eine gute Ehe, wenn's eine solche gibt, benötigt der Liebe nicht, sie strebt nach der Freundschaft hin." So dann auch Marie von Ebner-Eschenbach (Deutsche Rundschau 1, 1890): „Jedes brave eheliche Verhältnis endet mit Freundschaft." Sodann ist zu erwähnen, dass der Begriff der Kameradschaft in der Luft lag. In ihrer Besprechung (vgl. vorgehende Anmerkung) spricht Maria Prigge-Kruhoeffer vom „modernen Begriff der Kameradin".

Im gleichen Jahr 1925 feierte Thomas Mann den 50. Geburtstag. Auch in seiner Münchner Tischrede handelte er von der Ehe. Er stellte sie in den Zusammenhang der „Rettung und Rechtfertigung des eigenen Lebens“ (XI, 367), welche Problematik ihn schon seit längerem beschäftigt hatte. Gerade auch durch Verheiratung, sagte er, geschehe eine solche Rettung und Rechtfertigung (XI, 365):

Man soll ein Mensch sein, soll sich dem Leben nicht ‘entziehen’, sondern es mitmachen in allem, was es mit sich bringt. So soll man heiraten und Kinder haben (in den ‘Meistersingern’ gibt es ja eine Definition, die will, dass von Meistertum erst dann die Rede sein könne, wenn die Fähigkeit, ein schönes Lied zu singen, sich auch unter ‘Kindtauf, Geschäften, Zwist und Streit’ noch bewähre) [...].

Damit wird nicht nur das Leben durch das Werk gerechtfertigt, sondern das Werk auch durch das Leben und der Künstler durch Gehorsam dem Leben gegenüber. Das Muster dieses Gehorsams ist die Ehe. In ihr wird der Gegensatz von Kunst und Leben überwunden.[103]

Es zeigen sich zwei Seiten der Ehe. Zum einen dient sie pragmatisch dem Werk – hier verschuldet sich der Künstler am Leben (und an seiner Ehefrau) und bedarf der Rechtfertigung durch das Werk. Dann wiederum bildet die Ehe die Synthese von Werk und Leben – hier gehorcht der Künstler dem Leben, was sein Werk rechtfertigt. Allerdings darf nicht übersehen werden, dass künstlerisch stimulierend und inspirierend fast ausschliesslich die Homoerotik wirkte, welche biographisch nur augen-

[103] Diese Position wurde mehrmals variierend wiederholt. So 1926 in *Lübeck als geistige Lebensform* (1926; XI, 387): „Denn des Ethische, im Gegensatz zum bloss Ästhetischen, zur Schönheits- und Genussseligkeit, auch zum Nihilismus und zur Todesvagabondage – das Ethische ist recht eigentlich *Lebensbürgerlichkeit*, der Sinn für Lebenspflichten, ohne den überhaupt der Trieb zur Leistung, zum produktiven Beitrag an das Leben und an die Entwicklung fehlt; das, was einen Künstler anhält, die Kunst nicht als einen absoluten Dispens vom Menschlichen aufzufassen, ein Haus, eine Familie zu gründen, seinem geistigen Leben, das oft abenteuerlich genug sein mag, eine feste, würdige, ich finde wieder nur das Wort: bürgerliche Grundlage zu geben.“ Vgl. sodann den 1936 für amerikanische Leser geschriebenen *Lebenslauf* (XI, 454 f.): „Doch war ich niemals ein Arbeits-Anachoret wie Flaubert, wünschte nicht, weltfremder zu sein, als es nun einmal in der Natur des Poeten liegt, und habe mich immer bemüht, dem Menschlichen und dem sozialen Leben, dem Staate, soweit seine Sphäre sich mit der der Kultur berührt, der Familie, der Geselligkeit und Freundschaft [...] das Ihre zu geben. Das Problem des Gegensatzes von Kunst und Leben, Künstlertum und Menschentum hatte mich früh und tief beschäftigt, und so sehr ich mich zur Kunst berufen, um nicht zu sagen: verurteilt fühlte, wollte ich mich nicht in ihr verzehren, sondern ein Mensch sein, so gut ich es nur vermochte. Ich habe geliebt und geheiratet.“ Ähnlich schon der Erzähler in *Königliche Hoheit* (II, 114): „Aber [...] das Leben geht in Beruf und Leistung nicht auf, es hat seine rein menschlichen Anforderungen und Pflichten, die ausser acht zu lassen eine schwerere Sünde bedeutet als etwa eine gewisse Jovialität gegen sich und andere auf dem Gebiete der Arbeit, und eine harmonische Persönlichkeit darf jedenfalls nur genannt werden, wer jedem Teile, dem Beruf und der Menschlichkeit, dem Leben und der Leistung das Seine zu geben versteht.“

blicksweise zum Zuge kam. Von der Ehe, der Heterosexualität überhaupt sind auf Thomas Mann wie schon angetönt wohl nur wenig werkfördernde Impulse ausgegangen.[104]

Was der Homosexualität im Ehe-Essay von 1925 zur Last gelegt und was der Ehe zugute gehalten worden war, das konnte deshalb nach dem Thomas-Mannschen Gesetz der Ambivalenz auch umgekehrt zugesprochen werden.

Setzt man zum Beispiel für „Unfruchtbarkeit" „Wirklichkeitsreinheit", so hat man mühelos ins Positive umgewertet; was belegt, dass man nie auf die diskursiv gegebenen Valenzen alleine abstellen darf. Thomas Mann fand mit seiner homophilen Veranlagung einen ähnlichen *Modus vivendi*, wie er ihn in und mit seiner Ehe fand. Er hielt nicht nur der Ehefrau, sondern auch der vor- und ausserehelichen Sphäre die Treue. Exemplarisch geht dies hervor aus der Ansprache von 1931 zum 60. Geburtstag Heinrich Manns (*Vom Beruf des deutschen Schriftstellers in unserer Zeit*; X, 306 f.):

> Brüder sein, das heisst: [...] die Freiheit, Unwirklichkeit, Lebensreinheit, die absolute Boheme der Jugend teilen.
> Heisst dann: einzeln, aber immer in organischer Verbundenheit und im Gedanken aneinander, hineinwachsen, hineinaltern ins eben noch radikal ironisierte 'Leben', hineinwachsen vor allem durch das Werk, das als Erzeugnis absoluter Boheme gemeint war, aber sich als eingegeben vom Leben, als in seinem Dienste getan und damit als sittlich verwirklichend erweist. Brüder sein, wie wir es sind, das heisst aber auch: gemeinsam dem wirklichkeitsreinen Unernst von einst im tiefsten die Treue halten [...].

Ehe und Werk, beide führen zur Wirklichkeit, nach aussen und oben, zur Berührung mit dem Leben. Drinnen und drunten aber, „im tiefsten", bleibt unbeschädigt der zeitlose Traum von einst, der zu Ehe und Werk treibt, um sich selbst verwirklicht zu sehen.

Die Dichotomie des Ehe-Aufsatzes wird auch im Essay *Platen – Tristan – Don Quichotte* (Ess III, 245–258) von 1930 beibehalten. Der homosexuelle Graf August von Platen wird als „ein Don Quichotte der Liebe" (Ess III, 253) bezeichnet, und ausdrücklich heisst es: „Was wäre Donquichotte-

104 Böhm, S. 198, weist zu Recht darauf hin, dass Thomas Manns literarische Ausbeute während der „Paul-Ehrenberg"-Zeit beträchtlich war und die literarische Krise erst nach der Heirat stattfand. Im Brief vom 28.10.1904 an Paul Ehrenberg spricht Thomas Mann von ihrer „schöpferischen Freundschaft"; am 15./17.10.1905 klagt er gegenüber Heinrich Mann über das „quälend unproduktive" erste Ehejahr. – Wie ein selbstironischer Kommentar zum Entschluss zur Ehe mutet der Ingress des letzten Abschnitts von *Goethe und Tolstoi* an (IX, 170): „Schön ist Entschlossenheit. Aber das eigentlich fruchtbare, das produktive und also das künstlerische Prinzip nennen wir den Vorbehalt."

rie, wenn nicht dies, geboren und ausgezogen zu sein, um für 'das Schöne' zu sterben?" (Ess III, 249)

Die erwähnte Einebnung der Differenz zwischen Homo- und Heterosexualität unter einer beide vereinenden Allgemeinmenschlichkeit findet seine Fortsetzung in einer Tagebuchnotiz vom 6. Mai 1934, in welcher Thomas Mann auf die Leidenschaft zu Paul Ehrenberg zurückblickt. Es sei dies die „zentrale Herzenserfahrung [s]einer 25 Jahre" gewesen, die späteren Gefühle für Klaus Heuser hätten die „jugendliche Intensität" nicht mehr erreicht. Und Thomas Mann kommentiert: „So ist es wohl menschlich regelrecht, und kraft dieser Normalität kann ich mein Leben stärker ins Kanonische eingeordnet empfinden, als durch Ehe und Kinder." Entscheidend sollte demnach das Sich-Ereignen von Liebe als solcher sein, ihre Intensität und ihre „Lebensaltergerechtheit", und nicht, welchem Geschlecht sie galt.[105]

*

Zwei Dezennien seien übersprungen, wie schon bisher geringere Räume unbesprochen durcheilt wurden, die sich als für unser Thema nicht ganz unfruchtbar gezeigt hätten. In den letzten Jahren seines Lebens griff es Thomas Mann mehrmals wieder auf. Äusserer Anlass war zuerst der 70. Geburtstag seiner Frau vom 24. Juli 1953. „Seit 48 Jahren sind wir verbunden", schrieb er in einem Brief,[106] „und ich muss an Boecklins altes Ehepaar denken, das, noch fest Hand in Hand, auf einer Bank sitzt, aber sich schon sacht auseinander neigt, ein jeder in die Einsamkeit seines Nichtseins". Auch die Rede selbst (XI, 521–526), im Tagebuch ausdrücklich „Ehe-Rede" genannt (Tb, 19.7.1953), war von Melancholie nicht frei. Thomas Mann ging implizit aus von dem seit dem 19. Jahrhundert geltenden bürgerlichen Familienideal, dass der Mann als „Haupt der Familie" aufgrund seiner Erwerbstätigkeit die Ernährerrolle übernimmt und die

105 Vgl. auch Tb, 24.1.1934, wo das Klaus-Heuser-Erlebnis als „'Glück', *wie es im Buche des Menschen* [...] *steht*", bezeichnet wird; Tb, 6.5.1934: „Aber das Überwältigtsein [...] hat es doch nur einmal – *wie es sich wohl gehört* - in meinem Leben gegeben." Ferner Tb, 17.3.1943: „Vormittags in alten Notizbüchern. [...] Berührung mit der P.E.- und Tonio Kr.-Zeit. [...] Scham und Rührung beim Wiedersehn mit diesen Jugendschmerzen. Man kann die Liebe nicht stärker erleben. *Schliesslich werde ich mir doch sagen können, dass ich es alles ausgebadet habe.*" (Kursivierungen durch den Verf.) In all diesen Notaten kommt der Wunsch zum Ausdruck, sich in das Ordentliche, Normale, „Kanonische" einzufügen und dadurch dem Leben zu „genügen".

106 19.7.1953 an O. Basler. Vgl. 19.7.1953 an K. Fiedler: „[...] ich bin zerstreut. Muss auch zuviel nachdenken über das Zusammenleben und alles zusammen Tragen seit 48 Jahren. Der Tod wird die Hände lösen, und jedes geht in die Einsamkeit seines Nichtseins."

Frau im häuslichen Bereich für das Wohl der Familie sorgt, einem Muster der Rollenteilung in der Ehe notabene, das sich nun so lange und selbst heute, in einem stark gewandelten Umfeld, mit einer so stupenden Hartnäckigkeit hält, dass sich die Vermutung aufdrängt, es gehe dabei um Verhaltensweisen, welche auch anthropologische und menschheitsgeschichtliche Dimensionen haben. (Was selbstredend aber den Menschen als geistig-kulturelles Wesen nicht determinierte.) Ausgehend von diesem Muster also bekennt Thomas Mann, dass seine Ehe nicht beispielhaft sei für die Entäusserung des Mannes in die Welt. Wenn der Mann ein Dichter und Träumer ist, dann liegen seine Abenteuer im Geistigen, und es bleibt der Frau überlassen, ihn vom äusseren Leben völlig zu entlasten (XI, 524):

> Wer in diese 'feindliche Welt' hinaus muss, sich darin tummeln, mit Menschen umgehen und handeln und das Geld, das der Mann nur mit seinen Sonderbarkeiten zu verdienen braucht, *ausgeben* muss, um das äussere Leben aufrechtzuerhalten und dabei des Träumers Wirken und Wagen liebevoll abzuschirmen gegen das Störende, Praktische, Geschäftliche, das ihn erschöpfen und für *seinen* Lebenskampf untauglich machen würde: wem diese Rolle zufällt, das ist die Frau, – *das war* diese Frau ein langes Leben lang [...].

Da wird der programmatische Anspruch der Hinwendung zur Welt durch die Ehe ein gutes Stück weit zurückgenommen. Das Weltverhältnis ist trotz der Ehe prekär geblieben. Im Rückblick[107] stellt sich die Ehe als unverzichtbar dar nicht für den Schritt in die Welt, sondern für das Werk.

Wiederholt thematisiert wird die Ehe auch in *Felix Krull*. Nachdem schon im frühen Fragment Krulls Eltern einander „bis zur Erbitterung" langweilen (VII, 277), weshalb der Vater ehebrecherische Energie entwikkelt und wiederholt fortfährt, um „zu seiner Erfrischung [...] das Leben eines Junggesellen zu führen" (VII, 276), betrügt im späten *Krull* Maria Kuckuck ihren Mann, und vorher noch tut es Mme Houpflé[108]. Wenn sie die Liebe zu Felix „nicht praktisch, nichts fürs Leben, nichts für die Heirat" findet und hinzufügt: „Man kann sich mit der Schönheit nicht verheiraten" (VII, 446), dann bewegen sich diese Konfessionen, insofern sie, literarisch verkehrt, jene des Autors sind, exakt im Raster von *Die Ehe im Übergang*. Im Cirkus Stoudebecker stellt sich Krull auf die Seite der Artisten und verachtet die bürgerliche Sentimentalität, die in ihnen „auch Menschen" sehen wolle, „womöglich mit Weib und Kind" (VII, 457 f.). Gegenüber Zouzou redet er selbst zwar von „Heiratswünschen" und

107 Allerdings nicht erst im Rückblick: Schon unter dem 11. April 1920 findet sich im Tagebuch die Notiz, er sei „gewöhnt [...], alle Lebensdinge von seiner Frau besorgen zu lassen".
108 Übrigens „betrügt" auch Monsieur Houpflé seine Frau (VII, 446).

„Heiratsträumen", fügt aber – in den faustischen Spuren Adrian Leverkühns – sogleich hinzu, sie seien „leider verboten" (VII, 584). Im Kloster Belem spricht er dann von der Liebe, ausdrücklich aber „nicht von Kindersegen und Familienglück" (VII, 642) – das eine hat demnach mit dem anderen nichts zu tun.[109]

Auch in den späten Äusserungen über grosse Männer wird die Frage der Ehe berührt. Heisst es im Essay über Heinrich von Kleist (1954) skeptisch (IX, 825 f.):

> Es ist Tugenddienst, der ihn bestimmt, sich mit einer gewissen Wilhelmine von Zenge, Generalstochter, zu verloben, die [...] er dann Aufsätze über Ziel und Glück der wahren Ehe schreiben lässt. [...] Dass dies alles, die Verlobung voran, lauter Unsinn ist [...], ein Missbrauch seiner Nerven, seiner vitalen Kräfte ist, muss er dunkel empfunden haben [...],

so wird im *Versuch über Schiller* von 1955 die beste aller möglichen Ehen als „sanfte und heitere Befriedung", jene „langersehnte Ruh" bezeichnet, als ein „Hafen", in dem das „Erotische keine schöpferische, Epochen bildende Rolle" spielt (IX, 932 f.). Das war die lebensgeschichtliche Wahrheit des Autors, und insofern ist wohl der Tatsache, dass im *Doktor Faustus* die Frau des fiktiven Erzählers Helene Ölhafen genannt wird, autobiographische Ironie inhärent.[110]

*

Ganz zuletzt, im Frühjahr 1955, beschäftigte sich Thomas Mann mit einem Drama: *Luthers Hochzeit*. Diesen Stoff, 1868 schon von Richard Wagner erwogen (vgl. X, 798), hatte er seit vielen Jahren in sich getragen. Das Schwinden seiner Kräfte liess ihn über Vorstudien und Exzerpte nicht hinauskommen. Sie verraten, dass auch hier, wie im Falle von *Königliche Hoheit*, die Ehe nicht von Anfang an im Zentrum stand.[111] In den Frag-

109 Krull hätte in der Fortsetzung des Romans zwar geheiratet, sich aber in der Ehe als genauso beziehungslos erwiesen wie überall sonst, und im übrigen wäre gemäss den vorhandenen Notizen die Ehefrau gestorben, was dann gewissermassen ersatzweise Frau Aschenbachs tat. Diese Notizen zeigen weiter, dass Thomas Mann auch in diesem Fall der Ehe Züge seiner eigenen eingeschrieben hätte. Vgl. Hans Wysling, Narzissmus und illusionäre Existenzform, S. 91 f., 424 ff.; Verf.: Felix Krull und Goethe. Thomas Manns „Bekenntnisse" als Parodie auf „Dichtung und Wahrheit", Bern u.a.: Lang 1985 (= Europäische Hochschulschriften I/841), S. 296 f. Anm. 57.

110 Vgl. XI, 169: „Möglichst viel Scherz, Biographen-Mimik, das Pathos herabsetzende Selbstverspottung also – soviel wie irgend möglich davon! Und des erzählenden Humanisten Eheweib sollte Helene Ölhafen heissen."

111 Vgl. Hamacher, Thomas Manns letzter Werkplan „Luthers Hochzeit", S. 287 f.

menten der „Fürsten-Novelle" war eine erlösende Prinzessin noch ungefragt. Bei Luther ergab sich das Thema der Heirat unversehens erst im Laufe der Beschäftigung mit dem Reformatoren. Grundproblem war zunächst das Problem von Rechtfertigung und Gnade gewesen. Von hier aus – Rechtfertigung *der* Ehe oder Rechtfertigung *durch* die Ehe – ergab sich die Möglichkeit, das Hochzeitsparadigma noch einmal zu variieren, die eigene Werbung und Ehe nachzuspielen und literarisch zu befestigen, nun nicht mehr programmatisch, im Vorgriff, sondern resümierend im Rückblick auf ein langes Eheleben.[112]

So sind wie nahezu alle Äusserungen Thomas Manns zum Thema der Ehe nach 1905 auch die Luther-Notizen autobiographisch grundiert. Es heisst darin etwa, Luther sei „auf Freiersfüssen" gegangen. Diese Wendung hat Thomas Mann in *Die Ehe im Übergang* hervorgehoben, im Anschluss an Hegels schon zitiertes Wort, „der sittlichste Weg zur Ehe sei der, bei dem zuerst der Entschluss zur Verehelichung stehe". „Das Wort 'auf Freiersfüssen gehen' (was nicht verliebt oder verlobt sein heisst, sondern eben nur gestimmt und geneigt sein, zu heiraten)", sei „der populäre Ausdruck dafür" (Ess II, 276). Im *Lebensabriss* von 1930 hat er (und Serenus Zeitblom wieder im *Doktor Faustus* [VI, 249]) das Wort dann selbst gebraucht und mit Anführungszeichen erneut hervorgehoben (XI, 118): „Es mag sein, dass ich innerlich 'auf Freiersfüssen gegangen' war, ich strebte wohl zur Ehe."

Die Parallelen zwischen Luther und Thomas Mann liegen einmal in Äusserlichkeiten. So heisst es in den Notizen über Luthers Braut Katharina von Bora[113]: „Einfaches, ansprechendes (nicht mehr) deutsches Frauengesicht mit etwas stumpfer Nase und starken Backenknochen." Nicht nur, dass Katharina von Bora zufälligerweise den gleichen Vornamen trägt wie Katia Mann, ihr werden also auch „starke Backenknochen" zugeschrieben. Eben solche haben im *Zauberberg* schon das „nicht mehr deutsche" Gesicht der – auch darin nach Katia Mann gezeichneten – Mme Chauchat geprägt.[114] Weiteres kam hinzu: Auch Luther hatte sechs Kinder, und zwar waren es wie bei Thomas Mann „drei reim- und reigenartig gestellte Paare" (XI, 144), nur in spiegelbildlicher Anordnung: Knabe – Mädchen, Mädchen – Knabe, Knabe – Mädchen.

Zur Verschmelzung von Thomas Mann eigenem patriarchalischen Hausstand mit demjenigen Luthers trug ferner bei, dass der Aufgabenkreis

112 Ebd.

113 Z. 706–708; Hamacher, Thomas Manns letzter Werkplan „Luthers Hochzeit", S. 211.

114 Wörtlich heisst es, Hans Castorp habe flüchtig bemerkt, dass sie „breite Backenknochen" hatte (III, 111; vgl. Wysling/Schmidlin: Thomas Mann. Ein Leben in Bildern, S. 208 f.).

der Ehefrau auch bei Luther die Organisation des gesamten Alltags, das ganze „mechanische Drum und Dran" (14.9.1942 an R. Katz) umfasste. Auch hier ist die Idee, das Werk, Movens der Verbindung, nicht die Liebe, die sich erst im nachhinein einstellt. Bei Luther erhielt die Ehe ihren systematischen Ort als Bindeglied von Lehre und Leben, denen sie beiden zugehörte. Für Thomas Mann das entscheidende Problem war, wie diese Verbindung gelingen konnte. Er konnte es nicht mehr lösen, vielleicht weil der Tod zu früh kam, vielleicht weil er es schon in seinem Leben nicht verbindlich hatte lösen können und sich jedenfalls ein lustspielhaft „verlogener" Schluss diesmal verbot. Was die Luther-Notizen zeigen, ist das problematisch bleibende Weltverhältnis und die Überforderung einer Ehe, von der die Vermittlung von Werk und Lebenswelt verlangt wurde. Dass sich „Hoheit" und „Liebe" nur im Märchen zusammenführen lassen – Thomas Mann hat es schon 1905 gewusst. Vielleicht hat er auch deshalb so hartnäckig darauf bestanden, ein Märchenprinz zu sein.

*

Zweimal, 1897 und 1944, hat sich Thomas Mann einer belastenden Vergangenheit entledigt, indem er seine Tagebücher verbrannt hat. Das Autodafé sollte zu einer neuen Unbefangenheit, zu einer Art Wiedergeburt verhelfen. Es stand im Dienste der Zukunft, war im eigentlichen Sinne Lebensdienst. 1911, mit dem *Tod in Venedig*, wurde ein künstlerischer Neuanfang versucht, eine neue Klassizität. Nach dem Ersten Weltkrieg rang sich Thomas Mann zu einem Bekenntnis zur Republik durch, nach 1933 zur Annahme der Identität als Emigrant. Immer wieder hat er bei bei Niederschlägen und Fehlschlägen, bei Stillständen und Abstürzen um das Weiterkommen, um Lebensrettung gekämpft. Nach dem mythischen Muster Josephs, der in die Grube gerät, sich aber aus ihr zu befreien weiss, hat er sich zum Überleben und Weiterleben durchgerungen. Als ein solches umständebedingtes Handeln im Wirklichen muss auch der Eheschluss gesehen werden. Es war eine persönlich tief notwendige Neuorientierung. Eine Erlösung konnte es nicht sein. Thomas Mann wusste zu gut, dass im vollen Sinn für einen Künstler (wie für einen Christenmenschen) der Tod nur Erlösung sein kann.[115] Denn diese ist ein Ende, man wird *von* etwas erlöst. Geht das Leben weiter, so bringt es neue Schwierigkeiten oder die alten in neuer Form. Es geht im Leben nicht um Erlösung, sondern um unablässige praktische Versuche, das Gleichgewicht zu halten oder aber wiederzufinden. Die Ehe

[115] 1925 hat sich Thomas Mann (in der Rolle eines Reiseberichterstatters) denn auch wieder mit dem Fliegenden Holländer identifiziert (in *Unterwegs*; XI, 355).

war kein Tod, sondern im Gegenteil „Lebensgründung" (XI, 574), ein Anfang, die Quelle neuen Lebens und also auch neuen Leidens.[116]

Hier nun müsste eine genauere Betrachtung der – nochmals: überaus vielschichtigen, mit einer kruden Täter/Opfer-Mechanik nicht zu erfassenden – Ehe von Thomas und Katia Mann anheben. Um die Frage, ob sie gelungen sei, beantworten zu können, wäre erst jene zu klären, woran sich dies messe. Eine glückliche Ehe ist eine Frage des Massstabes. Wer setzt die Norm? Man hat aus marxistischer, aber auch aus feministischer Sicht die Ehe als Käfig, als männerfreundliche Institution zu Lasten der Frauen gedeutet. Dem stehen Thesen gegenüber, wonach die Konsensehe „von Frauen für Menschen" entwickelt worden sei – nicht *gegen* die Männer, aber *trotz* den Männern. Frauen hätten aufgrund ihrer Bedürfnisse die Männer über Jahrtausende hinweg domestiziert und zur Ehe- und Familientauglichkeit herangezüchtet. Im Prozess der wechselseitigen Adaption und Akkommodation der Geschlechter an ihre teils gleichen, teils gegensätzlichen sozio-biologischen Bedürfnisse und Programmierungen, der seit Jahrtausenden in vollem Gang und dessen Resultat durchaus offen ist, haben Frauen jedenfalls nicht eine bloss passive Rolle gespielt.[117]

Soviel lässt sich doch jetzt schon sagen: Dass auch die Ehe für Thomas Mann das Mittel nicht war, Einsamkeit und Weltferne ganz aufzuheben, verunmöglicht keineswegs, sie als Positivum zu sehen. Immerhin – immerhin! – hat sie „dem Schöpfer eines ausserordentlichen und umfangreichen Werkes die komplizierten Arbeitsbedingungen" geboten, „deren er bedurfte".[118] Der Versuch, wenigstens „ein gewisses Verhältnis zum Leben" (VIII, 370) zu erlangen, ist jedenfalls geglückt. Auf keine Weise hat Thomas Mann sich, lässt man einmal die Wirkkraft seines Werks beiseite,[119] mit dem Leben enger verbunden als durch Ehe und Familie.

Und was endlich den „guten Menschen" betrifft, so kann man aus unzähligen Tagebuch- und Briefstellen, aber auch aus Beschreibungen Drit-

116 Vgl. Tb 13.11.1918: „Setzt man Kinder in die Welt, so schafft man auch noch Leiden ausser sich, objektive Leiden, die man nicht selber fühlt, sondern nur fühlen sieht, und an denen man sich schuldig fühlt." Vgl. auch Tb, 20.9.1918.

117 Vgl. dazu Robert Nef: Die bürgerliche Familie – Relikt oder zukunftsträchtige Primärgruppe?, in: Schweizer Monatshefte, Jg. 78, H. 4, April 1998, S. 20–24, 22.

118 Heftrich, Vom Verfall zur Apokalypse, S. 122.

119 Vgl. in unserem Zusammenhang den Brief vom 22.3.1948 an A. Moeschinger: „Die Neigung zu meinen Büchern hat ja schon manche menschliche Beziehung, Freundschaften, ja Ehen gestiftet, und es hat mich immer erheitert, erquickt und dankbar gestimmt, wenn ich von solchen ausser- und überliterarischen Folgen und Wirkungen meiner Arbeit hörte"; 15.10.1954 an M. Traber: War über ihre und ihres Mannes Anteilnahme an seiner Lebensarbeit gerührt und erquickt, besonders über das Wort „ehefördernd" – diese Art von menschlicher Wirkung sei ihm besonders lieb und wert.

ter herauslesen, wieviel menschliche Qualitäten der Ehemann da denn doch bewiesen hat. Er macht bessere Figur als so viele andere Ehemänner (und Ehefrauen), Dichter oder nicht. Die Ehe war dem Künstlertum nützlich; und doch hat Thomas Mann sie nie bloss „vom prosaischen und Nützlichkeits-Standpunkte angesehen", wie er es noch vor der Verheiratung im Notizbuch einmal festgehalten hat (Notb II, 34). Vielmehr hat er die Ehe theoretisch zur Kunst aufgewertet – höher hinauf ging's nicht – und tatsächlich eine Lebensgemeinschaft geführt, die auch nach fünfzehn Jahren auf einen unbefangenen Beobachter, Katias Bruder Peter Pringsheim, den Eindruck machte, sie sei geradezu „ideal" (vgl. Tb, 21.9.1919). Auch dieser Bereich seiner Lebenspraxis scheint sich also mindestens teilweise der Märchenhaftigkeit ergeben zu haben.

Thomas Rütten

Zu Thomas Manns medizinischem Bildungsgang im Spiegel seines Spätwerkes

Ein Lindenbaumblatt, das zum Fenster hereingeweht kam und auf dem ein Wurm kroch, ließ den Studenten in Andersens Märchen *Tante Zahnweh* an die Menschenweisheit denken[1]: „Wir kriechen auch auf einem Blatt herum, kennen nur das, und dann halten wir sogleich einen Vortrag über den ganzen großen Baum, die Wurzel, den Stamm und die Krone, den großen Baum: Gott, Welt und Unsterblichkeit, und kennen von dem Ganzen nur ein kleines Blatt!“[2] So erging es mir, als ich, gleichsam durch blattgroße Lektüreerfahrung gewitzigt, auf mein vor vielen Monaten formuliertes Vortragsthema für diese Literaturtage zurückkam und mir vor seiner baumhohen Weite schauderte. Ich bitte Sie also um Nachsicht, wenn ich mich heute entgegen der Programmankündigung auf die Humanmedizin beschränke und dem so eingegrenzten Thema auch noch ein „Zu“ voranstelle. Die auf den ersten Blick simplen und aus der Neugierde des professionell vorbelasteten Lesers erwachsenden Fragen, denen ich heute ein wenig nachgehen möchte, lauten zunächst: Woher hat Thomas Mann seine medizinischen Kenntnisse? Wie ist er mit seinen medizinischen Erkenntnis- und Wissensquellen umgegangen? Fragen, die zunächst auf Biographisches bzw. Quellenforschung zielen und deren exemplarische Beantwortung manch Aufschlußreiches zu geistigem Hintergrund und Arbeitsmethode des Autors Thomas Mann zu erhellen verspricht. Dabei soll aber auch nicht übersehen werden, daß diese Fragen nicht im Dienste „biographische[r] Kriminalistik“ als „Seitenstück der Quellenhu-

1 Zitiert wird nach:
- Thomas Mann: Gesammelte Werke in dreizehn Bänden, 2. Aufl., Frankfurt/Main: S. Fischer 1974. [Band, Seite]
- Thomas Mann: Tagebücher 1918–1921, 1933–1934, 1935–1936, 1937–1939, 1940–1943, hrsg. von Peter de Mendelssohn, 1944–1.4.1946, 28.5.1946–31.12.1948, 1949–1950, 1951–1952, 1953–1955, hrsg. von Inge Jens, Frankfurt/Main: S. Fischer 1976–1995. [Tb, Datum]
- Thomas Mann: Briefe 1889–1936, 1937–1947, 1948–1955 und Nachlese, hrsg. von Erika Mann, Frankfurt/Main: S. Fischer 1962–1965. [Br I–III, Seite]

2 Hans Christian Andersen: Märchen, mit Illustrationen von Vilhelm Pedersen und Lorenz Frølich, 3 Bde., aus dem Dänischen von Eva-Maria Blühm, Frankfurt am Main/Leipzig: Insel 1992, Bd. 3, S. 352–364, 354.

berei“[3], sondern in dem der Werkinterpretation stehen, das heuristische Ziel einer besseren Lektüre verfolgen, also etwa auf die Frage hinauslaufen, ob es sich bei den *Medicinalia* im Werke Thomas Manns um implementierte Realitätspartikel handelt, um einen von Hans Wysling geprägten Terminus zu verwenden[4], oder um kompositionell deutungsfähige sinnkonstituierende Elemente eines Chiffresystems, welche Frage ich dem Anliegen dieser Tage gemäß an das Spätwerk richten möchte, womit ich jedoch schon gefährlich nahe an den Rand meines Blattes gerate.

Thomas Mann hat in seiner *Entstehung des Doktor Faustus* vier Arten des „aufmontierten“ Materials unterschieden: faktische, historische, persönliche und literarische Gegebenheiten (XI, 165). In Analogie zu dieser recht vagen Einteilung und mit Blick auf die Medizin möchte ich meinen Vortrag in drei Unterkapitel gliedern: „Thomas Mann als Kranker“, „Thomas Mann als Famulus bzw. ärztlicher Kollege“ und „Thomas Mann als medizinisch interessierter Leser“.

1. Thomas Mann als Kranker

Es liegt auf der Hand, daß ein nicht im ärztlichen Berufsmilieu tätiger Mensch und vielleicht sogar das medizinische Personal selbst die intensivsten Erfahrungen mit der Medizin als Kranke machen. Dies gilt auch für Künstler, so sehr sie sich ansonsten aus dem tätigen Leben mit seinen diversen Rollenansprüchen heraushalten mögen. Lassen Sie mich daher an einem Beispiel skizzieren, in welchem Maße und auf welche Weise Thomas Mann eigene Erfahrungen mit Krankheit machte, über diesen Weg zum Informierten, Eingeweihten, theoretischen Experten in Sachen Medizin avancieren konnte und diesen Erfahrungsschatz in seinem Werk nutzte. Das Beispiel lautet, wie könnte es anders sein: Zahnschmerzen. Sie ziehen sich wie ein kontinuierlicher Leidensfaden durch des Dichters Lebensgeschichte. Auf keinem medizinischen Feld hat er intensiver erfahren müssen, was es heißt, krank zu sein, als auf dem der Odontologie bzw. Stomatologie.[5]

[3] Eckhard Heftrich: Vom Verfall zur Apokalypse. Über Thomas Mann, Bd. II, Frankfurt/Main: Vittorio Klostermann 1982 (= Das Abendland, N.F., 14), S. 185.

[4] Vgl. Hans Wysling: Thomas Manns Kunst der Deskription, in: Luzerner Tagblatt, Zuger Tagblatt, Jg. 115, Nr. 123, 31.5.1975 (wiederabgedruckt in: Hans Wysling: Ausgewählte Aufsätze. 1963–1995, hrsg. von Thomas Sprecher und Cornelia Bernini, Frankfurt/Main: Vittorio Klostermann 1996 (= Thomas-Mann-Studien, Bd. 13), S. 367–394, 389

[5] Vgl. Zdzislaw Gajda: Thomas Mann und die Stomatologie, in: Deutsche Zahnärztliche Zeitschrift, Jg. 18, H. 12, München: Hanser 1963, S. 617–626; Ekkhard Häussermann: Trotz schwerer Zahn-Operationen vollendete Thomas Mann sein Lebenswerk, in: Zahnärztliche

In dem Moment, da uns die Tagebücher zu Zeugen dieser Leidensgeschichte werden lassen, wird Thomas Manns Patientenkarriere bei gleich drei Münchner Zahnärzten, nämlich Helene Gräfin von Schweinitz, Anton Klein und Ermanno Ceconi, der den in seinen Vierzigern stehenden Schriftsteller bereits mit einer Brücke versorgt hatte, gerade beendet. Eine lose Zahnkrone ist der Anlaß, zu Wolfgang Gosch zu wechseln, da er bei den zuerst Genannten keinen Termin bekommen kann (Tb, 1.10.1918). Zwischen Oktober 1918 und Juli 1921 begibt er sich den Tagebucheintragungen zufolge mehr als 50 Mal rezidivierender Wurzelhaut- und Zahnfleischentzündungen, fälliger Zahnextraktionen, Überkronungen, Goldfüllungen, Wurzelbehandlungen, allerlei Formen des Zahnersatzes sowie eines erforderlichen Brückenersatzes halber in dessen Behandlung.[6] Wir können den Faden der in den Tagebüchern dokumentierten Zahnpassion bekanntlich erst wieder im März 1933 aufgreifen. Seit dem 15.2.1934 (Tb) läßt sich Thomas Mann vorwiegend von dem Zürcher Zahnarzt Hans Asper behandeln, den er in 5½ Jahren mindestens 49 Mal, also beinahe monatlich, konsultiert[7], wobei sporadische Besuche bei Adolf Guldener, einem weiteren Zürcher Zahnarzt, noch hinzukommen[8]. Abermals stehen Wurzelbehandlungen, Reparaturen der Brücken, Fazetten und Piècen im Vordergrund. Als beide Zahnärzte verreist sind, zieht Thomas Mann am 4.3.1937 auch noch Hermann Leisinger zu Rate, den er bereits im Vorjahr bei einer Geselligkeit im Hause Oprecht kennengelernt hatte.[9] Während eines Ferienaufenthaltes in Locarno wird er Anfang Oktober 1937 von Federico Wehrli mit einer Porzellankrone, die sich aus der unteren Brücke

Mitteilungen Jg. 85, Nr. 7, Köln: Deutscher Ärzte-Verlag 1995, S. 110–117. Diesen beiden Arbeiten habe ich eine Reihe von Anregungen zu diesem Kapitel zu verdanken.

6 Vgl. die Tagebucheintragungen vom 1.10.1918, 9.12.1918, 11.12.1918, 13.12.1918, 17.12.1918, 19.12.1918, 8.1.1919, 9.1.1919, 10.1.1919, 11.1.1919, 14.1.1919, 16.1.1919, 28.1.1919, 30.1.1919, 3.2.1919, 4.2.1919, 15.2.1919, 17.2.1919, 19.2.1919, 20.2.1919, 24.2.1919, 25.2.1919, 27.2.1919, 28.2.1919, 4.3.1919, 6.3.1919, 20.3.1919, 21.3.1919, 25.3.1919, 27.3.1919, 28.4.1919, 7.5.1919, 10.5.1919, 13.5.1919, 12.6.1919, 14.6.1919, 26.11.1919, 27.5.1920, 7.6.1920, 9.6.1920, 12.6.1920, 16.6.1920, 14.3.1921, 16.3.1921, 18.3.1921, 21.3.1921, 23.3.1921, 8.4.1921, 27.4.1921, 2.5.1921, 13.5.1921, 25.5.1921, 15.6.1921, 22.6.1921, 7.7.1921, 10.7.1921.

7 Vgl. die Tagebucheintragungen vom 15.2.1934, 13.4.1934, 25.4.1934, 26.4.1934, 7.5.1934, 11.5.1934, 15.5.1934, 6.7.1934, 9.7.1934, 11.7.1934, 30.7.1934, 25.8.1934, 27.8.1934, 31.10.1934, 2.11.1934, 12.11.1934, 15.11.1934, 19.11.1934, 21.11.1934, 28.2.1935, 6.4.1935, 12.4.1935, 1.10.1935, 14.12.1935, 7.1.1936, 9.1.1936, 5.2.1936, 9.10.1937, 15.10.1937, 18.10.1937, 19.10.1937, 20.10.1937, 21.10.1937, 25.10.1937, 1.11.1937, 3.11.1937, 9.11.1937, 17.11.1937, 10.12.1937, 7.1.1938, 9.7.1938, 8.8.1938, 22.8.1938, 23.8.1938, 25.8.1938, 27.8.1938, 7.9.1938, 12.9.1938, 12.8.1939.

8 Vgl. die Tagebucheintragung vom 1.3.1937, die darauf hindeutet, daß sich Thomas Mann mehrmals von Adolf Guldener behandeln ließ.

9 Vgl. die Tagebucheintragungen vom 13.2.1936, 4.3.1937, 19.3.1937, 20.3.1937, 6.4.1937, 27.10.1937, 22.12.1937.

gelöst hatte, versorgt (Tb, 1.10.1937). Zurückgekehrt findet der besorgte Patient seinen Zahnarzt Leisinger abwesend (Tb, 8.10.1937) und kehrt zu Asper zurück (Tb, 9.10.1937), wobei er sich später von Leisinger zu der von Asper begonnenen Behandlung zureden läßt (Tb, 27.10.1937) und sich auch ferner seines Rates als zahnärztlichen Freundes und Consiliarius versichert (Tb, 22.12.1937). Im amerikanischen Exil läßt er sich zunächst durch Kurt Kayser in Princeton (Tb, 27.3.1940, 24.2.1941, 27.2.1941) und Ralph Howard-Brodsky in New York (Tb, 5.4.1940) zahnärztlich versorgen, ehe er in Joseph Cooper in Los Angeles abermals einen langjährigen zahnärztlichen Betreuer findet. Vom 9. April 1941 bis zum 8. April 1952 sucht er ihn 62 Mal, im Schnitt also alle 2 Monate auf.[10] Mehrere Male erhält er in den dank der Tagebücher dokumentierten Zeiträumen neue Prothesen, dann trifft ihn Aspers Eröffnung, eine Voll-Prothese sei unvermeidlich, wie ein Schock (Tb, 9.10.1937). Doch im November 1944 ist er einsichtig genug, eine für den kommenden Januar und Februar geplante Vortragsreise abzusagen (Tb, 16.11.1944)[11], um sich dem unvermeidlichen Procedere zu unterziehen. Aber auch hier steht am Ende wieder das resignierende Urteil „Das Machwerk kein Erfolg" (Tb, 2.4.1952). In der Schweiz sind es wieder Adolf Guldener[12] und ein gewisser Zahnarzt Brunner aus Zürich[13], deren zahnärztliche Hilfe er, längst aller Zähne beraubt, dafür ein Opfer mäßig entwickelter Zahnprothetik, in Anspruch nehmen muß.

Gehen die Zahnarztbesuche, die Thomas Mann während der in den Tagebüchern dokumentierten Lebensjahre tätigen mußte, bereits in die Hunderte, so sind die Tage, die von Zahnbeschwerden und übrigens auch von den Zahnarztsitzungen selbst überschattet wurden, ungezählt. Welch körperliche Pein, welch seelische Zermürbung und Qual ihm dieser sein

[10] Vgl. die Tagebucheintragungen vom 9.4.1941, 11.4.1941, 14.4.1941, 15.4.1941, 17.4.1941, 25.4.1941, 28.4.1941, 1.5.1941, 5.5.1941, 16.5.1941, 29.5.1941, 3.12.1941, 14.5.1942, 29.6.1942, 19.12.1942, 30.3.1943, 9.7.1943, 30.9.1943, 1.2.1944, 26.2.1944, 13.3.1944, 1.6.1944, 23.10.1944, 16.11.1944, 15.1.1945, 25.1.1945, 29.1.1945, 3.2.1945, 12.2.1945, 14.2.1945, 19.2.1945, 28.2.1945, 8.3.1945, 15.3.1945, 19.3.1945, 22.3.1945, 19.4.1945, 26.4.1945, 17.5.1945, 23.5.1945, 9.8.1945, 30.8.1945, 20.9.1945, 16.3.1946, 29.7.1946, 31.3.1947, 4.4.1947, 9.4.1947, 15.4.1947, 17.4.1947, 25.11.1947, 2.3.1948, 14.2.1949, 24.3.1949, 17.1.1950, 25.2.1952, 10.3.1952, 12.3.1952, 17.3.1952, 24.3.1952, 2.4.1952, 8.4.1952.

[11] Tb, 16.11.1944: „[...] danach Beschluß mit K., angesichts der Zahn-Situation, die gelöst werden muß, und deren Lösung für die Reise zu spät kommt, diese *aufzugeben* und dem Agenten wie McLeish Absage-Telegramme zu schicken." In der Thomas-Mann-Biographie von Prater wird zwar die Absage der Reise erwähnt, nicht aber ihr eigentlicher Grund bzw. Anlaß. Vgl. Donald A. Prater: Thomas Mann. Deutscher und Weltbürger. Eine Biographie, aus dem Engl. von Fred Wagner, München/Wien: Carl Hanser 1995, S. 502.

[12] Tb, 29.11.1952, 13.1.1953, 23.1.1953, 2.4.1953, 20.4.1953.

[13] Tb, 22.7.1953, 23.7.1953, 31.7.1953, 5.1.1954.

locus minoris resistentiae bereitete, erkennt man an den Präludien, Intermezzi und Nachspielen, die die eigentlichen Zahnarztsitzungen umrahmen. Schon am Abend vor einem anstehenden Termin vertraut Thomas Mann seinem Tagebuch die Angst vor der bevorstehenden Prozedur an, die sich dann prompt als „ermüdend" (Tb, 2.4.1952), „aufregend" (Tb, 17.12. 1918), „angreifend" (Tb, 17.12.1918), „peinlich" (Tb, 26.4.1934, 3.12. 1945), „schlimm" (Tb, 15.5.1934), „endlos" (Tb, 3.2.1919), „fatal" (Tb, 9.10.1937), „enervierend" (Tb, 3.2.1919, 24.3.1952) und „abscheulich" (Tb, 15.11.1934) gestaltet. Wen wundert es da und wer will es dem Dichter verübeln, wenn er zumeist in Begleitung seiner Frau zum Zahnarzt geht.[14] Und wenn es ihm an Mut, Selbstbeherrschung und Nervenkraft mangelt, sagt er gelegentlich die verhaßten Besuche ab (Tb, 24.3.1919, 3.5.1945) oder, falls sich dieser Mangel erst unter der Behandlung einstellt, beendet er die Sitzung auch schon einmal mittendrin (Tb, 25.1.1945). Da heißt es, sich tunlichst im Vorfeld eines Zahnarztbesuches zu prämedizieren, mit Optalidon, Baldrian, Bellergal u.ä. beruhigenden bzw. schmerzstillenden Mitteln (Tb, 9.4.1941, 29.1.1945, 3.2.1945). Ja er ändert an solchen schwarzen Tagen sogar seine geliebte Tagesroutine, frühstückt im Bett und bleibt so lange dort, bis der Zahnarztbesuch ansteht (Tb, 3.2.1945). Und wenn das vorbeugende Wappnen, Sammeln und Schonen nicht hilft, dann versucht er, sein seelisches – sicherlich nicht sein gesundheitliches – Gleichgewicht nachträglich wiederherzustellen, indem er sich nach überstandenem Zahnarztbesuch noch auf dem Heimweg mit Pralinés und sonstigen Süßigkeiten belohnt.[15] An eine Genesung von seinen Zahnbeschwerden glaubte Thomas Mann wohl niemals und richtete seine Hoffnungen allenfalls auf Entlastung, Erleichterung und momentane Besserung. Er hielt zahlreiche zahnärztliche Maßnahmen für überflüssig oder gar schädlich, sprach von der „Zahnarzt-Chikane" (Tb, 8.8.1938) und prämedizierte sich in der beschriebenen Weise nicht wegen des zu erwartenden Schmerzes, sondern „gegen den Zahnarzt" (Tb, 26.1.1945), den er mitsamt seinen Utensilien, vor allem der grauenhaften Gummimaske oder

[14] Tb, 15.2.1934, 24.2.1934, 25.4.1934, 6.7.1934, 30.7.1934, 31.10.1934, 1.10.1935, 9.1.1936, 6.4.1937, 15.10.1937, 25.10.1937, 27.10.1937, 22.12.1937. Daß Katia Mann bei allfälligen Zahnarztbesuchen ihres Mannes nicht nur den Chauffeur machte, legen die meisten der genannten Tagebucheintragungen nahe.

[15] Vgl. folgende Tagebucheintragungen: Tb, 21.3.1921: „Besuch von v. Guenther, mit dem ich zu Gosch ging, und der mich für den Plan der Zeitschrift 'Odeon', für den sich nun der Verlag Bischoff interessiert, neuerdings zu erwärmen suchte. Behandlung bei Gosch. Leichte Entzündlichkeit des Kiefers. Kaufte danach beim Konditor Pralinees und aß eine Schaumrolle für 1 Mark 75."; Tb, 23.3.1921: „Mittags zu Fuß zu Gosch, der Kamfer in den Zahn legte. Beim Konditor Torte gegessen und ein paar Besorgungen gemacht."

den angsteinflößenden Gipsknebeln, perhorreszierte.[16] Zahnarzt Brecht in der Mühlenstraße, wie er in den *Buddenbrooks* beschrieben wird (I, 526), steht paradigmatisch für diese von Thomas Mann selbst durchlittene Schreckenssphäre. Was dem einbeinigen alias zahnkranken Zinnsoldaten, Thomas Mann nannte ihn ja das Symbol seines Lebens[17], gegen solche Zumutungen zu Gebote stand, waren Selbstbeherrschung und ironisierender, d.h. distanzierender Humor, die sein eigentümliches Grauen jedoch nur ausnahmsweise in Schach zu halten vermochten. Anflüge von Humor erkennt man etwa in dem Notat vom 17. Dezember 1918: „Die abtötende Substanz [gemeint ist der Inhalt der Betäubungsspritze] brachte sich nur schwer zur Geltung". Auch die Titulaturen seiner Vollprothese als „Beißzeug" (Tb, 13.2.1945), „Maschinerie" (Tb, 25.4. 1941) oder „Garnitur" (Tb, 24.3.1952) verraten ironische Entgrausungsqualitäten. Doch zumeist überwiegen die heroischen Töne: „Schwere Stunde, mit Selbstbeherrschung überstanden" (Tb, 15.10.1937) oder „Abenteuer des Gipsabdrucks, mit Selbstbeherrschung überstanden" (Tb, 22.8.1938).

Daß Thomas Mann „fast nichts erlebt und fast alles beschrieben hat"[18], läßt sich von Zahnkrankheiten also keinesfalls behaupten. Hier hat ihn sein persönlicher Erfahrungs- und Erlebnishintergrund zu genauester Beobachtungs- und Beschreibungskunst mitbefähigt und ihm – man möchte sagen schicksalsbedingt – erstaunliche theoretische zahnärztliche Kenntnisse zugeführt. Dabei will sich bisweilen der Eindruck einstellen, daß Thomas Mann in die Fußstapfen seiner Romanfiguren tritt bzw. – etwa in Sachen Selbstprämierung durch Zuckerzeug für bestandene Mutproben im Behandlungsstuhl – bewußt in Spuren des Studenten in Andersens Märchen *Tante Zahnweh* geht und den Traum von Heimsuchung, heroischer Bewährung, von Dichterweh und Zahnweh in seiner eigenen Biographie realisiert. Vor diesem Hintergrund wird die im Zahnschmerz enervierende Daseinsrealität nicht erst im Werk (vgl. Tb, 21.3.1943), son-

16 Vgl. die folgenden Tagebucheintragungen: Tb, 30.1.1919: „Mittags lange Sitzung bei Gosch, der mich mit Gipsknebeln ängstigte." Tb, 15.5.1934: „Morgens um 9 Uhr zum Zahnarzt. Wieder schlimme einstündige Sitzung mit Gummi-Maske, die etwas Grauenhaftes für mich hat." Tb, 30.7.1934: „½7 Uhr auf und nach dem üblichen Vorfrühstück mit K. und Medi zur Stadt, wo ich bei Asper eine fast 1½stündige Sitzung mit dem Gummiknebel hatte. Dieser beunruhigt mich nicht mehr in demselben Grade wie anfangs, aber der umständlich in die Länge gezogene Prozeß war anstrengend genug, zumal ich hätte ausschlafen müssen." Tb, 14.5.1942: „½1 nach Hollywood zu Cooper. Reinigung und Behandlung der Wurzeln. Idiosynkrasie gegen den Knebel."

17 Thomas Mann – Agnes E. Meyer. Briefwechsel 1937–1955, hrsg. von Hans Rudolf Vaget, Frankfurt/Main: S. Fischer 1992, S. 796 f.

18 Marcel Reich-Ranicki: Thomas Mann und die Seinen, Stuttgart: Deutsche Verlags-Anstalt 1988, S. 21.

dern bereits im Leben ins Märchenhafte gehoben. Eine solche – *sit venia verbo* – Transzendierung des Pathologischen erfüllt dieselbe Funktion wie die vom Tagebuchschreiber gepflogene zahnärztliche Fachsprache und der gern imitierte nominalistische Protokollstil der ärztlichen und klinischen Befundungspraxis: nämlich sprachliche und inhaltliche Konturierung und Bannung eines Krankheitsphänomens, gewissermaßen eine apotropäische Geste gegen die Lebensbedrohlichkeit der „Zahnaffairen" (Tb, 9.2.1945). Was die Fachsprache betrifft, so soll nicht gesagt sein, daß ihre Verwendung bei Thomas Mann ohne Fehl und Tadel sei. Gerade im Zahnmedizinischen zeigt sich, daß seine Kenntnisse oftmals auf Hörensagen beruhen. Die abenteuerlichen orthographischen Varianten des Wortes „Penicillin"[19] und „Prothese"[20], die Verschreibung „Kamfer" (Tb, 23.3.1921) oder die Verwechslung von „Kokain" mit „Novocain" (Tb, 14.6.1919) zeigen dies. Doch hilft ihm das aufgeschnappte Orientierungswissen des Arztes, dem Numinosen des Zahns ein klinisches Gesicht zu geben, wie ihm *Tante Zahnweh* auf ihre Weise märchenhafte oder künstlerische Züge verleiht. Intellektuelle Bewährung im Medizinischen ist Teil jener mannigfaltigen Bewährungsauflagen, die vom Zahn ausgehen und die nicht nur dem Organismus, sondern auch dem Menschen und Künstler gelten, dessen Zahnbeschwerden zweifellos zu jenen Krankheiten gehören, „die für den Doktor zu gut sind" (VIII, 930).

Wie die im Leben Thomas Manns angedeutete Multiversalität des Zahns auch im Werk Folgen zeitigt, soll ein Beispiel zeigen. Von dem bereits erwähnten Zahnarzt Wehrli berichtet Thomas Mann (Tb, 1.10.1937), er habe „in eindrucksvoller Weise vor radikaler Lösung der 'oberen' Frage" gewarnt, womit die Vollprothese gemeint ist. Im *Doktor Faustus* wird die vielleicht schon von Wehrli nicht nur medizinisch konnotierte Warnung entlarvungspsychologisch, kunst- und gesellschaftskritisch aufgeladen. Die konservative Wurzelbehandlung wird hier zunächst zum „kritischen Zitat" (VI, 201) – ein Zitat ist es ja tatsächlich – zwischen Leverkühn und Zeitblom, zur Chiffre für den Orchester-Impressionismus (VI, 201), dem Leverkühn anachronistischerweise noch in seinem dem Urteil Fitelbergs nach undeutschen (VI, 533) Stück „Meerleuchten" huldigt. Der Teufel charakterisiert die Wurzelbehandlung als *pars pro toto* für eine abgelebte „Epoche der Kultur und ihres Kultus" (VI, 324), im Kridwiß-Kreis wird sie zum Inbegriff aller Hemmnisse gegen die wachsende „Tendenz zum Fallenlassen, Aufgeben, Abkommen und Vereinfachen"

19 „Penecellin" (Tb, 6.1.1950, 28.12.1953, 29.12.1953); „Penezellin" (Tb, 19.2.1953); Penecilin (Tb, 14.3.1946).

20 Tb, 15.1.1945: „Protese".

bis hin zur „Tötung Lebensunfähiger und Schwachsinniger" (VI, 491f.). Und schließlich präludiert die Zahnaffaire Rüdiger Schildknapps, des Gleichäugigen, dessen Brücke über verbleibenden schmerzenden Wurzeln zusammenbricht (VI, 602), den allgemeinen physischen, moralischen, künstlerischen und gesellschaftspolitischen Zusammenbruch, auf den der *Doktor Faustus prima facie* hinausläuft. Hier zeigt sich, daß der Zahn nicht nur Indiz für Lebensstärke und Lebensschwäche ist, daß er in seiner Krankhaftigkeit nicht nur zum pathologischen Signum des todgeweihten Decadent und Künstlers – wie noch beispielsweise in den *Buddenbrooks* (I, 511–514), in *Tristan* (VIII, 223), *Der Tod* (VIII, 74, wo der Tod selbst sich „wie ein Zahnarzt" benimmt) und im *Zauberberg* (III, 29 [Krokowski], 49 [Castorp], 766 [Wehsal], 866 [Zähne der Brillenschlange]) – wird, sondern sich als Metapher für das Humane, dessen Gefährdung und Behauptung, Vernachlässigung und Pflege, kariöse Auszehrung und kultivierende Stärkung schlechthin darstellt. Indem der Dichter seiner Zeit auf den Zahn fühlt und deren Umgang mit dem Zahn beleuchtet, diagnostiziert er ihren Umgang mit dem Menschen, mit Künstler- und Menschentum überhaupt. So erhält das Motiv „Zahn" Anschluß an zahlreiche Sinnebenen im Roman, wird an Motivkomplexe assoziiert und im polyphonen Themengewebe des Romans polyvalent gebunden. Michael Maar hat gezeigt, daß auch die Andersensche Märchenwelt, insbesondere das schon mehrfach angeklungene Märchen *Tante Zahnweh*, zu einer derartigen Überdeterminierung des Zahns beiträgt.[21] Und Theodore Ziolkowski hat überzeugend dargelegt, wie Thomas Mann gleichermaßen als Verfechter einer 'Psychodontia' wie einer 'Soziodontia' zu gelten hat, den Zahn also als Chiffre für seelische wie gesellschaftliche Verhältnisse behandelt und dabei in einer langen kultur- und literaturhistorischen Tradition steht, die den Zahn bis in unsere Tage hinein in den Kontext von Macht, Schönheit und Schmerz bzw. deren Umkehrungen stellt und den Zahnstatus unter Rückgriff auf Organismusmodelle von Gesellschaft als *pars pro toto* für deren Zivilisationsgrad begreift.[22] Das Medizinische ist aus solchen Sinnkomplexen nur noch artifiziell herauszulösen, es bildet weder ausschließlich eine zur Aufrechterhaltung der Realitätsillusion der fiktiven Romanwelt notwendige, aber eben akzidentielle realistische oder naturalistische Oberfläche noch ein bloßes Erfahrungs- und Erlebnisreservoir für „Vollrealität

21 Michael Maar: Geister und Kunst. Neuigkeiten aus dem Zauberberg, München/Wien: Carl Hanser 1995, vor allem S. 25–34.

22 Theodore Ziolkowski: The Telltale Teeth. Psychodontia to Sociodontia, in: Publications of the Modern Language Association of America 91, New York: Modern Language Association 1976, S. 9–22 (wiederabgedruckt in: ders.: Varieties of Literary Thematics, Princeton: Princeton University Press 1983, S. 3–33, 228–233), vor allem S. 14–19.

und Anschauungsstütze" (vgl. Tb, 11.4.1943). Das Medizinische bringt sich auf allen Sinn- und Strukturebenen von *Bios* und *Ergon* zur Geltung, ist in das dichte Beziehungs- und Deutungsgeflecht „wechselseitige[r] Hin- und Herstrebungen"[23] integriert, muß mithin insofern als wesentliches Konstituens des Chiffresystems der Mannschen Werkwelt angesehen werden, als es sich brüchig bzw. „aufnahmelustig"[24] genug zeigt, um die Sphären des Märchens, des Mythos, der Kunst, der Geschichte, der Politik, der Psychologie und der Philosophie ineinander zu schieben. Die Medizin ist, mit anderen Worten, stets integraler Bestandteil der thematisch-ideellen Werkebene. Sie ist aber auch gelebte – oder nachgelebte? – Lebenswirklichkeit des Dichters und mitzubedenken, wenn der *Doktor Faustus* als „radikale Autobiographie"[25] zur Diskussion steht und Thomas Mann darauf pocht, daß auch in seinen übrigen Werken ausschließlich von ihm selbst die Rede sei (X, 22).

2. Thomas Mann als Famulus bzw. ärztlicher Kollege

In einem Brief vom 5.7.1919 erklärte Thomas Mann dem Berliner Nervenarzt Gustav Blume (geb. 1882), der ihm brieflich allerlei Freundliches zu den *Betrachtungen* gesagt hatte: „Es zeigt sich wieder, daß der 'Beruf', möge er scheinbar diesen Namen noch so entschieden verdienen, mehr oder weniger etwas Zufälliges ist. Unter meinen inneren Möglichkeiten war von jeher die der ärztlichen Existenz, wie unter den Ihren offenbar die des Schriftstellers – Ihrem Briefe nach zu urteilen." (Br I, 165) Dies ist wohl die deutlichste Aussage Thomas Manns über sein Verhältnis zur Medizin und übertrifft noch die vielzitierte Bemerkung aus seinem offenen Brief an die Redaktion des Deutschen Ärzteblattes, „Medizin und Musik" seien „die Nachbarsphären" seiner „Kunstausübung".[26] Wenn

23 Novalis: Werke, Tagebücher und Briefe Friedrich von Hardenbergs, 3 Bde., hrsg. von Hans-Joachim Mähl und Richard Samuel, München: Hanser 1978, Bd. II: Das philosophisch-theoretische Werk, S. 118.

24 Das ist ein gar nicht lustig gemeinter Begriff, den Thomas Mann gern zur Hervorhebung individueller Dispositionen oder Disponierungen für Krankheit, Tod, Liebe und Teufel heranzieht. Vgl. z.B. III, 235, 239, 397, 398, 983, 984 bzw. – für „Aufnahmelustigkeit" – III, 235, 326, 420, 597. Er wird hier als Chiffre für Thomas Manns Anverwandlungsvermögen, seine schriftstellerische Vexierkunst verwandt.

25 Heftrich stellt seine gesamte Analyse des *Doktor Faustus* unter die Überschrift „Radikale Autobiographie und Allegorie der Epoche. Doktor Faustus". Vgl. Heftrich, Vom Verfall zur Apokalypse, S. 173–288.

26 Thomas Mann: Vom Geist der Medizin. Offener Brief an den Herausgeber der Deutschen Medizinischen Wochenschrift über den Roman „Der Zauberberg", in: Deutsche Medizinische Wochenschrift Nr. 29, Stuttgart: Thieme 1925, S. 1205–1206, 1206; XI, 596.

Thomas Mann Hans Castorp sagen läßt: „Manchmal habe ich mich schon gefragt, ob ich nicht Arzt hätte werden sollen" (III, 366)[27], dann weiß er sich mit seinem Helden auch in diesem Punkte durchaus einverstanden. Daß solche Formulierungen nicht etwa nur als opportunistische oder konziliante Zugeständnisse an Briefpartner oder Kritiker seines Werkes zu verstehen sind, zeigen Thomas Manns unablässige Fortbildungsbemühungen auf dem Felde der Medizin. Lassen Sie mich einige dieser Anstrengungen in Erinnerung rufen. Am 16.3.1920 läßt er sich von Leo Hermanns, der wegen eines Stirnhöhlenkatarrhs von Frau Mann zur Visite gerufen worden war, die entsprechenden Röntgenaufnahmen erläutern und bessert zwei Tage später am Geschriebenen „auf Grund von telephonisch bei Hermanns eingezogenen Erkundigungen" (Tb, 18.3.1920). Mit demselben Arzt, der zwischen September 1919 und Juni 1921 Hausarzt der Familie Mann war, diskutiert der Hausherr im August 1920 – man möchte sagen von Kollege zu Kollege – „biologische Dinge" (Tb, 10.8.1920). Im Februar desselben Jahres läßt sich Thomas Mann durch das Röntgen-Laboratorium des in der Ziemßenstraße gelegenen Krankenhauses links der Isar in München führen und erlebt unter sachkundiger Anleitung des Röntgenologen Gottfried Böhm (geb. 1879), den er bei einer Gesellschaft bei seinem Zahnarzt Ceconi kennengelernt hatte, „mehrere Lungen- und eine Kniegelenk-Aufnahme bei Männern und Frauen" (Tb, 24.2.1920). Ferner läßt sich der „mit einem weißen, klinischen Kittel" gekleidete Hospitant „eine Reihe von photographischen Platten (kranke Lungen u. ein Magengeschwür)" zeigen und darf schließlich sogar sein eigenes Handskelett im Strahlengang der radiologischen Durchleuchtung betrachten. Am 23.2.1921 reist Thomas Mann nach Coburg, wo er bei der Familie Colmers logiert und am darauffolgenden Tag seinen Gastgeber, der Chefarzt des dortigen Krankenhauses ist, abermals in weißem Kittel in den Operationssaal begleitet und Zeuge zweier Kropf-Operationen wird, die ihm „große[n] Eindruck" machen (Tb, 23.2.1921). Vom 6. bis 13. November 1921 logiert er bei Ernst Hanhart (1891–1973), zu dieser Zeit Mitarbeiter in der Löfflerschen Poliklinik in Zürich, in der er mit seinem Gastgeber die Vormittage verbringt: „im weißen Mantel", versteht sich (Tb, 6.–13.11.1921). Am 16.12.1936 besucht er frühmorgens sogar eine Vorlesung von Hanhart in der Zürcher Poliklinik. Daß der Internist Friedrich Ritter von Müller (1858–1941), der Katia Mann zumindest zwischen September 1918 und Juli 1920 wegen des Verdachts auf Lungentuberkulo-

27 Die Frage wird übrigens bald hernach von Castorp selbst positiv beantwortet (III, 370), und auch mit dieser Antwort verläßt der Dichter seinem Selbstverständnis zufolge wohl nicht den Bereich seiner eigenen Möglichkeiten.

se behandelte, auf die Fieberkurve seiner Patientin kein Gewicht legt, findet Thomas Mann „als Faktum für die medizinische Kritik des Zbg. interessant" (Tb, 3.5.1920). Kenner des *Zauberberg* müssen nicht daran erinnert werden, auf welche Weise die meisten der genannten persönlichen Begegnungen mit der Medizin zum Erfahrungsschatz Hans Castorps werden. In späteren Jahren hat sich Thomas Mann – nun ja bereits in Erwartung des medizinischen Ehrendoktors[28] – weniger aufs Famulieren und Hospitieren verlegt, als auf den gepflegten quasi-kollegialen oder zumindest konsiliarischen Umgang mit Ärzten. Er lud sie zu sich nach Hause ein, befreundete sich gelegentlich in der ihm eigenen Art mit ihnen und diskutierte medizinische Themen.

Ein besonders schönes Beispiel für einen „kollegialen" Umgang des Dichters mit Ärzten bietet der Gedankenaustausch mit dem Internisten Frederick Rosenthal (geb. 1902)[29] während der Entstehungszeit der *Betrogenen.* Mit Rosenthal wählte Thomas Mann einen ärztlichen Consiliarius für seine Erzählung, den er im großen und ganzen für kompetent hielt und der sich früher bereits als Arzt und als Ratgeber bewährt hatte. Rosenthal, der bis 1936 in Berlin ärztlich tätig war, dann emigrierte, seit 1938 in Beverly Hills praktizierte, seit 1941 zunächst nur Heinrich Mann behandelte und dessen Bruder flüchtig bei einer Geburtstagsparty im September 1942 kennenlernte (Tb, 10.9.1942), war nämlich schon einmal am 28.3.1946 zur Behandlung jener Gesundheitsstörungen Thomas Manns hinzugezogen worden, die schließlich in die Diagnose eines verhornenden Plattenepithelkarzinoms (pT2, N1, M0) münden und zu dessen operativer Entfernung mittels Bilobektomie am 24. April im Billing's Hospital in Chicago führen sollten.[30] Auch wenn die Rekonstruktion der Ereignisse in der *Entstehung des Dokor Faustus* mit Rosenthals eigener aus dem Jahre 1958 nicht übereinstimmt[31], scheint Rosenthal jedenfalls maßgeblichen Anteil an der

28 Vgl. *Vom Geist der Medizin*, XI, 596: „Und ob ich eines Tages, mit siebzig oder achtzig, den medizinischen Ehrendoktorhut in die Stirn drücken darf, das ist, meine Herren, keine Frage der Würdigkeit, sondern nur eine solche vitaler Ausdauer".

29 Zu Rosenthal vgl. Friedrich Rosenthal: Erinnerungen an Thomas Mann, in: Caroliner Zeitung. Blätter für Kultur und Heimat Nr. 25/26, Göttingen: Die Carolinerschaft 1958, S. 51–61; siehe auch Thomas Manns eigene Darstellung (XI, 247, 254 f.).

30 Vgl. Christian Virchow sen./Andreas P. Naef/Hans-Erhart Schaefer/Johann Christian Virchow jr.: Thomas Mann (1875–1955) und die Pneumologie. Zur Indikation des thoraxchirurgischen Eingriffs im April 1946, in: Deutsche Medizinische Wochenschrift 122, Stuttgart/Leipzig: Thieme 1997, S. 1432–1437.

31 Vgl. XI, 254–255: „Auf seinen [Heinrich Manns] Wunsch übernahm damals Dr. Friedrich Rosenthal meine Behandlung. Er wandte Injektionen meines eigenen Blutes an, die nichts fruchteten, und versuchte es dann mit einer Empirin-Bellergal-Kur, um kein Fieber mehr aufkommen zu lassen. Unterdessen hatte er die letzten Röntgen-Aufnahmen der Lunge eingefordert, die ihm das klare Bild einer Infiltration am rechten Unterlappen ergaben. Er verlangte

alarmierenden Verdachtsdiagnose gehabt zu haben. Der Dank des Genesenden war ihm gewiß. Er wurde noch vom Krankenlager in Chicago am 14. Mai 1946 brieflich abgestattet (Br II, 487 f.). Zu Hause betreute Rosenthal den Rekonvaleszenten weiter, untersagte ihm zu dessen Mißfallen das Rauchen (Tb, 14.7.1946) und unterzog ihn einer Spritzenkur mit einem „russischen Anregungsmittel" (Tb, 22.6.1946, 25.6.1946, 6.8.1946, 9.8.1946, 16.8.1946). Im September mühte er sich um die Abheilung einer Analfissur (Tb, 3.9.1946, 6.9.1946), doch nach weiteren 2½ Jahren mußte der noch immer unter unangenehmen Analbeschwerden leidende Dichter feststellen, daß die ergriffenen Maßnahmen offenbar ihren Zweck verfehlt hatten (Tb, 21.3.1949). So viel zu Rosenthal als Arzt Thomas Manns. Als Berater war er im Oktober 1946 in Aktion getreten und hatte auf Bitten des Dichters einen Text über die Meningitis übersandt, den Thomas Mann mit dem Bleistift studierte (Tb, 4.11.1946) und für die Todesszene des Echo im *Doktor Faustus* benutzte (VI, 627–636).

An solch glückliche Kooperation mochte sich Thomas Mann erinnert haben, als er am 5. Mai 1952 um medizinische Informationen in Sachen Gebärmutterkrebs bat (Br III, 253 f.; vgl. Tb, 5.5.1952). In dem knappen Exposé der geplanten Erzählung, das er Rosenthal in diesem Brief vor-

und die bronchoskopische Feststellung des Abszesses beantragte, auch schon die Notwendigkeit der Operation durchblicken ließ. [...] Rosenthal war im Grunde, meines Alters wegen, gegen die Operation, ja auch, um der Schonung willen, gegen die Bronchoskopie, von der der amerikanische Doktor gleichmütig gemeint hatte, in acht Tagen werde ich mich davon erholt haben. Sein behandelnder Kollege [Rosenthal] war aus lauter Menschlichkeit nicht ungeneigt, es auf die Resorption des Abszesses durch einen im ganzen ja gutwilligen Organismus, ohne Eingriff, ankommen zu lassen, und für diesen Weg schien der Erfolg einer Penicillin-Injektionskur zu sprechen, die von einer nun eingestellten Pflegerin achtmal in vierundzwanzig Stunden durchgeführt wurde. Die Droge beseitigte das Fieber vollkommen, und ich habe während der ganzen Affäre nie wieder welches gehabt. Dennoch wußten wir alle, daß mit der Methode des Zuwartens das nicht geringe Risiko größter Ungelegenheiten verbunden blieb, und während der Doktor zögerte und ich selbst es am bequemsten fand, über mich bestimmen zu lassen, hatte meine Frau ihre Entschlüsse gefaßt." Rosenthal, Erinnerungen an Thomas Mann, S. 55 f.: „Am folgenden Tage wurde ich zu Thomas Mann gerufen. Eine ausführlich aufgenommene Krankengeschichte, aus der ich schon vieles erwähnt habe, eine gründliche Körperuntersuchung und die Röntgenaufnahmen von seinen Lungen, die ich studierte, ergaben mir die eindeutige Diagnose einer Infiltration im Unterlappen der rechten Lunge. Ich riet sofort zu der natürlich unumgänglich notwendigen bronchoskopischen Untersuchung und anschließenden Operation und war der erste, der die zwingende, chirurgische Indikation Frau Mann gegenüber erklärte. Auf ihren Wunsch trug ich dem Patienten um der Schonung willen und aus lauter Menschlichkeit – wie er selbst es später beschrieb – eine gemilderte Darstellung vor. Frau Katja Mann war auf meinen Bericht hin für eine energische Behandlung der Dinge und entschlossen, die notwendigen weiteren Schritte sofort einleiten zu lassen." Die Unstimmigkeiten lassen sich wohl durch die „gemilderte Darstellung" erklären, die dem Patienten vorgetragen wurde. Warum aber auch das Abraten von einer Bronchoskopie oder gar chirurgischen Intervention und die Empfehlung zuzuwarten Teil einer gemilderten Darstellung sein müssen, scheint mir fragwürdig.

trug, verschränkt Thomas Mann bekanntlich mit Berufung auf einen authentischen Fall eine Liebes- und eine Krankengeschichte. Protagonistin der Erzählung sei eine ca. 50jährige Dame, die, „sagen wir: in Düsseldorf" (Br III, 255; man beachte den bewußt verharmlosenden Code der Beliebigkeit[32]) lebe und den Wiedereintritt ihrer Blutung als „eine Art von Liebeswunder, als Wiederbelebung ihres physischen Weibtums durch das Psychische" (Br III, 254) deutet. Rosenthals ausführliche Rückfrage vom 12. Mai 1952 (Tb 1951–1952, Dok. 56, S. 843–846) war durchaus berechtigt. Denn unter der Voraussetzung eines primären Gebärmutterkrebses ließ sich die seelische Wiederverjüngung auf körperlicher Ebene lediglich mit dem vermeintlichen Wiedereinsetzen der Monatsblutung parallelisieren. Weitreichendere Gestaltungsmöglichkeiten eröffneten sich dem Dichter, wenn er von einem Granulosazelltumor der Eierstöcke ausginge, dessen Zellen Öströgen produzierten und im äußeren Erscheinungsbild und im Seelenleben der Frau zu Veränderungen führten, die man als Verjüngungszeichen wahrnehmen könne, ehe dann mit dem Entstehen eines östrogenbedingten Endometriumkarzinoms die Krankheit ihren fatalen Verlauf nehme. Rosenthal ging bei seiner Rückfrage vorsichtiger zu Werke, als diese Zusammenfassung vermuten läßt, und wollte, da er an des Meisters Vorgabe eines primären Gebärmutterkrebses nicht zu rütteln wagte, zunächst einmal sichergehen, ob an eine derartige Parallelisierung der seelischen und körperlichen Vorgänge überhaupt gedacht war.[33] Thomas Mann reagierte unwirsch und notierte in sein Tagebuch (Tb, 12.5.1952): „Rosenthal schreibt ausführlich, aber unnötig rückfragend." Natürlich wolle er, so schrieb er Rosenthal tags darauf (Br III, 255 f.), auf keinen Fall das „Psychische vom Somatisch-Pathologischen" trennen. Im übrigen habe die „laienhafte Überlieferung", wie sie ihm zugekommen sei, von „Gebärmutter-Krebs" gesprochen, und das Karzinom der Eierstöcke könne ja schließlich bereits „auf die Gebärmutter übergegriffen haben",

32 Wenn in der *Betrogenen* Thomas Manns „Geliebter von einst" (Tb, 29.8.1954) Klaus Heuser eine Rolle spielt, dann ist die Wahl Düsseldorfs als Ort des Geschehens alles andere als zufällig.

33 Tb 1951–1952, Dok. 56, S. 844: „Ich weiss nicht, wie Sie im Verlauf des Romanes *die psychologischen und organischen Beziehungen zueinander* gestalten wollen, und da meine Beantwortung der Fragen in Ihrem Brief vom 5. Mai von der Klaerung dieser Grundeinstellung abhaengt, verwende ich in meinem heutigen Brief so viel Zeit fuer diese Fragestellung. Wenn Sie im Zusammenhang des Romans meine vereinheitlichende Auffassung nicht brauchen koennen, sondern die seelischen Vorgaenge dichterisch getrennt von den koerperlichen Symptomen oder psychoanalytisch behandeln wollen, dann lassen Sie mich dies bitte wissen, und ich werde sehr gern in meinem nachfolgenden Briefe Ihre Fragen so beantworten, wie Sie sie an mich in Ihrem Briefe richteten. *Wenn es aber den Zwecken des Romans dient, das psychologische und organische Bild von einheitlicher Grundlage ausgehend darzustellen, dann – und jetzt komme ich zum Punkte meines Briefes – dann koennen wir nicht mit dem Gebaermutterkrebs beginnen, sondern muessen ein von den Eierstoecken ausgehendes Karzinom als Grundursache betrachten.*"

womit Thomas Mann abermals falsch liegt, da das sekundäre Endometriumkarzinom eher durch die vom Granulosazelltumor verursachten hohen Östrogenspiegel als durch Krebswachstum *per continuitatem* oder durch Metastasierung entsteht. Doch so leichthin Thomas Mann in seiner Antwort den ausführlichen Brief Rosenthals abtut und sich auf das Mißverständnis eines Leib-Seele-Dualismus kapriziert, so gründlich studiert er ihn mit dem Bleistift und übersät ihn mit An- und Unterstreichungen. Kein Zweifel, daß hier wichtige medizinische Informationen zu haben waren. Daß er ungern und entgegen seiner schlußendlichen Beteuerung „Zweifellos handelt es sich um ein primäres Eierstockkarzinom" (Br III, 256) von seiner ursprünglichen Konzeption nicht abrücken wollte, mag der Grund für seine leicht verstimmte Reaktion gewesen sein. Ein Kompromiß ist das Ergebnis. Auf der einen Seite trägt er der klinisch-pathologischen Sachlage Rechnung, indem er Rosenthals Einspruch leicht karikierend Professor Muthesius in den Mund legt (VIII, 949), der seinem Assistenten rät, seine „Vermutung zu übernehmen, daß die Geschichte vom Eierstock ausging, – von unbenützten granulösen Zellen nämlich, die seit der Geburt da manchmal ruhen und nach dem Einsetzen der Wechseljahre durch Gott weiß welchen Reizvorgang zu maligner Entwicklung kommen. Da wird denn der Organismus, post festum, wenn Sie so wollen, mit Estrogenhormonen überschüttet, überströmt, überschwemmt, was zur hormonalen Hyperplasie der Gebärmutter-Schleimhaut mit obligaten Blutungen führt." Auf der anderen Seite bleibt jedoch die Gebärmutter das dominierende organpathologische Motiv der Erzählung, nicht der Eierstock. Das dürfte mit poetologischen Absichten zusammenhängen, die der Autor längst bei sich beschlossen hatte, bevor er medizinischen Fachbeistand erbat. Die „kleine Mythe von der Mutter Natur"[34], das „Thema von der Verbundenheit von Eros und Tod"[35], der Mythos von Amor und Psyche, Eros und Thanatos, Hades und Kythera[36] nahmen eben die Gebärmutter-Chiffre bereitwilliger auf als die des Eierstocks. Wenn schon in den einleitenden Charakterisierungen der Rosalie von Tümmler der Blick des Lesers stets auf Schwangerschaft, Geburt und weibliche Sexualität gerichtet wird, denken wir an die „weibliche Narbe" (VIII, 884), den „Liebsdienst des Zephirs" (ebd.), den alten Baum, „der es

34 Thomas Mann – Karl Kerényi. Gespräch in Briefen, hrsg. von Karl Kerényi, Zürich: Rhein 1960, S. 27.

35 Theodor W. Adorno: Aus einem Brief über 'Die Betrogene' an Thomas Mann, in: Akzente 2, München: Hanser 1955, S. 284.

36 Vgl. Titus Heydenreich: Eros in der Unterwelt. Der Holterhof-Ausflug in Thomas Manns Erzählung „Die Betrogene", in: Interpretation und Vergleich. Festschrift für Walter Pabst, hrsg. von Eberhard Leube und Ludwig Schrader, Berlin: Schmidt 1972, S. 79–95.

immer noch treibt" (VIII, 888), das „Blutleben des mütterlichen Organs" (VIII, 890), so wird die organpathologische Fixierung des Dichters auf Vagina und Gebärmutter von vornherein deutlich. Rosalies abwechselndes Erröten „wie mit Blut übergossen" und Erblassen im Gespräch mit Ken Keaton (VIII, 900; vgl. auch VIII, 908) antizipiert jenen Schreckensmoment der massiven Uterusblutung, als Tochter und Magd sie „ohnmächtig", d.h. in der hypovolämischen Blässe, aber eben auch in ihrem Blut finden (VIII, 947). Auch der gewissermaßen transsexuelle autobiographische Charakter der Erzählung, die Motivkomplexe „Natur", „Rot" und „Blut" mit ihren quasi-eucharistischen Bezügen ergeben weitreichendere und sinnfälligere Bezüge und Parallelen auf der medizinischen Wirklichkeitsebene, wenn diese auf die Gebärmutter zugerüstet wird. Hinzu kommt, daß die Gebärmutter selbst im Gegensatz zum Ovar im Mythos bzw. in der Psychoanalyse eine entscheidende Rolle spielt, schließlich auch als Metapher literaturgeschichtlich profiliert wurde, so daß sich Thomas Mann hier eine Überdeterminierung und Mehrfachchiffrierung der rein anatomischen oder organpathologischen Sphäre in besonderer Weise anbot. Er selbst hatte ja in seinem *Doktor Faustus* Holofernes' „unübertrefflich volle Beschreibung des Künstlergeistes" (VI, 289) aus Shakespeares Komödie *Love's Labour's Lost* zitiert, in der es heißt: „Dies ist eine Gabe, die ich besitze, einfach, einfach! ein närrisch extravaganter Sinn, voll von Formen, Figuren, Gestalten, Gegenständen, Ideen, Erscheinungen, Erregungen, Wandlungen. Diese werden empfangen in dem Uterus des Gedächtnisses, genährt im Mutterleibe der pia mater, und geboren durch die reifende Kraft der Gelegenheit." (VI, 289). Ob in dieser Metaphorik ein weiterer Hinweis auf Selbstzitate in der *Betrogenen* aus dem *Doktor Faustus* liegt, wie für die klumpfüßige Anna (VIII, 879) und den nach Zeitbloms Meinung den Fuß tatsächlich etwas schleppenden Eberhard Schleppfuß (VI, 133)? Immerhin ist auffällig, daß Ken Keaton (VIII, 898, 914) wie auch Rudi Schwerdtfeger (VI, 403) nur eine Niere besitzt, daß beide ein *faible* für ältere Damen – der eine für Rosalie (z.B. VIII, 908, 932 f.), der andere für die Senatorin Rodde (VI, 431) und die Tante von Marie Godeau (VI, 557) – aufweisen und als nicht zum Ehestand taugende „Flatterer" (VI, 591) porträtiert werden, und auch der Taunus scheint hier (VIII, 918, 921) wie dort (VI, 414) eine vergleichbare Rolle zu spielen. Und wenn dem so ist und die Analogie von Uterus und Gehirn nicht nur als Shakespeare-Zitat abgetan werden will, hat dann nicht Rosalie mit Leverkühn etwas gemein, steht ihr Uterusleiden nicht mit dessen pialem Herd (VI, 313) in Zusammenhang, so wie Thomas Mann auch Dostojewskis Epilepsie als im Sexuellen wurzelnd betrachtete und als „versetzte[n] und transfigurierte[n] Geschlechtsakt“ bezeichnete (IX, 661)? Sind Rosalie und Leverkühn nicht beide „Gekreuzigte und Opfer, der Menschheit und ihrer Erhöhung, der Erweiterung ihres Fühlens und Wissens, kurz ihrer höheren Gesundheit dargebracht“, wie es Thomas Mann in seinem Essay *Dostojewski – mit Maßen* 1945 formuliert (IX, 667)? Rosalies „Ostern ihrer Weiblichkeit“ (VIII, 931), steht es nicht in inniger Beziehung zu der Aufforderung des Teufels an Leverkühn: „Warte bis Charfreitag, so wird bald Ostern werden“? (VI, 313) Geist und Natur, Gehirn und Gebärmutter, heißen die Antithesen, mit deren Polen Thomas Mann spielt. Das mag erklären, warum er es partout in der *Betrogenen* auf eine primäre Erkrankung der Gebärmutter abgesehen hat. Dennoch brachte er das Kunststück fertig, die ihm von Rosenthal in einem mehrseitigen Dossier[37] übermittelten Informationen zur Ätiologie, Symptomatologie und palliativ operativen Therapie des Granulosazelltumors geschickt in seine Erzählung einzuflechten: die klimakterischen Beschwerden (VIII, 878), die Phänomene des Hyperöstrogenismus (VIII, 908 f., 916), die Symptome der fortgeschrittenen Stadien (VIII, 935 f.) einschließlich der Rückenschmerzen (VIII, 940), die differentialdiagnostische Erwägung eines Myoms durch Dr. Oberloskamp (VIII, 948), der Befund der bimanuellen Untersuchung (ebd.), das Ergebnis der Curettage (ebd.), das operative *in situ*-Bild (VIII, 949), das radikale Vorgehen bei der chirurgischen Intervention (VIII, 949 f.), der Tod im urämischen Koma (VIII, 950), das alles übernimmt Thomas Mann dem Sinn, aber gelegentlich auch der Diktion nach dem Dossier des hilfsbereiten Arztes. Ein knapper Textvergleich mag dies untermauern: Rosenthal schreibt (Typoskript TMA, S. 6): „Nicht nur sind bereits alle Beckenorgane von dem wachsenden Eierstockkarzinom befallen, auch das Bauchfell zeigt schon makroskopisch karzinomatoese Zellenansiedlung, alle Druesen des lymphatischen Systems sind karzinomatoes verdickt und die Leber zeigt Krebszellenherde.“ Daraus wird bei Thomas Mann (VIII, 949): „Nicht nur, daß alle Beckenorgane bereits vom Verderben befallen waren: auch das Bauchfell zeigte, dem bloßen Auge schon, die mörderische Zellenansiedlung, alle Drüsen des lymphatischen Systems waren carcinomatös verdickt, und kein Zweifel war, daß es Krebszellenherde gab auch in der Leber.“ In einem Detail hält er sich jedoch nicht an Rosenthals Vorgaben. Der hatte nämlich in seinem auch Medizinhistorisches berührenden Text darauf hingewiesen, daß man in den 20er Jahren noch nichts von einer Östrogeninduzierung eines Endo-

[37] Frederick Rosenthal: Zur Physiologie und Pathologie der Eierstoecke im Zusammenhang mit Erscheinungen in den Wechseljahren, siebenseitiges maschinengeschriebenes Typoskript, in den Materialien zur *Betrogenen* (Signatur TMA: Mat. 8).

metriumkarzinoms gewußt habe. Thomas Mann gefiel jedoch der Gedanke einer hormonellen „Ueberschüttung" bzw. „Ueberflutung" des Organismus durch Östrogene so gut – an den Rand des Arztbriefes notiert er die Worte „überströmt, überschwemmt" (Typoskript TMA, S. 4) –, daß er sich den kleinen Anachronismus offenbar leisten zu können glaubte. Bot sich dieses Bild doch bestens zu einer Motivverschränkung mit dem „Überströmt-, Überschwemmtwerden ihres Inneren von ungeheuerer Süßigkeit" (VIII, 909), das die Liebe zu Ken Keaton bei Rosalie von Tümmler bewirkte. Dies war die Antwort des Dichters auf die saloppe Floskel „durch Gott weiß welchen Reizvorgang" des Professor Muthesius (VIII, 949).

Wenn hier Thomas Manns medizinischer Erkenntniszuwachs im quasi kollegialen Austausch mit Ärzten zur Debatte steht, so läßt sich vielleicht zusammenfassend sagen, daß der Dichter in gelegentlicher Überschätzung seiner eigenen medizinischen Fachkenntnisse den Dialog mit Ärzten dominierte. Genauer gesagt, das literarische Konzept, das den Anlaß für derartige Kooperationen lieferte, diktierte den Rahmen, innerhalb dessen Medizinisches Verwendung finden konnte. Dabei wurde die klinische Ebene, die auf ihre Weise die unbestreitbare Wahrheit darstellte[38], stets so angelegt, daß sie auf andere Bedeutungsebenen, die – abermals auf ihre Weise – ebenfalls die unbestreitbare Wahrheit darstellten, verweisen, mystisch-zauberhaft in andere Sphären und Welten überführt werden konnte. Diesem vexatorischen Spiel, dieser symbolischen Aufladung von Begriffen mit kontextfremder Signalwirkung und Verweisungsfunktion, dieser im „Motivgeschling" resultierenden Grenzgängerei hatte die Medizin zu dienen, ihren Spielregeln hatten die Ratgeber und gelegentlich auch das medizinische Detail sich zu beugen. Wer da mitmachte, den durfte man getrost als Kollegen im Reich der Medizin betrachten.

38 IX, 678: „Das Medizinisch-Pathologische ist *eine* Seite der Wahrheit, ihre naturalistische sozusagen, und wer die Wahrheit als Ganzes liebt und willens ist, ihr unbedingt die Ehre zu geben, wird nicht aus geistiger Prüderie irgendeinen Gesichtspunkt verleugnen, unter dem sie gesehen werden kann. Man hat es dem Arzte Möbius sehr verübelt, daß er ein Buch geschrieben hat, worin er die Entwicklungsgeschichte Nietzsche's als die Geschichte einer progressiven Paralyse fachmännisch darstellt. Ich habe an der Entrüstung darüber nie teilnehmen können. Der Mann sagt, auf seine Weise, die unbestreitbare Wahrheit." Wer allerdings versucht, die eine Wahrheit gegen die andere auszuspielen, wird vom Dichter der Lächerlichkeit preisgegeben. So etwa Dr. Kranich, wenn er angesichts des im paralytischen Schock zusammenbrechenden Adrian Leverkühn ausruft: „dieser Mann [...] ist wahnsinnig. Daran kann längst kein Zweifel bestehen, und es ist sehr zu bedauern, daß in unserem Kreise die irrenärztliche Wissenschaft nicht vertreten ist. Ich, als Numismatiker, fühle mich hier gänzlich unzuständig." (VI, 666 f.)

3. Thomas Mann als medizinisch interessierter Leser

Es liegt auf der Hand, daß Medizin in ihrem breiten kulturgeschichtlichen Sinne allenthalben auf Thomas Manns Lektürewegen lag. Auch wenn wir historische Autoren wie Paracelsus, Agrippa von Nettesheim, Johann Georg Zimmermann, Schiller oder Tschechow ausnehmen, verbleiben zahlreiche zeitgenössische Arztschriftsteller wie Gottfried Benn (1886–1956), Hans Carossa (1878–1956), Alfred Döblin (1878–1957), Georges Duhamel (1884–1966), Ludwig Finckh (geb. 1876), Egon Frey (geb. 1892), Richard Huldschiner (1872–1931), Arthur Schnitzler (1862–1931), Karl Stern (1906–1975) und Felix A. Theilhaber (1884–1956), deren von ihrer medizinischen Herkunftswelt in unterschiedlichem Maße geprägtes Werk Thomas Mann zur Kenntnis nahm und deren Rolle als transzendentale Ärzte in Novalis' Sinne[39] er als Dichter teilte. Aus Zeitgründen soll aber hier nur von Literatur die Rede sein, die als schulmedizinische Fachliteratur im engeren Sinne betrachtet werden kann und deren Studium geeignet war, einem Manko an medizinischer Studiertheit des Dichters Abhilfe zu schaffen. Zu solchen Fachtexten gehören bspw. ein 1914 erschienenes Kosmos-Heftchen des Physiologen Alexander Lipschütz (Tb, 15.2.1920), ferner die 14. Auflage des Physiologie-Lehrbuchs von Ludimar Hermann aus dem Jahre 1910 (Tb, 27.7.1920–1.8.1920), die 1920 erschienene, 5., verbesserte und erweiterte Auflage der *Allgemeinen Biologie* des Anatomen Oskar Hertwig (1849–1922), die Thomas Mann am 14.7.1920 erhielt und die er bis zum 15.8.1920 exzerpierte (Tb, 14.7.1920, 8.8.1920, 15.8.1920), die 1920 in erster Auflage erschienene *Theoretische Biologie* von Jakob Johann Baron von Uexküll (1864–1944), deren Lektüre Thomas Mann am 1.3.1921 im Tagebuch vermeldet, ein bislang meines Wissens nicht identifiziertes Buch über Nierenkrankheiten, das ihm der bereits erwähnte Hanhart zuschickt (Tb, 19.1.1934), der Vortragszyklus *Medicine in Modern Society* des Arztes und Medizinhistorikers[40] David Riesman (1867–1940), den Thomas Mann am Vorweihnachtstag des Jahres 1938 liest (Tb, 23.12.1938), und die 1915 erschienene *Allgemeine Biologie* von Paul Kamme-

[39] Novalis, Werke, Bd. II, S. 324: „Poësie ist die große Kunst der Construction der transscendentalen Gesundheit. Der Poët ist also der transscendentale Arzt."

[40] Zu Thomas Manns sonstigen Begegnungen mit (nebenberuflichen) Medizinhistorikern vgl. neben den folgenden Ausführungen zu Martin Gumpert die Reminiszenz aus der *Entstehung des Doktor Faustus* (XI, 264–265): „Dann trat wohl Dr. Fennister, Vorsitzender der 'American Association of Surgeons' und Chefarzt der Universitätsklinik, bester Typ amerikanischen Gelehrtentums, bei mir ein, erkundigte sich nach meiner Beschäftigung, blätterte in meiner Naumann'schen Nietzsche-Ausgabe und hinterließ einen oder den anderen medizingeschichtlichen Artikel, der seinen Verfassernamen trug."

rer, die Thomas Mann am 8.11.1951 mit Blick auf das Kuckuck-Gespräch „wiederheranzieht“ (Tb, 8.11.1951). Hinzu kommen aller Wahrscheinlichkeit, und bislang nur in Einzelfällen identifiziert, medizinische Artikel in Meyers Konversationslexikon, Meyers Kleinem Lexikon und der Encyclopedia Britannica.[41]

41 Zur medizinischen Quellenkunde, insbesondere mit Blick auf den *Zauberberg*, vgl. Christian Virchow: Medizin und Biologie in Thomas Manns Roman Der Zauberberg. Über physiologische und biologische Quellen des Autors, in: Das „Zauberberg“-Symposium 1994 in Davos, hrsg. von Thomas Sprecher, Frankfurt/Main: S. Fischer 1995 (= Thomas-Mann-Studien XI), S. 117–171. Zu Paul Kammerer vgl. Arthur Koestler: Der Krötenküsser. Der Fall des Biologen Paul Kammerer oder Für eine Vererbungslehre ohne Dogma, Reinbek/Hamburg: Rowohlt 1974; William Broad/Nicholas Wade: Betrug und Täuschung in der Wissenschaft, aus dem Engl. von Michael Martin, Basel/Boston/Stuttgart: Birkhäuser 1984, S. 214–227. Eine Untersuchung der Beziehungen Thomas Manns zu Paul Kammerer und seiner Anleihen aus dessen Werk sowie eine abermalige Sichtung seines mit Anstreichungenen versehenen Exemplars der *Allgemeinen Biologie*, das im Thomas-Mann-Archiv in Zürich aufbewahrt wird (Signatur TMA: Thomas Mann 4985), steht noch aus. Lediglich in bezug auf den *Krull* hat Hans Wysling zusammengestellt, was Thomas Mann der *Allgemeinen Biologie* von Kammerer schuldet. Vgl. Hans Wysling: Narzissmus und illusionäre Existenzform. Zu den Bekenntnissen des Hochstaplers Felix Krull, Frankfurt/Main: Vittorio Klostermann 1995 (= Thomas-Mann-Studien V), S. 497–502. Dort (S. 496–514) finden sich, zumindest aus der späten Arbeitsperiode am *Krull*, auch Hinweise auf die Heranziehung von *Meyers Kleinem Lexikon*, das dem Dichter, wie Lieselotte Voss nachgewiesen hat, in 8., gänzlich neu bearb. Aufl. in drei Bänden (Leipzig: Bibliographisches Institut 1931–32) auch beim *Doktor Faustus* zum Nachschlagen diente. Vgl. Lieselotte Voss: Die Entstehung von Thomas Manns Roman 'Doktor Faustus', Tübingen: Max Niemeyer 1975 (= Studien zur deutschen Literatur, 39). Auch *The Encyclopedia Britannica* in 14. Auflage (New York: 1936) wird dort als Quellenwerk zum *Doktor Faustus* nachgewiesen. Was *Meyers Großes Konversations=Lexikon* (6., gänzlich neubearb. und verm. Aufl., Leipzig/Wien: Bibliographisches Institut 1905) betrifft, so deutet ein Vergleich zwischen dem Eintrag 'Lungenschwindsucht' (ebd., Bd. 12, S. 852–859, 853) und einer Passage aus dem *Zauberberg* (III, 597) an, daß Thomas Mann sich in seinen Münchener Jahren bei seinen Recherchen hier bedient oder zumindest Inspirierung erfahren haben dürfte. Die Vorlage lautet: „Die von diesen ausgeschiedenen giftigen Stoffe wirken als Reiz auf die Gewebszellen, die sich in unmittelbarer Nähe der Bazillen lebhaft vermehren und mit den gleichzeitig sich ansammelnden, aus dem Blut stammenden Lymphzellen ein mikroskopisch kleines, zellreiches Häufchen oder Knötchen (tuberculum) bilden. Dies vergrößert sich allmählich, wird dem bloßen Auge deutlich sichtbar, verschmilzt mit benachbarten Knötchen zu größeren Herden, die unter der Giftwirkung der Bazillen in der Mitte absterben, wobei sich eine gleichförmige schmierige oder krümelige, manchmal trockne käsige Masse bildet (Verkäsung).“ III, 597: „Er [Konsul Tienappel] hörte seinen Verwandten [Hans Castorp] von der Krankheit sprechen, die hier das gemeinsame Berufsinteresse aller bildete, und von der Aufnahmelustigkeit für sie; von Hans Castorps eigenem bescheidenen, aber langwierigen Fall, dem Reiz, den die Bazillen auf die Gewebszellen der Luftröhrenverästelungen und der Lungenbläschen ausübten, der Tuberkelbildung und Erzeugung löslicher Beschwipsungsgifte, dem Zellenzerfall und Verkäsungsprozeß, von dem dann die Frage sei, ob er durch kalkige Petrifizierung und bindegewebige Vernarbung zu heilsamem Stillstand gelange oder zu größeren Erweichungsherden sich fortbilde, umsichgreifende Löcher fresse und das Organ zerstöre.“ [Hervorhebungen vom Verf.]. Freilich bleibt ein Vergleich des *Zauberberg* mit entsprechenden Einträgen im Konversationslexikon ebenfalls ein Desiderat der medizinischen Quellenkunde.

Mir will jedoch scheinen, daß sich Thomas Mann als ärztlich interessierter Leser niemals stärker engagiert hat als während der Entstehungszeit seines *Doktor Faustus*, also in den Jahren 1943–1947. Dies hängt wiederum mit der engen Beziehung zu einem Arzt zusammen, wie ja überhaupt Thomas Manns medizinische Fortbildungsbemühungen stets aus seinem persönlichen Umfeld erwuchsen und von dort aus gelenkt und moderiert wurden. Im Falle des *Doktor Faustus*, und das heißt medizinisch gesprochen im Falle der Syphilis, ist hier vor allem als *spiritus rector* solcher Lernanstrengungen Martin Gumpert zu nennen, den Thomas Mann Anfang April 1935 kennenlernte und dessen Tod er noch in einem Tagebuchnotat vom 22.4.1955 als *memento mori* vermerken mußte.[42]

Der am 13.11.1897 als Sohn eines Arztes geborene Gumpert besaß große Affinitäten zur Dermatologie und Venerologie, zur Schriftstellerei und zur Medizingeschichte. 1921 mit dem ärztlichen Staatsexamen versehen und 1923 promoviert, arbeitete er während der folgenden vier Jahre als Assistent an der Dermatologischen Abteilung des Rudolf-Virchow-Krankenhauses in Berlin, leitete dort die Abteilung für Geschlechtskrankheiten bei Kindern, ließ sich 1927 als Facharzt für Haut- und Geschlechtskrankheiten in Berlin nieder und war von 1927 bis 1933 Leiter des Städtischen Ambulatoriums für Haut- und Geschlechtskrankheiten in Berlin-Wedding. 1928 begründete er in Berlin die erste ärztliche Arbeitsgemeinschaft für Entstellungsfürsorge und die erste Städtische Beratungsstelle für Entstellungsbekämpfung. Er emigrierte, 1933 verwitwet und nach „§ 3 des Gesetzes zur Wiederherstellung des Berufsbeamtentums vom 7.4.33" des Amtes enthoben und 1935 aus dem Reichsverband Deutscher Schriftsteller ausgeschlossen, 1936 nach den Vereinigten Staaten und eröffnete in New York eine dermatologische Praxis. Später spezialisierte er sich auf die Geriatrie und wurde 1952 Leiter der Geriatrischen Klinik des Jewish Memorial Hospital in New York.[43] Literarisch war er bereits seit 1912 hervorgetreten. Als sozialmedizinisch und reformfreudig orientierter Arzt schrieb er zahlreiche Abhandlungen über Geschlechtskrankheiten, zu medizinischen Standardwerken wurden die Bücher *Geschlechtskrankheiten bei Kindern* (1926) und *Die gesamte Kosmetik* (1931). Seine geriatrischen Interessen schlugen sich in dem Werk *You are younger than you think* (1944) nieder.

[42] Zu Gumpert ist soeben eine materialreiche Monographie erschienen, in der Leben und literarisches Werk des Arztschriftstellers erstmalig adäquat gewürdigt werden. Vgl. Jutta Ittner: Augenzeuge im Dienst der Wahrheit. Leben und literarisches Werk Martin Gumperts, Bielefeld: Aisthesis 1998. Auf Gumperts Verhältnis zu Thomas Mann geht die Autorin auf den Seiten 325–354 ein.

[43] Zu Gumperts Biographie vgl. Jutta Ittner, Augenzeuge im Dienst der Wahrheit, S. 480–482, zu seinen Werken siehe ebd., S. 483–497, zur Sekundärliteratur über ihn: ebd., S. 498–502.

Darüberhinaus verfaßte der von Henry E. Sigerist (1891–1957)[44] beeinflußte Medizinhistoriker, der schon 1922 Mitglied der deutschen medizinhistorischen Fachgesellschaft geworden[45] und 1923 mit einer medizinhistorischen Arbeit über den Ursprung der Syphilis promoviert worden war und schon 1924 als Gast, seit 1931 als Mitglied in den Unterlagen der Berliner Gesellschaft für Geschichte der Naturwissenschaften und Medizin geführt wird, biographisch-dokumentarische Romane über den Begründer der Homöopathie Samuel Hahnemann und den Gründer des Roten Kreuzes, Henri Dunant, sowie eine Sammelbiographie von Ärzten aus vier Jahrhunderten, angefangen von Girolamo Cardano bis hin zu Pettenkofer. Seine letzten veröffentlichten Werke waren *The Anatomy of happiness* und *You and your doctor.*

Thomas Mann lernte Gumpert nach begeisternder Lektüre von dessen Hahnemann-Biographie, wie gesagt, im April 1935 auch persönlich ken-

44 Zu Sigerist, der zu den bekanntesten und einflußreichsten Medizinhistorikern in der ersten Jahrhunderthälfte zählte, vgl. Making Medical History: The life and times of Henry E. Sigerist, hrsg. von Elizabeth Fee and Theodore M. Brown, Baltimore [u.a.]: Hopkins University Press 1997. Vgl. auch Autobiographisches von Sigerist: Nora Sigerist Beeson: Autobiographische Schriften. Henry E. Sigerist, ins Deutsche übertr. von Alice Meyer, Stuttgart: Thieme 1970. Zu der hier in Frage kommenden Zeit war Sigerist noch Assistent von Karl Sudhoff im Leipziger Institut, dessen Vorstand er 1925 wurde, ehe er 1932 nach Baltimore nach den Vereinigten Staaten emigrierte. Gumpert „fesselte [...] die Geschichte der Medizin, wie sie von Sigerist in Leipzig betrieben wurde und wie er sie im 'entlegenen und verträumten Winkel' (Hp 156) des Vereins für Geschichte der Medizin als soziologische Wissenschaft kennenlernte." Vgl. Jutta Ittner, Augenzeuge im Dienst der Wahrheit, S. 123. Sigerist hatte Thomas Mann übrigens mit Begleitschreiben vom 23.12.1929 (Universitätsarchiv Leipzig KSI 1g) einen Sonderdruck übersandt: Sebastian-Apollo, in: Archiv für Geschichte der Medizin 20, 1927, S. 301–317, den Thomas Mann für den *Joseph* zu Rate zog und dessen Lektüre er am 9.1.1936 im Tagebuch vermerkt. Das von Agnes Meyer übersandte Buch Sigerists mit dem Titel *Civilization and Disease* (1943) findet er „recht wertlos" (Tb 14.2.1944). Gumpert blieb übrigens auch im amerikanischen Exil mit Sigerist in Kontakt. Denn letzterer notiert am 5.9.1952 in sein Tagebuch: „Martin Gumpert hat mich besucht. Ich habe ihn sehr gern. Er hat in den Staaten eine glänzende Karriere gemacht, ohne daß sie ihm in den Kopf gestiegen ist. Seine Bücher sind Bestseller. Er hat sich eine sehr einträgliche Spezialität ausgewählt, nämlich Geriatrie, aber er ist bescheiden geblieben. Ich kannte ihn in Berlin, er fiel mir auf, weil er Sozialmedizin praktizierte, bevor sie Mode geworden war. Er leitete eine kosmetische Klinik, an der die Leute unentgeltlich behandelt wurden. Er lebt hier in den besten Hotels, aber er versichert mir, etwas so Feines wie 'Rehrücken mit Morcheln und Rahmsauce', alles Leckerbissen, die man in den Staaten nicht kennt, habe er noch nie gesessen [sic]. Er interviewt alle Schriftsteller, Staatsmänner, Philosophen und andere prominente Leute und will zeigen, daß alte Männer nicht unbedingt verblödet sein müssen. Über Amerika sagte er: als er in den dreißiger Jahren herübergekommen sei, habe er ein Land vorgefunden, das keine Furcht kannte, aber heute kenne es Furcht." Vgl. Henry E. Sigerist, Autobiographische Schriften, S. 277 f. Diesen Hinweis verdanke ich Frau Anne Halbach.

45 Für die Korrektur der bei Ittner angegebenen Jahreszahl 1922 als Beginn der Mitgliedschaft Gumperts in der Berliner Gesellschaft für Geschichte der Naturwissenschaften und Medizin danke ich Frau Karin Geiger, die eine medizinhistorische Dissertation zum Thema „Martin Gumpert und die Medizin(geschichte)" schreibt.

nen (Tb, 2.4.1935). Gumpert wurde in den folgenden Jahren im amerikanischen Exil zum Freund der ganzen Familie Mann, der an Weihnachts-, Geburtstags- und Hochzeitsfeiern teilnimmt, und zeitweise, nämlich zwischen ca. 1935 und 1949 und nur, wenn beide in New York weilten, zum Lebensgefährten der ältesten Tochter des Hauses.[46] Thomas Mann selbst hielt ihn als persönlichen Arzt, Arztschriftsteller und geistreichen und unterhaltsamen Gesellschafter lange Zeit in vergleichsweise hohen Ehren. Sein Buch über Dunant nannte er in einem Brief an den Verfasser „ergreifend schön" (Br II, 48) – selbst im Tagebuch erhält es noch die Note „gut" (Tb, 27.5.1938) –, in den *First Papers* liest er „mit Vergnügen nach Tische" (Tb, 8.8.1941), auch dessen „Buch", wohl eher die Druckfahnen, „über das Alter" erhält er am 23.7.1943 sowie den Roman *Der Geburtstag* am 18.4.1948, den er immerhin noch „anziehend und imponierend durch das Aerztlich-Berufliche" (Tb, 18.4.1948), kurzum „Hübsch. Hübsch" (Tb, 21.4.1948) findet. 1949 wird diese Freundschaft jedoch ein wenig getrübt, als Gumpert trotz der McCarthy-Politik eine amerikafreundliche politische Einstellung behauptete, von der sich das Unternehmen Thomas Mann ja bekanntlich zunehmend distanzierte.[47]

Zur Entstehungszeit des *Doktor Faustus* war von solchen Friktionen noch nichts zu spüren. Noch bevor Thomas Mann Gumpert in der Gestalt des Mai-Sachmê im *Joseph, der Ernährer* ein literarisches Denkmal setzte (Okt. 1940)[48], hatte er den Dialog mit ihm über seine „letzte Novelle 'Dr. Faust'" (Tb, 10.3.1940) aufgenommen. Und man darf davon ausgehen, daß dieser Dialog angesichts der zahlreichen Begegnungen und gemeinsam verbrachten Tage und Wochen nicht abriß. So nimmt es nicht wunder, daß Thomas Mann, als er schließlich den Roman begonnen und bis zum 9. Kapitel vorangetrieben hatte, sich gerade von dem literarisch begabten und erfahrenen, medizinhistorisch und fachärztlich beschlagenen Arzt mit „wichtige(r) Literatur über Lues und Paralyse" (Tb, 15.11.1943) versorgen ließ, die er den Dezember über studierte. Im Juni 1945 – Kapitel 27 ist bereits in Arbeit – findet sich Gumpert unter den auserlesenen Zuhörern einer privaten Lesung aus dem 19. und 25. Kapitel, dem Teufelsgespräch, in dem der Dichter auch im Hinblick auf die Medizin die Fäden der vorlaufenden und nachfolgenden Kapitel bündelt und das Medizinische in erstaunlicher Prägnanz und Dichte handhabt. Thomas Mann verbuchte diese Lesung als die erfolgreichste seines Lebens (Tb, 26.6.

46 Zum problematischen Verhältnis zwischen Gumpert und Erika Mann vgl. Jutta Ittner, Augenzeuge im Dienst der Wahrheit, S. 358–365.

47 Ebd., S. 334–335.

48 Ebd., S. 343–354.

1945). Daß er im Oktober 1946 im Hinblick auf die Meningitis des kleinen Nepomuk Rosenthal und nicht Gumpert um Rat bittet, dürfte neben dem frischen Erlebnis der Lungenoperation und der rühmlichen Rolle, die Rosenthal in diesem Kapitel der Krankengeschichte Thomas Manns spielte, auch dadurch zu erklären sein, daß Gumpert, sein eigentlicher ärztlicher Berater für den *Doktor Faustus*, zu dieser Zeit an den unmittelbaren Folgen eines Herzinfarkts leidet.[49] Wie dem auch sei, Gumperts Verdienst um den Faustus bleibt auch in der *Entstehung* nicht unerwähnt (XI, 186):

Von Martin Gumpert, dem Arzt, hatte ich medizinische Werke über die Lues des Zentral-Nervensystems erhalten, in denen ich mich während der Reise [Dezember 1943 Vortragsreise nach Cincinnati, St. Louis, Kansas City] umsah, und die mich wieder an das Alter einer Konzeption erinnerten, welche lange wartend hatte anstehen, lange auf ihre Stunde, auf die 'Fülle der Zeit' hatte warten müssen.[50]

Zu der von Gumpert besorgten Literatur gehören zunächst Sonderdrucksammlungen aus seiner Berliner Zeit, als er sich im Nachklang zu seiner Dissertation zu den unterschiedlichsten Fragen im Zusammenhang mit der Syphilis in Fachzeitschriften geäußert hatte. Die im Thomas-Mann-Archiv aufbewahrte Sammlung[51] zeigt Lesespuren des Dichters in einer *Zum Streit um den Ursprung der Syphilis* betitelten und im Zentralblatt für Haut- und Geschlechtskrankheiten erschienenen Arbeit. In diesem Aufsatz unterstrich Thomas Mann vor allem diejenigen Argumente, die die These vom amerikanischen Ursprung der Syphilis untermauerten.[52] Diese

49 Vgl. Tb, 19.7.1946, 1.8.1946; Br II, 497; XI, 195: „Unter herzasthmatischen Beschwerden litten gleichzeitig auch Schönberg und Döblin, dem ich an seinem Garten-Krankenlager einen Besuch machte, und nicht lange, so wäre Martin Gumpert fast einer gefährlichen Anwandlung zum Opfer gefallen. Einer nach dem anderen hatte, bedingt zum Leben begnadigt, die Zigarette abzuschwören."

50 Vgl. auch Jutta Ittner, Augenzeuge im Dienst der Wahrheit, S. 342–343. Die Autorin weist darauf hin, daß Gumpert „den größeren Teil seiner mehrere tausend Bände umfassenden Bibliothek aus Berlin mitgebracht hatte und sich bei ihm Bücher 'vermehrten'" – und nun zitiert sie aus den autobiographischen *First Papers* (S. 237) – „like bacteria", daß ferner Thomas Mann „offensichtlich einige der medizinischen Veröffentlichungen zum Geschenk" bekam und sich von solchen Geschenken eine Sonderdrucksammlung und das bereits genannte Standardwerk über *Geschlechtskrankheiten bei Kindern* im TMA in Zürich erhalten hätten, sie unterläßt es jedoch, diese Liste zu vervollständigen und die Werke autoptisch auf Lesespuren hin zu sichten bzw. ihren Niederschlag im *Doktor Faustus* zu untersuchen.

51 Signatur TMA: Thomas Mann 4981.

52 Martin Gumpert: Zum Streit um den Ursprung der Syphilis, in: Zentralblatt für Haut- und Geschlechtskrankheiten sowie deren Grenzgebiete 11, 1–2, Berlin/Heidelberg u.a.: Springer 1931, S. 1–8, 7: „Die Syphilis wurde durch die Gefährten des Kolumbus von der ersten Reise nach Spanien eingeschleppt."; „Barcelona war der erste Schauplatz der Syphilisseuche"; „Weder in Indien, Ägypten noch in China oder Japan gab es vor dem 16. Jahrhundert Syphilis.

These[53], deren Hauptexponent der Sexualwissenschaftler Iwan Bloch (1872–1922) war, implizierte, daß die Syphilis 1493 von Kolumbus und den Seinen nach Europa eingeschleppt worden, von deren Zielhäfen Sevilla und Barcelona aus durch das Söldnerheer Karls VIII. nach Neapel getragen worden sei und sich dann im ganzen Kontinent verbreitet habe. Eine solche Position wurde insofern in liberalen Kreisen favorisiert, als sie weniger moralisierend daherkam als die der von Karl Sudhoff (1853–1938) und Georg Sticker (1860–1960) angeführten Antiamerikanisten, die von einem europäischen Ursprung der Syphilis ausgingen und ihr periodisches Auftreten mit Phasen von Sittenverderbnis und moralischem Werteverfall zu parallelisieren versuchten und im übrigen, so jedenfalls Sudhoff, die sogenannte Syphilisepidemie am Ende des 15. Jahrhunderts für ein rein literarisches Phänomen, um nicht zu sagen eine literarische Fiktion hielten. Es handelte sich um einen Glaubenskrieg, der bis heute nicht beigelegt ist und in dem antijüdische Ressentiments eine große Rolle spielen. Noch 1932 wurde Sudhoff von einem Freund angespornt, die Amerikanisten zum Verstummen zu bringen, „zum Leide der jüdischen Schriftsteller und zur Grabesbeunruhigung Iwan Blochs".[54] Thomas Mann folgte der Position seines Beraters Gumpert und schloß sich den Amerikanisten an, wenn er durch den Mund des Teufels die Spirochäten „Gäste aus Westindien" (VI, 309) nennt.

Die zweite Arbeit Gumperts, die Thomas Mann mit dem Bleistift las[55], hieß *Die Syphilis der Kinder* und war in dem von Gumpert 1926 mitherausgegebenen Band *Geschlechtskrankheiten bei Kindern* erschienen.[56] Hier strich er eine Passage an, die von einem Gestaltwandel der Syphilis sprach, die sich zunehmend auf die inneren Organe und das Nervensystem verlege und weniger auf die Haut.[57] Darin dürfte eine fachmedizinische Beglaubi-

Nach Indien ist die Krankheit erst durch Vasco da Gama verschleppt worden, der 1498 dort eintraf. In China ist die Syphilis zuerst 1505, in Japan 1512 anzutreffen." Ebd., S. 8: „Mag auch im Verlauf der Jahre das Bild von Einzelheiten durch weitere Forschungen eine Änderung erfahren, so erscheint es uns doch als erwiesen, daß die Syphilis durch die Matrosen des Kolumbus aus Amerika nach Europa gelangt sei."

53 Für das Folgende vgl. die Zusammenfassung von Karl-Heinz Leven: Die Geschichte der Infektionskrankheiten. Von der Antike bis ins 20. Jahrhundert, Landsberg/Lech: ecomed 1997, S. 53–54.

54 Unveröffentlichter Brief von Tibor Györy an Karl Sudhoff vom 17.10.32 (Signatur Herzog August Bibliothek: 99 Noviss. 4°, f. 149).

55 Signatur TMA: Thomas Mann 49999C.

56 Die Syphilis der Kinder, in: Geschlechtskrankheiten bei Kindern. Ein ärztlicher und sozialer Leitfaden für alle Zweige der Jugendpflege, [...] hrsg. von A. Buschke und M. Gumpert, Berlin: Springer 1926, S. 1–22.

57 Ebd., S. 2: „Vielfach wird darauf hingewiesen, daß die Syphilis in den letzten Jahren ein anderes Gesicht bekommen habe. Die Hauterscheinungen sollen den Erkrankungen der

gung für sein dichterisches Vorhaben erkannt werden, Leverkühn von manifesten Sekundärsymptomen und Tertiärerscheinungen an der Haut freizuhalten, um – klinisch gesprochen – die Neurotropie der Erkrankung zu betonen, ihre – dichterisch gewendet – Gehirnlichkeit, ihren Hang für das „Obere“, „Edle“, ihr Ausgreifen ins „Metaphysische, Metavenerische, Metainfektiöse“ (VI, 310) hervorzuheben.

Ferner verfaßte Gumpert eigenhändig einen fünfseitigen, auf Blankopapier geschriebenen Text[58], in dem er Thomas Mann nochmals die Stadieneinteilung der Syphilis in aller Kürze vor Augen stellte, die charakteristischen Symptome benannte und die Zeitverhältnisse im Krankheitsverlauf skizzierte. Die Anstreichungen Thomas Manns zeigen abermals ganz deutlich, wie sehr er sich auf die zerebrale Symptomatik im Endstadium, d.h. im Tertiärstadium, konzentrierte, mit anderen Worten auf die Paralyse. Daß er Leverkühn 24 Jahre bis zum paralytischen Anfall zumaß statt der von Gumpert angegebenen „10–20 Jahre“ (ebd., S. 4) und ihn hernach noch 10 Jahre leben ließ, erklärt sich dadurch, daß er nicht schlicht nach den medizinischen Quellen und Informationsbriefen arbeitete, sondern sich, überflüssig zu sagen, an Nietzsches Krankengeschichte orientierte. Der hatte sich angeblich 1866 infiziert, brach 1889 wegen einer progressiven Paralyse zusammen und starb im Jahre 1900.[59] Die medizinischen Hilfsmittel dienen bisweilen lediglich als Kredibilitätszeugnisse für die dichterischen Pläne, in diesem Fall die hintergründige Verschränkung der Vita Adrian Leverkühns mit der Friedrich Nietzsches. Ein weiteres Detail wird Thomas Mann dem Papier Gumperts entnommen haben. Gumpert referiert nämlich einen Medizinerwitz, wenn er die roten kleinen Flecken an der Innenseite der Extremitäten, an Brust und Bauch im Sekundärstadium der Syphilis, also im Stadium der Allgemeindurchseuchung beschreibt und dann fortfährt: „Daher der freundliche Witz: Arzt diagnostiziert Syphilis, secundäres Stadium. Patient antwortet: ‘Ach, Gott sei Dank, ich dachte schon ich hätte die Masern.’“ (TMA, Mat. 6/104, S. 2) Was dies mit dem *Doktor Faustus* zu tun haben soll, wird wohl deutlich, wenn man an Echo denkt, dessen symbolischer Name von der Forschung schon längst mit Leverkühn in Verbindung gebracht wurde. Er bildet, wie

inneren Organe und des Nervensystems weichen, das würde die Verlegung auf ein ganz anderes statistisches Terrain bedeuten und die Ursache neuer Fehlerquellen sein.“ Nichtsdestotrotz konnte sich Thomas Mann mit Hilfe dieses Buches auch optisch mit den verheerenden Erscheinungsbildern vertraut machen, die die Syphilis mit sich bringen konnte.

58 Signatur TMA: Mat. 6/104.

59 Vgl. zuletzt Erkme Joseph: Nietzsche im *Doktor Faustus*, in: „... und was werden die Deutschen sagen??“. Thomas Manns *Doktor Faustus*, hrsg. von Hans Wißkirchen und Thomas Sprecher, 2. Aufl., Lübeck: Dräger 1998, S. 61–108, 62.

Klaus Peter Luft zuletzt formulierte, „ein Echo, einen Widerhall, eine Seite von Adrian Leverkühns Wesen; indem er stirbt, stirbt auch ein Teil Adrian Leverkühns. Und – im großen betrachtet – antizipiert Echos Tod auch Adrian Leverkühns Tod."[60] Die Masern, so läßt sich dieser Einschätzung hinzufügen, imitieren die Effloreszenzen der Syphilis, die Meningitis als postinfektiöse gewissermaßen gehirnliche Komplikation antizipiert die Paralyse Leverkühns als ebenfalls „gehirnliche" und gleichfalls tödliche Komplikation bzw. Endzustand der Syphilis. Was Gumpert als Witz aus seinem Dermatologenmilieu berichtet, münzt Thomas Mann in tödlichen Ernst um, wobei er aber den Zusammenhang zwischen Masern und Syphilis und die Gewichtung der beiden Krankheiten von Gumpert übernimmt.

Neben Gumperts Arbeit studierte Thomas Mann drei weitere Monographien zum Thema Syphilis, die er wohl ebenfalls von seinem ärztlichen Freund und Berater erhalten hatte. Denn sie datieren allesamt aus den 20er Jahren, als Gumpert sich am intensivsten mit der Syphilis auseinandersetzte. Es sind dies im einzelnen: *Die Geschlechtskrankheiten und ihre Bekämpfung* von Johann W. Oelze (1924)[61], *Paralysestudien bei Negern und Indianern* von Felix Plaut (1877–1940) (1926)[62] sowie vor allem das 265 Seiten starke und von der ersten bis zur letzten Seite mit Anstreichungen versehene Quellenwerk zum *Doktor Faustus Die Syphilis des Zentralnervensystems. Ihre Ursachen und Behandlung* von Wilhelm Gennerich (geb. 1877) (1921)[63]. Es ist also der Dichter selbst, der durch die Maske des Teufels spricht und sein fragmentarisches und spezialistisches Interesse an der Medizin mit den Worten eingesteht (VI, 311): „Tatsächlich verfolge ich auf diesem Gebiet [gemeint ist das der Syphilis] beständig mit größter Aufmerksamkeit die letzten Forschungsergebnisse." Und als habe der Dichter unmittelbar nach der Niederschrift dieses Satzes das Buch von Gennerich zur Hand genommen, fährt der Teufel fort (ebd.): „Item, einige doctores wollen wahrhaben und schwören Stein und Bein, es müsse Hirnspezialisten unter den Kleinen geben, Liebhaber der zerebralen Sphäre, kurz, ein virus nerveux." Denn solche Lehrmeinung diskutiert Gennerich gleich in der Einleitung seines Buches, in der es heißt: „Wir müssen uns zunächst fragen, ist die Annahme eines Virus nerveux berechtigt, d.h. eines Virus mit einer besonderen Vorliebe für die Meningen, oder sind es stets besondere

60 Vgl. Klaus Peter Luft: Erscheinungsformen des Androgynen bei Thomas Mann, New York [u.a.]: Peter Lang 1998 (= Studies on Themes and Motifs in Literature, Bd. 30), S. 123.
61 Signatur TMA: Thomas Mann 4999E.
62 Signatur TMA: Thomas Mann 4983.
63 Signatur TMA: Thomas Mann 4982.

Gründe, welche für die Fortentwicklung der meningealen Infektion in bestimmten Fällen maßgebend sind."[64] Letzterer Meinung schließt sich der Teufel alias Thomas Mann an, wenn er fortfährt: „Es ist umgekehrt. Es ist das Gehirn, das nach ihrem Besuche lüstern ist und ihm erwartungsvoll entgegensieht [...]" (VI, 311). Es soll jedoch nun keine Liste von Korrespondenzen, Anlehnungen und Anleihen zwischen dem *Doktor Faustus* und der Syphilisschrift Gennerichs aufgestellt werden, zumal eine eindeutige und einseitige Abhängigkeit des Romanwerkes von solchen Quellenwerken stets fragwürdig bleibt und man im Grunde nicht über den Nachweis der Rezeption seitens des Dichters hinausgelangt. Festzuhalten bleibt, daß Thomas Mann intensivste Lektüreanstrengungen unternimmt, um sich in die Forschungsliteratur der 20er Jahre über die Syphilis einzulesen. Er entnimmt ihr ein Fachvokabular, das er geschickt in die Rede des Teufels einfließen läßt, er bezieht Stellung in wissenschaftlichen Streitfragen, wo sie seinem frühromantisch geprägten[65] und von Nietzsche[66] und Schopenhauer[67] verfeinerten Krankheitsverständnis entgegenkommen, er füllt Lücken, wo die Wissenschaft vom Zufall spricht oder wie Muthesius bei seinem „Gott weiß was" (VIII, 949) die Schultern zuckt. Er sucht den individuellen Fall Friedrich Nietzsches in der Fachliteratur, d.h. in gewisser Weise statistisch abzusichern, seine Probabilität bzw. Repräsentativität nachzuweisen, indem er sich Fallbeispiele von sogenannter Bordellsyphilis unterstreicht.[68] Die vergleichend epidemiologische Studie von Plaut, der der Frage nachging, ob Paralyse bei Schwarzen und Indianern häufiger auftritt als bei Weißen, interessierte Thomas Mann, weil er ein eminentes Interesse an einer syphilitischen Disposition hatte. Seinem Krankheitsverständnis wäre sehr zustatten gekommen, wenn solche Untersuchungen gezeigt hätten, daß nicht die Krankheit den Patienten befällt, sondern der

64 Wilhelm Gennerich: Die Syphilis des Zentralnervensystems. Ihre Ursachen und Behandlung, Berlin: Springer 1921, S. 3. (Signatur TMA: Thomas Mann 4982)

65 Wie sehr Thomas Manns Krankheitsverständnis in der Frühromantik wurzelt, zeigt noch seine begeisterte Lektüre eines 1934 erschienenen Buches über Novalis und die Medizin, von der die zahlreichen An- und Unterstreichungen sowie das Tagebuchnotat vom 16.9.1934 („Die Beziehungen des Zbg. zu Novalis und meine Beziehungen zur Romantik überhaupt. Neigung zum Polaren.") zeugen. Vgl. Karl Theodor Bluth: Medizingeschichtliches bei Novalis, Berlin: Ebering 1934. (Signatur TMA: Thomas Mann 4999 F)

66 Vgl. Erkme Joseph, Nietzsche im „Zauberberg".

67 Vgl. Børge Kristiansen: Thomas Manns „Zauberberg" und Schopenhauers Metaphysik, 2., verb. und erw. Aufl., Bonn: Bouvier 1986 (= Studien zur Literatur der Moderne, Bd. 10).

68 Gennerich, Die Syphilis des Zentralnervensystems, S. 28: „Nr. 6583. Ansteckung Mitte Oktober 1914 Bordell Wilhelmshaven. Lokalbehandlung des Ulkus. Kein Exanthem. SR bei dauernder Kontrolle bis August 1918 negativ. Anfang Juli 1918 stellten sich auf der linken Brustseite mehrere stecknadelkopfgroße Erhabenheiten ein, die sich allmählich vergößerten [...]."

Patient sich die Krankheit in gewissem Sinne aussucht oder zumindest aufgrund seiner leib-seelischen Konstitution dazu prädisponiert ist.[69] Was er aber stattdessen fand und als buchenswert vermerkte, war ein Bericht über Gehörstäuschungen mit religiös visionärem Charakter bei sieben der untersuchten Kranken. Sie hörten bereits im Anfangsstadium der Krankheit „Stimmen von Gott, Jesus, von Teufeln und Engeln und hatten entsprechende optische Erscheinungen".[70] Warum Thomas Mann hier eine Anstreichung vornahm, bedarf kaum der Erläuterung, und wir müssen Frau Böschenstein wohl vollkommen Recht geben, wenn sie vorgestern davor warnte, den Dialog mit dem Teufel vorschnell metaphorologisch zu interpretieren.

Mit solcher medizinischen Fachlektüre war es aber noch nicht getan. Im *Doktor Faustus* sollten ja bekanntlich drei Zeitebenen, die der Abfassung, die der Lebensgeschichte Leverkühns und die der Reformationszeit, miteinander verschränkt werden, und so lag es nahe, auch der Syphilis jene historische Tiefendimension zu geben, die anderen Motiven und Sinnebenen des Romans zu eigen waren. Auch dazu dürfte der Medizinhistoriker Gumpert Anleitung gegeben, wenn nicht gar *materialiter* ausgeholfen haben. Jedenfalls bewahrt das Thomas-Mann-Archiv in Zürich aus der Mannschen Privatbibliothek zwei Drucke aus dem 18. Jahrhundert auf, in denen abermals auf vielen hundert Seiten die Geschichte der Lustseuche Ende des 15. und Anfang des 16. Jahrhunderts, also in der für den Roman so konstitutiven Luther- und Dürerzeit, nachzulesen war.[71] Thomas Mann hat auch diese Mühe nicht gescheut. Vor allem die zahlreichen, über den ganzen Druck verteilten Anstreichungen in Johann Astrucs *Abhandlung aller Venuskrankheiten* in der 718 Seiten starken Übersetzung von Johann Gottlob Heise beweisen es. Diesem Werk entnahm der Dichter, wie aus

69 Vgl. die Worte des Teufels (VI, 311): „Da siehst du's, auf die Disponiertheit, die Bereitschaft, die Einladung kommt alles an."

70 Felix Plaut: Paralysestudien bei Negern und Indianern. Ein Beitrag zur vergleichenden Psychiatrie, Berlin: Springer 1926, S. 35 (Signatur TMA: Thomas Mann 4983): „Gehörstäuschungen wurden von sieben Kranken angegeben. Meist traten sie nur zu Anfang der Erkrankung hervor und hatten einen religiös visionären Charakter: die Kranken hörten Stimmen von Gott, Jesus, von Teufeln und Engeln und hatten entsprechende optische Erscheinungen; die verstorbenen Eltern ermahnten sie, fromm zu sein und zu beten; einem Kranken war Jesus erschienen, der wundervolle Augen hatte und Bibelsprüche sprach. Einem anderen Kranken war Jesus erschienen und hatte ihm gesagt, wie er es machen müsse, um viel Geld zu verdienen; ein Kranker machte während eines Verwirrtheitszustandes Angaben, die auf Stimmen hindeuteten."

71 Philipp Gabriel Henslers Geschichte der Lustseuche, die zu Ende des XV. Jahrhunderts in Europa ausbrach, Bd. 1, Altona: Eckhardt 1783 (Signatur TMA: Thomas Mann 76); Johann Astrucs [...] Abhandlung aller Venuskrankheiten, aus dem Französischen übers. durch Johann Gottlob Heise, Frankfurt am Main/Leipzig: Walther 1764 (Signatur TMA: Thomas Mann 77).

den Anstreichungen bzw. Unterstreichungen zu folgern ist, außer der Frühgeschichte der Syphilis im Sinne der erwähnten Amerikanistentheorie[72] und abgesehen von verschiedenen Begriffen wie z.B. Venusgift folgende für den *Faustus* belangreiche Elemente: eine Art *Who is who* der Syphiliskranken im Renaissancehumanismus[73], die astromedizinischen Theorien über die Entstehung der Syphilis[74], die Neigung der Krankheit, einen bereits bestehenden Krankheitsherd, z.B. habituelle Kopfschmerzen, zu verstärken[75], und schließlich die iatrotheologischen Implikationen der Syphiliskrankheit, d.h. ihre Auffassung als Strafe Gottes[76]. Die medizinhistorischen Studien Thomas Manns zur Syphilis ließen sich schließlich auch engführen mit seinen kunsthistorischen Bemühungen. Denn – ob nun durch Gumpert oder durch die Dürer-Literatur, die bei Voss[77], Bergsten

72 Johann Astruc, Abhandlung aller Venuskrankheiten, S. 26 f.: „Es ist aber gewiß, und die Zeugnisse der Aerzte, so damals gelebet, und der Geschichtsschreiber, so die damaligen Zeiten beschrieben, bestätigen es, 1. daß nicht nur diese Seuche in denen neuentdeckten Ländern einheimisch gewesen, sondern 2. daß auch dieselbe zuerst durch die Schiffe nach Spanien gebracht worden, und 3. daß diese neuentdeckten Inseln die einigen und eigentlichen Mittel wider diese Seuche zu einer Zeit geliefert haben, da man in Europa nicht das Geringste ausfündig zu machen in Stande war, welches hinreichend gewesen wäre, die Krankheit zu heben." Ebenso, S. 77: „Auf diese Weise muß es ohnstreitig auch zugegangen seyn, daß durch die wenigen Spanier, welche die Venusseuche von der Insel Haiti oder Hispaniola mitbrachten, ganz Europa und der größte Teil von Asia und Afrika hat angestekket werden können."

73 Ebd., S. 3: „Karl der fünfte [...] Franziskus der erste [...] Karl der neunte [...] Heinrich der dritte [...]."

74 Ebd., S. 23: „Endlich sagt Laurentius Phrisius in seinem *Opusculo de morbo gallico*: 'Um die Ursachen dieser Krankheit genau einzusehen, ist zu wissen: daß im Jahr Christi 1483 am 14. Oktober Nachmittage um 2. Uhr, verschiedene Planeten zusammen gestossen sind, und zwar in der Wage, dem achten Hause, welches Krankheiten bedeutet. Auch hat der Jupiter, der die menschliche Natur liebet, damals vom Feuer gelitten.'"

75 Ebd., S. 476: „Weil das Venusgift die Art an sich hat, daß es sich gemeiniglich nach denen Krankheitsumständen eines Pazienten richtet und unter der Gestalt derjenigen Krankheit, mit welcher der Pazient vorher behaftet gewesen, erscheinet. Wenn z.B. Jemand, der über die Brust, den Kopf, die Augen, die Leber, u.s.w. geklaget hat, in die Venusseuche verfällt, so wird er über eben dieselben, und nur mit dem Unterschiede darüber klagen, daß sie heftiger sind als vorher." Alle wörtlich wiedergegebenen Stellen aus Astrucs Buch wurden von Thomas Mann *an*gestrichen. *Unter*streichungen des Dichters werden auch hier angezeigt. Vgl. VI, 313, wo der Teufel Leverkühns „Hauptwee" den „Ansatzpunkt für die Messerschmerzen der kleinen Seejungfrau" nennt.

76 Johann Astruc, Abhandlung aller Venuskrankheiten, S. 24, Vorrede des Übersetzers J.G. Heise: „Was? Mitleiden ist es so dich bewogen, diese Arbeit zu übernehmen? dieses Buch gemeinnüzlicher zu machen? Das Mitleiden gegen unreine, gegen venerische, gegen französigte, gegen solche Personen, die durch eigenes Verschulden in dergleichen Krankheiten gerathen; Die sich an ihren Schöpfer versündiget haben: die weiter nichts leiden, als was ihre Thaten verdienen; Die zehnmal schwererer Pein werth sind: Die da verdienet hätten, daß sie unser Herrgott in den Abgrund der Höllen würfe: Das Mitleiden gegen solche Personen hat dich bewogen?"

77 Lieselotte Voss: Die Entstehung von Thomas Manns Roman 'Doktor Faustus'; Gunilla Bergsten: Thomas Manns Doktor Faustus. Untersuchungen zu den Quellen und zur Struktur

oder Hermanns aufgeführt ist, – Thomas Mann stieß auf ein Flugblatt, das nicht nur dem von ihm so stark fokussierten Nürnberger Humanismus zu Ende des 15. Jahrhunderts entstammte und gewissermaßen an der Wiege der Syphilistraktate stand, sondern zudem mit einem Holzschnitt versehen war, der bis heute Dürer zugeschrieben wird. Es handelt sich um eine Gemeinschaftsproduktion des Nürnberger Stadtarztes Theodoricus Ulsenius und Dürers, die am 1.8.1496 in Nürnberg erschien und zwischen 1496 und 1498 bei Johann Froschauer in Augsburg in 2. Auflage gedruckt wurde.[78] Hier fand Thomas Mann alles, was er an Traditionsgut zur Syphilis benötigte. Die Ursache für die Seuche – der Name Syphilis wurde ja erst 1530 von Fracastoro geprägt – liege in einer kosmischen Konstellation, die am 25. November 1484 bestanden hätte: „Es sei die Verbindung des Saturn und des Jupiters im Zeichen des Skorpions und im Hause des Mars gewesen. [...] Der als guter Planet angesehene Jupiter mußte der Übermacht des Bösen, die von Mars und Saturn repräsentiert wird", unterliegen. „Da dem Sternbild des Skorpions die Geschlechtsteile zugeordnet wurden, ergab sich die Vorhersage, daß eine primär die Genitalien betreffende Erkrankung ausbrechen müsse. [...] Für die Verbreitung der Krankheit im Körper" sei der „Milz eine besondere Bedeutung" beizumessen. Besserung, so zumindest in der 2. Auflage des Flugblattes zu lesen, könne nur durch „religiöse Heilmittel, Frömmigkeit und Bußfahrten ins Heilige Land" erzielt werden.[79] Thomas Mann spielt zwar nur kurz im dichten Themengewebe des Teufelsgesprächs auf dieses Flugblatt an[80], doch bildet es ein ungemein wichtiges Motivscharnier zur Welt Dürers, zu

des Romans, 2. Aufl., Tübingen: Max Niemeyer 1974; Ulrike Hermanns: Thomas Manns Roman „Doktor Faustus" im Lichte von Quellen und Kontexten, Frankfurt/Main: Peter Lang 1994 (= Europäische Hochschulschriften Reihe 1, Deutsche Sprache und Literatur, Bd. 1486). Zu denken wäre etwa an die Dürerstudie von Wilhelm Waetzoldt.

78 Vgl. Philipp Portwich: Das Flugblatt des Nürnberger Arztes Theodoricus Ulsenius von 1496, in: Berichte zur Wissenschaftsgeschichte 21, Weinheim: Wiley-VCH 1998, S. 175–183. Der Autor gibt vor, die „Biographie des Theodoricus Ulsenius" sei nur „sehr lückenhaft bekannt". Dazu sei gesagt, daß dieses Leben Catrien Santing eine immerhin 312 Seiten starke intellektuelle Biographie wert war, die Portwich wohl nicht kennt, jedenfalls nicht zitiert. Vgl. Catrien Santing: Geneeskunde en humanisme. Een intellectuele biografie van Theodericus Ulsenius (c. 1460–1508), Rotterdam: Erasmus Publishing 1992. Zu dem Flugblatt vgl. ebd., S. 175–189.

79 Zusammenfassung des Textes von Ulsenius nach Portwich, Das Flugblatt des Nürnberger Arztes Theodoricus Ulsenius von 1496, S. 179.

80 VI, 309: „Da traten die rechten Planeten im Zeichen des Skorpions zusammen, wie Meister Dürer es gar wohlbelehrt gezeichnet hat im medizinischen Flugblatt, da kamen die zarten Kleinen, das Volk der Lebeschräubchen, die lieben Gäste aus Westindien ins deutsche Land [...]."

dessen ebenfalls im Zeichen des Saturn stehenden Melencolia I[81] und über deren ikonographische Quellen[82] zur Humoralpathologie mit ihren Polaritäten von kalt und warm, trocken und feucht, Saturn und Mars, Manie und Melancholie, Inspiration und Stagnation usw. Es öffnet zudem die Syphilisthematik zur allgemeinen Seuchengeschichte hin mit dem Urbild iatrotheologischer Krankheitsdeutung, nämlich den Krankheitspfeilen des Apollon, von denen die Eingangsverse der Ilias sprechen.[83] Dabei kam das analogisierende Denken der humanistischen, in der Tradition der antiken Humoralpathologie stehenden Medizin Thomas Manns Verfahren der Leitmotivik sehr entgegen, die humoralpathologische Weltenformel mit ihren Kerngrößen der Qualitäten, Elemente und Säfte, die sukzessive auch Erklärungsfunktionen für die Lebensalter, Jahreszeiten, Planeten, Kirchentonarten, Temperamente übernahm, lud geradezu zur Vermischung der Sphären ein.

Thomas Mann hat sich, das hat unser Blick in sein Krankenschicksal, in seinen quasi kollegialen Gedankenaustausch mit Ärzten und seine Lesewerkstatt gezeigt, intensiv mit medizinischen Fragen beschäftigt, wenn auch „fragmentarisch und spezialistisch“ (VI, 311). Den so entstehenden Informations- und Wissenszuwachs paßte er – bisweilen in einem „sinn- und gedankenvolle[n] Abschreiben“, wie es Zeitblom für sich reklamiert (VI, 334) – einerseits in die Prägungen seines Krankheitsverständnisses, wie er sie schon früh durch Novalis und sein Dreigestirn erfahren hatte, ein, andererseits in die jeweilig vorliegende dichterische Konzeption, der

81 Vgl. die immer noch unübertroffene Darstellung von Klibansky, Panofsky, Saxl, deren Ausgangs- und Fluchtpunkt der Dürerstich ist, das „Bild der Bilder“, wie ihn Klaus Peter Schuster einmal genannt hat. Vgl. Raymond Klibansky/Erwin Panofsky/Fritz Saxl: Saturn und Melancholie. Studien zur Geschichte der Naturphilosophie und Medizin, der Religion und der Kunst, übersetzt von Christa Buschendorf, Frankfurt/Main: Suhrkamp 1990; Peter-Klaus Schuster: Melencolia I. Dürers Denkbild, 2 Bde., Berlin: Gebr. Mann 1991. Zum Themenkomplex Melancholie im *Doktor Faustus* siehe Dieter Borchmeyer: Musik im Zeichen Saturns. Melancholie und Heiterkeit in Thomas Manns *Doktor Faustus*, in: Thomas Mann Jahrbuch 7, 1994, S. 123–167.

82 Hier ist vor allem das pseudoaristotelische Problema XXX, 1 zu nennen, in dem die *melancholia generosa*, die den genialen Menschen kennzeichnende Schwarzgalligkeit, wirkungsmächtig auf den Plan tritt und als jenes labile Gleichgewicht, das sich gegen extreme Existenzmöglichkeiten zwischen den Polen kalt und heiß (Qualitätenlehre), Depression und Manie (Psychopathologie) etc. behauptet und dabei die platonische divinatorische Manialehre beerbt und gewissermaßen humoralpathologisch säkularisiert. Daß dieses Konzept einer Temperierung eines zur „thermodynamischen Amphibolie“ (Klibansky et al., Saturn und Melancholie, S. 81) neigenden Körpersaftes auch die Gedankenfigur von Genie und Wahnsinn (via Cicero) aus der Taufe hob, sei nur nebenbei erwähnt. Beide Traditionsstränge, der der peripatetischen Melancholiediagnose aller hervorragenden Geister wie auch der eines Korrespondenzverhältnisses zwischen Genie und Wahnsinn, können in ihrer Bedeutung für das Mannsche Œuvre, insbesondere für die Romankonzeption des *Doktor Faustus*, nicht überschätzt werden.

83 Homer: Ilias I, 49–52.

die medizinischen Bildungsanstrengungen zu dienen hatten. Insofern möchten meine Ausführungen nicht als Aufruf verstanden werden, Thomas Manns Werke ausschließlich aus dem medizinischen Blickwinkel zu interpretieren. Die Medizin stellt eine von zahlreichen Beglaubigungsebenen für das Erzählte dar, einen Teil jener Wahrheit, auf die das Werk des Schriftstellers zielt: der Mensch in seiner Körperlichkeit und seiner Geistigkeit, in seiner Geschichtlichkeit wie in seiner mythischen Repräsentativität, in seiner Wirklichkeitsexzentrik und seiner Instinktverunsicherung, zwischen Gefährdung und Gewährung, Genie und Wahnsinn, Schuld und Gnade. In diesem anthropologischen Denken kommt der Medizin allerdings eine zentrale Rolle zu. Wo immer es gilt, Leben als gefährdetes, beschädigtes, deformiertes, erlösungsbedürftiges, als Auftrag zur *ars vivendi* et moriendi zu kennzeichnen, greift Thomas Mann nicht nur als Künstler, Philosoph, Theologe, Politiker und Psychologe, sondern eben auch als humanistischer Arzt zur Feder.

Der Thomas Mann Gesellschaft Zürich, insbesondere ihrem Präsidenten, Herrn Dr. Thomas Sprecher, danke ich für die Ermöglichung eines Forschungsaufenthaltes im Zürcher Thomas-Mann-Archiv, den dort tätigen Mitarbeiterinnen für ihr Entgegenkommen, ihre Geduld und Hilfsbereitschaft, Herrn Professor Dr. Christian Virchow für das unverdiente Betrauen mit dem gestellten Thema und manchen Hinweis, Herrn Professor Dr. Ulrich Karthaus für die freundliche Überlassung eines unveröffentlichten Redemanuskripts zum *Krull*, Herrn Dr. Waldemar Poleska für fachärztliche, gynäkologische Auskünfte und Herrn Dr. Rüdiger Kinsky für die Durchsicht des gesamten Manuskripts und seine treffsicheren Verbesserungsvorschläge. Auch den Professoren Michael Curschmann, Stephen Jaeger, Jörg Träger und Theodore Ziolkowski bin ich für den einen oder anderen Hinweis zu Dank verpflichtet.

Albert von Schirnding

„Darmaffektion, Nerventiefstand"

Der leidende Thomas Mann im Spiegel seiner Tagebücher

In seiner Besprechung des zweiten, 1978 erschienenen Bandes der Tagebücher Thomas Manns, die sich über die Jahre 1935 und 1936 erstrecken, äußerte der in den späteren Diarien wiederholt Erwähnung findende Literaturhistoriker Hans Mayer eine Vermutung, die mir vor zwanzig Jahren übertrieben vorkam[1]: „Es könnte sein, daß Thomas Manns Tagebücher, wenn sie einmal vollständig ediert sind, durchaus gleichberechtigt neben dem Gesamtwerk des Erzählers und Essayisten ihren Rang behaupten dürfen."[2] Nun, die Tagebücher liegen in zehn Bänden vollständig ediert vor, und ich denke, Hans Mayers Prognose hat sich, trotz des Potentialis ihrer Formulierung, auf geradezu überwältigende Weise bestätigt.

Soll man, darf man von einem monumentalen Lebensroman sprechen? Die Handlung ist, was Zeiten, Orte, Figuren betrifft, zweifellos jenem „vielerlei Menschenschicksal im Schatten einer Idee versammelnden Romanteppich" (VIII, 450) zu vergleichen, den der Dichter des *Tod in Venedig* seinem Helden Gustav Aschenbach zuschreibt – wobei sich in unserem Fall die schattenwerfende Idee als Qual und Glanz eines Schriftstellerlebens in weltgeschichtlich unerhört bewegten Jahren abzeichnet.

Kein Nebeneinander von Qual und Glanz, kein Sowohl/Als auch. „Alte, peinliche Lebenserinnerungen, zwanghaft, wie oft", liest man unter dem 20. September 1953. „War nicht das *ganze* Leben peinlich. Es gab wohl selten ein solches Ineinander von Qual und Glanz." Der Held der Tagebücher begegnet uns als ein in ganz außergewöhnlichem Maße körperlich und seelisch leidender Mensch. „Verzweiflung und Todeswünsche. [...] Todmüde von den Irrungen u. krampfhaften, fruchtlosen Anstren-

1 Zitiert wird nach:
- Thomas Mann: Gesammelte Werke in dreizehn Bänden, 2. Aufl., Frankfurt/Main: S. Fischer 1974. [Band, Seite]
- Thomas Mann: Tagebücher 1918–1921, 1933–1934, 1935–1936, 1937–1939, 1940–1943, hrsg. von Peter de Mendelssohn, 1944–1.4.1946, 28.5.1946–31.12.1948, 1949–1950, 1951–1952, 1953–1955, hrsg. von Inge Jens, Frankfurt/Main: S. Fischer 1976–1995. [Tb, Datum]
- Thomas Mann: Briefe 1889–1936, 1937–1947, 1948–1955 und Nachlese, hrsg. von Erika Mann, Frankfurt/Main: S. Fischer 1962–1965. [Br I–III, Seite]

2 Hans Mayer: Thomas Mann, Frankfurt/Main: Suhrkamp 1980, S. 458.

gungen." (Tb, 18.6.1954) „Ich sollte aufhören, dies nutzlose, leere Tagebuch zu führen, aus Scham vor meiner gegenwärtigen elenden Existenz." (Tb, 21.6.1954) „Das Tagebuch ekelte mich, wie mich alles ekelte [...]. Überlaufen, überschüttet, überfordert, gab ich mich oft der Verzweiflung hin. Fühlte mich meist auch körperlich sehr hinfällig." (Tb, 4.7.1954) – So der Neunundsiebzigjährige. Stimmung des Alters, senile Depression?

„Leiden, Seelenqual, Grauen, Fluchttrieb." (Tb, 9.4.1951) „Fühle mich gefangen in einer Welt des Unheils, aus der kein Entkommen." (Tb, 22.4.1951) „Todes- und Fluchtgedanken umringen mich immer dichter [...]." (Tb, 4.5.1951) – Reaktion eines von Hause aus, derzeit einem komfortablen und geliebten kalifornischen Hause, Glücksbegünstigten und Lebensdankbaren auf die Klima-Einflüsse des Kalten Krieges in den USA, die Machenschaften des 'Committee on Un-American Activities', die Artikel in großen amerikanischen Blättern, die den populären Schriftsteller als Parteigänger des Kommunismus verleumden und wieder einmal in die Rolle des politischen Flüchtlings drängen?

„[...] Schmerz, Liebe, nervöse Erwartung, stündliche Träumereien, Zerstreutheit und Leiden" (Tb, 11.7.1950). „[...] Erwachen um 4 Uhr und große Unruhe und Herzeleid." (Tb, 16.7.1950) „Tiefster Schmerz – um wen? um was?" (Tb, 6.8.1950) „Vergessen, verschmerzen. Das letzte Vergessen und Verschmerzen von allem ist der Tod." (Tb, 8.8.1950) – Liebesklage eines von Gefühlsstürmen, einer *a priori* zum Entbehren und Entsagen verurteilten Leidenschaft Heimgesuchten?

„Schwere, müde, tatenlose Tage. [...] Energiemangel, bis zur Unfähigkeit, einen Brief zu schreiben." (Tb, 12.11.1944) – Ausdruck einer Arbeitskrise, in diesem Fall des Grauens angesichts der unüberwindbar scheinenden Widerstände, die der *Faustus* dem Gestaltungswillen seines Autors entgegensetzt?

„Furchtbar schwere, tief beklommene Tage" (Tb, 20.5.1940). „Scham, Gram und Haß dieser Tage werden unvergessen bleiben; sie sind kaum zu ertragen." (Tb, 22.5.1940) „Krank vor Grauen." (Tb, 23.5.1940) – Sehr persönlicher Reflex eines Unpolitischen auf die anfänglichen Kriegserfolge des „verbrecherische[n] Idiot[en]", der „wie auf Wolken zwischen gelähmten Millionen-Armeen hindurch an seine Ziele getragen wird" (Tb, 22.5.1940)?

„Nach dem Erwachen zunehmender Erregungs- und Verzagtheitszustand, krisenhaft, von 8 Uhr an unter K.'s Beistand. Schreckliche Excitation, Ratlosigkeit, Muskelzittern, fast Schüttelfrost u. Furcht, die vernünftige Besinnung zu verlieren. Unter dem Zuspruch K.'s, mit Hilfe von Luminaletten u. Kompresse langsame Beruhigung und Möglichkeit, Thee

u. ein Ei zu nehmen. Cigarette." (Tb, 18.3.1933) – Angstanfall eines gestern Gefeierten, heute Verfemten, schlagartig Entwurzelten, seiner gewohnten Lebensbasis Beraubten?

So konnte man sich's zurechtlegen, als es anno 1977 auf den ersten Seiten des ersten veröffentlichten Tagebuchbandes die zuletzt zitierten beängstigenden Bekenntnisse zu lesen gab, man mit den Ratlosigkeits-Äußerungen eines Ratgebers, den Seelennöten eines Nothelfers konfrontiert wurde, von dem man geglaubt hatte, daß er den Wirrnissen seiner Epoche mit dem Adel seines Geistes souverän die Stirn geboten habe.

Jedoch auch diese Erklärungsausflucht wurde abgeschnitten: „Spaziergang bei herrlichem Wetter. Aber müde, niedergeschlagen, ja sterbenstraurig, in Todesgedanken, wie so oft." (Tb, 6.12.1918) „Tief und quälend verstimmt, ja verzweifelt." (Tb, 17.3.1919) „Große Erregung, Angst, andauernde Schlaflosigkeit, ein Versagen des Magens in Form von Sodbrennen und Übelkeit." (Tb, 16.5.1919) „Ich ersticke in Briefschulden, verliere die Nerven unter den Dringlichkeiten und Zudringlichkeiten der Welt." (Tb, 5.7.1919) „Hinfällig." (Tb, 6.7.1919) „Sehr schlechtes Befinden, Erbleichen und Kongestionen, Angst und Übelkeit." (Tb, 5.7.1920) „Überlastungsgefühl, Nervosität, Verzweiflung an meinen Kräften." (Tb, 7.6.1921) – Das sind Tagebuchnotizen aus dem frühesten, als Nummer 3 1979 erschienenen Band, Befindlichkeitsreporte des 43- bis 46jährigen Diaristen. Sie fallen großenteils in die *Zauberberg*-Zeit. Unter dem 30. Januar 1954 notiert Thomas Mann anläßlich eines „Begeisterungsbriefes" über den *Zauberberg*: „Gewiß, das war Lebenshöhe, aber man merkte es nicht."

In der Tat: Man (Mann) merkte es nicht. Die Kulissen wechseln, das Spiel bleibt sich gleich. Thomas Mann litt an der Politik: dem Verlauf, dem Ende, den Folgen des Ersten Weltkriegs, am Aufkommen des Faschismus in Europa und den deutschen Verbrechen, am hetzerischen Antikommunismus der fünfziger Jahre und der selbstmörderischen Aufrüstung der Machtblöcke; er litt am Exil und an unerfüllbarer Liebe, am Schreiben, dem „ewige[n] Wälzen eines Steines, der immer wieder gehoben sein wollte" (Tb, 25.5.1934), und er litt an der Abnahme seiner Produktivität im Alter. Aber die Erreger des Leidens sind austauschbar. Vor allen Dingen litt Thomas Mann an sich selbst. „Merkwürdigerweise empfand ich im Verkehr mit Thomas Mann immer so etwas wie Mitleid", schreibt Jean Rodolphe von Salis an Marcel Reich-Ranicki. „Er war, ich spürte es immer, ein Leidender, leidend an sich selbst, an der Familie, an den Leistungen anderer, an der Welt Lauf."[3]

3 „Lieber Marcel". Briefe an Marcel Reich-Ranicki, hrsg. von Jochen Hieber, Stuttgart: Deutsche Verlags-Anstalt 1995, S. 275.

Leidendes Dasein im Zeichen eines das Leiden einer bedürftigen Welt lindernden, in Heiterkeit verwandelnden Schöpfertums. Wie hätte ich mit achtzehn, neunzehn, zwanzig Jahren, als ich – noch zu Lebzeiten ihres Autors – die großen Romane, die *Betrogene* und den *Krull* (beide druckfrisch) las, auf einen Satz wie den folgenden reagiert? „Man zögert, auf seine Lage das Wort 'verzweifelt' anzuwenden, tut es aber heimlich doch." (So im Tagebuch unter dem 19. Dezember 1951.) Und auf die zahllosen anderen Äußerungen der Unsicherheit, Angst. Seelenqual? Ich hätte mich „hinters Licht geführt" (IX, 869) empfunden, die Enttäuschung wäre vernichtend gewesen. Denn Thomas Mann spielte für mich die Rolle dessen, was die Psychoanalyse ein 'Übergangsobjekt' nennt: Er war mir der Garant für die Nichtbodenlosigkeit menschlichen Daseins in einer heiklen Phase des endgültigen Verlusts meines Glaubens an die Autorität der mich umgebenden Erwachsenen, an die Tragfähigkeit ihrer Lebensgrundlagen. Ich hatte einen Mentor, auf den ich bauen konnte. Wo immer er ging und stand, hinterließ er den Eindruck einer alterslosen, den Triumph des Geistes über die Zeit (im doppelten Wortsinn) verkörpernden Elastizität.

Und hatte er nicht mit siebenundsiebzig Jahren die mir als Weihnachtsgabe des Fischer Verlags 1952 zugegangenen, in *Altes und Neues* wieder abgedruckten zweieinhalb Seiten geschrieben, dieses aus einem Rundfunkbeitrag für die Serie *This I believe* hervorgegangene Credo, in dem das Grauen des Zeitvergehens und der kosmische Schrecken eines nur episodären Seins sich wie durch magische Berührung in ihr Gegenteil: in ein tröstliches, ja beseligendes *Lob der Vergänglichkeit* verwandelten? Gnädig blieb mir der Bekenntnischarakter noch späterer Äußerungen des Dichters – wenigstens zunächst – verschleiert: mancher Passagen aus den Versuchen über Tschechow und Schiller. Selbst das „And my ending is despair" (IX, 854) konnte als Kunstfigur durchgehen: Nicht Thomas Mann sprach, nicht einmal Shakespeare, sondern „nur" Prosperos fiktiver Mund.

Am 18. April 1952 verzeichnet das Tagebuch die Aufnahme von *This I believe* in Hollywood; einen Monat später liest man: „Gefühl der Auflösung, der Ratlosigkeit, des Abstiegs und Ruins erschüttert mehr und mehr meinen Nervenzustand, – nicht des Todes, leider, da meine Physis aushält. Will jedenfalls in diesen Blättern die schwarze Entwicklung weiter verfolgen." (Tb, 17.5.1952)

Den Schock eines vorzeitigen Blicks auf die „schwarze Entwicklung" verhinderte die rücksichtsvolle Sperrfrist, die der Autor über die Veröffentlichung „dieser Blätter" verhängt hatte. Aber ich frage mich, ob in diesen Lebensdokumenten wirklich ein anderes, dem Publikum abgewandtes Gesicht Thomas Manns sichtbar wurde. Nein, keine Wahrheit kam hier zum Vorschein, die nicht längst aus dem Werk (und ab 1961 aus den von Erika Mann publizierten Briefen) abzulesen war. Dies gilt namentlich für die autobiographische Schrift *Die Entstehung des Doktor Faustus*, die ja, um den Zusammenhang von Krankheit und Produktivität zu belegen, aus den Tagebüchern vorzugsweise Notate über biologische und psychische Tiefstände zitiert.

Warum wirken diese Hinweise auf Kopfschmerzen, Hustennächte, Müdigkeit, Nervenschwäche, Depression nicht niederdrückend, sondern nahezu erhebend und erheiternd? Weil die *Entstehung*, die sich ja selbst als 'Roman' bezeichnet, nicht weniger als der *Joseph und seine Brüder* eine nach dem Stirb-und-Werde-Muster gearbeitete „success-story" erzählt. Wie Joseph aus seiner ersten Grube zum Oberaufseher in Potiphars Haus, aus der „anderen Grube" (vgl. V, 1271) zum Ernährer Ägyptens aufsteigt, so erhebt sich der Patient im Billing's Hospital aus der Bewußtlosigkeit seiner Lungenoperation, der ein Prozeß des „langsam fortschreitenden Niederganges meiner Lebenskräfte, einer unverkennbaren biologischen 'Abnahme'" (XI, 147) vorausgeht, zum triumphierenden Überwinder der unendlichen Schwierigkeiten seines Roman-Unternehmens. Aus tiefer körperlicher Schwäche und seelischer Niedergeschlagenheit geht der Werk-Vollbringer hervor. Ecce *Fausti* poeta!

Das zeigt sich auch an Einzelzügen: Das Wort 'Abnahme' und 'abnehmen' wird von Thomas Mann im doppelten Sinn: dem des tatsächlichen Gewichtsverlustes und dem der mondmythologischen, aus dem *Joseph*-Roman vertrauten Bedeutung gebraucht – freilich nicht erst im 'Roman des Romans': Die Anführungsstriche finden sich schon im Tagebuch (vgl. Tb, 18.5.1945). Also schon hier die Anspielung auf eine zweite Ebene, ein winziges Moment von Stilisierung des eigenen Erlebens.

An der Notwendigkeit, zwischen dem epischen und essayistischen Opus Thomas Manns und seinem Tagebuch-Werk eine scharfe Trennungslinie zu ziehen, ändert das allerdings nichts. Während das Ich auch noch der autobiographischen Texte wie *Im Spiegel*, *Betrachtungen eines Unpolitischen*, *Lebensabriß*, *On myself*, *Meine Zeit* und eben auch der *Entstehung des Doktor Faustus* mit ihrem Verfasser keineswegs identisch ist, immer ein „Rest von Rolle, Advokatentum, Spiel, Artisterei, Über-der-Sache-Stehen" (ich zitiere aus der *Vorrede* zu den *Betrachtungen* [XIII, 11]) mit in Anschlag zu bringen ist, handelt es sich bei den Tagebuch-Aufzeichnungen nicht um „Künstlerwerk": Ihr Held ist nicht fiktiv.

Das heißt, daß man das in ihnen Mitgeteilte im Unterschied zu den *Gesammelten Werken* durchaus wörtlich zu nehmen hat. Natürlich läßt sich ein Wille zur Objektivierung des am eigenen Leib und der eigenen Seele Erfahrenen auch dem Diaristen nicht absprechen, gibt es auch hier den Dualismus von erlebendem und beschreibendem Ich. Die Entfernung zwischen ihnen tendiert aber – vergleicht man sie mit dem Verhältnis der beiden Egos im literarischen Œuvre und den Briefen – gegen Null. Unter der Voraussetzung, daß sich der literarische Grad eines Textes nach der Differenz zwischen dem erzählenden und dem erzählten Ich bemißt, darf man Thomas Mann recht geben, wenn er die im Juni 1952 versiegelten Tagebuch-Pakete mit der Aufschrift „without literary value" versah.

Nur insofern freilich. Denn auch der Tagebuchschreiber ist streckenweise ein bedeutender Stilist. Die Einträge in den ersten beiden Jahren der Emigrationszeit sind oft sehr ausführlich und geben eine umfassende Situationsbeschreibung, die Vergangenes und Zukünftiges in das sorgfältig protokollierte Heute hereinzieht, so daß aus den zufälligen und episodischen Details eines einzigen Tages-Resümees ein Selbstbildnis entsteht, dem die Züge des Leidens (nicht sie allein) mit ruhiger Meisterhand eingezeichnet sind.

Am 26. Februar 1934 treffen Thomas und Katia Mann zu einem Erholungsaufenthalt im Waldhotel in Arosa ein, ziemlich genau ein Jahr, nachdem der von einer Vortragsreise Ausruhende an eben diesem Ort langsam begreifen mußte, daß es keine Rückkehr nach Hause geben würde.

Der Arosa-Zug sehr besetzt, was die Nervosität steigerte, mit der ich dem Aufstieg in die Sphäre entgegensah, die am Ausgang des vorigen Winters meine Erregung so sehr gesteigert hatte. Beängstigung wollte mich überkommen, doch ging sie vorüber, und die Ankunft geschah in ruhiger Müdigkeit.

Einen Tag später:

Ich habe den Sönneken-Abreißkalender mitgenommen, um in diesen Wochen das eigentümliche Vergnügen, das ich täglich, mehr oder weniger bewußt und stark beim Abreißen des Tagesblattes empfinde, nicht zu entbehren. Es bewährt sich darin, kurz gesagt, mein grauen- und liebevolles Verhältnis zur Zeit, dem Element, das, sehr unabhängig von Proust und erkenntnistheoretischen Gedanken, in meinen Büchern eine so hervorragende Rolle spielt.
K. berichtete gestern, der Küsnachter Doktor habe neulich bei der Untersuchung ihrer weiblichen Organe, mit Bezug auf die zu lange dauernde Regel geäußert: es sei Zeit für sie, daß es mit dem 'Frühlingszauber' ein Ende habe. Das rührte und ergriff mich unbeschreiblich. Gefühle dieser Art, wie der Ablauf des Lebens, meines eigenen und der mir Verbundenen sie mir erregt, umfassen die ganze Skala von leichter und weicher Rührung bis zum tiefsten Todesgrauen und panischem Entsetzen.

[...] Der Schneefall hat sich verstärkt. – Ich muß mit körperlichen Anforderungen in diesen Tagen sehr vorsichtig sein, die Nerven und den Herzmuskel schonen.
[...] Wir saßen nach dem Diner in der Halle. Mein Magen war unbehaglich. Ich trank Kamillenthee und begann bei leidlich diskreter Jazzmusik die mir noch unbekannten 'Charaktere und Sonderlinge' von Ljeskow zu lesen.

„Mein grauen- und liebevolles Verhältnis zur Zeit“: Prägnanter könnte keine Formel Thomas Manns ambivalente Erfahrung der Vergänglichkeit ausdrücken. Das „tiefste Todesgrauen und panische Entsetzen“ des nächsten Abschnitts, in dem schon der künftige Autor der *Betrogenen* spricht, haben in dieser Erfahrung ebenso ihre Quelle wie das „eigentümliche Vergnügen“, mit dem ein Tag als durchlebt, überstanden, abgetan registriert wird. Durchkommen heißt die Parole, „es“ hinter sich bringen. Vergangenheit ist nur in Gestalt traumhafter Wiederkehr erträglich; eine Rückkehr ins Abgelebte wird tunlichst vermieden. „Daß *alle* Erinnerung für mich im Wesentlichen peinvoll ist, bleibt bestehen“, lautet das im Zug auf der Heimfahrt nach Kalifornien geschriebene Fazit der liebesabenteuerlichen Europareise vom Sommer 1950. Und dann zitiert Thomas Mann die so sehr nach Goethe klingenden Verse, die er sich sieben Jahre zuvor eines Nachmittags im Dunkeln zugedichtet hat: „Lebe frisch in neuen Dingen / Und vergiß den toten Kram!“ (Tb, 28.5.1950) Zum „toten Kram“ gehörten – von Ausnahmen abgesehen – auch die eigenen Bücher, von denen er wenige Jahre nach ihrem Erscheinen nicht mehr viel wissen wollte.

Das am Anfang des Arosa-Urlaubs konstatierte relative Stimmungs-Hoch konnte sich übrigens nicht lange halten. Unter dem 14. März 1934 heißt es resümierend:

Die Ungunst der Witterung mag viel beigetragen haben, den anfangs hoffnungsvoll gehobenen Charakter dieses Aufenthaltes mehr und mehr verfallen zu lassen. Meine Stimmung ist trübe geworden, die Nerven haben sich den Einflüssen der Höhenluft, zusammen mit der Bemühung um Arbeitsleistung wenig gewachsen gezeigt. Die Neigung zur Panik, zur Angst und nervösen Verzweiflungszuständen hat zugenommen. [...]
Gestern Abend sprach ich im Salon mit Lion, dessen kluge, wenn auch moralisch etwas schwächliche Anteilnahme ich schätze, über meine Lage und kam auf ihre Falschheit mit denselben Worten zurück, die sich mir schon vor einem Jahre, von Anfang an, dafür aufdrängten. Die innere Ablehnung des Märtyrertums, die Empfindung seiner persönlichen Unzukömmlichkeit kehrt immer wieder, erneuert sich gerade jetzt und wurde bestätigt und verstärkt durch Lions Wiedergabe einer Äußerung G. Benns von früher: 'Kennen Sie Thomas Manns Haus in München? Es hat wirklich etwas Goethisches.' – Daß ich aus dieser Existenz hinausgedrängt worden, ist ein schwerer Stil- und Schicksalsfehler meines Lebens, mit dem ich,

wie es scheint, umsonst fertig zu werden suche, und die Unmöglichkeit seiner Berichtigung und Wiederherstellung, die sich immer wieder aufdrängt, das Ergebnis jeder Prüfung ist, frißt mir am Herzen.

Nach Goethe klingen diese Bekenntnisse nicht, wie überhaupt die beständige Verwörtlichung der eigenen Körper- und Seelenzustände zu Goethes Schweigen über dergleichen scharf kontrastiert. Über das 'Schweigen Goethes' könnte man ein Buch schreiben – und man hat es geschrieben[4]; das 'Schweigen Thomas Manns' ist kein Thema. Es war ihm ein dringendes, ja zwingendes Bedürfnis, das, was ihn quälte, in Sprache zu verwandeln und auf diese Weise davon Abstand zu gewinnen. So finden sich immer wieder auch Einzelformulierungen, die dem jeweils gemeinten Wirklichkeitspartikel seine Schwerkraft nehmen.

Der Stabreim in Verknüpfungen wie „benommen und brustrauh" (Tb, 22.1.1920), „Müdigkeit und Mißlaune" (Tb, 28.5.1934), „Schwer- und Schlechtbefinden" (Tb, 29.3.1935), „Schwitzen und Schwerbefinden" (Tb, 2.11.1943), „Blinddarm-Besorgnis" (Tb, 12.8.1936), „Todestraurigkeit u. Thränen" (Tb, 18.6.1939) mag eine gewisse Linderung des „Grauens im Grunde vor allem" (Tb, 8.3.1944) gewährt haben. Ähnliches gilt von der Anapher in Kombinationen wie „schwere Brust, schweres leidendes Gemüt" (Tb, 9.6.1938); der puren Wiederholung: „so müde, so müde" (Tb, 12.11.1953); der rhythmischen Zusammenziehung von Gegensätzen wie „Heißer Kopf und kalte Beine" (Tb, 25.4.1920).

Überhaupt hat die Fülle von Variationen in der Zusammenstellung eines beschränkten Bestandes von Substantiven und Adjektiven etwas Musikalisches. Man höre die Litanei einer sich über die Jahrzehnte erstreckenden Betroffenheit von „des Lebens Unbilden und Mißlichkeiten" (um es mit Felix Krull zu sagen [VII, 361]):

„Scham und Gram" (Tb, 14.6.1954), „Gram und Haß" (Tb, 17.3.1938), „Gram und Sorge" (Tb, 20.3.1938), „Schmerz und Ekel" (Tb, 16.3.1939), „Ekel und Elendsgefühl" (Tb, 26.4.1951), „Grauen und Übelkeit" (Tb, 31.1.1950), „Grauen und Abscheu" (Tb, 24.9.1940), „Qual und Ratlosigkeit" (Tb, 2.7.1939), „Bangigkeit u. Gefühl der Ausweglosigkeit" (Tb, 12.12.1952), „Scham, Kummer, Müdigkeit" (Tb, 6.9.1954), „Müdigkeit, Unlust, Lähmung" (Tb, 29.4.1935), „Nervosität, Erregung, inneres Zittern" (Tb, 10.4.1954), „Tage von großer Bedrücktheit, Schwermut, Gemütsleiden" (Tb, 23.11.1939), „Abgelebtheit, Lebensmüdigkeit, eigentliche Hoffnungslosigkeit" (Tb, 19.12.1952), „Gefühl der Auflösung, der Ratlosigkeit, des Abstiegs und Ruins" (Tb, 17.5.1952). Oder die Adjektiv-

4 Josef Pieper: Über das Schweigen Goethes, München: Kösel 1951.

Verknüpfungen: „müde und lahm“ (Tb, 27.4.1919), „müde und übel“ (Tb, 26.8.1936), „müde und traurig“ (Tb, 7.2.1942), „träge und mißvergnügt“ (Tb, 22.6.1942), „müde und mißmutig seit Tagen schon“ (Tb, 22.12.1942), „müde und nervös verstimmt“ (Tb, 5.7.1943), „sehr matt und verdrießlich“ (Tb, 5.6.1933), „müde und nerventraurig“ (Tb, 24.12.1933), „müde, angeekelt und nervös“ (Tb, 20.10.1933), „vorwiegend traurig und müde“ (Tb, 21.12.1938), „sehr düster, nervös u. niedergeschlagen“ (Tb, 2.7.1939), „leidend, kummervoll, quälend erregt und müde“ (Tb, 6.1.1943), „außerordentlich nervös, depressiv und leidend“ (Tb, 27.5.1943), „besonders schwermütig, müde und träge“ (Tb, 15.1.1946), „außerordentlich matt, verstimmt und gequält“ (Tb, 25.3.1948), „bedrückt, melancholisch, angewidert“ (Tb, 1.3.1950), „überaus schlaff, träge, lust- und glaubenslos“ (Tb, 19.5.1953, „hoffnungslose und bange Stimmung“ (Tb, 21.5.1953), „trübe, lustlose, lebenssatte und traurige Stimmung“ (Tb, 5.7.1953), „Elend, verdüstert, aussichtslos“ (Tb, 26.12.1951), „verzweifelt und gehetzt“ (Tb, 4.10..1918), „tief und quälend verstimmt, ja verzweifelt“ (Tb, 17.3.1919), „unwohl und psychisch tief widerwillig“ (Tb, 8.6.1939), „gequält und zerrüttet“ (Tb, 7.9.1940), „entsetzlich überreizt und gequält meistens“ (Tb, 15.7.1951), „erschöpft, wütend und angewidert“ (Tb, 3.8.1952), „verwirrtes, zerfranstes, überfordertes, leidendes Dasein“ (Tb, 11.6.1954).

Spuren von Wortwitz, Ironie und Humor fehlen nicht ganz. Wenn von der „Verstockung des Unterleibs“ (Tb, 28.5.1934) oder einem „verstockten“ Hals (Tb, 6.1.1950) die Rede ist, mag die Vorstellung eines bösartig verstockten Kindes mitlaufen. Wie ungezogene Kinder oder Dienstboten verhalten sich die Organe, von denen Störungen des Befindens ausgehen: Die Ohren sind „garstig“ (Tb, 11.9.1949), „rebellisch“ (Tb, 30.5.1950), „in ungehörigem Zustand“ (Tb, 29.9.1949), die „Darmverhältnisse“ werden als „sehr ungehörig“ registriert (Tb, 16.12.1953). Eine „schlimme Behagensminderung“ (Tb, 6.5.1933) mindert vielleicht durch die Lust am Ausdruck die Schlimmheit des Unbehagens. Die durch Ohrjucken und Husten „zerstückelte“ Nacht (Tb, 14.3.1954) nimmt dem durch Schlafmangel gequälten Ich einen bescheidenen Teil seiner Bürde ab. Wenn das Tagebuch nächtliche „Juck-Unruhe“ (Tb, 9.3.1953), vier Tage später „Juck-Nervosität“, weitere zwei Tage darauf „Juckqual“ verzeichnet, hört man einen leisen Unterton von Worterfindungslust. Peinliche Sachverhalte werden komisch umschrieben: „Mund-Krisis“ (Tb, 28.1.1945) steht für die schreckensvolle Notwendigkeit einer Zahnprothese, „rückw. Übel“ (Tb, 17.5.1951), „Rektal-Angelegenheit“ (Tb, 2.6.1951) oder „Rektal-Mißlichkeiten“ (Tb, 9.5.1953) beziehen sich auf eine besonders reizbare und heikle Körperzone. Die „mit gestörtem Eingeweide“ (Tb, 14.12.1953) verbrachte Nachmittagsruhe, vielmehr -unruhe ist nicht mehr ganz so ärgerlich, wie sie es im Augenblick des Erlebens war. Noch die „würgende Appetitlosigkeit" (Tb, 23.7.1952), das „ängstigende Gefühl einer solennen Auflösung meines Lebens" (Tb, 15.6.1955) nehmen den *facta bruta*, die diesen Formulierungen zugrunde liegen, ein wenig von ihrer Faktizität und Brutalität. „Die Nacht etwas unruhig. Mehrmals wach, ging umher u. hatte da u. dort zu salben", heißt es am 25. April 1954. Hier verwandelt sich eine banale und lästige Tatsache in das Bild eines Patriarchen, der eine rituelle, fast sakral anmutende Handlung vollzieht.

In solchen Wendungen kommt etwas von dem zum Ausdruck, was Schopenhauer das „bessere Bewußtsein" nannte: der Aufschlag eines inneren Auges, das dem in Zeit und Raum und Kausalität verstrickten empirischen Ich von einem transzendenten, jenseits des Lebensinteresses liegenden Standort aus zusieht und seine Vorstellungen, Wünsche, Anstrengungen, Leiden als Illusion durchschaut. Dieser Standort ist „droben", er gehört in eine Szenerie der Höhe, Schon die alte philosophische Rede vom Aufschwung der Seele aus den Niederungen des gewöhnlichen Daseins gibt die Richtung an. Schopenhauer sammelt in seinen Wanderjahren, die eine Besteigung des Chapeau bei Chamonix, des Pilatus und der Schneekoppe einschließen, seine persönlichen Höhenerfahrungen. Oben denkt man anders als drunten im Flachland. „Die Philosophie", schreibt der 22jährige Schopenhauer, „ist eine hohe Alpenstraße, zu ihr führt nur ein steiler Pfad über spitze Steine und stechende Dornen: er ist einsam und wird immer öder, je höher man kommt, und wer ihn geht, darf kein Grauen kennen, sondern muß alles hinter sich lassen und sich getrost im kalten Schnee seinen Weg selbst bahnen. Oft steht er plötzlich am Abgrund und sieht unten das grüne Thal: dahin zieht ihn der Schwindel gewaltsam hinab; aber er muß sich halten und sollte er mit dem eigenen Blut die Sohlen an den Felsen kleben. Dafür sieht er bald die Welt unter sich, ihre Sandwüsten und Moräste verschwinden, ihre Unebenheiten gleichen sich aus, ihre Mißtöne dringen nicht hinauf, ihre Rundung offenbart sich. Er selbst steht immer in reiner, kühler Alpenluft und sieht schon die Sonne, wenn unten noch schwarze Nacht liegt."[5] Kurz gesagt: Das „bessere Bewußtsein" bedarf der Höhenluft des Zauberbergs.

Aber gelegentlich und kurzfristig ließ es sich auch aus einer Münchner Parterrewohnung vernehmen. „Trotzdem fühle ich in meinen besseren Stunden", schreibt Thomas Mann am 8. Januar 1904 aus der Schwabinger Konradstraße 2 an seinen Bruder Heinrich, „die Fähigkeit zu den überra-

[5] Arthur Schopenhauer: Der handschriftliche Nachlaß in fünf Bänden, Bd. 1, hrsg. von Arthur Hübscher, München: Deutscher Taschenbuch-Verlag 1985, S. 14.

schendsten Schwenkungen und *Reaktionen in mir. Du lobtest, als ich euch den ersten Akt meiner Fiorenza-Dialoge vorlas, die Gestalt des Pico: nun, wer diesen Pico hinlegt, kann doch wohl kein ganz dumpfer und verstockter Nazarener sein, sondern muß eine* gewiße Souveränität besitzen. Sie ist vorhanden, glaube mir! Sie ist vorhanden in Gestalt meiner Ironie, die ich gegen mich selbst fleißiger verwende, als gegen die ganze übrige Welt [...]." (BrHM, 94 f.)

Der „viel tausend mal gesegnete" rechte Fuß, der „Herrn Dr. von Staat" via Sehnenscheidenentzündung nötigte, das zugehörige ganz und gar unsoldatische Ich schon wenige Wochen nach Antritt seiner Dienstzeit beim Königlich-Bayerischen Infanterie-Leibregiment als untauglich heimzuschicken (BrHM, 3), ist eines der Selbst-Objekte dieser Ironie. „Schon nach einem Vierteljahre, noch vor Weihnachten", heißt es in der 1907 entstandenen autobiographischen Skizze *Im Spiegel*, „wurde ich mit schlichtem Abschied entlassen, da meine Füße sich nicht an jene ideale und männliche Gangart gewöhnen wollten, die Parademarsch heißt" (XI, 331). Aber das sind offizielle Verlautbarungen, ob sie für den einen Leser Heinrich oder für das Publikum des Berliner Literarischen Echo bestimmt waren. Das Tagebuch jener Zeit mag voll beredten Jammers gewesen sein. Den Kasernierten quälten, wie uns der *Lebensabriß* von 1930 belehrt, „Geschrei, Zeitvergeudung und eiserne Schmuckheit" (XI, 112) über die Maßen, und die Sehnenscheidenentzündung war äußerst schmerzhaft.

„Richtig" krank war Thomas Mann nur sehr selten. Sieht man von der Lungenoperation und der Todeskrankheit ab, bleibt die Ruhr oder, wie Thomas Mann schreibt: die „Amöben-Dysenterie" (1.4.1930 an Ernst Bertram), die Katia und er sich auf der zweiten Ägypten-"Inspektionsreise" im Frühjahr 1930 geholt hatten und in Jerusalem stationär auskurieren mußten. Ende Januar, Anfang Februar 1955 verbrachte Thomas Mann einige Tage im Kantonsspital in Chur, nachdem er bei einem Aufenthalt in Arosa (nach Beendigung des Schiller-Essays) im Anschluß an eine schwere Virus-Infektion einen Kreislaufkollaps erlitten hatte. Erst der nach Kilchberg Heimgekehrte resümiert unter dem 6. Februar den Krankheitsverlauf im Tagebuch:

Erkrankte in der Nacht auf den 23.I. an einer ernst sich anlassenden Virus-Infektion. Früh qualvolle Fiebergedanken, beim Aufstehen Zittern, Schüttelfrost, Temperatur noch nach der Penicillin-Injektion über 39. Kollaps, Blutdruck einiges unter 90 (statt 140). Dr. Punschl täglich zur Behandlung. Kümmerliche Tage. Dr. Tanner als Consiliarius. Dann Dr. Markoff vom Kantonsspital in Chur, auf Erikas Betreiben. Verdüsterung Punschls über die Zuziehungen. In Rußland aufgewachsen, mit baltischem Akzent. Mann altmodischer Redensarten, 'die ganze Chose', 'dasselbe in Grün', 'Trübsal blasen'. Tat aber das Seine ganz recht u. brachte den

Blutdruck höher. Große Schwäche bei durch Penicillin beseitigtem, noch gelegentlich wieder einsetzendem Fieber. Untersuchung durch Markoff, der Punschl gering achtet. Empfahl Verbringung hinunter nach Chur in sein Hospital. Diese am Montag den 31. mit Krankenwagen, im Liegen, K. saß bei mir[,] vollzogen. Einfahrt ins Hospital, wo Blutproben und Röntgenaufnahmen von Lunge und Halswirbeln gemacht wurden, weil dauernde (neuralgische) Schmerzen des Schädels links und am Hinterkopf mich molestierten. Kleines, hygienisch sauberes Zimmer ohne Bad und Toilette. Kein Fieber u. kein Eiweiß mehr im Urin. Blutdruck gebessert. Aber erhebliche Blutsenkung, wegen der die für Donnerstag gewünschte Heimreise nicht zugelassen. Blieb bis gestern, Samstag. Pflegeschwester Emmy, die nach einem Tag Schwester 'Barbara' aus Bonn, mit hübschen Augen, ablöste. Seltsame Entnahme von Brustknochen-Mark, anaesthisiert. Befund normal. Abreise gestern nach dem Mittagessen, Coupé erster Klasse nach Zürich und Ankunft hier zum Thee (mit Toast und Sardinen.) – Im Krankenhaus gelesen 'Beethoven and his Nephew' von R. und E. Sterba. Die Fürchterlichkeit des Menschen Beethoven.

Das ist ein bemerkenswert präziser, nüchterner Report, der ausnahmsweise einmal keinen „Nerventiefstand" verzeichnet, wohl weil die körperliche Depression die seelische erübrigte. „Ich bin beunruhigend ruhig!", habe der Patient wiederholt geäußert, lesen wir in Erika Manns Bericht *Das letzte Jahr*[6]. Erstaunlich die Fähigkeit, noch in der Situation des äußerst geschwächten Opfers Eindrücke zu sammeln, die sich wie Material zur schriftstellerischen Verwendung ausnehmen: die Spannungen zwischen den behandelnden Ärzten, die nach Hofrat Behrens klingenden Redensarten des Dr. Punschel.

Das Buch über Beethoven und seinen Neffen, das der Kranke im Kantonsspital las, war ihm von seinem Autor, dem Psychoanalytiker Richard F. Sterba zugeschickt worden. In seinem Dankesbrief vom 14. Februar schreibt Thomas Mann, Wahrheit sei für ihn ganz wesentlich psychologische Wahrheit.

Wahrheit, Erkenntnis, aude sapere – und Psychologie: für mich fielen diese Begriffe und moralischen Bedingungen von jeher in eins zusammen, und darauf beruht wohl der Genuss, den mir Ihr Buch bereitete. (Tb, 1953–1955, S. 714)

Wenn wir diesen Wahrheitsbegriff auf den Schreiber jenes Briefes selbst anwenden, geraten wir wieder in den Zwiespalt von unmittelbarem Reflexbewußtsein und besserem Bewußtsein. Wo finden wir den „wahren" Thomas Mann? Welche Stimme hat recht? Welche behält das letzte Wort?

6 Erika Mann: Mein Vater, der Zauberer, hrsg. von Irmela von der Lühe und Uwe Naumann, Reinbek bei Hamburg: Rowohlt 1996, S. 400.

Wahrscheinlich ist die Frage unbeantwortbar, weil die Verschränkung der beiden Egos nicht aufzuheben ist.

Es bleibt jedoch festzuhalten, daß das „bessere Bewußtsein" bei Thomas Mann, der eben kein Philosoph, sondern ein Dichter war, nicht im Leben, sondern im Werk seinen bevorzugten Ort hat, wo es als „Geist der Erzählung" sich über das weiße, wirbelnde Nichts der Davoser Winterwildnis ebenso höhenschwindelfrei erhebt, wie es tiefenfurchtlos in den nie erloteten Brunnenschlund und -grund der Vergangenheit niederfährt, das Roms sämtliche Glocken läutet und im *Roman eines Romans* einen alten kranken Mann in einen „prize patient" verwandelt. Das „Placet experiri" ist die Devise des Autors, nicht des Menschen Thomas Mann. Im Tagebuch dominiert der Geist des Flachlands, dem das Diaristen-Ich weitgehend verfallen ist: Es denkt nicht daran, die Enttäuschung Hans Castorps zu teilen angesichts eines Thermometers, das 37 Komma 5½ statt 6 Grad anzeigt, oder gar den Ausbruch einer Krankheit als festliche Körperlustbarkeit zu begrüßen.

Thomas Mann war, wie jeder Flachlandbewohner, ungern krank. Bettlägerigkeit war ihm ein Greuel. Sie beschränkte sich auch meist nur auf wenige Tage, wenn er eine schwerere Erkältung oder Grippe auszukurieren hatte. In den durch die Tagebücher dokumentierten Zeitraum fallen zwei längere Phasen einer körperlichen Heimsuchung höchst lästiger Art und quälenden Grades: die infektiöse Ischias (25. März bis Anfang September 1937) und die „hartnäckige, unleidliche Irritation" (Tb, 7.10.1946) des rektalen Juckleidens, das im September und Oktober 1946 die Nächte des am Dialog zwischen Adrian Leverkühn und Rudi Schwerdtfeger Arbeitenden gründlich verdarb. Beide Störungen sind in der *Entstehung des Doktor Faustus* beschrieben; ihre Schilderung rahmen den Bericht ein.

Kompositorische Strategie ist am Werk. Die Ischias-Erkrankung, die beim Beginn der Arbeit am *Faustus* sechs Jahre zurücklag, dient als Beispiel für das den *Roman des Romans* konstituierende Leitmotiv des Zusammenhangs von Krankheit und Kreativität. Über den Gedanken der „merkwürdige[n] Divergenz zwischen biologischer und geistiger Lebenskraft" (XI, 146) wird die Erinnerung an die Ischias in die *Entstehung des Doktor Faustus* eingeschleust.

> Durchaus nicht müssen die Zeiten körperlicher Wohlfahrt und gesundheitlichen Hochstandes, Zeiten der physischen Ungestörtheit und des festen Schrittes auch die produktiv gesegneten sein. Die besten Kapitel von 'Lotte in Weimar' habe ich unter den, Unerfahrenen nicht zu beschreibenden Qualen einer wohl über ein halbes Jahr sich hinziehenden infektiösen Ischias geschrieben, den tollsten Schmerzen, die ich je ausgestanden und denen zu entgehen man Tag und Nacht

> vergebens nach der rechten Position sucht. Sie existiert nicht. Nach Nächten, vor deren Wiederholung mich Gott bewahre, pflegte das Frühstück eine gewisse Besänftigung des in Entzündungsgluten stehenden Nerven zu bringen, und in irgendeiner schräg angepaßten Sitzmanier an meinem Schreibtisch vollzog ich danach die Unio mystica mit Ihm, dem 'Stern der schönsten Höhe'. Immerhin ist die Ischias keine sehr tief ins Leben reichende und bei aller Tortur nicht recht ernst zu nehmende Krankheit. (XI, 146 f.)

Das Divergenz-Thema, in dem sich das alte Motiv vom asketischen Heldentum des Künstlers wiederfindet, Adrians leidend-trotziges Schöpferdasein nicht nur mit der Leistungsmoral Gustav Aschenbachs, sondern vor allem der seines Schöpfers verbindend, bildet auch die Brücke zwischen Anfang und Ende des Berichts, wo die Passionsgeschichte des vom allergischen Hautübel Befallenen in den aus dem Journal zitierten Satz mündet: „Auch ungeschlafen werde ich arbeiten." (XI, 285; Tb, 7.10.1946)

Aber solche Selbstermutigungen sind im Tagebuch dünn gesät. Es überwiegen die Eingeständnisse von Sorge, Beunruhigung, Bangigkeit, Hoffnungslosigkeit. Am 25. März 1937 vermerkt Thomas Mann „heftiges Rheuma im Bein", das sogleich zur Anmeldung bei dem Zürcher Neurologen Dr. von Monakow führt. Dieser diagnostiziert neuralgische Ischias und empfiehlt heiße Umschläge. Am 6. April treten Thomas und Katia ihre dritte Amerikareise an; dem Passagier an Bord der 'Normandie' entpreßt die von Zahnschmerz begleitete „Qual im Bein" den Stoßseufzer „Wär' ich zu Haus" (Tb, 10.4.1937). In New York werden mehrere Ärzte konsultiert, aber nichts hilft: Die Heimreise verläuft als „Luxusleben in Schmerzen" (Tb, 28.4.1937). Am Tag nach der Ankunft in Küsnacht begibt sich Thomas Mann zu dem ihm bekannten Dr. Erich Katzenstein, dem Oberarzt an der Universitätspoliklinik für Nervenkranke in Zürich. „Beratung für meine Ischias, die er zu beseitigen hofft. Verordnungen Pyramidon, Wärmekissen, tonisches Mittel." (Tb, 4.5.1937) Die zwei Tage später verzeichneten „exzessiven Schmerzen" lassen „energische Vorkehrungen" als „unaufschiebbar" erscheinen. Katzenstein geht am 7. Mai mit „Injektion mit Gorun und Kurzwellen-Wärme" gegen das Leiden vor; doch die Kurzwellen erregen „Krampf" und haben „üble Nachwirkung" (Tb, 12.5.1937), so daß eine neue Methode der Bestrahlung angewandt und ein neues antineuralgisches Schlafmittel verordnet werden muß. Aber das Notat vom 9. Mai: „Dies sind Tage schleppenden Krankseins, der Pein, der Mattigkeit", gilt auch für die Folgezeit. Von stimulierender Wirkung auf die Autorschaft kann keine Rede sein. „Vormittags einige Zeilen für das Vorwort erkämpft." (Thomas Mann hatte die Arbeit am Riemer-Kapitel der *Lotte in Weimar* unterbrochen, um das Vorwort für die Zeitschrift Maß und Wert zu schreiben.) Das Vertrauen in die ärztlichen Maßnahmen schwindet mehr und mehr: „Keine Besserung will sich zeigen", heißt es am Pfingstsonntag, 16. Mai; die nach den Feiertagen wieder aufgenommene Wärme-Behandlung wird als „nutzlos" bezeichnet (Tb, 18.5.1937), und die „'Stanger-Bad'-Prozedur" vom 24. Mai kommentiert Thomas Mann mit einer Klimax von negativen Adjektiven: „Langwierig, lästig, beängstigend, anstrengend und völlig nutzlos". Anfang Juni vereitelt eine „fast vierwöchige Leidenszeit" (Tb, 8.7.1937) in Bad Ragaz die Fortführung des Romans; erst einige Wochen nach der Heimkehr stellt sich, unterstützt durch eine Serie von Vitamin-Injektionen, vollständige Genesung ein. Aber noch am 17. Juli trifft man auf das retardierende Moment der folgenden Aufzeichnung: „Oft denke ich, daß aus meinen jetzigen Zuständen nicht mehr herausfinden werde und daß sie die Auflösung einleiten."

„Sehr erinnert an die Zeit der Ischias, – in der ich doch auch an *Lotte* weiterschrieb", fühlt sich der mittlerweile am *Faustus* arbeitende Dichter am 25. September 1946. Den ersten Hinweis auf das rektale Juckleiden finden wir unter dem 3. September: „Die Nacht gestört durch quälendes Jucken. Thee, Kodein u. zusätzliches Evipan. Kamillen-Kompresse. [...] Empfing mittags Dr. Rosenthal zur (lästigen) Behandlung des Rektal-Leidens, die allein fortzusetzen (Suppositorien, Salbe)." Dr. Frederick Rosenthal aus Berlin, seit 1938 in Beverly Hills praktizierend, hatte im März 1946 als erster Thomas Manns Lungenkrebs diagnostiziert. Aber nun verblaßte die durch diesen Treffer erworbene Unfehlbarkeitsaura neben der seiner Behandlung widerstehenden Haut-Entzündung: Der Arzt wurde gewechselt, ein Dr. Stout in seiner Praxis im Medical Building in Beverly Hills aufgesucht. Rosenthals Versagen produziert noch zweieinhalb Jahre später ein Tagebuch-Echo: „Die Anwendungen Rosenthals wahrscheinlich so falsch wie die gegen mein Rektalleiden", bemerkt Thomas Mann am 21. März 1949 zur Behandlung seines schwerkranken Bruders.

Thomas Manns Ärzte – ein eigenes Kapitel. Der immer nur erbleichend zur Extraktion schreitende Herr Brecht der *Buddenbrooks* hatte in der schmerzhaften Lebenswirklichkeit eine seiner Verkörperungen in Herrn Gosch gefunden, in dessen Praxis in der Münchner Von der Tannstraße Thomas Mann sich mit großer Regelmäßigkeit zu oft mehrstündigen Sitzungen einfand. (Im Tagebuch 1919/21 wird sein Name immerhin neunundsechzigmal genannt.) Meist gegen Mittag; denn auch im Hinblick auf bevorstehendes Grauen wurde das tägliche Schreibpensum erledigt. Am 4. Februar 1919 beendete der Verfasser des *Gesang vom Kindchen* den

Abschnitt „Die Krankheit“. Der hexametrische Halbvers „Wasserstoffsuperoxyd“ war nebst linderndem Öl erfolgreich in den winzigen Gehörgang geträufelt und das Töchterchen von peinlich schmerzenden Vaterarmen in lösenden Schlummer gewiegt worden.

Wieder endlose Sitzung bei Gosch: Anprobe des Gerüsts der Brücke, Goldkappen, Stifte etc. Gelinde Folter, in die Länge gezogen. Als schließlich noch ein Gipsabguß des Oberkiefers an die Reihe kam, auf den ich nicht vorbereitet war, wurde mir angst und schlecht, sodaß der Abguß fast nicht zustande gekommen wäre. Es ist zu viel.

In Zürich nahm Brecht oder Gosch die Gestalt von Dr. Asper in der Bahnhofstrasse 82 an, wo am 26. April 1934 „wohl die peinlichste Zahnarzt-Sitzung meines Lebens stattfand“. Anästhesierung war wegen einer Geschwulst nicht möglich. „Der junge Doktor machte mir schließlich sein Compliment wegen meiner Geduld.“ Aber am 11. Mai ist nach einer anderthalbstündigen, äußerst strapaziösen Behandlung ein Weinkrampf nur mit Mühe abzuwehren. Vier Tage später folgt eine wiederum schlimme einstündige Sitzung „mit Gummi-Maske, die etwas Grauenhaftes für mich hat“. Der erfahrene Patient erlaubt sich, wenn auch nur in der geheimen Zwiesprache mit seinem Tagebuch-Ego, Kritik:

A. scheint mir ein zwar gewissenhafter, aber langsamer und wenig geschickter Schweizer, dessen Art für mich nicht gerade die richtige ist. Ich zweifle, ob die Einzementierung des Silberdrahtes, dessen Wiederentfernung mit soviel Schinderei verbunden war, überhaupt einen Sinn und Nutzen hatte. Warum konnte nicht, wie heute geschah, die Wurzel gleich behandelt und provisorisch gefüllt werden? (Tb, 15.5.1934)

Der mit Emil und Emmie Oprecht befreundete Dr. Hermann Leisinger wurde am 1.3.1937 einer gelockerten Zahnbrücke halber herangezogen, da Asper verreist war. Von da an konsultierte Thomas Mann Leisingers Praxis in der Sihlstraße 38 alternierend mit der von Asper. Dieser eröffnete am 9. Oktober 1937 seinem schockierten Patienten, den seine Prominenz übrigens nicht vor langem Sitzen im Wartezimmer bewahrte, die Unumgänglichkeit einer Oberkiefer-Gesamtprothese. Thomas Mann dachte an „Vorkehrung“, ließ sich vom Neurologen Dr. Katzenstein Optalidon und Neurostabil verschreiben, so daß die „schwere Stunde“ am 15. Oktober „in Fassung“ vorüberging.

„Nachmittags an Reisiger humoristisch-melancholisch über die Erfahrung mit der Prothese geschrieben. In Wahrheit berührt der Gedanke, daß ich das bis an mein Ende tragen soll, mich oft recht unheimlich.“ Leider ist der Brief an Hans Reisiger vom 25. Oktober 1937 verschollen. Er wäre ein gutes Beispiel für die Diskrepanz zwischen leidendem Erleben und seiner ergötzlichen Gestaltung. Wir müssen uns mit der Wendung begnügen, daß es sich um eine Zahnbehandlung „in einem sehr aufräumenden und neue Verhältnisse schaffenden Sinn" gehandelt habe (27.10.1937 an Kuno Fiedler).

Es ist wie mit der Figur des Fremden im *Tod in Venedig*, dessen wechselnde Erscheinungen doch immer dieselbe mythische Substanz verkörpern: Der amerikanische Zahnarzt Thomas Manns hieß Joseph Cooper und unterhielt seine Praxis am Hollywood Boulevard in Los Angeles. Bruno Frank hatte ihn empfohlen. Für den 9. April 1941 war die erste Konsultation vereinbart.

Sitzung von 1½ Stunden. Roentgen-Aufnahmen. Entfernung des mittleren Teils der Brücke, Ausheben der schlimmen Wurzel mit Seiten-Anaesthesie. Suchen nach der Wurzel im Blut, als sie schon nicht mehr da war. (Nachträglich in der Spülschale gefunden). Entfernung von Knochenstücken. War guter Laune und lobte die Nurse.

Kein Wunder; Thomas Mann hatte zum Tee Optalidon genommen. Weniger glimpflich verlief die Sitzung am 25. Januar 1945:

Unmöglichkeit des Abdrucks, die Idiosynkrasie stärker, Versagen der Nerven. Vertagung. Große Erschöpftheit.

Es folgen „schwere Tage, belastet von nervösem Grauen vor der im Gange befindlichen Mund-Krisis". Am 4. April 1947 hatte Thomas Mann eine „lange Sitzung mit Abdrücken" zu bestehen (es ging jetzt endgültig auch um die Unterkiefer-Prothese). ohne vorher Optalidon genommen zu haben. „Blick auf den Tennisplatz unter unliebsamsten Umständen." Warum hatte er sich die Nervenstärkung versagt? Weil er die Folgen vermeiden wollte, von denen wenige Tage vorher die Rede ist: „Schlimm, daß Mittel wie das gestern zur Festigung genommene endlich immer als Aphrodisiakum wirken." (Tb, 1.4.1947)

Ebenso regelmäßig wurden der Dermatologe, der Hals-Nasen-Ohren-Arzt, der Augenarzt, der Internist und Herzspezialist, der Magen- und Darmspezialist und der Allgemeinarzt, darunter auch ein Dr. Mann, Albert mit Vornamen, aufgesucht. Manchmal summiert sich's:

Zu Dr. Langdon; Behandlung der Ohren. Zu Dr. Ross, Behandlung der Augen. Zu Dr. Kafka, Behandlung der Füße.

So am 23. April 1949. Konflikte konnten nicht ausbleiben.

Konflikt, daß Obermayer als Hautarzt die von der Roß verordnete und praktizierte Penicellin-Salbe für die Augen verurteilt, der Gefahr wegen, daß der Organismus immun wird gegen notwendig werdende P.-Injektionen. Verwandtes Ersatzmittel empfohlen. (Tb, 24.2.1950)

Ob es gefunden wurde, ob Frau Ross, über deren Person selbst Inge Jens nichts Näheres ermitteln konnte, sich Obermayers Bedenken beugte, wissen wir nicht. Fest steht, daß Thomas Mann erstaunliche Mengen von Penicillin verabreicht bekam, was auch daraus hervorgeht, daß sich in den Tagebüchern die verschiedensten Schreibweisen finden: „Vergebliche Penecilin-Kur" (Tb, 14.3.1946), „Penecellin-Injektion" (Tb, 6.1.1950), „Penicellin-Salbe" (Tb, 24.2.1950), „Penezellin- und Leberinjektionen" (Tb, 19.2.1953).

Wenn Penicillin gegeben wurde, handelte es sich immerhin um relativ eindeutige körperliche Krankheitsfälle. Sie bilden die Ausnahme in einem von chronischen Leiden in ungewöhnlicher Intensität heimgesuchten Dasein. Die Erkältungskrankheiten spielen dabei noch die harmloseste Rolle, auch wenn das Tagebuch voll ist von Notaten, die sich auf „Affektion des Halses und der Luftröhre" (Tb, 25.7.1933), „ausgetrocknete Schleimhäute" (Tb, 10.9.1936), „Verschleimung von Brust und Nase" (Tb, 19.2.1954), eine „schwer belegte Luftröhre" (Tb, 26.12.1952), „chronischen Rachenkatarrh" (Tb, 11.2.1946), „Erkältungszahnschmerzen" (Tb, 26.9.1933) und „nicht zu stillenden Krampfhusten" (Tb, 23.5.1954) beziehen. Rheumatische Beschwerden gehören zu einer für Erkältungen so anfälligen Konstitution: „Nach meiner Diagnose", schreibt der Sechsundvierzigjährige, „liegt ein Erkältungszustand vor, da die Schmerzen z.T. rheumatischen Charakters, auch Mandel, Kiefer, Ohr empfindlich sind" (Tb, 19.4.1921). Zwei Tage später werden „heftige neuralgische Gesichtsschmerzen" gemeldet, die durch den bei einer langweiligen Einladung „gereichten Pfälzer-Wein verstärkt wurden". Wir erfahren von „Qual mit dem Arm" (Tb, 19.9.1936) und „Krämpfen im Fuß" (Tb, 2.9.1938), „rheumatischen Kopf- und Halsschmerzen" (Tb, 20.8. 1936), „Rheuma in der Schulter" (Tb, 5.2.1940), „Muskelschmerzen an der rechten Seite der Brust" (Tb, 29.12.1939). Rheumatische Beschwerden waren Thomas Mann so vertraut, daß er den ziehenden Schmerz im linken Bein, dann in beiden Beinen, am 20. Juli 1955 noch ohne weiteres als Rheuma diagnostizierte. Der von Katia Mann herbeigerufene Rheumatologe schloß dann freilich noch am selben Tag angesichts des doppelt so dicken, bläulich verfärbten linken Beins eine rheumatische Erkrankung aus.

Die Todeskrankheit, über die man im letzten Thomas Mann Jahrbuch[7] einen unheimlich lückenlosen Bericht nachlesen kann (aber schließlich gibt es auch, freilich erst seit 1907, eine fast ebenso schonungslose Dokumentensammlung zu Goethes Tod), endete am 12. August 1955, die letzte Tagebucheintragung stammt vom 29. Juli. Sie mündet in „Verdauungssorgen und Plagen". Ein Lebensthema. Wir hören von „Leib-Angst" (Tb, 11.10.1919) und „Hartleibigkeit" (Tb, 5.11.1919), von „Verstockung des Unterleibs" (Tb, 28.5.1934), „Stauungsgefühlen im Leib" (Tb, 8.9.1934), „Darmspasmen" (Tb, 8.4.1935) und „Darmkrämpfen" (Tb, 9.4.1935), von „Querdarmverkrampfung" (Tb, 11.6.1952), „Gürtelschmerzen von Dickdarm und Magen" (Tb, 16.9.1918) und tagelanger Darm-"Lähmung" (Tb, 1.1.1952). Das von Thomas Mann als solches bezeichnete „Verdauungsdilemma" bestand in der Alternative von quälender Obstination und schwächender Diarrhöe:

> Oel und Laxativ bekommt mir schlecht, aber ohne sie verhärtet der Stuhl sich in gefährlicher, verwundender Weise. Grad der Sparsamkeit schwer zu treffen. (Tb, 13.4.1952)

Mit den Magen- und Darmproblemen hängt eng die im Alter bedrohlich zunehmende Appetitlosigkeit zusammen, sind wohl auch die lebenslangen Schlingbeschwerden und Schluckverhemmungen zu verbinden. Diätetische Fragen nehmen einen großen Raum ein, ohne daß die immer wieder als falsch erkannte Lebensweise (zuletzt unter dem Datum des 25.6.1955) jemals tiefgreifend und nachhaltig geändert worden wäre. Namentlich das Kaffeetrinken und Rauchen wurden fast immer von schlechtem Gewissen begleitet. Holland war Thomas Mann vor allem deshalb so sympathisch, weil hier zu allen Tageszeiten Kaffee getrunken wurde und er es also unbeschwert tun konnte (vgl. Tb, 10.7.1955); das Beispiel eines ganzen Volkes zeigte ja, daß der ausgiebige Genuß von Kaffee etwas Normales, nichts Lasterhaftes und die Gesundheit Untergrabendes war.

Falsche Ernährung ist oft die Ursache von allergischen Reaktionen. Ob das auf Thomas Mann zutraf, muß offen bleiben. Jedenfalls zieht sich die Tendenz zu Ekzemen als roter Faden durch das gesamte Tagebuchwerk. Die hochgradige Reizbarkeit der Haut machte sich als Juckqual hauptsächlich im Rektalbereich, als Gesichts- und Gürtelrose, als Schleimhaut-Austrocknung und -Entzündung, vor allem aber an den Ohren bemerkbar.

7 Thomas Mann Jahrbuch 10, 1997, S. 249–276.

Nach Tische Fahrt Down Town zu Dr. Kully, der einen 'extreme case' festgestellt und das heftige Geschwulst mit lila Farbe und einer Schüttel-Medizin à la Küsnacht behandelt. Triefen der Ohren. Das Ganze höchst widerwärtig. (Tb, 25.1.1950)

Wiederholte Anwendung der Bemalungsmedizin. Konnte leidlich auf den Ohren liegen, verschmierte freilich alle Kissen. [...] Neue Fahrt zu Dr. Kully, der Besserung konstatierte, von der wenig merke. Behandlung. Penicellin. (Tb, 26.1.1950)

Nacht gestört durch Hautjucken an verschiedenen Körperstellen. Zinksalbe am Hals und Steißbein. [...] Fahrt Down town wieder, bei dem Hautspezialisten Obermayer, dann bei Kully. Neue Verordnungen, die mich langweilen und anwidern. Zeitraubende Umschläge. [...] Gefühl der Unreinheit. 6tägiger weißer Bart und beschmierte Ohren. Haut der Hände und anderer Körperstellen in das Leiden einbezogen. (Tb, 27.1.1950)

„Merkwürdig ist", hatte Thomas Mann am 13.11.1949 festgestellt, „wie bei Unterdrückung der Gehörgang-Symptome sich sofort die Haut an anderen Stellen, Brust und Oberschenkel rächt." Eigentlich gar nicht merkwürdig. Die Ohren waren nur eines der von der allergischen Haut bevorzugten Lokale.

Juckqual stört den Schlaf. Aber auch ohne sie – Schlafstörungen verstehen sich für einen Menschen, dessen physisches und psychisches Gleichgewicht so mühsam bewahrt wurde, von selbst. Sie erreichten nie den extremen Grad von Schlaflosigkeit, an der die Tochter Erika litt. Aber die Einnahme von Schlafmitteln – ob sie nun Phanadorm, Sekonal oder anders heißen – gehört für den Leser der Tagebücher zum täglichen Brot. Oft zwingen arge Erregungszustände, die nicht immer, aber häufig und bis ins hohe Alter hinein sexuell bedingt sind, den Schlafbedürftigen dazu, aufzustehen, umherzugehen, die Nacht im Stuhl zu verbringen.

Ein geschlechtlicher Anfall gestern, einige Zeit nach Schlafengehen, hatte sehr schwere nervöse Folgen: Große Erregung, Angst, andauernde Schlaflosigkeit, ein Versagen des Magens in Form von Sodbrennen und Übelkeit. Da Baldriantropfen nicht halfen, wandte ich kalte Stirnkompressen an, die beruhigen möchten, aber es wurde schon hell, und die Vögel zwitscherten, als ich den Schlaf noch nicht gefunden hatte. [...] Das 'die Nerven verlieren', nicht als Stimmungsdepression, sondern als physische Verzweiflung und Ratlosigkeit, ist ein furchtbares Gefühl. Ich erprobte es gestern Abend einmal wieder. Die Wiederkehr der Ruhe, das Gefühl, daß der Schlaf möglich wird: gewiß keine geringere Wohlthat, als die Erleichterung von Schmerzen durch Morphium. (Tb, 16.5.1919)

Immer wieder wird Katia aus ihrem Schlafzimmer zu Hilfe gerufen:

Schlecht geschlafen, erkältet, von Husten gestört. Kamillenthee mit Phanodorm noch gegen Morgen. Auch seelisch leidend. K. einige Zeit bei mir. Als sie meine Hand hielt, dachte ich, so möchte es sein in meiner Sterbestunde.

Diese am 30. Januar 1938 gemachte Aufzeichnung findet fünfzehn Jahre später ihr Echo in der Geburtstagsrede auf die Siebzigjährige:

Wenn dann die Schatten sich senken und all das Verfehlte und Ungeschehene und Ungetane mich ängstet, dann gebe der Himmel, daß sie bei mir sitzt, Hand in Hand mit mir, und mich tröstet, wie sie mich hundertmal getröstet und aufgerichtet hat in Lebens- und Arbeitskrisen [...]. (XI, 526)

Der Himmel gab's.

Unter allen zur Anzeige eines Mißbefindens verwendeten Signalen trägt das Wort „müde“ den Sieg davon. Es scheint so, als ob Thomas Mann fast ununterbrochen unter schwerer Mattigkeit, Energielosigkeit, Arbeitsverdrossenheit gelitten habe – bei einer produktiven Kraft und tatsächlichen Arbeitsleistung, die dem „Mann der Mehrzahl“ (X, 385) auch dann ein Rätsel bleiben müssen, wenn er die zahlreichen Vitamin- und Hormoninjektionen zur Kenntnis nimmt, die der Müdigkeit aufhelfen sollten.

Immer wieder bekam Thomas Mann von seinen Ärzten zu hören, daß seine physische Verfassung bewundernswert gut, weit unter seinen Jahren sei. Schon der Geheime Sanitätsrat Rommel, wegen einer Erkältung der kleinen Elisabeth in die Poschingerstraße gerufen, „zeigte sich überrascht von meinem 'famosen Körper', fragte, ob ich Gymnastik oder Sport triebe. Dann solle ich es thun. Warum, wenn mein Körper ohnedies famos sei?“, kann sich der Vierundvierzigjährige nach einer Untersuchung sagen (Tb, 12.1.1920). Negative Befunde werden nicht ohne Enttäuschung notiert. So liest man unter dem 29. Dezember 1951:

10 Uhr zu Dr. Wolf zur Untersuchung. Natürlich liegt organisch nichts vor. Für Mittwoch Erprobung des Verdauungstrakts angesetzt – notorisch lästig und bestimmt überflüssig, da alles nervös und psychisch. Früher stimmte die Bestätigung meiner körperlichen Tüchtigkeit mich heiter, ich glaube, sie tut das nicht mehr.

„Alles nervös und psychisch“: Hätte jemand noch nie etwas von Ganzheitsmedizin gehört, aus der Lektüre von Thomas Manns Tagebüchern ginge er als restlos überzeugter Psychosomatiker hervor. Seine Leiden waren fast alle nervös bedingt. Die Schulmedizin wollte davon nicht viel wissen. Eine im Billing's Hospital am 25. April 1947 vorgenommene Nachuntersuchung fiel zur vollkommenen Zufriedenheit der Ärzte aus. Thomas Mann notiert:

Was an meiner Natur mir Schwierigkeiten bereitet, sind die Nerven u. das Gemüt, worüber nicht gesprochen wurde.

Umso mehr spricht das Tagebuch davon. Die Eintragungen folgen einem sich deutlich abzeichnenden Bio-/Psycho-Rhythmus: Mit zuverlässiger Regelmäßigkeit kehren die Nerventiefstände wieder, und zwar fast jedesmal in Form einer Klimax, die aus relativ harmloser Verstimmtheit über große Niedergeschlagenheit zu wahren Verzweiflungsanfällen aufsteigt.

Die Neigung zu Erregungs- und Angstzuständen besteht immerfort, und besonders nach irgendwelchen Exzessen wie der gestrigen Abendgesellschaft und Vorlesung ist ein Erschütterungsgefühl des vegetativen Systems, das schwer definierbare Gefühl von Furcht und Unwohlsein in der Herzgrube, auch im Gehirn, oft sehr beunruhigend und steigert sich auf psychischem Wege selbst. (Tb, 1.10.1934)

Schnell eskalieren solche Stimmungen und ihre somatischen Korrelate zu extremen Werten. Da lesen wir dann von tiefer „Lebens-" (Tb, 29.6.1933) und „Todeswehmut" (Tb, 14.9.1918), von „bitterer Niedergeschlagenheit" (Tb, 21.2.1935) und „Sterbensverdrießlichkeit" (Tb, 30.8.1952), „depressivem Grauen" (Tb, 30.1.1950), „entsetzlicher Überreiztheit" (Tb, 15.7. 1951), Sehnsucht nach „Abberufung" (Tb, 22.11.1949) und „Erlösung" (Tb, 26.12.1951). Meist folgen dann Zeiten relativer Stabilität und Leistungsfähigkeit. Aber den Depressionen entsprechen keine manisch-euphorischen Zustände. Positive Stimmungen halten sich immer in Grenzen. Wenn die verbalen Wogen einmal höher schlagen, sorgt ein Widerruf für Ausgleich. So klingt das Resümee der ersten Amerika-Reise im Juni 1934 zunächst sehr zufrieden. Dann heißt es:

Ich zähle auf wie in Begeisterung. Das ist lächerlich. Gut, es war dieses Abenteuer, diese Lebensleistung. Ein bitterer oder übelfader Geschmack nach Reue und Peinlichkeit bleibt wie von allem Leben davon zurück. (Tb, 12.6.1934)

Auf der Rückfahrt von der Europareise 1947 notiert Thomas Mann den Satz: „Sobald man über das Leben nachdenkt, kommen einem die Tränen." (Tb, 11.9.1947) Ein Selbstzitat; die Worte stehen im Kondolenzbrief an Hedwig Fischer zum Tode ihres Mannes, geschrieben am 2.11.1934. Hier mischen sich Platen („Wem Leben Leiden ist, und Leiden Leben ...") und Schopenhauertöne („... daß das Leiden dem Leben wesentlich ist ..."). Das Leben selbst ist die Krankheit, an der wir sterben.

Gleichwohl lassen sich auf diesem dunklen Lebens-Leidens-Hintergrund bestimmte Anlässe unterscheiden, auf die Thomas Mann mit einem „tiefen Daniederliegen der Nerven" (Tb, 9.4.1938), „Gefühlserschöpftheit" (Tb, 12.8.1950), einer „Art seelischer Wurzelhautentzündung" (Tb, 4.11.1933) reagierte. Den Hauptanlaß bilden, wie könnte es anders sein, Störungen und Stockungen der literarischen Produktivität. Sie werden als definitive Lähmung und Überlebtheit, aber auch als schuldhafte Trägheit und Bummelei registriert und im einen Fall als Versagens-, im andern als Reuequal empfunden; wiederholt zitiert Thomas Mann die Platensche Verszeile „O wehe, wie hast du die Tage verbracht" (vgl. Tb, 19.12.1952).

Weniger naheliegend als Auslöser von Verzweiflungsreflexen sind Kränkungen eines offenbar äußerst labilen Selbstgefühls. Klaus Mann berichtet in seinem Tagebuch unter dem 8. September 1940[8] von einer Dinner-Party in Beverly Hills, die er zusammen mit den Eltern besuchte. Nach Tisch werden Schreibspiele gemacht; die Teilnehmer sollen Verse dichten. „Große Verstimmung Zauberers, der sich rätselhaft erniedrigt fühlt, weil ihm auf Englisch nichts einfällt. Sein jäher Aufbruch, während Gumpert und ich leicht bestürzt zurückbleiben. Z. heute den ganzen Vormittag ganz zerfressen von Gram und Pikiertheit. Diese Depressionen wären leichter erträglich, wenn sie *völlig* grundlos einträten, als solcherart, von absurden Bagatellen veranlasst." In Thomas Manns Aufzeichnungen spiegelt sich der Vorfall so: „Abendgesellschaft bei den Dietz in Beverly Hills. Gequält und zerrüttet, brach schließlich brüsk auf." (Tb, 7.9.1940) Und am folgenden Morgen: „Viel eingenommen, spät auf. Müde und voll quälender Erinnerungen."

Winzige Anlässe, gewaltige Wirkungen. Einmal ist es die Tanz-Eleganz im Salon, die den Passagier der 'Ile de France' deprimiert (vgl. Tb, 7.6.1939), dann wieder krankt der Insasse des den Gotthard-Paß überwindenden kleinen Minx den ganzen Tag an der Frechheit von überholendem „Pöbel" (Tb, 31.5.1950). Wie furchtbar mußten einem derart irritierbaren Gemüt dann erst wirkliche Schmähungen und Anfeindungen zusetzen; das Tagebuch enthält zahlreiche Beispiele. „Die Angriffe, Falschheiten und Dummheiten arbeiten tagüber in mir und ermüden mich wie schwere Arbeit", heißt es einmal (Tb, 19.9.1945). – Arge Störungen des psychischen Gleichgewichts gehen von Lebensverhältnissen aus, die als unangemessen, als „mesquin" empfunden werden. Das Haus in Erlenbach mit seinem zu kleinen Wohnzimmer, in dem die Bücherschränke aus Pacific Palisades keinen Platz finden, wird zur Dauerquelle schweren Mißbehagens. Umgekehrt hatte sich bei dem Einzug in das kalifornische Haus

8 Klaus Mann: Tagebücher 1940–1943, München: Ed. Spangenberg 1991, S. 58.

herausgestellt, daß die Bibliothek überschätzt worden war: „Sie füllt den Raum nicht." Die adäquate Seelenverfassung ist „nervös, bedrückt, sorgenvoll, ohne Freude, ängstlich, schwarzseherisch"; der am letzten *Joseph*-Band Arbeitende wundert sich „vor Niedergeschlagenheit, daß ich bedeutende Werke hervorbrachte" (Tb, 8.2.1942).

Ein Ich scheint hier unentwegt um seine eigenen Schwierigkeiten, Schmerzen, Traurigkeiten zu kreisen. Aber dieser Topos der Selbstbezogenheit bedarf im Hinblick auf das Tagebuch einer Korrektur.

Setzt man Kinder in die Welt, so schafft man auch noch Leiden außer sich, objektive Leiden, die man nicht selber fühlt, sondern nur fühlen sieht, und an denen man sich schuldig fühlt.

Diese am 13. November 1918 notierte Einsicht erwächst dem Vater des halbjährigen Töchterchens Elisabeth, das an Ohrenschmerzen leidet: „Es warf sich und schrie, daß es mir das Herz zerriß." Für die empathische Teilnahme an den körperlichen und seelischen Leiden Katias und der Kinder bietet das Tagebuch unzählige Belege. Gewiß, sie standen seinem Herzen nicht alle gleichermaßen nahe, aber zumindest mit Erika und Elisabeth verband ihn ein unmittelbares Mit-Gefühl. Die Sorgen, Krankheiten, Kümmernisse der anderen erlebte er mehr durch das Medium der Mutter – im *Gesang vom Kindchen* kann man es nachlesen:

Wohl liebt' ich sie, meiner Sehnsucht und meines Schicksals Geschöpfe, / Die nun als Menschen wandelten, bergend ihr eigenes Schicksal; / Liebte sie um der Mutter, der Märchenbraut willen von einstmals, / Die sich der Jüngling erschaut und erworben, – sie waren ihr Glück ja. (VIII, 1071)

In Thomas Manns dunkelsten Stunden schienen sich die Mißlichkeiten seines Daseins zu einem Lebensgespinst aus lauter Peinlichkeiten zu summieren: „Ich habe fast keine anderen als peinlichen Erinnerungen, und die Zukunft scheint nur Versagen zu bergen", schreibt er am 15. Dezember 1951. Ähnlich lautet eine Eintragung vom 30. August 1952:

Zuviel dumme peinliche Erinnerungen. Mein Leben voll davon, mit Lichtblicken der Genugtuung dazwischen.

Das denn doch. Und vielleicht noch etwas mehr. Im Zusammenhang mit dem *Krull* ist von „beglänztem Leiden" (Tb, 22.7.1951) die Rede. Und in einem Lebensaugenblick tiefer erotischer Erschütterung und Liebeswundheit besinnt sich der Tagebuchschreiber auf eine innerste Gewißheit wie auf einen unverlierbaren Talisman: „Ich darf nicht vergessen", sagt er sich am 27. August 1950, „daß unter aller Qual und Pein meines Lebens ein Grund von Gunst und Sonnigkeit liegt, der sich behauptend und bestimmend durchscheint.“

Helmut Koopmann

Nachrede – kein Nachruf!

Als Hans Castorp sich mit letzter Kraft aus den Fesseln eines wüsten Schneetraums befreit und erwacht, da heißt es: „Auf, auf! Die Augen auf!" Und er erkennt, wo er ist.

Wo wir sind, haben wir schon längst erkannt: Wir sind im berühmtesten Höhenkurort der Welt, 1'650 Meter hoch, und wie wir einer medizinischen Schrift aus dem Jahre 1920 entnehmen können, macht sich hier zwar auch gelegentlich eine Art seelischer Verinnerlichung und Veredelung breit, aber ebenfalls der Eindruck eines intensiven und höchst oberflächlichen Genußlebens. Genußlebens? Nur geistigen Genüssen wurde hier gefrönt. Davos hat ein Reizklima, wie wir gehört haben. Aber unserem Autor ist ja *ex cathedra* bescheinigt worden, daß er dagegen immun war, weil er ohnehin an einem Mangel an Sinnlichkeit und Genußfähigkeit litt, wenngleich seine nächtlichen Salbenprobleme von spezifischer Sensibilität zeugen. „Als sei er nicht so gut, wie er hätte sein können", haben wir auch gehört. Aber Pardon – da war der *Zauberberg* gemeint.

Und er selbst? Was wissen wir, notfalls auch wider besseres Wissen, aber aus tieferem Mit- oder Nichtwissen, jetzt über ihn? Immer noch nicht genug. Wir wissen ja teilweise am Ende unserer Tage hier oben nicht einmal mehr, für wen er eigentlich geschrieben hat. Aber wir glauben endlich zu wissen, wo der zu finden ist, dem unser ewig strebendes Bemühen galt: er lebt oben auf seinem Berg und hinter den Wolken. Leider ist er in diesen Tagen nicht hervorgekommen und konnte daher auch keine Verkündigung machen, von der allerdings sowieso im vornherein klar gewesen wäre, daß sie falsch wäre. Sie wäre sogar überflüssig gewesen, denn wir haben ja gehört: „Hier wurde alles gesagt – aber nicht zuviel". Oder wurde hier vielleicht zuviel gesagt, aber nicht alles? Jedenfalls waren wir selten einer Meinung, aber offenbar muß man ja wohl umstritten sein, um in Erinnerung zu bleiben.

Er wird es. Wir haben kühne Bekenntnisse vernommen – etwa: „Thomas Mann ist ein Laffe". Vielleicht noch weniger – denn wer hat in seinem Schriftbild schon derartige Löcher und Schneisen, die sich mit einem signifikanten Sinken der Zeilen verbinden? Wir haben dieses Sinken in aller Deutlichkeit demonstriert bekommen, und wir wissen nun endlich, was es heißt, wenn Settembrini von den tief gesunkenen Wesen spricht.

Ja, wer war Thomas Mann? Ein auf die eigene Pathologie fixierter Denker? Der Übermensch als Bildungsphilister? Ein „ekelhafter Könner" oder ein „sympathischer Taugenichts"? Ein Hypochonder, der über seinen heißen Kopf und seine kalten Füße sprach, über entsetzliche Müdigkeit, verstockten Hals, über sehr ungehörige Darmverhältnisse und nächtliche Juckunruhe? Mann war schon wer – aber war er auch was? Hat er nicht in der Zeit des Ersten Weltkriegs den einen oder anderen *salto mortale* gewagt, und ist ihm gelegentlich dabei nicht doch der Charakter aus der Tasche gefallen? Uns wundert, daß er angesichts unzähliger Zahnarztbesuche überhaupt zum Schreiben kam. Denn in Zeiten der Spannung fügte er sich ja gerne in den Schlaf.

Wir haben die Schnüffel- und Entlarvungswissenschaft – Verzeihung: die Psychologie bemühen, den psychologischen Jagdhund loslassen müssen, damit sein erotisches Verhalten als Heimkehr an die Mutterbrust verständlich wurde. Die Jagd nach Liebe und deren tiefere Bedeutung war nicht unergiebig. Aber Zweifel blieben. War der Lindenbaum, der so heftig besungene, am Ende nicht vielleicht doch der Lange-Eichbaum? Entstammte die Urmutter nicht doch einem Vaterkomplex? Die Löcher und Schneisen im Schriftbild sind zu verräterisch – war er nicht doch ein Neurotiker in Folio, allen vier gefundenen Definitionen zum Trotz, sein Leben verkorkst, weil er sich nicht zu outen wagte? Bei alledem ist nur eines gewiß: was sein Innenleben angeht, so kennen wir Thomas Manns Lunge, vor allem die Teile, die er nicht mehr hatte, besser als unsere eigene.

Und seine Ehe. Nun wissen wir endlich, daß sie ein Bankett war, das mit dem Dessert begann. Bei welcher Vorspeise sie endete, ist freilich noch nicht gesagt und bedarf weiterer Forschungen. Wir wissen nur: die Ehe des Vollprothesenträgers war im Übergang. Gelernt haben wir auch, wie wünschenswert es sei, daß die Ehefrauen früh sterben. Denn wenn diejenige Aschenbachs nach kurzer Glücksfrist das Zeitliche segnet, darf als sicher gelten, daß danach endlich eine lange Glücksfrist beginnt, zumal der Partnermarkt, wie wir hörten, reichlich illiquid war. Wo dies alles hinführt, zeigt der *Tod in Venedig*: in die gute Gesellschaft, die diesmal polnischer Provenienz ist. Sie tat ihm nicht gut. Vielleicht lebte Aschenbach noch, wenn er in die schlechte geraten wäre. Denn wir wissen aus C.F. Meyers Novelle *Der Schuß von der Kanzel*, daß sie bekömmlicher ist. Jemand fragt dort: „Ist die Gesellschaft von Venedig nicht ganz entsetzlich schlecht?" Die Antwort lautet: „Die gute ist wie allenthalben, und die schlechte ganz vortrefflich". Aber, wie die hier versammelte Gesellschaft zeigt: nicht jede vortreffliche ist auch schlecht.

Es bleiben Fragen. Was bedeutet das hohe G im *Doktor Faustus*? Gnade, Gott, Glück? Oder Gustav Mahler, Germany, Geld? Oder: Geh zum Teifi, God save the Queen, Grand Hotel Baur au Lac? Da ist der professoralen Tiefenbohrung keine Grenze gesetzt, die Lösung dieser Frage freilich nichts für schmal ausgestattete Talente. Man darf hier eben andererseits aber auch so unsäglich talentlos sein wie Thomas Mann im Urteil einer tragischen Literaturgeschichte. Bleibt die Frage, warum er so schrieb, wie er schrieb, oder vielmehr, warum er nicht so schrieb, wie er nicht schrieb. Auch da sagt seine Buchhalterschrift alles oder nichts. Schon Brecht wußte ja: Mann ist Mann. Wie gut, daß das Haus Mann auf festen Säulen ruhte. So konnten denn auch die Abenteuer des Gipsabdrucks auf dem Zauberberg seines Leidens cum laude überstanden werden.

Wir waren selbstkritisch, sogar gegen uns selbst. Daß man dabei gelegentlich die Spur aus den Augen verliert, ist verständlich. Es erinnert an die Geschichte, daß jemand eines Tages Thomas Mann fragte: „Kann es sein, daß Sie einen Bruder in Lübeck haben, der Thomas heißt?" Die Antwort war: „Nein, das bin ich selbst". Und die Antwort darauf: „Schade". Ja, so geht es einem, der sich zwischen Bürgerlichkeit und grünem Wagen bewegt und der sich am Ende selbst überlebt hat. Eigentlich sitzt man zwischen allen Stühlen ja am besten. Die Germanistik nennt das Ambivalenz und jongliert damit, wie wir sahen, immer noch ganz gut. Allerdings ist das *ending* hier pures *despair*. Denn das führt zu Sätzen wie: „Muschg war zwar im Recht, aber er hatte nicht das Recht, Recht zu haben". Das verstehe, wer will, da ist die Germanistik am Ende, und die Tiefenpsychologie muß her. Oder wollen wir uns damit trösten, daß wir uns sagen: „Plump denken – das ist das Denken der Großen"?

Meine Damen und Herren, oft ist es Pflicht, boshaft zu sein. „Das Beste an der heutigen Weltlage ist noch, daß die Schriftstellerei anfängt, gefährlich zu werden", hat Dürrenmatt einmal gesagt. Zum Trost kann man hinzusetzen, daß das nicht für das Professorentum gilt. Wir sind hier fünf Tage lang so etwas wie eine Zweiklassengesellschaft gewesen. Was davon zu halten ist, hat Schopenhauer unmißverständlich und unwiderstehlich festgestellt, als er einmal schrieb: „Zwischen Professoren und unabhängigen Gelehrten besteht, von Alters her, ein gewisser Antagonismus, der vielleicht in etwa durch den zwischen Hunden und Wölfen erläutert werden könnte. Professoren haben, durch ihre Lage, große Vortheile, um zur Kunde ihrer Zeitgenossen zu gelangen. Dagegen haben unabhängige Gelehrte, durch ihre Lage, große Vortheile, um zur Kunde der Nachwelt zu gelangen; weil es dazu, unter andern und viel selteneren Dingen immer auch einer gewissen Muße und Unabhängigkeit bedarf. Da es lange dauert, ehe die Menschheit herausfindet, wem sie ihre Aufmerksamkeit zu schenken hat; so können Beide neben einander wirken. Im Ganzen genommen, ist die Stallfütterung der Professuren am geeignetesten für die Wiederkäuer. Hingegen Die, welche aus den Händen der Natur die eigene Beute empfangen, befinden sich besser im Freien". Ich denke, das gilt auch noch heute.

Stallfütterung hin oder her – es ist Mittagszeit. Viele Fragen sind, wie wir gehört haben, nun fraglos geworden. Ich hoffe, Sie sagen nicht am Ende: Ich weiß nichts. Ich weiß nur, daß ich informiert bin. Oder: Gespeichert, d.h. vergessen. Nicht vergessen ist, was hier getan wurde. Unser Dank gilt wie immer Herrn Professor Virchow, nicht nur als Cicerone in die Innenwelt des Thorax, sondern vor allem als Rhadamanth in den hiesigen Gefilden – er und Behrens, das ist fast ein und dasselbe. Dann: Dank an Herrn Dr. Bolliger. Er ist unser Chefdirigent, seinem Zauberstab hat sich unser Orchester von 200 Köpfen nur zu gerne gefügt. Er hat schon gestern zu seinen vielen Ehrennamen einen neuen Ehrentitel bekommen, denn er ist zum Folienwerfer avanciert. Sodann Herrn Direktor Gerber, unserem liebenswürdigen Gastgeber und unserer grauen Eminenz im touristischen Hintergrund. Schließlich unseren bewährten *Zauberberg*-Kennern: Dr. Schmid und Pfarrer Gürke. Ohne sie führt kein Weg an die heiligen Stätten. Und wirklich nicht am Ende der Dank an Frau Germann und ihre Helferin, Frau Frei. Frau Germann ernenne ich stellvertretend zur wirklichen und geheimen Oberin mit allen Vollmachten der seligen von Mylendonk. Will heißen: dort und nur dort verläuft der Dienstweg. Wenn man seine Augen nicht überall hat, meint die romanhafte Oberin, „ja, dann…". Unsere Oberin hatte sie überall.

Ja, das war's dann wohl, heißt es am Ende in Shaffers *Amadeo*. Und: „das Ende kommt, es kommt das Ende" im *Doktor Faustus*. Wie fragte doch unsere psychologische Autorität? Der Zauberberg, wie kommt man da bloß hinauf? Jetzt heißt die Frage: Wie kommt man da bloß wieder herunter? Nun, ich entlasse Sie jetzt schon alle ins Flachland, obwohl heute Nachmittag und heute Abend noch Dienst ist, mit Dank für Ihre Geduld, Ihre Gesprächsbereitschaft, Ihre Anregungen. Ich erkläre die Abreisen heute und morgen einfach zu wilden Abreisen. Denn dann wissen wir ja, daß Sie zurückkommen müssen, zurückkommen werden. In spätestens zwei Jahren.

Die Autoren

Prof. Dr. Renate Böschenstein, Université de Genève, Département de langue et de littérature allemandes, CH-1211 Genève 4

Prof. Dr. Hans A. Hartmann, Universität Augsburg, Universitätsstrasse 16, D-86159 Augsburg

Prof. Dr. Helmut Koopmann, Universität Augsburg, Universitätsstrasse 10, D-86159 Augsburg

Prof. Dr. Adolf Muschg, Hasenackerstr. 24, CH-8708 Männedorf

PD Dr. med. Thomas Rütten, Institute for Advanced Study, School of Historical Studies, Olden Lane, USA-Princeton NJ 08540

Albert von Schirnding, Harmating, D-82544 Egling 2

Dr. phil. et lic. iur. Thomas Sprecher, Thomas-Mann-Archiv der ETH Zürich, Schönberggasse 15, CH-8001 Zürich

Prof. Dr. med. Christian Virchow, Aussergasse 18A, CH-7497 Wiesen bei Davos

Prof. Dr. Ruprecht Wimmer, Katholische Universität, Neuere Deutsche Literaturwissenschaft, Ostenstrasse 26–28, D-85072 Eichstätt

Prof. Dr. Stefan Bodo Würffel, Universität Miséricorde, Departement für Germanistik, CH-1700 Fribourg

Thomas Mann: Werkregister

Kursive Seitenzahlen verweisen auf die Anmerkungen.

Personenregister

Kursive Seitenzahlen verweisen auf die Anmerkungen.